肝脏移植
移植与供体相关新技术

主　审　黄洁夫

主　编　焦兴元　朱晓峰

副主编　邰　强　黄孝伦　霍　枫

科　学　出　版　社

北　京

内 容 简 介

本书由从事肝脏移植及公民身后器官捐献的一线临床医师和科研工作人员主编、编写。全书共12章，围绕肝脏移植与供体相关的最新进展，系统介绍了公民身后潜在供体的发现和临床评估，公民身后捐献肝脏的使用标准，脑死亡的临床判定，供体肝功能的维护，肝脏的获取技术要点，肝脏的保存，肝脏的分配，肝脏移植手术难点，肝脏移植围术期管理等专业问题。可供器官移植科，肝胆外科，神经内、外科，急诊科，放射科，超声科等不同学科的医师和研究人员及人体器官捐献协调员参考使用。

图书在版编目 (CIP) 数据

肝脏移植：移植与供体相关新技术 / 焦兴元，朱晓峰主编 . —北京：科学出版社，2019.7

ISBN 978-7-03-061754-5

Ⅰ.①肝… Ⅱ.①焦…②朱… Ⅲ.①肝—移植术 (医学) Ⅳ.① R657.3

中国版本图书馆 CIP 数据核字 (2019) 第 122250 号

责任编辑：程晓红 / 责任校对：郭瑞芝
责任印制：肖 兴 / 封面设计：吴朝洪

科 学 出 版 社 出版
北京东黄城根北街 16 号
邮政编码：100717
http://www.sciencep.com

三河市春园印刷有限公司 印刷
科学出版社发行 各地新华书店经销

*

2019 年 7 月第 一 版 开本：787×1092 1/16
2019 年 8 月第二次印刷 印张：22
字数：522 000
定价：198.00 元
（如有印装质量问题，我社负责调换）

主 编 简 介

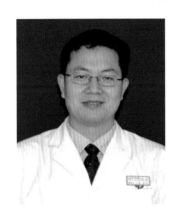

焦兴元 中山大学附属第一医院器官移植中心器官移植三区（东院器官移植科）主任，外科学教授，主任医师，博士生导师，博士后合作导师。1991年毕业于西安交通大学医学部（原西安医科大学），获学士学位；1997年、2000年相继在该校硕士研究生、博士研究生毕业，获硕士、博士学位，其间师从著名肝胆外科专家石景森教授；2000年在中山大学临床医学博士后流动站（附属第一医院）从事博士后研究，师从著名肝胆外科专家黄洁夫教授。2005年以高级访问学者身份在德国著名的Duisburg-Essen大学医学院器官移植-普通外科从事"以基因芯片技术探究肝胆肿瘤术后早期复发预测"研究，师从欧洲器官移植协会主席CE.Broelsch教授和该科常务主任Andrea Frilling教授。2011年以学术骨干引进到中山大学附属第一医院工作，担任器官移植三区主任，在国内率先开展公民逝世后的器官捐献工作。2011年至2019年，中山大学附属第一医院器官捐献与移植团队产生公民身后器官捐献675例，位居全国前列。

主编出版专著9部，其中《中国公民器官捐献500问》《公民身后器官捐献理论与实践》《公民身后器官捐献供体评估与维护》均为国内第一部本领域专著。以第一作者（通讯作者）在国际著名杂志*International Journal of Cancer*，*Carcinogenesis*，*Cancer*，*Scientific Reports*，*Oncotarget*，*Molecular Therapy*及《中华肝脏病杂志》《中华肝胆外科杂志》等国内外杂志发表文章150篇。近6年来，作为第一主持人获得了三项国家自然科学基金项目，以第一完成人获得广东省科技进步奖二等奖一项，以主要完成人获得广东省科技进步奖一等奖两项，其中"公民身后器官捐献的支撑技术创新与推广应用"获得2016年度广东省科技进步奖一等奖（排名第二）。

担任国家科技进步奖、国家自然科学基金评审专家；广东省、四川省、江苏省、江西省科技成果评审专家；广东省自然科学基金评审专家；广东省基层医药学会器官捐献与移植专业委员会主任委员、广东省卫生健康委员会人体器官移植临床应用委员会委员、广东省医学会器官移植分会委员、广东省医学会肝胆胰分会委员。

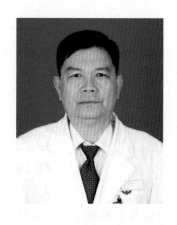

朱晓峰 中山大学附属第一医院器官移植中心副主任，党支部书记，外科学教授，主任医师，博士生导师。1983年获医学学士学位，1988年获医学硕士学位，1994年获医学博士学位，1996年德国Kiel大学博士后出站。兼任暨南大学、广西医科大学客座教授。1991年起从事器官移植，是国内最早从事肝移植和器官捐献研究者之一，已完成肝移植手术1000多例，成功施行亚洲首例上腹部器官簇移植（已完成46例）、亚洲首例肝小肠联合移植等新术式。主持多项国家及省部级基金项目，目前在研的有国家科技支撑计划课题、广东省及广州市重大科技攻关项目。发表论文100余篇，SCI收录10余篇。主编国内首部多器官移植专著《多器官移植与器官联合移植》（获中华优秀出版物图书奖），副主编国内首部肝移植专著《肝脏移植的理论与实践》《中国公民器官捐献500问》。"原位肝移植的系列研究"获2004年国家科技进步奖二等奖、教育部科技进步奖一等奖、广东省科技进步奖一等奖；"腹部器官移植的技术创新及基础研究"获2009年中华医学科技奖二等奖、2011年广东省科技进步奖一等奖；"腹部多器官移植及器官联合移植的技术创新与临床应用"获2015年国家科技进步奖二等奖；"公民身后器官捐献的支撑技术创新与推广运用"获2016年广东省科技进步奖一等奖。

担任世界肝移植学会会员、国际消化外科学会会员；国家科技进步奖、教育部学位与研究生教育、教育部及广东省科技评审专家；广东省医学会医学伦理学分会副主任委员、广东省肝病学会器官移植专业组副主任委员；广东省卫生健康委员会人体器官移植临床应用委员会秘书；广东省器官移植学会常委；《中华显微外科杂志》编委、《中华外科杂志》联络编委和审稿专家、《中华实验外科杂志》特约编委。

编者名单

主　　审　黄洁夫

主　　编　焦兴元　朱晓峰

副 主 编　邰　强　黄孝伦　霍　枫

编　　者　（以姓氏笔画为序）

丁小明	马　毅	王　冠	王小平	王东平	王海波	王斯琦
吕　毅	朱晓峰	伍梅娟	刘小友	刘永光	刘耕农	刘琼珊
孙嘉琪	李小刚	李玉民	李劲东	李卓远	李益虎	李梅生
何　睿	张　琪	张　鹏	陈　正	陈　丽	陈　岗	陈光宇
陈传宝	陈唤伟	邰　强	周　健	周　毅	郑东华	郑毅涛
胡安斌	钟克波	俞亦飞	姚豫桐	袁小鹏	徐桂兴	高　毅
高新谱	黄孝伦	黄颖滨	韩　明	焦兴元	焦作义	甄作均
谢文锋	谢晓华	廖　苑	霍　枫	潘明新		

主编单位　中山大学附属第一医院器官移植中心

序

20世纪六七十年代，受世界器官移植科学技术连续获诺贝尔奖的鼓励，中国武汉同济医科大学在我国器官移植奠基者裘法祖教授、夏穗生教授带领下开始了动物（犬）实验，为我国临床器官移植奠定了实验基础。1972年，中山医学院第一附属医院开展了首例活体肾移植，受体存活1年以上，此后肾与肝临床试验渐渐在中国展开。以肝移植为例，1977年上海瑞金医院林言箴教授等开展了首例临床肝移植，这也是亚洲第一例人体肝移植，随后中国共有18个单位进行肝移植临床试验，共开展57例，但由于免疫抑制药和技术设备落后，80%以上的病例均在术后3个月内死亡，最长存活记录由武汉医学院同济医院夏穗生教授创造，患者存活264天。由于临床试验疗效差，难以推广应用，为此肝移植停顿了10余年。1993年后，一批中青年学者从海外学成归国，随着免疫抑制药环孢素的推广使用及国外肝移植先进技术的引进，临床肝移植再度起步发展。至21世纪初，中国器官移植技术渐臻成熟，肝移植由临床试验进入临床应用阶段，每年约1万人次接受器官移植手术，肝、肾、心、肺、胰肾联合、小肠和多器官联合移植等手术均可在我国开展，中国成为仅次于美国的世界第二移植大国。

2011年由国务院批准，在中国红十字会成立了"中国人体器官捐献管理中心"。原卫生部和红十字会两部门联合相继出台近30多个相关器官捐献的配套政策文件。经过了3年艰辛努力，成功地解决了我国移植事业的法律框架与管理机构、中国器官捐献三类死亡判定的科学标准与流程、对捐献者家庭人道主义救助的政策与办法等一系列难题，使一个遵循世界卫生组织指导原则并符合中国国情的器官捐献移植体系初步形成，包括器官捐献体系、器官获取与分配体系、器官移植临床服务体系、器官移植后科学登记体系和器官移植监督体系。2013年2月25日我国开始全面启动了中国公民逝世后器官自愿捐献工作，2013年8月由原卫生部和计划生育委员会合并组成的原卫生计生委出台《人体捐献器官获取与分配管理规定（试行）》，形成了中国器官捐献的部门法规，以确保符合医学伦理学的器官来源，严格遵循公民逝世后自愿器官捐献的中国三类标准和程序（脑死亡、心死亡、心脑双死亡），建立完善的器官获取组织（OPO）和人体器官捐献专业协调员及社工协调员（coordinator）队伍，严格使用中国人体器官分配与共享计算机系统（COTRS）实施器官分配。2014年12月3日，"2014年中国OPO联盟研讨会"在昆明举行，会议决定，从2015年1月1日起，公民逝世后自愿器官捐献成为我国器官移植使用的唯一合法渠道。截至2019年1月，我国公民已实现器官捐献21 688例，捐献器官61 902例。

中山大学附属第一医院器官移植中心是我国开展器官移植最早的单位之一，也是原国家卫生部试点地区的器官移植定点医院之一，2005年完成国内首例脑死亡器官捐献肝移植，该院器官移植中心于2011年7月成立器官捐献办公室，专门负责市民器官捐献。2010年1月至2018年12月，产生公民身后器官捐献675例，分别进行了肝移植、肾移植、心脏移植和多器官联合移植。2013年1月，中山大学附属第一医院器官移植中心组织本中心专家专门编写了我国第一部器官捐献科普读物《中国公民器官捐献500问》，旨在普及中国公民器官捐献科学知识和推广公民心脏死亡器官捐献。2015年3月该中心何晓顺教授和焦兴元教授主编《公民身后器官捐献理论与实践》一书，是国内第一部旨在介绍和总结公民器官捐献与移植知识的专著。2017年1月该中心焦兴元教授和邰强副教授主编出版我国第一部《公民身后器官捐献供体评估与维护》专著，旨在介绍供体的评估与维护。2019年2月焦兴元教授与朱晓峰教授共同主编了《肝脏移植：移植与供体相关新技术》，该书具有以下特点：①编著者是直接从事公民身后器官捐献和肝移植的一线临床和科研工作人员，大多具有博士学位，正值风华正茂，既秉承了导师严格求实的科研作风，又在研究领域始终保持敏锐的思维，对国内、外器官捐献动态非常了解；②全书共12章，从公民身后潜在器官捐献者供体的发现和临床评估，公民身后捐献肝的使用标准，脑死亡的临床判定，供体器官功能的维护，肝获取技术要点和肝移植技术等进行了十分系统的介绍，尤为可贵的是绝大多数的内容来自本中心的临床经验和研究成果。通观全书，各章主题突出，内容新颖，文字流畅，有很强的可读性，对我国开展公民身后器官捐献肝移植是非常有益的，故乐于向从事器官捐献与移植工作的同道们推荐。

中国人体器官捐献与移植委员会主任委员

黄洁夫

2019年5月

［1］夏穗生，裘法祖. 原位肝移植手术组成之———全肝切除术. 中华器官移植杂志，1980，1（1）：29-31.

［2］朱洪萌，郭应禄. 肾移植. 北京：北京出版社，1980：12-18.

［3］林言箴，唐步云，洪鹤群，等. 同种原位肝移植术. 中华器官移植杂志，1980（1）：21-25.

［4］黄洁夫. 推动我国器官移植事业健康发展的关键性举措. 中华器官移植杂志，2011，32（1）：1-4.

前　言

　　器官移植被誉为21世纪"医学之巅"，已取得了世人瞩目的成就，但回顾肝移植50多年的发展，可以发现这一技术的出现和成熟经历了漫长而艰辛的过程。肝移植的发展大致经历了幻想阶段、动物实验阶段、临床应用阶段和成熟发展阶段。每一阶段的发展都离不开基础理论和相关学科的进步。由幻想走向实际是在20世纪50年代中期。这一阶段主要标志是1955年，Welch首次在医学杂志上报道了犬的同种异位肝移植。他采用辅助肝移植技术把移植肝种植在受体的盆腔或脊柱右侧。因为当时没有免疫抑制药的应用，供肝很快萎缩而失去了功能。1963年3月1日，美国匹斯堡大学Starzl为一位先天性胆道闭锁的3岁儿童施行了人类有史以来的第一例肝移植手术，这例患儿已经有重度黄疸和严重的肝功能损害，出现了包括凝血功能障碍在内的各种严重并发症。由于广泛的组织粘连和肝门静脉高压，患者在术中因出血太多而死亡。尽管手术没能获得成功，但该手术开启了肝移植时代。1963年4～7月，在总结经验教训的基础上，Starzl又为另外2例患者做了肝移植手术，但他们术后都死于严重的并发症。1963～1967年，全世界7例临床肝移植无一例获得长期存活。手术如此艰难，以至于难以达到实际应用的目的。Starzl和同事一道继续进行了大量动物实验，摸索和完善了手术技术。1967年7月23日，他为1例1.5岁的巨大肝癌患儿进行了原位肝移植手术，这一次手术非常成功，该患儿活了400余天，最后死于肝癌复发。1983年，美国国立卫生研究院（NIH）的会议正式承认，肝移植是治疗肝癌等终末期肝病的一种确实有效的治疗手段，应予以推广，从此临床肝移植在国际上开始迅猛发展。

　　1977年上海瑞金医院林言箴教授等开展了我国首例临床肝移植，这也是亚洲第一例人体肝移植，随后中国共有18个单位进行肝移植临床试验，共开展57例手术。由于临床试验疗效差，难以临床推广应用，肝移植停顿了10余年。1993年后，一批中青年学者从海外学成归国，随着免疫抑制药环孢素的推广使用，国外肝移植先进技术的引进，临床肝移植再度起步发展，20世纪90年代业内形成了"东有郑树森，南有黄洁夫，北有沈中阳，西有严律南，中有夏穗生"的临床肝移植团队，并由沈中阳教授在1997年率先突破存活期超过1年的疗效，至21世纪初，中国器官移植技术渐臻成熟，肝移植由临床试验进入临床应用阶段。随着尸体肝移植存活率提高，王学浩、严律南等教授在我国率先开展活体肝移植并取得成功。

　　2009年8月，中国红十字会会和原卫生部在上海召开的全国人体器官捐献工作会议上，联合宣布启动建立人体器官捐献体系，在全国推动心脏死亡器官捐献（DCD）。2010年7月，原卫生部、中国红十字会与相关专家一起逐步形成的《中国心脏死亡器官捐献工作指南》在《中华器官移植杂志》上发表，并在国内推行心脏死亡器官捐献试点工作。2013年3月，全国十省市心脏死亡器官捐献试点工作结束，全国层面的心脏死亡器官捐献工作开始推行。

中山大学附属第一医院器官移植中心是我国开展器官移植最早的单位之一，我院于2011年7月成立器官捐献办公室，专门负责市民器官捐献。我们成立了医院人体器官捐献领导小组，由人体器官捐献办公室、医院人体器官移植技术临床应用专家小组、协调员工作小组、医院脑死亡判定专家小组和医院人体器官获取小组成员组成，完善制度建设。医院以文件形式下发人体器官捐献工作管理规定和人体器官捐献工作操作流程及操作规范，组建专业化心脏死亡器官捐献团队，包括医务科、医院伦理委员会、供体病情评估及鉴定小组、转运小组和手术麻醉小组；积极与广东省卫健委和红十字会沟通，完善落实相关制度；以器官移植科为主导，加强与辅助科室（急诊科、神经外科、神经内科、ICU、放射科和医务科）的协调合作，成立了器官捐献宣教专家小组。2011～2019年，产生公民身后器官捐献675例，分别进行了肝胰腺十二指肠器官簇移植、肝胰联合移植、胰肾联合移植、肝肾联合移植、肝移植、肾移植和心脏移植，并最早在国内开展了在体劈离式肝移植，器官移植例数1000例，移植水平达到国际领先。

本中心组织国内器官捐献和移植界的知名专家编写《肝脏移植：移植与供体相关新技术》一书，旨在尝试解决以下问题：潜在器官捐献者供体的发现和临床评估，公民身后捐献肝的使用标准，脑死亡的临床判定，供体器官功能的维护，肝获取技术要点和肝移植技术等。因为上述因素，直接影响到器官捐献和肝移植工作的长远发展。由于公民器官捐献在我国历史短，加之编著者对这一领域的理论水平和临床实践水平均有限，其中难免存在许多缺点，深望读者不吝惠赐批评。

本书编写过程中始终得到我们尊敬的导师和国内移植界前辈，中国人体器官捐献与移植委员会主任委员黄洁夫教授的指导和审阅。在此，我们以真挚的心情，向所有参加本书编写的同道，向给予编写工作大力支持的各级领导和出版社同仁表示衷心的感谢。

焦兴元　朱晓峰

2019年5月

［1］Goodirich Eo, Jr, Welch HF, Nelson JA. Homotransplantation of the canine liver. Surgery, 1956, 39：244-251.

［2］Dagrradi A. Problems of surgical anatomy and surgical practice studies with a view to transplantation of sections of the liver in humans. Chir Ital，1966，18：639-659.

［3］Starzl TE, Marchioro TL, Vonkaulla KN. Homotransplantation of the liver in humans. Surg GynecolObstet，1963，117（2）：659-676.

［4］林言箴，唐步云，洪鹤群，等. 同种原位肝移植术. 中华器官移植杂志，1980，1（1）：21-25.

［5］黄洁夫. 中国肝脏移植. 北京：人民卫生出版社，2008：23-28.

［6］焦兴元，郜强. 公民身后器官捐献供体评估与维护. 北京：人民卫生出版社，2017：24-29.

目　　录

第一节　发达国家器官捐献与器官分配

一、发达国家器官捐献现状

1979年，西班牙首次颁布器官捐献和器官移植法案，至20世纪80年代中期器官捐献数量增长仍然非常缓慢。1989年，为缓解器官捐献率低带来的社会问题，西班牙卫生和社会事务部专门成立了国家器官移植中心（ONT），该中心负责统筹全国器官的获取和分配，没有通过ONT的移植均视为违法行为。ONT负责制定国际、地区、医院三级标准的器官捐献规范制度和捐献流程，并在每个医院建立标准化的器官捐献协调小组。该协调小组拥有专兼职成员，一般由来自ICU的医师或护士组成。捐献协调小组的职责是妥善处理管辖医院内的器官捐献行为。协调小组要捕捉所有可能的捐献机会，对捐献者进行评估并向ONT及时报告，看其是否符合捐献标准，确定其家属是否同意进行器官捐献；此外，他们还要承担宣传器官捐献、协调医疗关系等任务。由于上述措施有利的实施，西班牙的器官捐献率从很低的水平（14例/百万人）发展为全世界捐献率最高的国家（35例/百万人），究其根本原因在于政府非常重视此项工作，专门建立国家级的器官移植中心，制定全国范围内的器官捐献制度和审核标准，设立以医院为单位的捐献协调小组（独立于器官移植团队），注重持续性专业培训，同时政府给予大力的支持，对需要移植手术经费不足的患者提供财政补贴。这一器官移植体系被称为"西班牙模式"。

1984年，美国通过了《国家器官移植法案》，并根据该法成立了"国家器官获取和移植网络"（OPTN）。法律规定，"国家器官获取和移植网络"是唯一能够与所有器官捐献和移植系统中的专业人员相联系的公开而独立的合作组织。其职能是使美国的器官移植系统更加合理高效的运行。"国家器官获取和移植网络"应在卫生部门的授权监督下由一家私人的、非营利组织来运行，颁布相关政策，开发检索查询系统，在全国范围内分配可用的器官，该法案明令禁止出售和购买器官。自1986年开始，私人的、非营利组织"器官资源共享网络"首次与卫生部门签订合同，代表政府运行"国家器官获取和移植网络"。之后的20多年里，一直由"器官资源共享网络"代表政府管理此事务。"国家器官获取和移植网络"由委员会研究通过各项决议，其委员会成员也都是"器官资源共享网络"委员会的成员。因此，一定程度上可以认为"器官资源共享网络"即"国家器官获取和移植网络"。

1980年，加拿大成立器官捐献及移植委员会，其前身是加拿大移植协会，致力于联合器官捐献协调员及其他领域内相关专家，其成员包括卫生专业人员和合作伙伴。他们深入参与每一个器官、组织的捐献和移植，包括器官和组织的获取与分配；移植前后对患者的护理；对捐献者家属的关怀等。加拿大移植协会在制定和深化关于器官、组织分配的国家指导方针政策上，发挥着至关重要的作用。每年举办器官（组织）的捐献、获取和移植等相关方面论坛，国家器官（组织）捐献宣传周，向公众宣传普及器官捐献、移植的专业知识。2008年，器官捐献及移植委员会并入加拿大血液服务中心，成为一个全国器官（组织）捐献移植体系，并管理全国专家委员会。2009年，组织相关人士制定了国家器官和组织捐献移植体系建设指南。目前共有工作人员100人，每个省有一个器官获取组织，由执行主任和医学主任负责运作。有的器官获取组织设在医院内部，有的独立设置，由医护人员担任协调员，接受联邦政府监督，遵循政府的相关规则标准，所有器官移植费用均由政府承担。加拿大器官捐献及移植委员会是一个全国性的非营利组织，致力于促进和提高器官移植的数量和质量。其职责包括：①提供专业的大众宣传；②促进成员与合作伙伴间的交流合作；③促进器官（组织）捐献的意识；④在制定器官（组织）捐献和移植的政策中发挥专家咨询作用；⑤加强、促进相关机构之间的合作关系；⑥加强科研；⑦提供一个交流器官（组织）捐献、获取、移植科研成果的信息交流平台。

二、发达国家人体器官分配与共享概况

全球器官移植普遍存在器官缺乏局面，各国政府/医疗机构都在想方设法地缩小器官供需差距，其中有效的方式包括制定器官分配相关政策，通过统一的机制合理并高效地分配器官。

在全球范围内，已对器官移植进行立法管理的国家或地区，其中也包括中国。国际社会普遍认为，捐献的器官是稀缺的人类资源，应属于国家和社会的资源，不归任何组织/个人所有。因此，器官移植相关政策由政府卫生行政监管部门或其指派的专业机构或委员会，依据本国的国情并参考世界卫生组织的指导原则而制定。如目前美国是由两套法律共同规范器官捐献和移植，它们分别是the Uniform Anatomical Gift Act，UAGA和the National Organ Transplant Act，NOTA。UAGA的颁布，主要针对以器官移植为目的的器官分配的管理，如器官捐献前必需的符合条件，同时也明确了器官买卖是非法行为。在UAGA被美国50个州全面接受之前，美国的器官分配是依据各州规定的器官分配政策实施。各州政策大不相同，一定程度上引起了国家器官分配的混乱，而NOTA则促使美国联邦政府成立了器官获取和移植网络（Organ Procurement and Transplantation Network，OPTN），主要负责国家器官移植等待名单的排序和器官分配过程的监督。OPTN成立后明确规定器官分配必须通过全国唯一的器官分配网络实施，即1986年成立的美国器官共享网络（United Network for Organ Sharing，UNOS）；同时，NOTA促使美国当局成立器官移植科学注册（the Scientific Registry of Transplant Recipients，SRTR），负责器官捐献和移植数据的分析和报告发布，以提高器官分配的效率及评估各医疗机构器官移植手术质量；此外，NOTA再次强调了器官买卖在美国是非法行为。

各国的器官分配政策不尽相同，但遵循着某些共同原则。世界卫生组织在2010年5月发布了新一版的《WHO人体细胞、组织和器官移植指导原则》（WHA 63.22），其中

就包括了器官分配原则。该文提到，因为社会信任是稳固一个国家器官捐献体系的基石，缺乏社会公众的信任和支持，器官捐献率自然会下降，导致可使用的器官数量减少，进一步扩大器官移植的供需差距。因此，正如WHA63.22原则9的阐述，器官、细胞和组织的分配必须符合医学需要和伦理道德，并遵循公平、公正和公开的原则。

第二节　我国公民身后器官捐献与分配现状

一、我国公民身后器官捐献现状

2010年3月，中国红十字会总会根据《人体器官移植条例》赋予的职责并接受原卫生部委托开展了公民逝世后器官捐献试点工作，在全国部分省（自治区、直辖市）开展了试点，试点结束后在全国推广。2012年7月6日，中央机构编制委员会办公室批准中国红十字会总会和原国家卫生部的申请，在中国红十字会总会下设立中国人体器官捐献管理中心，作为国家公益一类事业单位负责组织开展全国人体器官捐献工作。截至2018年12月底，全国所有的省（自治区、直辖市）成立了人体器官捐献管理中心或办公室。

1.中国人体器官捐献体系　中国人体器官捐献体系（China Organ Donation System，CODS）由国家、省（区、市）级人体器官捐献组织机构和医院组织平台构成（图1-1）。

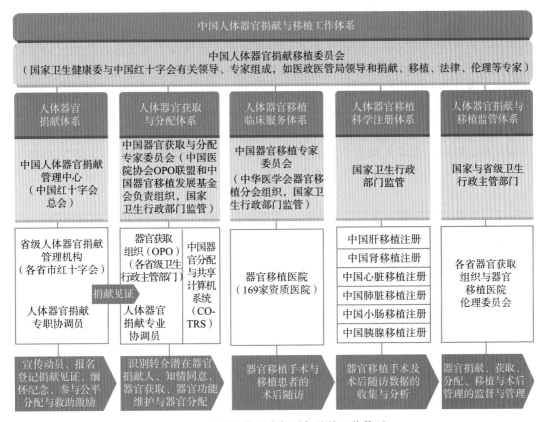

图1-1　中国人体器官捐献与移植工作体系

2. 我国公民身后器官捐献现状

（1）我国大陆公民器官捐献现状：2010年3月2日，原卫生部与中国红十字总会发布了《中国人体器官捐献试点工作方案》，首先在天津、辽宁、上海、浙江、山东、广东等10个省（市）启动人体器官捐献宣传、动员和器官分配试点工作，探索建立适合我国国情的器官捐献体系。2013年3月1日试点结束，原卫生部在全国正式推广公民逝世后的器官捐献工作。2014年12月31日，中国人体器官捐献与移植委员会主任委员黄洁夫向全世界宣布，公民身后器官捐献将成为器官供体的唯一来源。

国际上对心脏死亡器官捐献的分类主要基于1995年制定的Maastricht（马氏）标准。鉴于我国脑死亡立法的条件尚不成熟，我国创新性地制订了中国公民身后器官捐献（donation after citizen death，DCD）的分类标准，使"脑死亡"和"心脏死亡"很好地结合应用，兼备两种捐献的长处，避免了我国文化认同中的误区，使捐献程序能够合规合法。2011年原卫生部下发了《卫生部办公厅关于启动心脏死亡捐献器官移植试点工作的通知》，提出了"中国心脏死亡器官捐献分类标准"（卫办医管发［2011］62号），简称为"中国分类标准"：①中国一类（C-Ⅰ）：脑死亡器官捐献（donation after brain death，DBD）；②中国二类（C-Ⅱ）：心脏死亡器官捐献（donation after cardiac death，DCD）；③中国三类（C-Ⅲ）：脑-心双死亡标准器官捐献（donation after brain death plus cardiac death，DBCD）。这种分类方法即脑死亡和心脏死亡两套标准可以同时存在，民众可以自主自愿选择死亡标准，法制管理层面仍以心脏死亡为统一标准。其中，中国一类标准要求死者家属必须完全接受并按照脑死亡标准，再经过相关规定程序予以确认。

（2）我国台湾地区和香港地区的器官捐献现状：我国台湾地区和香港地区的器官移植起源于20世纪60年代，1968年台湾施行了第一例亲属活体肾移植，1969年香港完成了首例尸体肾移植，之后尸体肝移植、心脏移植、肺移植、活体肝移植、劈离式肝移植、多器官联合移植陆续开展，现今部分项目已达到世界先进和领先水平。1998年4月，香港地区颁布了《人体器官移植条例》，该条例旨在禁止将拟作移植用途的人体器官作商业交易，限制无血亲关系人士间的人体器官移植。香港特别行政区卫生署于2008年11月启动了"中央器官捐赠登记名册"，让特区政府卫生部门准确地识别有意捐赠器官的人士。有意向在"身"后捐赠器官的市民，只需填写登记表格，在网上递交、邮寄或传真至特区政府卫生署，便可进行登记，捐赠者也可通过卫生署更改资料或取消登记，使获授权人士（如医院管理局的器官移植联络主任）能够迅速安排器官移植，让更多等待的患者受惠。

中国台湾地区于1993年8月28日正式成立器官捐赠协会。器官捐赠协会的主要任务是：①促进一般民众对器官捐赠的认知及参与；②提供医护专业人员器官捐赠作业的信息训练及教育；③增加器官捐赠来源及协助建立器官移植联络网络；④器官捐赠者家属之悲伤辅导与陪伴。

二、我国公民身后器官捐献分配与共享概况

1. 我国器官获取与分配体系的建立

（1）中国人体器官移植条例的颁布：我国第一部针对器官移植设立的法律法规《人

体器官移植条例》(简称《条例》)(中华人民共和国国务院令第491号)于2007年3月21日国务院第171次常务会议通过,并于当年5月1日起施行。《条例》符合世界卫生组织发布的《人体器官细胞,组织和器官移植的指导原则》及《赫尔辛基宣言》(医学伦理学宣言),也标志着我国器官移植走上了法治化管理的道路。其中,《条例》的第三章第二十二条就对人体器官的分配予以下规定:申请人体器官移植手术患者的排序,应当符合医疗需要,遵循公平、公正和公开的原则,这也是我国人体器官分配与共享的总则。

(2)《中国人体器官分配与共享基本原则和肝脏、肾脏分配与共享核心政策(2010版)》(卫医管发〔2010〕113号):2010年颁布,阐述了我国肝肾器官的分配原则及核心分配政策,成为我国第一部明确器官分配具体政策的法规文件。在该文件发布之前,捐献器官都是按照各移植医疗机构自身订立的临床原则实施分配。

(3)《人体捐献器官获取与分配管理规定(试行)》(国卫医发〔2013〕11号):国家卫生与计划生育委员会于2013年颁布,该规定进一步巩固了我国器官获取与分配体系设立的法律基础,促使了我国器官获取组织(Organ Procurement Organization,OPO)的诞生。同时,赋予"中国人体器官分配与共享计算机系统(China Organ Transplant Response System,COTRS)"行使国家器官分配政策忠实执行者的义务。《规定》强制要求捐献器官必须通过器官分配系统进行分配,任何机构、组织和个人不得在器官分配系统外擅自分配捐献器官,以确保捐献器官的溯源性和器官分配的公平性。同时要求捐献器官的获取工作必须由OPO按照中国心脏死亡器官捐献分类标准实施。中国心脏死亡器官捐献的分类标准是一个创新性的器官捐献类型的探索和运用。正如世界卫生组织评价到,"中国三类代表脑-心双死亡器官捐献,这种分类方法客观地反映和尊重了当今中国的社会文化现实,它的存在将为中国器官捐献事业启航"。

(4)《人体捐献器官获取与分配管理规定》(国卫医发〔2019〕3号):由国家卫生健康委员会于2019年5月下发,明确规定捐献器官必须通过器官分配系统进行分配,保证捐献器官可溯源。任何机构、组织和个人不得在器官分配系统外擅自分配捐献器官,不得干扰、阻碍器官分配。移植医院应当将本院等待者的相关信息全部录入器官分配系统,建立等待名单并按照要求及时更新。捐献器官按照人体器官分配与共享基本原则和核心政策的规定,逐级进行分配和共享。有条件的省份可以向国家卫生健康委员会提出实施辖区内统一等待名单的捐献器官分配。

2.肝分配与共享核心政策　影响肝分配与共享的主要因素包括:供受体相对地理位置(地理因素)、等待者病情严重程度、供受体生物匹配度及其他的优先权。

(1)供受体相对地理位置:肝分配将按照以下分配单元逐层向外寻找合适的等待者,在每个分配单元里,再考虑各等待者之间的差异,即综合评定原则进行排序。

①移植医院分配区域:指移植医院内的移植等待者名单(适用于肝捐献者所在的医院具备肝移植资质的情况)。

②OPO分配区域:指OPO服务区域内的所有移植医院的移植等待者名单。

③省级分配区域:指省级行政区域内所有移植医院的移植等待名单。

④全国分配区域:指全国所有移植医院的移植等待名单。

(2)等待者病情严重程度:对于一般状态的肝移植等待者,我国采用的是现国际通用的MELD评分(The Model for End-stage Liver Disease)(用于12岁以上等待者)和

PELD评分（Pediatric End-stage Liver Disease）（用于12岁以下儿童等待者）。

①MELD评分：适用于大于等于12岁的肝移植等待者。MELD评分客观地预测了肝移植等待者3个月的死亡风险。MELD评分计算公式使用了血清胆红素、肌酐和INR这3个客观的、可重复测量的实验室检验值，并考虑了肝移植等待者是否在肝移植前1周内接受两次或更多次透析治疗，或者肝移植前1周内接受24h连续静脉-静脉血液透析对实验室检验值的影响。

MELD评分公式为：

MELD评分 = 0.957×血清肌酐（mg/dl）＋0.378×Loge血清胆红素（mg/dl）＋1.120×Loge国际标准化比率（INR）＋0.643。

通过该公式为每位肝移植等待者计算所得的 MELD评分将四舍五入至小数点后第十位，再乘以10，MELD评分最高总分值为40分。

MELD评分公式设定最高血清肌酐值为4.0mg/dl（354μmol/L），即肝移植等待者的血清肌酐大于4.0mg/dl仍设定为4.0mg/dl。对于移植前1周内接受两次或更多次透析疗法的等待者，或者移植前1周内接受24h连续静脉-静脉血液透析的肝移植等待者，其血清肌酐水平自动设定为4.0mg/dl。

②PELD评分：适用于12岁以下的肝移植等待者。PELD评分客观地预测了儿童肝移植等待者3个月的死亡风险。PELD评分计算公式使用了血清白蛋白、总胆红素和INR等客观的实验室检验值和生长发育的指标。

PELD评分公式为：

PELD评分 = 0.436（年龄＜1岁）－0.687×Loge血清白蛋白（g/dl）＋0.480×Loge血清总胆红素（mg/dl）＋1.857×Loge国际标准化比率（INR）＋0.667（生长障碍）

通过该公式为每位12岁以下肝移植等待者计算所得的PELD评分将四舍五入至小数点后第十位，再乘以10。

按照PELD评分计算时，实验室检验值小于1.0统一设置为1.0。生长障碍根据年龄和性别进行计算。1岁生日之前列入肝移植等待名单的等待者，将继续保留年龄小于1岁获得的分值（即0.436）直至该等待者年满24个月。

所有等待者医疗紧急度状态评分都需要定期进行再认证，以确保肝移植等待者拥有一个有效的能正确反映当前病情的状态评分，负责的医师应当及时为等待者更新相关信息。

（焦兴元　高新谱　李劲东　王海波　陈　岗　廖　苑　钟克波　张　鹏）

参 考 文 献

［1］黄洁夫. 推动我国器官移植事业健康发展的关键性举措——心死亡器官捐献试点工作原则性思考. 中华器官移植杂志, 2011, 32（1）：1-4.

［2］焦兴元, 郇强. 公民身后器官捐献供体评估与维护. 北京：人民卫生出版社, 2017：123-128.

［3］何晓顺, 焦兴元. 公民身后器官捐献理论与实践. 北京：人民卫生出版社, 2015：78-80.

［4］黄洁夫. 中国器官捐献和移植体系的建设与前景. 2014器官捐献国际学术论坛, 广州：2014.

［5］何晓顺, 焦兴元. 中国公民器官捐献500问. 广州：广东科技出版社, 2013：31-38.

第2章　公民身后潜在器官捐献者供体的发现和临床评估

第一节　供体的分类标准

一、国际分类标准

1995年荷兰马斯特里赫特召开了第一届国际无心搏捐献者研讨会，会议将心死亡后捐献者命名为无心搏捐献者（non-heart-beating donors，NHBD），并且制定了国际通用的NHBD Maastricht分类标准。在2003年的国际会议上，又对该标准进行了修订，最终将NHBD分为5类，尔后在2006年世界移植大会上，NHBD正式更名为DCD，目的是与脑死亡遗体器官捐献（donation of brain death，DBD）相对应。Maastricht标准分5类：①M-I，入院前已经宣告死亡，时间不超过45min；②M-II，于医院外发生心脏停搏，急诊入院经心肺复苏10min无效，宣告死亡；③M-III，受到严重的不可救治性损伤，通常为毁灭性脑外伤，但还没有完全达到或完全满足脑死亡的全套医学标准，同时生前有意愿捐献器官，经家属主动要求或同意，有计划地撤除生命支持和治疗，主要为终止呼吸机人工通气给氧，心脏发生缺氧而停搏及残余脑细胞彻底失活，等待死亡的发生；④M-IV，脑死亡判定成立后，器官捐献手术之前所发生的非计划性和非预见性的心脏停搏；⑤M-V，住院患者的心脏停搏（2003年新增标准），主要为ICU抢救过程中发生的非计划性、非预见性的心脏停搏。

二、中国分类标准

（一）中国一类（C-I）及判定标准

中国一类（C-I）：国际标准化脑死亡器官捐献（DBD），即脑死亡案例。

国家卫计委制定了成人脑死亡判定标准（2009年版及2013年版）。

1. 判定的先决条件

（1）昏迷原因明确包括原发性和继发性脑损伤。

（2）排除了各种原因的可逆性昏迷，包括各种急性中毒、低温（肛温低于32℃）、严重电解质及酸碱平衡紊乱、严重的代谢及内分泌障碍等。

2. 临床判定

（1）深昏迷：压眶或针刺面部，不应有任何面部肌肉活动；格拉斯哥评分（GCS）3分。

（2）脑干反射消失：包括瞳孔对光反射、角膜反射、头眼反射、前庭眼反射、咳嗽反射等。

（3）无自主呼吸：靠呼吸机维持呼吸24h以上，自主呼吸激发试验阳性。

以上3项全部具备。

3. 确认试验

（1）正中神经短潜伏期体感诱发电位（short-latency somatosensory evoked potential，SLSEP）显示N9和（或）N13存在，P14、N18和N20消失。

（2）脑电图（electroencephalogram，EEG）显示静息电位，即未出现大于$2\mu V$的脑电波。

（3）经颅多普勒超声（transcranial doppler，TCD）显示颅内前循环和后循环呈振荡波、尖小收缩波或血流信号消失。

以上3项有2项或2项以上为阳性。

4. 判定时间　临床判定和确认试验结果均符合脑死亡判定标准者可首次判定脑死亡。首次判定后12h再次复查仍符合脑死亡判定标准者可确认脑死亡。

5. 判定步骤　脑死亡判定分两步进行：第一步进行脑死亡临床判定，符合判定标准（深昏迷、脑干反射消失、无自主呼吸）者进入下一步；第二步进行脑死亡确认试验，至少2项符合脑死亡判定标准的进入下一步；第三步进行脑死亡自主呼吸激发试验，验证自主呼吸消失。以上3个步骤均符合脑死亡判定标准时确认为脑死亡。

2013年国家卫计委又制定了新的成人脑死亡判定标准，与2009版的不同之处是3项确认试验必须有1项以上阳性。

（二）中国二类（C-Ⅱ）及判定标准

中国二类（C-Ⅱ）：国际标准化心死亡器官捐献（DCD），即包括Maastricht标准分类中的M（Ⅰ～Ⅴ类）案例；其中M-Ⅰ、M-Ⅱ、M-Ⅳ、M-Ⅴ几乎没有争议，但它们属于不可控型DCD，成功概率较小，获取的器官对医疗技术、组织结构及运作效率的依赖性极强，供体器官质量不如中国一类（C-Ⅰ），移植术后并发症较多，死亡率较高。

M-Ⅲ是可控型DCD，供体器官质量好，移植疗效佳，但是所面临的主要问题是关于"抢救与放弃"之间的医学及伦理学争论，需要用具有法律效力的、权威性的医学标准、共识或指南来保证其规范化实施，目前国内外尚缺乏此类标准或规范，所以西班牙等国家至今尚未采纳M-Ⅲ供体。从长远出发，为了更好地推动我国器官捐献事业的顺利发展，在我国更应谨慎开展M-Ⅲ供体或积极制定M-Ⅲ规范指南等。由于M-Ⅰ、M-Ⅱ、M-Ⅳ、M-Ⅴ的不可控性及M-Ⅲ的法律和伦理问题，目前我国真正的DCD供体比例较低。

（三）中国三类（C-Ⅲ）及判定标准

中国三类（C-Ⅲ）：中国过渡时期脑-心双死亡标准器官捐献（DBCD），即虽已完全符合DBD标准，但鉴于对脑死亡法律支持框架缺位，现依严格程序按DCD实施，换言之，在脑死亡确诊及捐献手续完善后，再撤除生命支持，待供体心搏停止2～5min后再行器官获取；这样做实际上是将C-Ⅰ类案例按C-Ⅱ类处理，既类似M-Ⅳ类，又不同于M-Ⅳ类（M-Ⅳ为非计划性、非预见性脑死亡后心脏停搏）。中国三类（C-Ⅲ）是目前我国器官捐献开展最多的一类。

（焦兴元　丁小明　韩　明　郑毅涛　刘小友　刘永光　陈　正）

第二节　潜在供体的发现和临床评估

一、潜在供体的发现

器官移植是20世纪医学领域最伟大的成就之一，被誉为医学皇冠上的明珠，已经拯救了数以万计的终末期器官功能衰竭患者，但是器官短缺仍然是制约器官移植发展的最大障碍。在开展公民身后器官捐献工作以前，我国每年的器官捐献例数几乎可以忽略不计，自2010年开始在全国试点心脏死亡器官捐献工作以来，特别是2015年1月1日起我国全面停止使用司法途径来源的器官，器官捐献率迅速提高，目前每百万人口器官捐献率（per million population，PMP）已超过3，部分器官捐献开展较好的OPO中心器官捐献PMP超过8。公民身后器官捐献事业在中国发展迅速，器官捐献中国模式也得到了包括世界卫生组织（WHO）、世界移植协会（TTS）等国际组织的称赞和认同，但是器官短缺这一困扰器官移植发展的主要矛盾没有根本改变。采取积极措施提高中国公民器官捐献率，增加供器官来源，拯救更多急需器官移植的终末期疾病患者仍是目前的首要工作。

器官捐献是一个复杂的系统性工程，捐献流程中每一个环节之间完美的配合才能最终促成一例成功的器官捐献案例，而发现潜在的器官捐献供体是启动这一流程的关键。潜在供体一般由主管医师首先发现，多来自重症医学科或者急诊科，由他们通知相关OPO成员，从而启动器官捐献流程。正因为ICU或急诊的临床一线医务人员最早发现潜在器官捐献供体，因此，加强对这些相关科室人员器官捐献法律、伦理、供体评估及功能维护知识的培训，成为提高器官捐献率的最重要手段。过去由于民众对器官捐献的认识有限，认同度较低，劝说患者家属进行器官捐献有可能引起误解，导致医疗纠纷发生，一线医务工作者往往不敢劝说潜在供体家属进行器官捐献。随着DCD工作大力开展，卫生部门、红十字会及院级OPO组织在广大人民群众及医务工作者中大力宣传公民身后器官捐献工作，中央及地方各大媒体在宣传及推广器官捐献工作上起到了重要作用。大众对器官捐献理念的接受度大大提高。

器官捐献协调员是伴随公民身后器官捐献工作而产生的一个新兴职业，在推进器官捐献工作开展、提高器官捐献成功率中发挥了重要作用。西班牙模式能够获得成功，其构建及大力发展移植协调员网络起着至关重要的作用。我国器官捐献协调员分为专职和兼职两类，专职协调员的工作包括开展对器官捐献知识的普及、宣传和咨询工作；与潜在器官捐献者家属进行沟通和指导其通过正确流程登记，器官分配的见证；联系器官获取组织；见证其获取及运送；完善捐献资料及参与慰问捐献者家属的工作。兼职协调员的主要职责为发现潜在器官捐献者及联系专职器官捐献协调员开展器官捐献工作。器官捐献协调员应具备基本医学知识、相关法律法规知识及良好的沟通能力。我国专职器官捐献协调员人数仍较少，很多OPO中心由医师和护士兼职参与器官捐献协调工作，但由于本职工作繁忙难以兼顾，不利于器官捐献工作的开展。器官捐献协调员相关专业知识认知不足，专业培训机构不规范等也是目前亟须解决的问题。现阶段民众对器官捐献协调员的身份、职责等认知度较低，且对其存在"索取器官""劝捐员"等误解，影响了器官捐献协调员及器官捐献工作的进一步推进。扩大协调员规模，加强协调员队伍相关知识能力的培训也是提高我国器官捐献率的重要手段。

潜在器官捐献供体一般是不可逆性脑损伤/病变或者循环衰竭的患者，多来源于ICU病房且需要呼吸机支持的毁灭性脑损伤或者心肺复苏治疗失败的心搏骤停患者。成为潜在器官捐献供体必须具备以下条件：①患者身份明确。②年龄不超过65岁。③无活动性的HIV感染。④无药物滥用史、无静脉注射毒品史、无同性恋/双性恋、无血友病/凝血机制紊乱。⑤无恶性黑素瘤、转移性恶性肿瘤或者不可治愈的恶性肿瘤。⑥无活动性的、未经治疗的全身细菌、病毒或者真菌感染。⑦血流动力学和氧合状态相对稳定。⑧捐赠器官功能基本正常。⑨严重的、不可逆的心肺或神经损伤，预计撤除生命支持治疗后将在60min内死亡。

影响潜在器官供体成功实现器官捐献的因素很多，主要包括以下几方面原因。

1.伦理层面因素

（1）案例运作时间限制：由于潜在供体病情危重，部分潜在案例从诊断为脑死亡至其死亡的间隔时间较短，以至于器官捐献协调员无法获得其所有直系亲属的知情同意。

（2）亲属对器官捐献认知度的差异：部分潜在供体的直系亲属较多，且他们对器官捐献的认知度差异较大，最终无法获得其所有直系亲属的同意。

（3）地域之间的差别：中国幅员辽阔，各地风俗千差万别，部分地域的人对器官捐献的认可度低。

（4）价值观扭曲：部分潜在供体的家属不了解我国目前实行的是无偿器官捐献，认为同意捐献器官就必须得到丰厚的物质回报，反之就不同意捐献。

（5）涉及刑事案件：受制于警方取证及当事人等各种因素的影响，此类潜在供体的捐献率往往较低。

2.技术层面

（1）案例介入时间过早：部分案例可能受当地医院诊治水平的限制，患者及医护都希望在转运后的治疗维护期间，患者病情逐步好转，但对器官捐献而言则为时过早。

（2）初期评估不仔细：多见于对潜在供体的病因及既往病史的了解不充分，介入后才发现供体存在明显的器官捐献禁忌证，如患有结核病史、除原发性脑肿瘤以外的其他肿瘤病史。

（3）针对重要器官的评估不足：如部分高处坠落伤患者，伤后极易被更为严重的脑外伤所掩盖而忽略了对肝肾等重要脏器的影像学检查，成功介入后才发现由于重要脏器的严重挫裂伤或巨大血肿导致捐献器官不可用。

（4）团体协作差：部分在ICU维护的供体，突发心搏骤停后心肺复苏失败，未能及时联系到器官获取小组成员，以致丧失最佳的器官获取时机。

（5）供体维护水平不足：对脑死亡患者的病理生理特点了解不足，在ICU维护治疗期间，部分供体重要脏器功能急剧恶化，导致捐献器官失去价值。

3.分配利用层面

（1）等待移植者信息录入不及时：对于已获取的捐献器官，我国目前采用网络分配，由于受体信息录入不及时，致使部分边缘性供体未能及时找到相匹配的受体而弃用。

（2）空间限制：部分已成功匹配的供受体由于空间距离较远，而供体又无法及时运输到目的医院，以至于冷保存时间过长而弃用。

（3）特殊类型的供体：如小儿供体，尤其是小儿供肝，常因为缺乏与之相匹配的受体而弃用。

（4）医源性损伤：部分捐献者既往有腹部大手术史或脏器管道存在严重变异，器官获取时造成不能修复的损伤，致使捐献器官无法利用。

（5）器官获取前后评估失实：少部分捐献器官获取后发现与术前评估差异较大，以至于弃用，如捐献肾存在严重的无法移除的微血栓等。这些实践中的经验总结对于协调员及OPO成员工作可能会有所帮助。

二、潜在供体的评估

供体的评估是保证器官移植安全的重要手段，尤其在器官来源全面转型进入器官捐献时代，供体常常经过长时间的机械通气、大量升压药物使用及抗生素的治疗、合并严重感染、急性器官损伤等，进行全面系统的供体评估显得更加重要。本中心进行供体评估一般按以下程序进行：供体状态的评估—医学伦理的评估—器官功能的评估—器官捐献禁忌证的排除。

（一）供体状态的评估

根据中国心脏死亡器官捐献工作指南的标准，符合以下情况的供体都可视为潜在的器官捐献者。

1.患者处于机械通气和（或）循环支持的严重神经损伤和（或）其他器官衰竭状态，无法避免发生心脏死亡，预计撤除生命支持后60min内死亡。

2.患者符合脑死亡标准。

3.具备器官捐献者一般条件，即①患者身份明确；②年龄不超过65岁；③无活动性的HIV感染；④无药物滥用、无静脉注射毒品、无同性恋或双性恋等；⑤无恶性肿瘤病史，但部分中枢神经系统肿瘤和一些早期的恶性肿瘤在经过成功的治疗后可以考虑；⑥无活动性的、未经治疗的全身细菌、病毒或者真菌感染；⑦血流动力学和氧合状态相对稳定；⑧捐赠器官功能基本正常。

潜在供体能否成功实现器官捐献，首先要评估供体脑功能或循环功能是否处于不可逆性状态。初步评估供体状态，一般由神经内外科的专家执行。脑死亡供体的评估，首先评估患者是否处于深昏迷状态。即使用拇指分别强力压迫患者两侧眶上切迹或针刺面部，不应该存在任何的面部肌肉活动。要明确引起昏迷的原因，排除可逆性因素的存在。其次评估患者有无自主呼吸，患者必须依靠呼吸机维持通气，眼观无明显的胸、腹部规律运动。如果无法确认时可脱机，将棉签棉絮放在气管插管口，观察棉絮的摆动，出现较大幅度的摆动提示存在自主呼吸，同时需注意排除由于心搏引起的棉絮小幅度规律的摆动。最后需检查确认五大脑干反射即角膜反射、瞳孔对光反射、头眼反射、前庭眼反射和咳嗽反射，由于部分反射操作不便，现场初步评估可选择角膜反射、瞳孔对光反射及咳嗽反射即可。初步评估中，以上三项均成立时，可以初步认定供体处于临床脑死亡状态，可进行脑死亡确认试验，启动器官捐献程序。在临床实践中，经常会碰到一些供体可能部分项目没有完全达到标准，如患者存在微弱的自主呼吸，在这种情况下，需要神经内外科专家讨论，结合供体原发疾病的严重程度来预测供体可能的转归。心脏死亡器官捐献的关键在于确认患者处于机械通气和（或）循环支持的严重神经损伤和（或）其他器官衰竭状态，无法避免发生心脏死亡，而且预计撤除生命支持后60min内死亡，符合这些条件的情况下由红十字会协调员见证，等待心搏死亡过程需要全程录像。

（二）器官捐献伦理的评估

器官捐献伦理学评估的目的是保证器官捐献过程符合法律和伦理要求，确保器官捐献者及其家属的权利。器官捐献的三个伦理学主要目标是判定器官捐献者的死亡标准、建立器官分配的伦理制度、建立获得器官的伦理制度。世界普遍接受的器官捐献伦理学原则包括：①最大限度地利用尸体捐献者进行移植，但也接受活体捐献，即有遗传关系或情感关联的捐赠者；②器官分配应该遵循公平、公正和透明的原则，使用临床标准，不考虑经济或社会因素；③需要捐赠者生前同意/不反对，或近亲属许可；④自愿捐献，不应该有物质奖励/引诱，但可以考虑允许补偿捐赠中的实际花费。

公民身后器官捐献要保证捐献者及其家属的自愿和自主权。首先应确认供体生前是否同意捐献器官，如果明确提出过反对捐献器官，应充分尊重器官捐献者的意愿。其次器官捐献应获得供体所有直系亲属的同意。要充分保证直系亲属的自主决定权，积极沟通交流，获得所有直系亲属的同意才可以进行器官捐献。部分案例经常会出现家属内部意见不一致，此时协调员应积极做好沟通工作，切不可以隐瞒、欺骗持反对意见的直系亲属来进行器官捐献。

器官捐献伦理的评估还应该起到应有的监督作用，保证器官捐献过程的合法性和公平性，坚决打击器官买卖行为，保护器官捐献的纯洁性与大爱精神。2007年3月21日国务院第171次常务会议通过《人体器官移植条例》，明确禁止人体器官买卖，设立申请人体器官移植手术患者的排序规则，规定涉及人体器官移植过程中的行政管理事项，规范医疗机构和医务人员摘取、种植人体器官等环节的行为，对于建立我国人体器官移植的良好秩序，维护人体器官捐献人的合法权益具有重大意义。依据现有的法律武器，规范器官捐献行为，打击器官买卖及扰乱器官捐献秩序的行为，营造良好的社会氛围，保证器官捐献事业的长期良性发展。

对器官捐献者及其家庭的救助及救助标准存在很大争议，西方发达国家的器官捐献经验一般不涉及对捐献者家属的物质补助。但是结合中国的具体国情，给予减免医疗费用及适当物质补助体现了人道主义精神，也表现了人人为我，我为人人的社会互助理念。但是人道主义救助的标准一定要控制在合理范围，不可以引起器官买卖之嫌。红十字会作为第三方，在此过程中起到了重要的监督作用。

（三）器官功能的评估

1.器官功能评估的内容　器官功能评估是保证器官移植安全的重要手段，术前器官功能评估的内容主要包括以下4个方面。

（1）基本病情评估：①人口学资料：包括供体年龄、性别、职业、文化程度、户籍、体重等情况。供体人口学资料包含很多有意义的信息，其中是年龄、体重是最重要的参考信息，年龄偏大、体重肥胖的患者常伴有高血压、高脂血症、糖尿病等慢性疾病，可能会合并全身动脉硬化及慢性器官功能损伤。长期体力劳动者身体健壮，合并基础疾病可能性较低，器官功能常较理想。户籍地可以提示患者是否来自肝病高发区或传染病疫区。②死亡病因：器官捐献供体死亡病因最常见的是脑外伤和脑血管疾病，少见病因包括缺氧缺血性脑病、颅脑肿瘤、药物中毒等。死亡病因是预测移植器官功能的重要参考指标，一般来说脑外伤的供器官质量明显好于来源于高血压脑出血的供体。③既往史：关注供体既往有无糖尿病史、高血压病史、传染病及性病史（尤其是肝炎）、遗传性疾病史、肝胆疾病史、肾病史、肿瘤病史、外伤及手术史、输血史及吸毒史等。这些病史对于我们判断相应的器官功能及器官移植预后具有重要的参考价值。④现病史：明确患者死亡病因，发病经过及治疗情况，重点关注患者抢救治疗经过；救治过程中有无心肺复苏史及复苏时间；明确手术方式及术中情况，有无输血及出血情况；患者呼吸、循环状态，升压药物的种类及剂量等；全身感染情况及抗生素方案等。

（2）实验室检验结果评估：实验室检验结果是评估器官功能的最直接指标，在解读实验室检验结果时应注意观察器官功能指标的动态变化，原始器官功能水平是评估器官实际功能状态的重要指标，而器官功能的快速恶化往往提示存在慢性功能损伤，器官代偿功能不足。器官功能异常时需要查找病因，有时简单的处理（如补充容量、纠正酸中毒等）就能够明显改善供体循环状态，改善器官功能。任何器官功能的损伤都需要鉴别是急性损伤还是慢性损伤，一般来说急性损伤影响器官移植的早期疗效，远期预后良好，而且大多数急性损伤可以通过器官功能维护后好转；慢性病变或者在慢性病变基础上出现急性功能损伤时，器官功能往往无法逆转，器官移植早期及远期预后均不佳。

（3）影像学检查评估：影像学评估是器官功能评估的重要手段，床边超声波检查能够快速查明腹部器官形态、质地、血供及有无明显病变（如肾结石、肾积水、脂肪肝、异常包块等）等情况，是首选的检查手段，所有供体都应进行B超检查。供体的CT及MRI检查能够提供更加客观、精确的影像学资料，尤其是血管成像、胆道成像及三维重建，提供精确、立体的影像学资料，可以提前发现血管的变异，指导器官获取，对在体劈离式肝移植意义更加重大。但由于这类检查需将供体转运至影像科，而供体是需要呼吸机支持的危重症患者，转运及检查过程中随时可能出现意外，高转运风险限制了这类检查的执行。

（4）病理评估：病理检查是临床诊断疾病的金标准，也是评估器官功能状态的重要手段。病理检查分为快速的冷冻切片检查和常规的石蜡切片检查。快速冷冻切片病理检查的优点是快速，一般整个过程可以在40min左右完成，快速提供供器官显微形态学损伤情况，为器官功能评估提供信息。冷冻切片检查的缺点是组织内冰晶形成或技术操作不当等因素使得组织和细胞的形态欠佳甚至产生人为的假象，误导临床医师的判断。常规石蜡切片检查的优点是保证组织和细胞形态结构完好，但缺点是整个过程耗时较长，不利于广泛采用。器官组织取材方法及取材部位也是影响病理评估的重要方面，取材不完整不利于全面评估器官微观结构的病变；而器官病理组织一定要选取有代表性的部位取材，否则极有可能出现与实际完全相反的结果。病理评估是器官功能评估的重要手段，但是不能盲目相信病理结果，应该结合其他指标进行综合判断。

2.肝功能的评估

（1）基本病情的评估：供体的年龄、死亡原因、BMI；既往的肝炎病史、肝病史、酗酒史；糖尿病、高血压等慢性疾病史在供肝功能的评估中具有重要的价值。潜在供体评估过程中应向患者主管医师及家属详细了解情况。

（2）实验室检验：肝功能检查的目的在于评估肝目前的功能状态、供肝功能损害的程度及查明肝功能损伤的病因等。临床上用于评估肝功能的指标繁多，每种指标都只能反映肝某一个方面的功能。要全面评估肝的功能状态就需要选择多种生化检测组合，结合供体一般资料、供肝的外观及病理、影像学资料等综合判断肝功能，避免片面性及主观性。①反映肝细胞损伤的检测项目：主要为肝酶学检测，主要包括谷丙转氨酶（ALT）、谷草转氨酶（AST）、碱性磷酸酶（ALP）、γ-谷氨酰转肽酶（γ-GT或GGT）等。在各种酶学检测中，ALT和AST能敏感地反映肝细胞损伤及损伤程度，药物引起的急性肝细胞损伤时，血清ALT最敏感。肝酶学指标反映了肝细胞的损伤程度，但也需要结合其他指标综合评估，不能仅仅因为ALT、AST增高而轻易弃用供肝。本中心曾使用过ALT＞1000U/L的急性肝损伤的年轻供体的供肝，多次复查ICG 15min＜20%，移植后肝功能恢复顺利，肝移植效果良好。②反映肝分泌和排泄功能的项目：主要包括总胆红素（TBIL）、结合胆红素（DBIL）、总胆汁酸（TBA）等。器官捐献供体在出现如隐性病毒性肝炎、胆汁淤积、药物引起的中毒性肝炎、急性重症感染、溶血性黄疸等情况下，都会引起总胆红素的升高。结合胆红素反映的是经过肝处理后，总胆红素中与葡糖醛酸基结合的部分，结合胆红素升高提示胆红素排出障碍，多为梗阻因素引起。综合总胆红素和结合胆红素结果，可以鉴别诊断溶血性、肝细胞性或梗阻性黄疸。另外，γ-GT、ALP也能敏感反映胆汁淤积的酶类，它们升高主要提示可能出现了胆道阻塞方面的疾病。③反映肝合成和储备功能的项目：主要为前清蛋白（PA）、清蛋白（Alb）、胆碱酯酶（CHE）和凝血酶原时间（PT）等。肝是人体的化工厂，参与多种重要功能物质的合成。前清蛋白和清蛋白下降提示肝合成蛋白质的能力减弱。胆碱酯酶的增高多见于甲状腺功能亢进、糖尿病、肾病综合征及脂肪肝等。凝血酶原时间延长揭示与肝合成的凝血因子如Ⅱ、Ⅶ、Ⅸ、Ⅹ等合成能力下降有关。④反映肝纤维化的项目：包括清蛋白（Alb）、总胆红素（TBIL）、单胺氧化酶（MAO）、血清蛋白电泳等，这些生化指标检测在器官捐献供体合并乙型肝炎或丙型肝炎时意义较大。一般来说，当供体患有肝纤维化时，血清清蛋白和总胆红素会下降，同时伴有单胺氧化酶升高。血清清蛋白电泳时，γ球蛋白增高的程度可以评价慢性肝病的演变和预后，提示Kupffer细胞功能减退，不能清除血循环中内源性或肠源性抗原物质。针对合并肝炎可能存在肝纤维化的供体，可以采用临床上应用较多的透明质酸（HA）、层粘连蛋白（LN）、Ⅲ型前胶原肽和Ⅳ型胶原（肝纤四项）检查，它们的含量可以反映肝内皮细胞、贮脂细胞和成纤维细胞的变化，如果它们的血清水平升高常提示患者可能存在肝纤维化和肝硬化。⑤凝血功能检测：肝凝血因子的合成功能受损会引起明显的凝血功能异常，血浆凝血因子减少的程度与肝损伤程度呈正相关，因此凝血功能的检测也是反映肝功能的重要参考指标。临床上凝血功能的检测项目为凝血六项，包括凝血酶原时间（PT）、活化部分凝血酶原时间

（APTT）、凝血酶原活动度（PA）、纤维蛋白原（FIB）、凝血酶时间（TT）。由于依赖维生素K的凝血因子Ⅱ、Ⅶ、Ⅸ、Ⅹ受肝细胞损伤的影响较为敏感，这可能是肝损伤PT延长比APTT明显的原因之一。PA越低，预后越差，所以动态观察PA对预后的判断也有重要意义。⑥ICG清除试验：ICG（吲哚菁绿）清除试验是一种动态、定量评估肝储备功能的检查方法，具有微创、简便、快速、敏感度及特异度均较高等优点。吲哚菁绿是由美国FDA唯一批准的体内应用染料，经静脉注入机体后与血浆蛋白结合，再选择性地被肝细胞摄取后排入胆汁，经肠道通过粪便以原型排出，不参与生物转化、肝肠循环，也不被肝外组织摄取或排出，因此，ICG是反映肝储备功能较为理想的物质。ICG清除试验能够评估肝细胞完整性，处理能力和排泄能力等有效肝功能总和。影响ICG结果的注意事项：ICG清除试验受肝血流量影响较大，任何影响肝血流量的因素（如门静脉癌栓、门静脉栓塞术后及肝局部血流变异、低血压等）都会对结果产生影响。高胆红素血症和血管扩张药等也有明显影响；任何原因的胆汁排泄障碍可导致ICG清除速率延缓，此时ICG不能够准确反映肝储备功能。ICG安全无毒，相关不良反应罕见，但由于其含有碘成分，碘过敏或甲状腺功能亢进者慎用。

（3）影像学评估：供体的影像学评估是器官功能评估的重要手段之一，供肝影像学评估的主要内容包括①肝实质情况：明确肝形态情况，排除一些隐匿性病变存在。②肝密度：明确肝密度是否正常，明确是否存在脂肪肝及脂肪浸润程度，严重的脂肪肝会引起受体发生原发性移植肝无功能，需要弃用供肝。③肝的大小及左右叶比例：明确肝的大小对肝移植受体的匹配选择有重要价值，明确肝左右叶比例可以预测手术难度，对肝左右叶比例失调给受体手术带来的困难提前做好相应的处理方案。④明确肝血管情况：提前发现血管变异情况，可以指导供肝的获取及修整术，预测肝移植手术可能的困难，提前做好应对措施。⑤发现供体内隐匿性病变及损伤：供体影像学评估可以发现供体内一些隐匿的肿物、器官病变或损伤、潜在感染灶等，在某些供体内可能被证实是恶性肿瘤、活动性结核等捐献的禁忌证，因此影像学评估也是移植安全性的重要保证。对于DBD供体在体劈离式肝移植时，术前必须行影像学检查，评估肝大小、血管及胆道情况。

器官捐献供体影像学检查需要将处于无自主呼吸、血管活性药物维持生命的器官捐献供体转运到影像科完成检查，而MRI类检查时间常超过半小时，CT等检查有明显的辐射存在，供体在转运及检查过程中随时可能出现生命危险，送检的医务人员也面对辐射的风险，因此并非所有供体都能够接受MRI、CT等影像学评估。在执行影像学检查前需评估供体转运风险，对呼吸机参数要求较高、循环不稳定的供体要果断放弃这类检查。临床常用的影像学检查包括①B超：最常用的影像学检查，床边超声检查方便安全，能够显示肝的大小、质地、血管及占位性病变等，是供体首选的影像学检查。B超检查缺点主要是依靠操作者经验诊断，主观性较强，不能留下客观的影像学图像；供体肥胖或者腹部积气较多时，会影响腹腔脏器的观察等。②X线：床边X线检查也是比较安全方便的，但主要检查胸部情况，排除胸部有无骨折，肺部感染及胸腔积液情况。需要注意的是右季肋部骨折有可能伤及肝。③腹部CT：CT能够提供客观的影像学资料，能够清晰全面评估肝情况。通过CT三维重建技术，可以评估肝的大小、重量、脂肪肝情况，CTA检查能够对肝静脉、肝动脉、肝门静脉进行精确的三维重建，了解血管变异情况。CT检查耗时较短，对生命体征稳定的供体比较安全。④MRI：肝特异性对比剂磁共振动态扫描技术主要用于肝及胆道系统疾病的诊断，并具有定量检测肝储备功能的潜在价值。普美显（Gd-EOB-DTPA）是一种新型的肝胆特异性磁共振对比剂，具有亲脂性，与血浆蛋白结合后能被肝细胞膜上特异性阴离子转运系统摄取并转运入肝细胞，摄取及转运过程化学结构保持不变。Gd-EOB-DTPA在肝MRI动态增强扫描除了平扫、动脉期、门静脉期和平衡期外，还增加了肝细胞特异期（肝实质期，静脉注射后20min左右），肝细胞特异期成像主要反映了组织的功能情况。

（4）病理学评估：供肝病理学评估可以在术前进行肝穿刺活检病理检查或者肝获取时切取肝组织进行急诊冷冻病理检查。一般合格的肝穿刺组织中应含有≥10个结构完整的门管区能较好满足病理诊断的需要（通常为2条长度≥1.5cm的组织）。肝穿刺组织的满意度分为以下3类：Ⅰ类（满意）：含≥10个门管区，能较好满足病理诊断的需要；Ⅱ类（基本满意）：含5～9个门管区，能基本满足病理诊断的需要；Ⅲ类（不满意）：门管区≤4个，勉强评估会影响病理诊断的可靠性与准确性，应建议临床酌情再做肝穿刺活检。

肝病理可以观察肝脂肪变性的严重程度，既往超过40%～50%大泡性脂肪变的肝不应使用，发生大泡性脂肪变性的肝细胞对缺血再灌注损伤敏感，是导致供肝微循环和功能障碍及诱发排斥反应的重要原因。但冷冻病理肝细胞容易产生冰晶，在HE染色上与脂肪变性相似，因此会影响结果判断。另外肝脂肪变性的分布不均匀，要选择脂肪变性较明显部位留取肝组织，必要时左右肝叶分别取活检组织，减少肝细胞脂肪变性分布偏差对诊断的影响。单纯小泡性脂肪变性一般不影响移植肝的功能，但若同时存在中至重度的小泡性与大泡性脂肪变性时，则可能会严重影响移植肝的功能和受体的预后，应慎重使用。

供肝的缺血再灌注损伤包括供肝的热缺血、冷缺血及再灌注等全过程引起的损伤，是导致移植术后供肝原发性无功能的重要原因。缺血再灌注损伤引起肝组织病理改变主要表现为中央静脉周围肝细胞的水样变性/气球样变性/小泡性脂肪变性、毛细胆管胆汁淤积、肝细胞坏死和凋亡及小胆管炎等。病理检查还可以观察肝细胞变性坏死、肝炎、肝纤维化和肝细胞胆汁淤积等急性及慢性肝病变情况。

3.肾功能的评估

（1）基本病情的评估：肾功能的评估需要详细收集供体基本病情资料，主要包括：①供体的年龄、体重、原发病、受伤部位及有无肾损伤；②有无高血压或糖尿病等慢性病病史；③死亡的原因；④是否为溺水，有无合并肺部感染；⑤ICU住院时间，用药情况；⑥有无心肺复苏，复苏时间及复苏时血压、血氧情况；⑦是否有尿，尿量情况；⑧升压药用量及时间；⑨肾功能情况，尤其关注入院血肌酐、最低血肌酐及血肌酐动态变化情况；⑩有无肾替代治疗。

（2）实验室生化检测：①血肌酐（creatinine）：肌酐又称甲基胍基乙酸内酰胺，是一种相对分子质量较小，熔点255℃，具有水溶性（80.1g/L，16℃）的极性有机含氮化合物。肌酐在肌肉中从磷酸肌酸通过自发和不可逆转化而形成。正常情况下，人体内肌酐含量基本稳定，一般维持在3～14mg/L，肾功能受损时，肌酐的正常排泄受到阻碍，血清中肌酐含量增加，因此血清肌酐含量是反映肾功能的重要指标，是目前反映肾功能最常用的指标。但是血肌酐也有一定的局限性，其水平易受诸多因素的影响，如年龄、性别、肌肉含量、蛋白摄入、疾病状态等；血肌酐检测不能发现早期轻度肾功能损害，由于肾具有一定的储备能力和代偿能力，当血肌酐明显上升时，肾小球滤过率常常已降至正常的1/3左右。②血尿素氮（blood urea nitrogen，BUN）：尿素氮是人体蛋白质代谢的主要终末产物，氨基酸脱氨基产生NH_3和CO_2，两者在肝中合成尿素，每克蛋白质代谢产生尿素0.3g。正常成人空腹尿素氮为3.5～7.1mmol/L。肾为排泄尿素的主要器官，尿素从肾小球滤过后在各段小管均可重吸收，但肾小管内尿流速越快重吸收越少，也即达到了最大清除率。与血肌酐一样，在肾功能损害早期，血尿素氮可在正常范围，当肾小球滤过率下降到正常的50%以下时，血尿素氮的浓度才迅速升高。血尿素氮增高可见于各种类型肾实质病变；同时高蛋白饮食、高分解代谢状态、脱水、肾缺血、血容量不足均可升高尿素氮水平，如存在感染、肠道出血、甲状腺功能亢进等蛋白质分解因素，也会增加血尿素氮水平。而低蛋白饮食，肝病时尿素氮降低，称为低氮质血症。③肾小球滤过率（glomerular filtration rate，GFR）：肾小球滤过率是指单位时间内两肾生成滤液的量，可通过内源性或外源性标志物在一定时间内（通常为1min）被肾小球完全清除的血浆容积得到标志物的肾清除率。临床肾小球滤过率的检测方法：可通过测量外源性标志物和内源性标志物的清除率来计算，外源性标志物包括菊粉、碘海醇、碘、碘酞酸盐或核素标记物质。其中菊粉清除率是测定GFR的金标准，但操作烦琐，需留置导尿管，并在恒定速率维持静脉输注情况下多次测定尿量和血、尿中菊粉含量，因此菊粉清除率很难在普通实验室常规开展检测。核素标记外源性标志物方法实用简便，但成本昂贵，可能存在放射暴露，放射性剂量的准确性、患者体形和肾位置的变异、肾病的严重程度都可影响检测结果的准确性。内源性标志物是评价肾小球滤过功能最常用的指标。理想内源性标志物应具备：稳定的生成率；稳定的血浓度，不受其他病理变化的影响，不与蛋白结合；肾小球自由滤过；肾小管不分泌、不重吸收；无肾外清除。肌酐清除率是目前临床常规直接检测GFR的主要方法，但考虑到肌酐检测受到许多肾外因素如年龄、性别、身高、肌肉量、膳食结构及肾小管对肌酐的分泌等影响，不能完全满足内源性标志物的要求，因此肌酐清除率检测在临床常规检测中的应用仍存在不足。④血清胱抑素C（Cystatin C，Cys C）：胱抑素C是一种半胱氨酸蛋白酶抑制剂，广泛存在于各种组织的有核细胞和体液中，是一种低分子量、碱性非糖化蛋白质，分子量为13.3kD，由122个氨基酸残基组成，可由机体所有有核细胞产生，产生率恒定。血循环中的胱抑素C仅经肾小球滤过而被清除，是一种反映肾小球滤过率变化的内源性标志物，并在近曲小管重吸收，但重吸收后被完全代谢分解，不返回血液。因此，其血中浓度由肾小球滤过决定，而不受任何外来因素的影响，是一种反映肾小球滤过率变化的理想内源性标志物。因胱抑素C的代谢主要在肾完成，因此，肾小球滤过率降低直接导致胱抑素C的代谢功能异常，血液中表现为胱抑素C含量增高。而且随着病情的加重胱抑素C的含量逐渐增加，因此，胱抑素C被认为是肾功能损伤的早期评价指标之一。

（3）影像学检测：床边超声检查是评估供肾状态的首选影像学检查，它能够观察供肾的形态、大小、血供及血管阻力指数指标、肾输尿管内结石、肾盂积液等病变。CT

及MRI能够更加客观、精确地了解肾情况，尤其是较小的病灶，相对于B超检查更有优势。CTA及MRA能够用于评估供肾血管的情况并可以进行三维重建来立体显示供肾血管，这在活体肾移植时意义重大。MRU检查可以在不用造影剂的情况下对泌尿道显影，可用于检测泌尿道有无梗阻及病变。

（4）病理学评估：移植肾病理学评估是通过组织活检病理来观察供肾的组织病理学形态，以帮助临床综合评定供肾质量，作为供肾功能综合判断的一部分，是对临床评估的有效补充。由于供肾病变的多样性和病理活检诊断自身存在的局限性，组织病理学评估不能作为供肾取舍的唯一依据，必须结合其他指标综合判断做出决定。

按照移植肾活检的时机分为3类，即供肾获取时活检（procurement/harvest biopsy）、移植前活检（preimplantation biopsy）和移植术中的临时活检（zero-time biopsy）。移植肾活检方法也有楔形切活检（wedge biopsy）、穿刺活检（core needle biopsy）和皮肤活检器活检（skin punch biopsy）3种类型。为了获取合格的活检标本，利于肾病理的诊断评估，多数移植中心建议楔形活检标本中的肾小球数量应达到25个或更多并含有动脉血管分支；对于穿刺活检则依据Banff标准至少应达到10个肾小球数量并至少含有2支动脉血管分支。

肾病理活检可以观察移植肾组织急、慢性的病理改变，如急性肾小管上皮细胞坏死、肾小球内血栓形成、肾间质的纤维化及肾小血管的玻璃样变性等。目前仍没有某一项固定的、单一的病理学指标可以直接预测移植肾的功能。因此，总体的原则是不推荐仅仅依据单纯的病理学评估便判定供肾取舍，且病理学观察中任何单一病变不能作为判定供肾取舍的依据，更推荐采用包括肾小球、肾血管、肾小管和肾间质病变在内的复合性组织病理评分标准。对于急性的肾病理改变尚无成熟的病理评分标准，但对肾的慢性损伤，截至目前国际上已经提出了15种基于半定量评估的复合性组织病理学评分系统，所有这些评分系统均主要依据Banff诊断标准中的慢性病变计分，对临床上判断供肾的功能起到了很好的指导作用。

（5）低温机械灌注评估（hypothermic machine perfusion，HMP）：低温机械灌注是保存供肾的经典方法，数十年来，对其器官保存效果一直存在争论。除少数几个美国移植中心长期坚持机械灌注保存供肾外，绝大多数移植中心常规采用静态冷储存法保存供肾。近年来随着DCD供体的增多，采用机械灌注保存供肾重新得到重视。虽然对HMP器官保存效果存在争议，但是其灌注参数对判断供肾质量显得很有价值。一般认为在合并高危因素的脑死亡供肾移植和DCD供肾移植时，供肾应该满足的条件是流量＞1.17ml/s，肾灌注阻力＜0.4mmHg/（min·ml）。因各家移植单位采用的灌注机器和灌注压力不同，常采用肾灌注阻力作为判断标准以便于交流。一般认为肾灌注阻力＜0.4mmHg/（min·ml）时供肾可用于移植，肾灌注阻力＞0.5mmHg/（min·ml）时弃用供肾，肾灌注阻力在0.4～0.5mmHg/（min·ml）时可以根据临床资料综合判断。但是一般不主张单纯使用灌注参数来判断供肾能否用于移植。

本中心较早采用HMP（Lifeport肾灌注系统）保存肾，根据有限的经验，我们认为采用肾灌注阻力＜0.5mmHg/（min·ml）作为供肾可用于移植的标准是安全的，但是部分可用的肾也被错误弃用。在没有其他高危因素存在的情况下，部分阻力＞0.5mmHg/（min·ml）的肾亦可用于移植，但是需要供肾活检组织的病理结果以排除微血栓形成和中到重度的慢性病变。

（四）器官捐献禁忌证的评估

1.潜在供体感染的评估　供体来源性感染（donor-derived infection，DDI）是指在器官捐献后捐献者体内存在的病原体通过器官移植过程使受体罹患相同的感染。器官捐献供体绝大部分都是从重症监护病房（ICU）中产生，大都经历了重大手术，持续机械通气，留置深静脉、导尿管等各种导管，甚至经过血液透析、人工肝、体外膜肺氧合（ECMO）等治疗，因此发生院内感染，特别是多重耐药菌感染的风险明显增高。捐献者大多病情危重，可以用于筛查潜在或活动性感染的时间窗很短，给DDI的诊治带来极大的困难。因此，目前器官捐献工作的快速推进在拯救大量器官功能衰竭患者生命的同时，DDI的存在也给移植界带来了一个重大挑战。

术前对潜在供体感染的充分评估是预防DDI、保证移植受体安全的最重要手段。按照《中国实体器官移植供体来源感染防控专家共识（2018版）》的意见，感染高危的供体，包括住院时间长（≥2d）、有外伤或手术史、气管插管或气管切开行机械通气、深静脉置管、导尿管留置、血液透析或ECMO支持治疗、心肺复苏术后、血管活性药物的应用等，对于此类潜在供体建议：实时监测生命体征，第一时间进行感染标志物检测和各种体液微生物培养，每2～3天进行复查，定期进行影像学检查。

本中心从2011年开始全面开展公民器官捐献工作，只要病情允许供，体均转运回本中心供体ICU进行移植前的供体评估及感染筛查。转运回来的供体第一时间进行相关感染指标的检查，主要包括血常规、PCT、CRP、G试验和GM试验；各种体液的培养（外周血、导管血、导管尖端、尿液、深部痰）；影像学检查包括：胸部X线、腹部超声、胸腹部CT及心脏彩超检查等。本中心回顾性分析125例器官捐献供体细菌培养资料，发现供体痰、外周血、导管血、导管尖端和尿细菌培养的阳性率分别为46.4%（39/84）、20.2%（24/119）、15.8%（12/76）、11.1%（3/27）和7.0%（8/115）。32例外周血或尿培养阳性的供体中，9例（28.1%）在获取器官前接受了特异性抗感染治疗。外周血培养阳性24例供体中，获取供肝行肝移植22例，术后受体均未发生供体来源感染；获取供肾行肾移植46例，术后发生供体来源尿路感染2例（供肾来源于同一供体），均为热带念珠菌感染，受体口服氟康唑治疗后尿培养转阴。因此，术前对器官移植供体全面的评估，根据供体培养结果术后针对性使用抗生素预防感染，在此前提下，使用全身性感染供体的肝和肾是安全的。

在许多情况下器官捐献供体病情都不稳定，尤其在基层医院维护期间，由于临床经验及重视程度不足，供体经常出现病情急剧恶化，留给捐献工作的时间窗很有限，此时需要在短时间（经常在24h内）内完成必要的感染相关筛查和评估，以确定供体器官的可用性。虽然在如此短时间内不可能完全消除感染传播的风险，但是通过详细的病史询问、全面的临床评估和必要的实验室筛查，可以尽可能对DDI风险进行有效的评估，审慎权衡减少感染风险和器官弃用浪费之间的关系。某些感染指标可能需要数天才会有结果，其中一些阳性结果或药敏结果对受体治疗具有重要意义，因此移植中心医师与OPO之间应保持及时、顺畅的沟通，根据结果及时调整受体抗感染方案，保证移植安全。

按照感染风险的高低可将供体分为三个等级，即不可接受风险、高风险和低风险。

不可接受风险是器官捐献的禁忌证，出现这些感染（表2-1）时，不建议进行器官捐献。高风险是指在评估过程中发现传染性病原体，但受体的健康状况和临床病情严重程度需要移植，此时允许移植给患同种病或有血清学保护的受体或受体移植后给予抢先治疗或预防治疗的情况；患菌血症和（或）细菌性脑膜炎的供体经过至少24～48h的针对性抗生素治疗后病情缓解的；无法对传染性疾病的风险进行适当的评估，此时对受体需要进行必要的预防性使用抗生素。低风险是指评估过程中未发现传染性疾病，供体也无急性感染表现，一般无须特殊处理，安全地进行器官移植。自器官捐献开展以来，全国已经上报了多起使用狂犬病病毒感染供体器官用于移植后导致受体死亡的案例，甚至角膜移植受体都出现死亡，这种高致死率的供体来源病毒感染，引起了移植界极大关注。对潜在供体家属应仔细询问有无犬、猫等动物咬伤史及狂犬疫苗接种情况。

表2-1　供体禁忌器官捐献的病原菌感染

细菌及真菌	病毒及其他
1.多药耐药菌特别是耐碳青霉烯肠杆菌菌血症 2.活动性结核 3.未经治疗的细菌或真菌脓毒症（如念珠菌血症） 4.地方流行性真菌病的活动性感染（如芽生菌、孢子菌、组织胞浆菌） 5.严重脓毒症导致的多器官功能衰竭 6.坏疽性肠炎	1.SARS 2.活动性病毒血症：疱疹病毒（HSV、CMV、VZV），急性EBV病毒（单核细胞增多症） 3.活动性肝炎（甲型肝炎必须排除，乙型肝炎、丙型肝炎供体需知情同意） 4.血清学或分子学诊断人类嗜T细胞病毒（HTLV-1/2）感染 5.HIV感染 6.未经治疗的梅毒 7.未经治疗的寄生虫感染（克氏锥虫、利什曼原虫、圆线虫、弓形虫病）
潜在的中枢性感染 1.不明原因的中枢神经系统感染（脑炎、脑膜炎） 2.单纯疱疹病毒性脑炎或其他脑炎 3.曾有多瘤病毒JCV感染的病史 4.WNV感染 5.狂犬病 6.克雅病 7.其他真菌或病毒性脑炎 8.任何部位的隐球菌感染	

2.潜在供体肿瘤的评估　恶性肿瘤（部分中枢系统肿瘤除外）供体一般是不可以进行器官捐献，对于已经治愈的未转移的早期恶性肿瘤供体，要评估其风险后再考虑是否捐献。在评估潜在供体时，可能会遇到一些偶然发现的肿瘤，此时需要通过快速冷冻病理来确定肿瘤的良、恶性，决定是否移植。快速冷冻病理有时会出现与常规病理相反的结果，本中心曾有2例获取手术中偶然发现肿瘤的供体，冷冻病理均提示为恶性肿瘤，而常规病理显示为良性病变，导致功能良好的器官被弃用。部分中枢系统肿瘤是允许进行器官捐献的，但也仅仅限于Ⅰ、Ⅱ级恶性度较低的颅内肿瘤，对于Ⅲ级以上的颅内肿瘤尤其是合并有反复颅内肿瘤手术史、放化疗史、脑室腹腔分流等治疗时，肿瘤细胞可

能突破血脑屏障转移至外周组织，导致受体出现供体来源性的肿瘤生长，因此禁止进行器官捐献与移植。

（陈传宝　袁小鹏　焦兴元）

参 考 文 献

［1］中华医学会移植学分会. 中国心脏死亡器官捐献工作指南. 2版. 中华器官移植杂志，2011，32（12）：756-758.

［2］卫生部脑死亡判定标准起草小组. 脑死亡判定标准（成人）（修订稿）. 中国脑血管病杂志，2009，6（4）：220-224.

［3］国家卫生和计划生育委员会脑损伤质控评价中心. 脑死亡判定标准与技术规范（成人质控版）. 中华神经科杂志，2013，46（9）：637-640.

［4］丁小明. 供体的分类标准. 焦兴元，邰强. 公民身后器官捐献供体评估与维护. 北京：人民卫生出版社，2017：24-29.

［5］何晓顺，焦兴元. 公民身后器官捐献理论与实践. 北京：人民卫生出版社，2015：211-214.

［6］陈忠华. 人类器官移植供体来源的发展历程. 中华移植杂志，2009，3（4）：264-267.

［7］Matesanz R，Dominguez-Gil B，Coll E，et al.Spanish experience as a leading country：what kind of measures were taken? Transpl Int，2011，24（4）：333-343.

［8］Ojo AO. Organ donation and utilization in the USA. Am J Transplant，2004，4（Suppl 9）：27-37.

［9］Min SI. To achieve national self-sufficiency：recent progresses in deceased donation in Korea. Transplantation，2015，99（4）：765-770.

［10］谈雅莉. 重症监护病房医护人员对器官捐献的认知和参与的调查分析. 中华器官移植杂志，2016，37（10）：611-613.

［11］周健，陈岗，何晓顺. 努力提高我国公民身后器官捐献的成功率. 实用器官移植电子杂志，2016，4（5）：266-269.

［12］Capron，AM，孙彤阳. 尸体器官捐献中的伦理原则及其实践应用. 中国医学伦理学，2017，30（3）：398-401.

［13］人体器官移植条例. 实用器官移植电子杂志，2013，1（1）：4-7.

［14］Singh R P. Hypertension in standard criteria deceased donors is associated with inferior outcomes following kidney transplantation. Clin Transplant，2011，25（4）：437-446.

［15］Chen YS. Evaluation of living liver donors. Transplantation，2003，75（3 Suppl）：16-19.

［16］Saidi RF，Kenari SK. Liver ischemia/reperfusion injury：an overview. J Invest Surg，2014，27（6）：366-379.

［17］Olmedilla L. Early measurement of indocyanine green clearance accurately predicts short-term outcomes after liver transplantation. Transplantation，2016，100（3）：613-620.

［18］Harmath CB. Renal pretransplantation work-up，donor，recipient，surgical techniques. Radiol Clin North Am，2016，54（2）：217-234.

［19］袁小鹏. 机器灌注保存供肾在心脏死亡器官捐赠肾移植中的应用40例. 中华器官移植杂志，2014，35（5）：273-276.

［20］中华医学会器官移植学分会，中华预防医学会医院感染控制学分会，复旦大学华山医院抗生素研究所. 中国实体器官移植供体来源感染防控专家共识（2018版）. 中华器官移植杂志，2018，39（1）：41-52.

第3章　供体脑死亡的临床判定

第一节　脑死亡概述

一、脑死亡的概念及简史

脑死亡（BD）概念的提出是现代临床医学进步，尤其是呼吸机应用后临床实践后的直接结果。临床上，因颅脑外伤、脑卒中和颅内肿瘤等颅内压增高而导致的脑死亡患者，通过呼吸机和血管活性药物，可以长时间维持心搏，从而对传统的"心搏停止，即死亡（心死亡）"作为临床死亡的标准提出了挑战。因此，脑死亡应用到当前临床医学实践。

"心搏停止，即死亡"是全球范围内广泛接受的死亡标准，然而随着现代医学技术的不断进步，尤其是呼吸机的临床应用，使患者在脑功能丧失、自主呼吸停止之后，仍然能够依靠呼吸机维持一段时间的心搏，这就在临床出现了"活的躯体，死的大脑"。因此，"脑死亡"的概念逐渐走进了人们的视野。

"脑死亡"最初被描述为一种"超越昏迷"的状态。1959年，法国学者P.Mollaret和M.Goulon在第23届国际神经学会上首次提出"昏迷过度"的概念，同时报道了存在这种病理状态的23个病例，并开始使用"脑死亡"一词。1968年，哈佛大学医学院首次提出"脑死亡"概念，指出脑死亡的诊断标准包括：①不可逆深昏迷；②自主运动和呼吸运动消失；③脑干反射消失；④脑电图示脑电波平直。同年，日本脑电图协会在本国首例心脏移植病例成功之后，亦宣布脑死亡是指包括脑干、大脑在内的脑部功能不可恢复性损伤，并于1974年对严重急性原发脑损伤提出脑死亡诊断标准，包括：深昏迷，呼吸停止，双侧瞳孔散大，瞳孔对光及角膜反射消失，持续性低血压及等位脑电图等。1976年，英国皇家医学院提出脑死亡应在深昏迷的基础上，进一步将脑干功能永久丧失作为临床评估的最重要因素。20世纪70年代，我国开始了脑死亡的理论研讨与临床实践，分别在1986年、1989年和1999年于南京、上海和武汉制定类似脑死亡诊断标准（草案），原卫生和计划生育委员会分别于2013年和2014年颁布《脑死亡判断标准与技术规范（成人版）》和《脑死亡判断标准与技术规范（儿童版）》。

脑死亡的诊断对于临床治疗决策、医疗纠纷解决、减轻经济负担和器官移植等方面都有重要意义。自1968年至2018年，已走过50年的历程，绝大多数的国家都已建立了本国的脑死亡诊断标准。

二、脑死亡诊断标准

（一）哈佛标准——世界上第一个脑死亡标准

1966年，美国提出脑死亡是临床死亡的标志。1968年，在第22届世界医学大会上，美国哈佛医学院脑死亡定义审查特别委员会提出了"脑功能不可逆性丧失"作为新的死亡标准，并制定了世界上第一个脑死亡诊断标准。其标准如下。

1.不可逆的深度昏迷。

2.无自主呼吸。

3.脑干反射消失。

4.脑电波消失（平坦）。

凡符合以上标准，并在24h或72h内反复测试，多次检查，结果无变化，即可宣告脑死亡，执行全脑死亡标准，但需排除体温过低（＜32.2℃）或刚服用过中枢神经系统抑制药两种情况。

（二）脑干死亡标准

脑干自上而下分为中脑、脑桥和延髓三部分，是生命中枢所在之处（图3-1），依据神经生理学的研究，在出现缺血缺氧时，脑的各结构功能丧失不是同步完成的，是一个渐进的过程，即脑死亡的发生是一个渐进的过程。基于此，1971年，美国首先提出"脑干死亡"就是脑死亡的概念。1976年，英国皇家医学会制定了英国脑死亡标准，提出"脑干死亡"为脑死亡，比不可逆昏迷前进了一步；1979年，又明确提出患者一旦发生了脑死亡便可宣告其已死亡，1995年英国皇家医学会提出"脑干死亡"标准。

现代医学认为"呼吸功能"是代表人体生命的首要生理特征，其中枢位于延髓（见图3-1）。因此，脑干死亡可推荐作为达到脑死亡或脑死亡临界点的标准。脑干死亡后，依靠现代呼吸机、ECMO和血管活性药物所能维持的、包括心搏在内的生物学特征不再表明生命的继

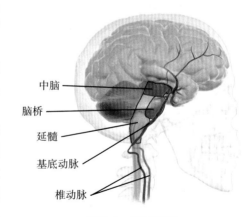

图3-1　脑干结构

续存在。一般说来，当弥漫性脑损伤发生时，大脑皮质死亡先于脑干死亡，所以采用脑干死亡作为个体死亡的标准，更具有保守性、安全性和可靠性。

（三）中国脑死亡诊断标准

中国脑死亡定义为包括脑干在内的全脑功能的不可逆性丧失，执行全脑死亡标准。中国脑死亡诊断标准如下。

（1）先决条件包括：昏迷原因明确，排除各种原因的可逆性昏迷。

（2）临床标准：深昏迷，脑干反射消失和无自主呼吸，3项全部具备。

（3）确认试验：脑电呈电静息状，经颅脑多普勒示脑死亡波形和体感诱发电位波形消失。此3项中至少2项达标（图3-2）。

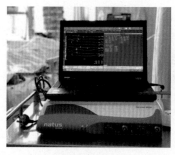
床旁诱发电位机

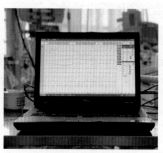
床旁脑电图机

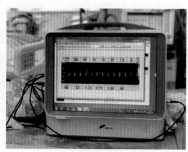
床旁TCD机

图3-2　中国脑死亡判定3项确认检查

总之，不同国家脑死亡的诊断标准不完全一致，但主要包括：①脑干反射消失；②自主呼吸消失；③不可逆性深昏迷，需排除各种可逆性昏迷，如低温、药物、内分泌和代谢紊乱等所致的昏迷；④脑电呈电静息。目前，研究显示脑电图在至少30min内呈等电位，即可视为脑死亡的证据。但2013年，加拿大的研究显示即使脑电图平线时大脑也依然存在活动，因此，对一个人脑电波呈静息状态，即没有大脑的活动或生命复活的可能性提出争议，这个发现意味着对动物和人类大脑的运作有了全新认识，将来可能导致重新定义脑死亡标准。

三、易与脑死亡混淆的概念

在临床上，对脑死亡的认识和判定存在一些误区，尤其是对一些昏迷状态（类脑死亡状态）的误解，造成脑死亡概念混乱，阻碍脑死亡的推广。所以，需要对临床上常见的一些昏迷状态与脑死亡进行鉴别。

（一）植物状态

对于普通大众而言，"植物人"和"脑死亡"确实是一对最容易混淆的概念。"植物人"即"植物状态"（vegetative state），是指患者对其自身和周围的环境完全缺乏意识，但他们还存在着部分觉醒状态。"植物人"可存在吮吸、咀嚼和吞咽等原始反射及自发性或反射性睁眼、自哭自笑、反射性躲避疼痛等基本反射。但这些都是没有社会意义的，他们不能和外界交流。

"植物人"与脑死亡的关键区别在于：是否存在自主呼吸。"植物人"的脑干功能存在，存在自主呼吸；脑死亡患者的脑干功能丧失，无自主呼吸，只能靠呼吸机来维持"活着"。"植物人"即使在床上躺几年甚至十几年，但仍有醒来的可能，而脑死亡患者则是不可逆性昏迷，不会再醒来。

（二）去大脑强直

去大脑强直（decerebrate rigidity）见于原发性或继发性脑干损伤，是植物状态的一种表现。虽然脑干神经元受损但未完全衰竭，出现昏迷，但自主呼吸存在，伴四肢强直性发作、肌张力增高、上肢伸直后旋，下肢伸直，甚至角弓反张。这类典型临床表现与脑死亡的自主呼吸停止、脑干反射消失的表现易于鉴别。

（三）闭锁综合征

闭锁综合征（locked-in syndrome）系脑干腹侧的皮质脑干束和皮质脊髓束受损所致。患者表现为全部运动功能丧失，生活不能自理；但意识存在，能睁眼应答，感受和认识能力正常。脑电图呈基本节律、脑干诱发电位和体表诱发电位正常。此征与脑死亡表现完全不同，易于鉴别。

四、脑死亡立法

基于对于生命的尊重，目前80多个国家在临床中执行脑死亡的标准，并对脑死亡进行立法。因为如患者已死亡，却由于呼吸机等医疗器械的介入维持着生存的假象，对患者的家属来说，不仅是情感上的折磨，还有经济上的沉重负担。从医疗资源的角度来说，脑死亡立法的另外一个意义在于它有助于器官移植。因为，在用医疗仪器维持生存假象时，脑死亡患者体内的各个器官都在不可逆地走向衰竭，等到传统意义上的心死亡时，他的器官已不能用于移植。

芬兰，是世界上第一个以法律的形式承认脑死亡的国家。目前，直接以立法形式承认脑死亡的国家有芬兰、美国、德国、罗马尼亚和印度等10多个国家；虽未制定正式的法律条文，但临床实践中已承认脑死亡状态，并以此作为宣布死亡依据的有比利时、新西兰、韩国、泰国等几十个国家。

总之，脑死亡在半个世纪以来一直备受医学界、伦理学界和法学界的关注，脑死亡的诊断标准都是极其科学和严谨的。在中国，"脑死亡概念"首先要在社会上进行广泛科普宣传，使之家喻户晓。其次，必须对临床医师进行学术专题介绍和Workshop培训，尤其是由国家指定单位组织脑死亡专业培训班，对神经内科、神经外科、急诊科和重症医学科（ICU）医师进行专题培训，使脑死亡的诊断标准建立在科学性强、实用性强、可操作性强、精确性强的基础上。统一认识和标准，为中国脑死亡临床判定的顺利实施和日后立法奠定良好的基础。

（徐桂兴）

第二节　脑死亡的临床病因

脑死亡是指包括脑干在内的全脑功能不可逆性丧失。严重的颅脑外伤、脑出血、颅内肿瘤和脑积水及继发于心肺功能障碍的缺氧缺血性脑病等是导致脑死亡的常见病因。依据病因，脑死亡分为原发性和继发性两种类型；原发性脑死亡是由原发性脑疾病或损伤引起，创伤性颅脑损伤和自发性脑出血是最常见的两种病因。继发性脑死亡是由心、肺等脑外器官的原发性疾病或损伤，导致脑缺氧或代谢障碍所致，心搏呼吸骤停和溺水是常见的两种病因。基于此，本节仅就导致脑死亡的常见临床原因进行分析。

一、原发性脑死亡临床原因

原发性脑死亡是由脑部原发性损伤引起，严重颅脑外伤、脑出血和颅内肿瘤是常见病因。

（一）创伤性颅脑损伤

重型创伤性颅脑损伤（severe traumatic brain injury，sTBI）是中青年致死的首位病因；随着经济和交通的发展，我国颅脑外伤的发生率和因颅脑外伤致残、致死的伤员也逐年增加，严重TBI的总体死亡率约为30%。sTBI各年龄段均有发生，主要集中在30～60岁。车祸是sTBI的首位致伤原因。其次是工程或劳作致伤，如从事建筑、煤矿、坑道、矿山等高风险职业人员，因安全意识不强、防护设施不完善、劳动强度大等原因遭致颅脑损伤的最多。

1.原发脑损伤　急性sTBI可致重度脑挫裂伤、颅内血肿形成、脑干损伤、弥漫性轴索损伤、急性脑肿胀等，引起急性颅内压增高及严重的神经功能障碍，可在伤后数小时内出现明显的脑组织受压及脑疝的症状和体征，进而致呼吸衰竭而致脑死亡。此类患者的预后与很多因素密切相关，如年龄、病情严重程度、损伤部位和范围、其他器官组织损伤情况、并发症、伤后是否救治及时得当等，因此文献关于TBI的预后统计结果差异很大。经单变量和多变量分析显示GCS评分（表3-1）是影响预后的最主要因素，GCS评分5～8分者88.9%存活，而<5分者仅14.3%存活，伤后6个月的致残率为23.1%。Cox模型分析显示，治疗前脑干反射消失、外伤后急性弥漫性脑水肿或脑肿胀（环池消失）是导致患者急性期进展为脑死亡的主要因素。

表3-1　格拉斯哥昏迷量表（Glasgow Coma Scale，GCS）

睁眼反应（E）	语言反应（V）	肢体运动（M）
4分：自主睁眼	5分：对答切题	6分：遵嘱动作
3分：呼之睁眼	4分：回答错误	5分：疼痛定位
2分：刺痛睁眼	3分：胡言乱语	4分：逃避动作
1分：无睁眼	2分：仅能发声	3分：过度屈曲
	1分：无发声	2分：过度伸直
		1分：无动作

2.继发脑损伤　大多数颅脑损伤患者的直接死亡原因并不是原发性损伤，而是继发性损伤；继发性损伤的因素很多，包括颅内和颅外两方面因素。颅内因素如进展性出血性损伤、外伤性脑梗死、脑水肿等；颅外因素如高热、感染、电解质紊乱等；继发性损伤可见于脑损伤后的各个阶段，临床上需引起足够重视。

（1）进展性出血性损伤：sTBI后35%～65%的患者会因继发脑出血、脑缺血和脑水肿而导致进行性临床表现加重；其中进展性出血性损伤（progressive hemorrhagic injury，PHI），可导致临床症状恶化的危险性增加5倍，是导致TBI患者残疾和死亡的主要原因。

颅脑外伤后PHI是指通过再次CT扫描或手术证实，原发出血灶相比首次CT扫描出现明显扩大或再次出现新的出血灶。该病发病率及致死、致残率较高，是脑损伤中最常见、最严重的继发性损伤，对患者的身体健康和生活质量造成严重影响。颅脑外伤后出现PHI的主要原因是脑损伤使脑血管自动调节功能紊乱，在脑损伤的局部区域先引起脑血管痉挛，脑缺氧，无氧代谢增强，CO_2和乳酸等产生增多，随后血管扩张，持续渗血导致血肿形成造成的损失。其次，脑损伤后释放大量组织因子入血，合并缺氧、酸中毒，低血压休克时内源及外源凝血系统启动，同时激活纤溶系统，由于纤溶亢进导致进展性出血；颅脑外伤后PHI的临床表现除原发性脑损伤的临床表现外，还取决于血肿的量、部位和形成速度等。早期原发性脑损伤的临床表现主要为有或无意识障碍、头痛、呕吐，随着血肿量的逐渐增加和继发性脑损害的不断加重，出现进行性意识障碍或意识障碍加重，以及肢体运动障碍、抽搐、视盘水肿、尿失禁等。

颅脑外伤后PHI的预后受多因素影响，除与原发脑损伤轻重、血肿形成速度、血肿大小、年龄、合并伤和并发症等有关外，早期诊断和治疗措施是否得当至关重要。早期正确识别其临床特征是关键，监测瞳孔、意识的变化，如意识状态持续变差或意识发生好转后又出现转差，出现新的神经系统体征（如瞳孔散大），提示颅内压持续增高，出血持续增多。伤后早期24h动态CT检测，72h内严密观察病情变化，及时有效的治疗是降低死亡率和致残率的重要环节和保证。

总之，颅脑外伤后PHI是由于血管破裂后血液集聚于脑内或者脑与颅骨之间而形成。若不及时给予治疗，能够引起呼吸抑制，导致患者致残或致死。因此，了解颅脑外伤后颅内血肿的原因，早期诊断并及时治疗，对于临床决策具有重要的意义。

（2）外伤性脑梗死：外伤性脑梗死（traumatic cerebral infarction，TCI）是指颅脑受不同程度损伤后产生的局灶性或广泛性脑缺血性病变，多见于青少年，均有头部外伤史，神经系统定位体征多出现在伤后24h以内。TCI是颅脑损伤患者较常见而又较严重的继发性损害，小范围脑梗死患者可能会造成残疾，而大面积梗死者将大大增加重残率和死亡率。因此，研究脑外伤后脑梗死的临床相关因素，对于改善颅脑损伤患者的预后具有重要的意义。

TCI是因外伤引起脑血管血流供应障碍，导致脑组织缺血损害及神经功能障碍的一种病理状况。一般认为梗死灶直径＞4cm，位于一个或多个脑叶，部分可以累及基底节的梗死称为大面积脑梗死。大面积TCI临床表现与脑水肿、脑肿胀等较易混淆，且严重影响预后，对其预防和早期诊治在临床上有重要意义。动物研究显示，大鼠冲击伤后12h脑血管内即有大量微血栓形成，此后逐渐增多，伤后7d逐渐下降；此外，在脑内血栓相对集中区域还发现大量的变性神经元，提示TBI引起脑内广泛血栓形成可能是TCI原因之一。TCI在临床上并不少见，国内有陆续的研究报道。

本病的预后取决于梗死的部位、范围、继发大脑半球损害的程度及原发脑损伤的轻重及治疗时机。脑挫裂伤、颅内血肿引起的大面积梗死预后差、病死率高，存活者多伴有后遗症，这主要取决于梗死灶内残存的脑血流量（CBF），一般CBF保持在25ml/

（kg·min）时，恢复较好。

（3）外伤性脑水肿：外伤性脑水肿（traumatic cerebral edema）指头部损伤后，过多的液体积聚在脑组织的细胞外间隙和（或）细胞内的一种病理状态，当其发生在其他颅脑损伤之后时，称为继发性外伤性脑水肿（secondary traumatic cerebral edema），是颅脑损伤最常见的一种继发病变。脑水肿亦可导致颅内压升高并致脑疝形成，是影响颅脑外伤功能恢复和导致死亡的主要原因。脑水肿渐进发展，一般在伤后4～10h达到高峰；如果伤者没有死亡，也没有有效的药物干预，脑水肿在伤后2～3d才开始减退，2～4周后消退；如果使用药物治疗，脑水肿的发展速度和持续时间将缩短。脑水肿会危及生命（如脑疝形成），一般发生于伤后24h左右。因此，对颅脑外伤术后脑水肿发生的相关危险因素进行分析有着十分重要的临床意义。

弥漫性脑水肿是指整个脑组织弥漫性肿胀，脑细胞周围间隙和脑细胞内液体积聚的一种病理状态。一般见于整个或大部分脑受到钝性暴力作用时，尤其见于闭合性脑损伤。婴幼儿由于其颅脑解剖组织结构的特殊性，在头部受到较重钝性暴力打击后，有时仅见弥漫性脑水肿而检不出明显的其他脑损伤，它可能是尸检时唯一能识别的死因。有些成年人，在头部受到钝性暴力作用后，也可能发生脑水肿，以弥漫性脑水肿为其唯一能解释死亡的原因。此类患者，颅脑外伤后不一定有明显的意识障碍，而经过数小时（4～10h），一般1～2d以后因脑水肿发展到高峰，引起颅内高压并发脑疝，导致死亡。

（4）颅脑损伤后内分功能紊乱相关性损伤：颅脑外伤死亡原因分析显示，约有62%的患者死于并发症，而其中由于其内分泌功能紊乱造成内环境平衡被破坏，引起的死亡十分常见，发生率为55%，其原因是由于颅脑外伤会引起下丘脑-垂体系统损伤，引起过度的应激反应，从而导致水与电解质的代谢紊乱和多器官功能受损或衰竭；颅脑外伤所致的死亡中约有1/2死于伤后生理和代谢异常。其中，血Na^+紊乱，尤其是中枢性低钠血症更为常见。

中枢性低钠血症是指各种神经系统疾病使尿稀释功能受损，而出现的逐渐加重的低钠血症（血钠<135mmol/L）及高尿钠综合征，是临床上最常见的电解质代谢异常类型。患者临床症状与疾病进展程度呈正相关，即快速血Na^+降低的患者比缓慢发展的同样血Na^+浓度的患者更易出现症状。中枢性低钠血症是急性脑外伤患者常见的并发症之一，出现中枢性低钠血症的患者，不仅治疗困难而且死亡率高。重型颅脑损伤低钠血症按病因分类：摄入不足或脱水利尿性低钠血症（亦称单纯性低钠血症）、脑性盐耗综合征（cerebral salt wasting syndrome，CSWS）、抗利尿激素分泌不当综合征（syndrome of inappropriate antidiuretic hormone secretion，SIADH）和尿崩症。

作为病情判断和预后的危险因素之一，中枢性低钠血症往往增加神经重症患者的死亡率，影响患者的疗效及预后。重型颅脑损伤患者由于大量应用脱水药，限制钠盐应用，可出现中枢性低钠血症。Rahman 和 Freidman 的研究表明，大多数低中枢性低钠血症患者的血Na^+水平在120～130mmol/L，其死亡率是血清钠正常者的60倍；若血清钠下降至120mmol/L以下，可引起一系列神经系统问题，如头痛、嗜睡、癫痫发作、昏迷甚至呼吸停止，认为低钠血症的程度与颅脑损伤患者的病死率密切相关。严重低钠血症（<120mmol/L），脑水肿症状加重，导致昏迷和抽搐。重型颅脑损伤为了降颅内压及消

除脑水肿，需要血Na^+稳定在145mmol/L左右，因此补充3%～5%高渗钠，既可扩容，也可补充钠盐。但要注意补液速度不宜过快，避免矫枉过正，防止发生脑桥脱髓鞘病变的危险。补液速度一般以血Na^+浓度每小时小于0.7～1.0mmol/L为宜，每天最大的变化幅度不应超过20mmol/L。

在重型颅脑损伤患者中低钠血症的发生率为31.5%，多发生在伤后5～7d，平均持续时间为5d，平均血Na^+浓度为（122.1±9.7）mmol/L。发生低钠血症的重型颅脑损伤患者预后与病情轻重有密切关系，病情越重，即GCS评分越低，低钠血症发生率越高，低钠血症越严重，病死率越高。因此，早期发现并鉴别低钠血症的类型，及时而有针对性地治疗低钠血症，对改善预后具有重要意义。

总之，颅脑创伤包括原发性损伤和继发性损伤，前者是受伤时即发生的损伤，后者是受伤后逐步出现或加重的损伤。因此，动态地观察病情变化并做出动态评估诊断是必然的要求。颅脑创伤的诊断主要包括定位、定性、严重程度、合并伤和并发症等诊断，并做到及时、准确和全面，并对病情的发展有预见性。

（二）自发性脑出血

自发性脑出血（spontaneous intracranial hemorrhage，SICH）是指非创伤情况下各种原因引起的脑大、小动脉，静脉和毛细血管自发性破裂引起的脑内出血。该病多见于50岁以上患者，但随着生活习惯改变，生活节奏加快，目前年轻人中自发性脑出血的发病率有逐年上升的趋势。自发性脑出血是一种多因素疾病，受环境和遗传因素共同作用。其最常见原因为高血压，其他原因包括动脉瘤、动静脉畸形、口服抗凝血药或抗血小板聚集药、静脉窦血栓形成、脑淀粉样血管病等。积极寻找病因并针对不同病因进行有效的干预治疗具有重要意义。在世界范围内，自发性、非创伤性脑出血仍然是致死、致残的重要原因。其具有高发病率、高致残率、高致死率的特点，在急性期的病死率可达50%以上。

SICH的损伤机制主要包括血肿的占位效应、血肿分解产物和脑组织损害释放出的血管活性物质等所致的脑水肿、颅内高压、局部脑血流量及凝血纤溶系统的改变等。SICH是一种临床急症，迅速诊断和慎重处理十分重要，其预后受多种因素影响，包括出血部位、出血量、早期有无血肿扩大、出血有无破入脑室、临床决策等因素。

1.出血部位　脑干出血死亡率最高，脑中线结构及其附近的出血，如丘脑、下丘脑、脑干或颅后窝出血，患者预后差，即使少量出血也会致命；而脑叶皮质下出血死亡率不高，预后较好。基底节出血死亡率随出血量增加，而显著升高。脑室内出血可以是原发性的，血肿局限于脑室内；也可以是继发的，由基底节或丘脑出血破入脑室所致，且是预后不良的独立预测因素之一。脑出血形成的血肿可对周围组织产生原发性和继发性损伤，原发性损伤是血肿机械性压迫和对脑组织的膨胀性撕裂等对脑组织造成物理损害，导致脑组织缺血、缺氧；继发性损伤为血肿液化分解，代谢产物对脑组织有细胞毒性作用，引起脑水肿、脑缺血；以及颅内压增高引起的一系列神经内分泌改变，分泌有害物质损伤脑组织。从血肿部位上说，脑干本身就是基本生命中枢位置，其中的网状结构是维持意识状态的基础，也是联系大脑和脊髓的必经通路；其体积小、结构紧凑、传导束密集、核团多，少量出血就可引起严重后果；小脑在颅后窝，既邻近脑干又易引起脑疝；故脑干、小脑出血预后较差。小脑出血伴随神经功能恶化或脑干受压和（或）梗阻性脑积水的患者，应尽快进行手术以清除血肿。

2.出血量　头颅CT上血肿出血量（ml）=病灶最大层面长×宽×（层间距×病灶层数）×$\pi/6$（田氏公式，见图3-3），大量脑出血（>30ml）、中量脑出血（15～30ml）、少量脑出血（<15ml）。出血量越多，死亡率越高，预后越差；血肿>50ml者预后差，>80ml者极少存活。由于脑出血时颅内容物体积急剧增加及周围脑组织水肿，致使脑内中线结构移位。中线结构移位的幅度取决于出血量及出血部位，越靠近中线结构部位的出血，移位越明显。因此，出血量和出血部位是影响脑出血患者预后的重要因素。

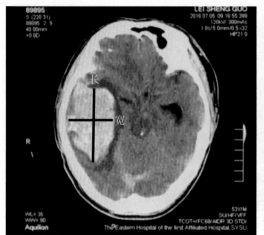
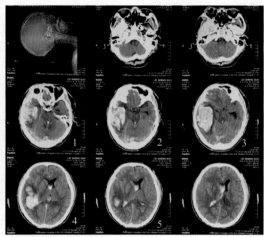

图3-3　田氏公式（颅内血肿计算公式）

3.早期血肿扩大　最近的研究集中在血肿扩大上，许多人认为血肿扩大是导致早期神经功能恶化的主要原因之一。过去认为脑出血是单相事件，短时间内出血即可停止。近年来许多研究依据CT动态观察发现脑出血后血肿可持续扩大，血肿持续扩大是脑出血后最初3h内神经功能恶化的最主要原因。研究表明，血肿扩大和血肿破入脑室是神经功能恶化和预后不良的重要原因。且血肿增大出现时间越早，远期预后不良和死亡的风险越高。脑出血后血肿扩大的原因目前尚无定论，常见的因素包括以下几个方面。

（1）高血压：脑出血血压与血肿扩大的关系并不明确，两者孰因孰果还处于争论当中。多数研究认为血压对血肿扩大有一定影响，入院后持续血压升高是血肿扩大的危险因素。Ohwaiki等对ICH患者最高收缩压与血肿扩大关系的研究也得出结论，最大收缩压与血肿扩大独立相关。多数研究发现，两者常出现脑出血早期"血压升高—活动性出血—加重脑水肿—颅内压增高—血压恶性升高这一恶性循环"。亦有研究显示入院时血压与血肿扩大无相关性。其原因可能：入院时的血压是一个断面血压，易受各种因素的影响，而血肿扩大是一个动态过程，入院时血压很难反映或预测患者血肿扩大。对此尚需前瞻性大样本、多中心随机对照研究确定。

（2）首次头颅CT的血肿特点：一般来说出血量越大，形态越不规则，血肿越容易扩大，尤其是当血肿密度不均时。Sacco等的研究认为，血肿体积越大，血肿增大的风险越高，血肿体积是高血压脑出血患者预后不良的预测因素；这可能与脑组织的正常结构破坏导致某些患者出现多灶性出血，即原来出血灶的周围出现了散在的"卫星"出血灶有关，因此血肿形状不规则亦可作为血肿扩大的预测因子。Barras等的研究证实，出血量大小与血肿的形状和密度密切相关，经校正出血量基础值和ICH与扫描检查时间间隔后，血肿密度不均匀是血肿扩大的独立预测因素。近年来，CT增强及造影剂外渗征象亦即"斑点征"，被越来越多用于预测脑出血的血肿扩大。此外，血肿的"漩涡征"亦与血肿关系密切，目前的研究证实"漩涡征"是血肿扩大及死亡率的独立预测因素。

（3）发病至首次CT的间隔时间：血肿扩大在发病后6h内多见，少数发生在6～24h，之后很少发生血肿扩大，48h至7d仅约4.1%出现血肿扩大。

（4）其他：早期护理、搬运方式、脑萎缩程度、凝血异常、合并肝病、酗酒和贫血等因素均可能影响活动性出血的持续时间，导致血肿扩大。

4.脑血管异常、临床决策与预后　早期发现血管异常可以改变临床决策并影响ICH患者的预后，年龄＜65岁、女性、不吸烟、脑叶出血、脑室扩大、无高血压或凝血障碍性疾病史是存在潜在血管异常的危险因素。当临床上高度怀疑或非侵入性影像学检查提示存在血管病变时，应对患者进行DSA检查。提示可能存在潜在血管病变的影像学征象包括：伴随蛛网膜下腔出血、血管增粗、血肿边缘存在钙化、静脉窦或相应的皮质引流静脉内高密度影、异常血肿形态、异常血肿周围水肿带、异常出血位置及其他颅内病变的存在（如占位等）。对于脑叶出血、年龄＜55岁、无高血压的患者，在CT平扫后进行MRI检查更有助于发现继发性出血的病因，而血肿位置、相应的水肿带异常或静脉窦内异常信号通常提示静脉窦血栓，应进行MRV或CTV检查。

5.预后预测与撤除生命支持　目前，一些观察性和流行病学调查研究发现了一系列与急性ICH预后相关的因素，明确这些因素有助于建立预测死亡和功能预后的模型，如GCS评分、NIHSS评分、年龄、血肿体积和位置、是否合并脑室出血等。但这些模型均未将不给予复苏（do not attempt resuscitation，DNAR）遗嘱或撤除医疗支持考虑在内。许多死亡患者在住院之初由于预后不佳即做出此决定，而这些患者通常由于实施撤除生命支持的措施而死亡。姑息性治疗是管理严重ICH患者的一个重要方面，此时会向家属征求意见是否撤除生命支持。进行预后预测与撤除医疗支持的推荐意见：ICH患者发病后应积极治疗，建议第2个住院日结束后再执行新的DNAR。

（三）颅内肿瘤

颅内肿瘤可发生于任何年龄，分为原发与继发两类。原发性颅内肿瘤可发生于脑组织、脑膜、脑神经、垂体及残余胚胎组织等；继发性肿瘤指身体其他部位的恶性肿瘤转移或侵入颅内形成的转移瘤。因器官供体，选择上对后者存在一定限制（表3-2），本节主要指原发性颅内肿瘤。

表3-2 颅内原发肿瘤与移植风险

第一组 无多器官捐献禁忌组	第二组 酌情给予多器官捐献组	第三组 相对禁忌行多器官捐献组
良性脑膜瘤	低级别星形细胞瘤	间变形星形细胞瘤
垂体腺瘤	大脑胶质瘤病	胶质母细胞瘤
听神经瘤		髓母细胞瘤
颅咽管瘤		间变性少突胶质细胞瘤
毛细胞性星形细胞瘤		恶性室管膜瘤
表皮样囊肿		松果体母细胞瘤
第3脑室脉络丛囊肿		间变和恶性脑膜瘤
神经节细胞瘤		颅内肉瘤
血管母细胞瘤		生殖细胞瘤（成熟畸胎瘤除外）
松果体瘤		颅内原发淋巴瘤
低级别少枝胶质细胞瘤		脊索瘤
成熟畸胎瘤		
室管膜瘤		

原发性颅内肿瘤的发生与遗传背景及理化因素、某些致瘤病毒的感染等相关。按照肿瘤的生物学特性、形态学特点、生长部位等，其分类较为复杂，不同国家、地区、专家间意见不一，目前多采用WHO中枢神经系统肿瘤分类标准，其发病率达（7.8～12.5）/10万。发生部位往往与肿瘤类型有明显关系，如垂体瘤发生于鞍部，听神经瘤发生于小脑桥小脑角，血管网织细胞瘤发生于小脑半球较多，小脑蚓部好发髓母细胞瘤，胶质瘤在大脑半球发生率相对较高。

颅内肿瘤患者症状的发展通常呈慢性、进行性加重过程，少数可有中间缓解期；90%以上患者存在颅内压增高症状；当肿瘤囊性变或瘤内出血时，可表现为急性颅内压增高，严重者或肿瘤晚期者常有脑疝形成，这常是导致患者死亡的直接原因。同时由于肿瘤生长的部位不同，其对周围脑组织造成压迫或破坏，尚可出现一些局部症状体征，如大脑半球肿瘤所致的癫痫发作、精神症状、感觉及运动障碍、失语等；蝶鞍区肿瘤所致的视觉障碍及内分泌功能紊乱；颅后窝肿瘤所致的小脑和脑干受累症状，出现共济失调、眼震、交叉性瘫痪/感觉异常等。以上这些局灶性症状体征对定位诊断有重要意义。其中，导致患者死亡的最直接原因，即颅内压增高的发展速度及严重程度最主要与以下几方面因素有关。

1.肿瘤部位　中线式脑室系统肿瘤的颅内压增高症状出现早且严重，尤其当肿瘤邻近室间孔、导水管或正中孔等生理狭窄区、影响了脑脊液循环时，颅内压增高症状出现越早。另外，上述部位的肿瘤还可能在脑室系统造成活瓣性梗阻，从而引起阵发性急性颅内压增高，临床表现为发作性剧烈头痛或眩晕、喷射状态呕吐，发作常与头位有关，因而有的患者被迫使头部维持一种不自主姿势，即强迫头位。

2.肿瘤性质　老年患者因老年性脑萎缩的影响，使颅内有较充裕的空间代偿肿瘤体积的增长，故颅内压增高症状出现较晚，甚至可较长时间没有高颅压表现。此外，老年人动脉硬化、脑血流量减少及脑血管通透性降低等因素，使得早期肿瘤周围的脑水肿反应较轻；即使已形成高颅压，也不易表现视盘水肿；同时老年人的头痛、呕吐等反应较迟钝，从而容易忽略。婴幼儿时期因颅缝尚未闭合，早期可以出现代偿性颅腔容积扩大，临床表现以脑积水征为主。

因此，应针对不同部位及病理类型的颅内肿瘤，结合患者年龄、经济、生存预期等综合因素采取不同的治疗策略，如肿瘤切除、脑脊液分流、放化疗、免疫治疗及降颅压治疗等方案，以期改善患者的预后。

二、继发性脑死亡临床原因

继发性脑死亡是由心、肺等脑外器官的原发性疾病或损伤导致脑缺氧或代谢障碍所致，心搏呼吸骤停和溺水是常见病因。

（一）心搏呼吸骤停

心搏呼吸骤停是临床危重症，也是最常见的直接致死原因，它可发生于任何场合，如不及时复苏抢救，4～6min后会造成脑和其他重要器官不可逆损害，导致死亡；可见于心血管疾病、呼吸系统疾病、电击伤、高颈段脊髓损伤、中毒等；其中以心源性所占比例最高，呼吸系统疾病次之。心搏骤停是指各种原因引起心脏突然停止搏动，以及泵血功能突然终止，大动脉搏动与心音消失，全身组织、器官严重缺血、缺氧和代谢障碍；研究提示心搏骤停每年的发生率为（36～128）/10万，其中25%患者<65岁，严重影响患者生命安全，其中大脑缺血、缺氧性损伤是心搏骤停患者死亡最常见的原因。在呼吸心搏4～5min得到及时有效的心肺复苏（cardiopulmonary resuscitation，CPR），其抢救成功率可达50%，实施CPR每延长1min，死亡率增加3%。呼吸循环停止后，患者能否抢救成功，在很大程度上取决于中枢系统皮质功能是否恢复和恢复的程度。如超过10min，抢救成功率降为1%，即使复苏成功，脑神经元4～6min的缺血和缺氧，已出现不可逆性损伤。

心搏骤停脑血流中断造成两个时间点的脑损伤，包括缺血期的原发性损伤和再灌注期的继发性损伤。其中，脑水肿发挥着非常重要的作用，脑水肿通过多种途径损伤机体的功能，它的发展可以预测患者的转归。脑组织水肿增加毛细血管-组织的扩散距离，影响气体交换，导致神经元功能障碍。此外，由于组成颅腔的颅骨坚硬而不能扩张，所以颅腔容积是恒定的，脑水肿的直接后果是导致颅内压增高。颅内压增高使得脑灌注压降低，影响脑组织的代谢和功能，加重神经功能障碍。持续升高的颅内压可导致脑疝的发生，甚至导致患者的死亡。颅内压增高可造成下丘脑、延髓、颈脊髓受压，可诱发神经源性肺水肿的发生。

对于心搏呼吸骤停患者，进行及早识别并启动应急反应系统，同时进行有效高质量的心肺复苏流程尤其关键。心肺复苏发生于院外或院内，心肺复苏开始实施时间、心肺复苏操作技术、患者本身年龄、基础疾病等众多因素直接影响心肺复苏成功与否。国外报道院内心搏呼吸骤停心肺复苏成功率为30%左右，最终出院率仅为3%～10%。2015AHA心肺复苏指南指出所有心搏骤停患者接受复苏治疗，但继而死亡或脑死亡的患者都应被评估为可能的器官捐献者；未能恢复自主循环而终止复苏的患者，当存在快速器官恢复项目时，可以考虑为可能的肝肾捐献者。

（二）溺水

溺水指的是由于各种原因，导致人长时间淹没或者浸泡在水中，引发呼吸困难的一种现象。溺水导致窒息、通气障碍、严重缺氧、呼吸衰竭，甚至呼吸、心脏停搏，死亡率为70%～80%。由于溺水时间长短，病情轻重不一，如在喉痉挛早期（1～2min）获救，则主要为一过性窒息的缺氧表现，获救后神志多清醒，有呛咳，呼吸频率加快，血压增高，胸闷不适，四肢酸痛无力。如在喉痉挛晚期（3～4min）获救则窒息和缺氧时间较长，可有神志模糊、烦躁不安或不清，剧烈咳嗽、喘憋、呼吸困难、心率慢、血压降低、皮肤冷、发绀等征象。在喉痉挛期之后则水进入呼吸道、消化道，临床表现为意识障碍，睑面水肿、眼充血、口鼻血性泡沫痰、皮肤冷白、发绀、呼吸困难，双肺水泡音，上腹较膨胀。时间达5min以上时表现昏迷、口鼻血性分泌物、发绀重、呼吸憋喘或微弱浅表、心音不清，发生呼吸衰竭，心力衰竭，以至瞳孔散大、呼吸心搏停止。此外，病程较长的获救者由于污水入肺而继发肺部感染，甚至并发ARDS、脑水肿、急性肾功能不全、溶血或贫血、DIC等。

溺水患者以儿童、青少年为主，院外有效的现场急救对预后起重要作用，院内积极防治吸入性肺炎、脑水肿及呼吸衰竭等并发症也至关重要。对于溺水患者，不仅要明确溺水时间的长短，还要注意有无头部及颅内损伤。潜水员及深水游泳者发生淹溺时，应仔细鉴别其溺水前有无减压不当等因素，因两者治疗方法完全不同。

三、顺时间轴分析脑部病变原因

大脑是一个非常脆弱的系统，易受内、外环境多种病理因素的影响而发生器质性改变。体内环境异常导致脑部损伤的因素众多，包括渗透压、酸碱、血氨和氧分压等。体外致病因素主要是各种物理损伤和化学毒物等。对于重症患者，由于体内环境发生了严重紊乱，脏器功能明显减退，使大脑处在极易受损的境地。重症内外科患者出现脑部病变有基本的诊断思路，其中在时间轴上梳理症状和体内外变量之间的关系尤为重要，即顺着时间轴分析脑部病变原因。一般分为两步：第一步判断是中枢原发病变还是继发病变，第二步分析和确定继发病变的主要原因。

第一步：重症患者中枢原发病变最常见为脑卒中，包括脑出血和脑梗死。现代医学很容易通过CT或MRI确定患者是否发生了脑卒中，但在临床证候上还是有一些经验可以借鉴。如果重症患者出现急性起病的局灶性神经系统症状和体征，如偏瘫、失语、偏身感觉障碍、偏盲、交叉体征（运动和运动交叉，感觉和运动交叉，感觉和感觉交叉，共济和运动交叉等），高度怀疑是发生了脑卒中。对于一些心脏手术、骨科手术或大血管手术的患者，术后出现的脑卒中其实也算继发。如果重症患者出现精神异常、胡言乱语、意识障碍、癫痫发作等弥漫性脑病症状，则大多考虑为继发性所致。当然，上述情况没有绝对，只是一个概率大小问题，具体情况还需具体分析。

第二步：在排除脑卒中等因素之后，若考虑为继发性脑部病变，则需要确定其主要原因（不排除由多因素所致，但以理论上发挥最主要作用者为准）。然而，重症患者的内环境经常会多元次紊乱，脏器功能也可能欠佳，常接受大量相关药物治疗，想要梳理出主要病因并非易事。因此，可通过仔细询问症状和病情发展的整个过程，记录不同时间点内环境的关键指标，以及所用的特殊药物，结合影像学、脑电图等其他辅助检查，然后在时间轴上以因果论为基础进行梳理，推理出病因。

总之，在由于各种原因脑部遭受致命损伤的危重患者抢救过程中，虽然患者脑部已完全不可逆地停止生命活动，但在现代医学强大的器官支持手段下，患者的心、肺、肝、肾这些重要器官的功能得以延续或部分替代，心脏还在搏动（强心药物支持），看似还在喘气（人工呼吸机在工作），面色红润，手足温暖（血压维持正常），甚至还能见到毛发胡须的生长（人工营养支持）等。但实际上，所有临床实践证明，即使再强大的医学技术支持，由于生命中枢细胞的死亡，患者机体其他部分的死亡也不可避免并且在短时间内接连出现。无论是作为生物体还是社会人，脑部的不可逆死亡就标志着人体的不可逆死亡。所以，对于这部分患者，将脑死亡标准作为死亡标准具有非常重要的意义。

（徐桂兴）

第三节 脑死亡诊断的先决条件

从深昏迷到自主呼吸停止再到脑死亡，判定脑死亡是十分严肃的过程。脑死亡的确立，首先要在医学的范畴之内对其进行解释并得到医疗人员的理解和认可。随着器官移植技术的发展，对脑死亡在医学范畴内确立的需求越来越强烈，这要求医师在处理脑死亡问题时，有一个明确、具体和统一的标准。

一、神经学诊断先决条件——脑死亡具有不可逆性

在临床实践中，神经专业医师常常遇到一些无法治愈的脑结构损伤，如颅脑外伤和自发性脑出血导致的原发性脑损伤，以及呼吸心搏骤停、休克和窒息等导致的继发性缺氧缺血性脑病。这些不可治愈的脑结构损伤，在形态学上多表现为脑组织肿胀、脑疝形成及随后按时间轴发生的脑组织自溶。作为中枢神经系统的脑神经元，是高度分化的终末细胞，其死亡后不能恢复和再生（至少不能完全再生），即脑损伤具有不可逆性。在临床上，可恢复性的脑组织的损伤，并不建立在神经元再生的基础之上，而是建立在周围神经元的代偿基础之上。当脑神经元死亡数量达到或超过一定极限时，意识、感觉、自主性活动及主宰生命中枢的功能将永久性丧失。正是因为脑神经元的这种解剖学、生理学、病理学特性构成了将脑死亡作为诊断人类死亡的科学基础。因此，认识脑损伤的不可逆性是认识脑死亡的基础。

脑死亡是逐步发生的过程，首先表现为自主呼吸停止。在急性期内（伤后72h内）进行气管插管、机械通气、有效供氧、恢复血循环、应用血管升压药和垂体后叶加压素，可阻止心死亡的发生。在这个支持治疗期内，一旦证实神经结构出现不可治疗的毁灭性损伤，患者不能再苏醒，也无有效的药物和手术治疗方法。这种不可逆性表现为无运动反应、所有脑干反射消失、二氧化碳刺激之后均无呼吸（自主呼吸激发试验）。随

着脑死亡持续时间的延长，血压将无法再保持稳定，即使给予稳压及升压治疗也无法阻止血压下降，作为全身性炎症应答和发生血管内凝血的后果，患者会出现MODS。

目前，我国民众对脑死亡认知基本处于空白阶段，90%的医师不清楚脑死亡的判定标准。这是因为在临床实践中，机械通气（即气管插管、上呼吸机）可以使脑死亡患者继续维持心搏，这个传统的生命特征的存在会让人以为患者还活着，不忍放弃。但实际上，脑死亡患者的呼吸只是呼吸机产生的一种机械性的被动呼吸动作，并不是自主行为——就像电风扇只有在通了电的情况下才能转动，拔除电源后，电风扇并不能自己转动。而且，由于脑死亡患者的生命中枢已经完全"罢工"，即使有各种生命支持治疗维护，通常也并不能维持多久的心搏。所以说，脑死亡是一个不可逆的过程，即使给予再多的医疗救治，患者也不会恢复。

总之，基于脑功能的不可人工替代性和脑神经元不能再生的特性，无论是原发性还是继发性颅脑损伤，脑损伤都存在不可逆的特性，这种损伤的不可逆性是导致脑死亡的基础。

二、影像学先决条件

1. 与脑死亡相关的影像学参数　颅脑外伤是导致脑死亡的最常见原因，当前对颅脑外伤的认识，是从头颅影像开始。头颅CT是颅脑外伤后最常用和最重要的辅助检查，常见的颅内损伤表现有脑挫裂伤、脑内血肿、蛛网膜下腔出血、硬膜下血肿、硬膜外血肿及继发性脑水肿等。颅内损伤至一定程度，会导致颅内压升高，头颅CT表现为脑沟脑回消失、中线移位或脑室、脑池受压或闭塞。依据头颅CT脑损伤的类型（硬膜外血肿、硬膜下血肿、蛛网膜下腔出血、脑挫裂伤或脑内血肿）和部位、中线移位情况、环池或基底池是否明显受压或闭塞等，将颅脑损伤CT影像共分为4个类型（表3-3）；其中类型4为不可逆性脑损伤，并最终发展为脑死亡或在诊断为脑死亡前出现心死亡。借助对影像学特点的分析，可以对重症颅脑损伤的具体类型作出比较合理的判断，这有助于临床治疗的合理实施。另外，借助影像学的主要特点，还可以对患者的颅内压做出有效判断。影像学中如中线结构发生位移，则表明存在颅内压增高。中线移位的具体情况，则可对颅内压增高的具体程度作出判定。颅内压增高持续存在是导致脑神经元损伤的基础。当颅内压增高到造成神经元死亡并持续足够长的时间（通常是72h），其造成的不可逆性损伤就会向脑死亡进展或在脑死亡出现前发生心死亡。

表3-3　基于头颅CT表现的颅脑损伤分级

分级	定义	头颅CT表现
1	轻-中度局灶性脑损伤	主要表现是硬膜下血肿
2	轻-中度弥漫性脑损伤	主要表现是环池-基底池没有明显受压，中线没有明显移位
3	重度局灶性脑损伤	主要表现是大面积的脑挫裂或硬膜下血肿
4	重度弥漫性脑损伤	主要表现是弥漫性脑肿胀或脑叶多发性挫裂伤等，且环池-基底池受到明显压迫或闭塞

　　数字减影脑血管造影（DSA）时造影剂不能进入颅内是判定脑死亡的"金标准"，但其操作复杂、技术要求高及费用昂贵，并不常规应用于脑死亡的诊断。因此，常用头颅CT评分系统，从形态学上对颅脑损伤患者的预后进行初步判断。目前，根据受伤初颅脑CT显示结果而定义的马歇尔CT分级（Marshall CT classification）（表3-4）和鹿特丹CT评分（Rotterdam CT score）（表3-5）较为常用，这些评分结果都被证明与颅脑外伤患者预后有密切关系，也是目前常应用于颅脑损伤临床预后研究的两个量表。马歇尔CT分级是最早的一个分级表，目前由于各中心的研究结论不完全相同，没法具体给定量定值，其实际意义是为临床工作者在初步判断患者预后时提供参考。通常认为，马歇尔CT分级等级越高，患者临床预后越差。鹿特丹CT评分系统则可以看作是马歇尔 CT分级的优化结果，可以做到具体分值量化的评估，总分越高，临床预后越差。

表3-4　马歇尔CT分级系统

马歇尔CT分级	定义
弥漫损伤Ⅰ级（正常）	颅脑CT上未见任何异常
弥漫损伤Ⅱ级	颅脑CT上见基底池及脑实质密度基本正常，中线结构偏移在0～5mm和（或）混杂及高密度影体积不超过25cm³，可能会有骨碎片或异物
弥漫损伤Ⅲ级（肿胀）	颅脑CT上见基底池受压，但中线结构偏移在0～5mm，混杂及高密度影体积不超过25cm³
弥漫损伤Ⅳ级（中线）	中线结构偏移在超过5mm，混杂及高密度影体积不超过25cm³
局灶损伤Ⅴ级	无须外科手术处理的病灶
局灶损伤Ⅵ级	混杂及高密度病变体积大于25cm³，需要手术治疗

表3-5　鹿特丹CT评分系统

颅脑CT表现	计分
基底池	
正常	0
受压	1
消失	2
中线移位	
≤ 5mm	0
＞ 5mm	1
硬膜外血肿	
有	0
无	1
脑室或（创伤性）蛛网膜下腔出血	
无	0
有	1
总分调整	＋1

　　注：为了与GCS的运动计分总分为6分，马歇尔CT评分系统分6类一致，鹿特丹CT评分系统在计分再加1分以调整

近来，在根据颅脑CT影像学表现和预后关系进行评估以及总结之前的评估量表的基础上，提出了一种新的评估手段——赫尔辛基CT评分量表（Helsinki CT score）（表3-6）。最新研究发现，赫尔辛基CT评分系统应用于颅脑外伤患者预后判断的准确性优于马歇尔CT分级和鹿特丹CT评分。同时，赫尔辛基CT评分系统还可以增加IMPACT模型的预后价值（不良预后、死亡），而另外两种评分没有此类效果。这对于目前常用的马歇尔CT分级和鹿特丹CT评分是有益的补充，但其目前仅为单中心的研究数据，其临床实用价值及效果尚待多中心验证。

表3-6　赫尔辛基CT评分系统

颅脑CT表现	计分
病灶类型	
硬膜下血肿	2
脑内血肿	2
硬膜外血肿	−3
病灶体积＞25cm³	2
脑室内出血	3
鞍上池	1
正常	0
受压	1
消失	5
总分	−3～14

注：伤后6个月预后风险＝1/（1＋e^{-LP}）；LP（死亡）＝−2.666＋0.287×赫尔辛基CT总分
LP（不良预后）＝−1.636＋0.319×赫尔辛基CT总分

2. 从神经影像学上判断患者预后　当前，对于临床脑损伤患者临床预后评估主要依赖GCS评分及常规影像学检查。在CT问世以前，观察脑外伤患者病情变化主要是观察患者意识及瞳孔的变化，可是一旦颅内压增高导致意识和瞳孔的变化，患者往往病情已经相当危急，预后不良。CT的临床应用为观察脑外伤患者病情变化、预后的判断、指导临床制订救治方案带来了福音。早在1990年，国际颅内压专题讨论会就指出，CT对颅内压的评估具有显著优越性。目前，急性颅脑损伤患者头颅CT上中线结构变化和基底池的变化已成为神经外科医师最为关注的指标。

（1）中线结构的移位：大脑中线结构非常复杂，包括大脑镰、透明隔、第3脑室、松果体、脑干等，是许多神经传入和传出的通道，在神经系统中发挥重要的功能。"中线结构移位"是神经重症患者最常见的头颅CT表现，可见于颅脑外伤、脑卒中和脑肿瘤等，与患者的意识水平、病情严重程度、颅内压及临床预后均密切相关。严重的中线结构移位会引起脑疝，危及生命。有研究报道，单侧大脑半球病变患者在松果体平面上中线移位（midline shift，MLS）3～4mm可出现嗜睡，6～8.5mm可出现昏睡，8～13mm则造成昏迷。针对脑卒中（脑出血和脑梗死）患者的头颅CT扫描结果的研究，发现中线移位和昏迷是患者15d死亡的独立预测因素；另一项针对原发性脑出血患者预后的多因素分析中，MLS可作为患者30d内死亡的独立预测因素。

（2）脑池受压或闭塞 "基底池"是环池、四叠体池及鞍上池的总称，环池位于中脑外侧，脚间池和四叠体池之间，为脑脊液循环的重要通道。原发性脑干损伤时，由于脑干受损肿胀会使环池、鞍上池、四叠体池受压或者消失；继发性脑干损伤主要表现为基底池的变形、闭塞、消失或者脑干的受压移位；不可逆性脑部缺血缺氧性损伤，引起中脑导水管部分或完全梗阻导致脑积水，及颅内压渐进性增高，均提示患者预后不良。

"环池"是基底池的一部分，其内有大脑后动脉、小脑上动脉、脉络丛前、后动脉、基底动脉和滑车神经，为脑脊液循环的必经之路，对保持脑脊液循环的通畅至关重要。当环池部分或全部闭塞、蛛网膜下腔出血形成环池铸型时，会造成脑脊液循环障碍，引起脑干受压，中脑导水管部分或全部梗阻形成脑积水，导致颅内压的恶性增高。环池及四叠体池受扫描伪影影响较小，作为预后判定较为可靠。CT显示脑室和基底池正常者，不论有无脑内及蛛网膜下腔出血，常可获得较好的预后。利用CT观察基底池变化及大脑中线的移位情况综合判断颅脑损伤的程度并结合CT动态观察预测预后，对临床决策有重要指导意义。另有研究显示：颅内压增高导致基底池受压或消失，常伴有第3脑室受压或消失，但第3脑室受压或消失，不一定伴有基底池受压或消失，提示第3脑室形态改变较基底池更为敏感。有文献报道显示轻度颅内压时，仅表现为第3脑室受压和消失，颅内压进一步增加，则会出现基底池也受压。另外，值得指出的是MRI能比CT发现更详尽的损伤，对脑外伤的水肿及局部缺血检出率较高，特别对发现脑干和小脑的损伤有特异的敏感性。

总之，在颅脑损伤患者的早期诊治过程中，关注中线结构与环池-基底池受损情况，不仅有助于临床治疗措施的优化，更有助于判断预后。

三、认知先决条件

目前，在中国普遍接受的死亡标准是心搏不可逆停止，即心死亡。然而，呼吸和心搏是生命存在的两个基本表现，只以心脏停搏作为死亡的标准，显然存在缺陷。呼吸和心搏的停止，两者无论孰先孰后都互为因果，而且在时间上紧密相连。自从呼吸机进入临床后，医学发生了深刻改变：中枢性呼吸停止后可以采用机械通气，心搏可以随机械通气继续维持数周以上（从脑死亡到心死亡相隔2周左右），这就出现了呼吸停止后心死亡明显滞后的现象，于是传统的死亡标准出现新问题，死亡时间变得模糊，呼吸停止后抢救心死亡的意义受到质疑，脑死亡概念和标准才应运而生。脑死亡是不可逆的，在生物学意义上人已经死亡了，只是通过医学仪器设备维持心搏和呼吸。这时，患者往往在ICU病房中，医疗资源消耗巨大。

（一）对脑死亡概念的认知

脑死亡就是死亡，需要从两个方面进行认识。其一，脑是人体生命活动的中枢，神经系统具有将人体所有生命活动、所有生命系统整合起来成为一个整体的功能。一旦一个人脑死亡，人体就不再是一个统一的整体了。其二，脑死亡具有不可逆性，人体不可逆地丧失意识和自我意识，不可逆地丧失社会关系能力，实际上已经不存在任何人际关系。

（二）脑死亡认识的法学认知

近年来关于脑死亡的法学争论，主要是建立在对"植物状态"和"安乐死"的混淆和误解基础之上的争论，并一直误导着公众。脑死亡并不是"植物状态"，这是两个不同的概念："植物状态"有自主呼吸，一般不依赖呼吸机；脑死亡患者没有呼吸，必须依赖呼吸机，无法再苏醒。脑死亡更不是安乐死，安乐死实施的对象是意识非常清楚的人，根本与呼吸机无关。全世界已有近90个国家确立"脑死亡"的鉴定标准，我国从20世纪80年代就开始讨论"脑死亡"的立法，但目前时机仍未成熟，因此仍以心死亡为标准。

（三）脑死亡的伦理认知

脑死亡首先是个科学、医学问题，即脑死亡即死亡，伦理在于应不应该接受脑死亡概念。这个问题是因为生命维持技术的进步（尤其是呼吸机）可使一个脑死亡的患者还能维持心搏，这样就提出一个资源分配的公正问题。任何一个国家的资源都是有限的，抢救生命的资源更是属于稀缺资源，将稀缺的资源不用于有希望抢救得过来的人，却用于死亡不可逆转的人，这是一种资源分配的不公正。脑死亡的伦理认知是指在脑死亡问题上我们应该做什么和应该如何做。当我们在应该做什么和应该如何做问题上作出判断时，这个判断是一个价值判断，而不是事实判断。如我们说"苹果熟了"，这是事实判断。但我们说"我们不应该摘苹果"，这就是价值判断。作出价值判断时，必须有一定的标准或价值。如为什么"我们不应该摘苹果"，可以有不同的标准，如为了保护环境，为了尊重生命，为了尊重园丁的劳动等。在医学伦理学领域，"无伤、有利、尊重和公正"是最基本的伦理原则，这些基本原则构成我们评价在有关领域（包括脑死亡）伦理问题上应该做什么和应该如何做的伦理框架。

总之，呼吸机存在与脑死亡判定标准缺位的医疗，是一个不完善的医疗体系，也是引发医疗纠纷的重要原因。反言之，脑死亡判定的引入，不仅是对当前医疗体系的完善，也是为医疗纠纷的解决提供了有效途径。

四、诊断程序上的先决条件

传统心死亡概念具有悠久的历史，从心死亡到脑死亡是一次范式转换。我国地域广大，医院水平参差不齐，应该对有能力进行脑死亡判定的医院进行资格审定。进行这种资格认定，不容许缺乏这种资格的医院从事脑死亡的判定或诊断，是要确保脑死亡判定标准不被滥用。即使在有资格判定脑死亡的医院，诊断脑死亡也要有严格的程序。如诊断脑死亡时，需要有两个医师做出诊断，诊断必须由有资格的专家来做出诊断，最好还有一个专家组来审定。脑死亡判定是一个严格、规范及专家介入的过程，对脑死亡进行正确、准确和客观的判定，必须建立一个有神经学专业介入的判定程序（图3-4）。脑死亡标准落实后，就会涉及与器官移植的关系。原则上必须采取分离原则，即参加脑死亡判定的医务人员不能参与器官移植工作，反之，参加器官移植工作的医务人员不能参与脑死亡判定工作。

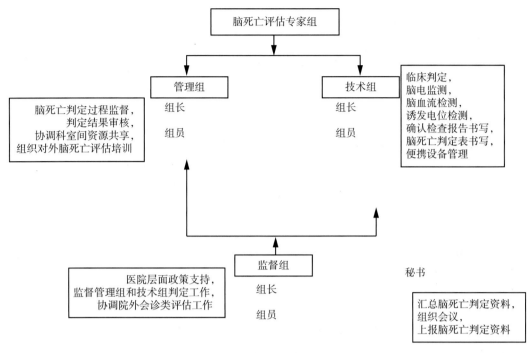

图3-4 脑死亡判定程序

五、临床先决条件

（一）昏迷原因明确

昏迷的原因通常可以从病史、查体、神经影像和实验室检查中获得。昏迷的原因分为原发性和继发性两类。原发性脑损伤引起的昏迷包括颅脑外伤、脑血管疾病等；继发性脑损伤引起的昏迷主要为心搏骤停、麻醉意外、溺水、窒息等所致的缺氧缺血性脑病。昏迷原因不明确者，不能实施脑死亡判定。

（二）排除各种可逆性原因

排除可能引起类脑死亡状态，如低温、中毒、内分泌危象、严重的电解质或酸碱平衡紊乱等。这些状态经过治疗可以逆转，必须排除。通过病史、药物筛查、运用药物5倍半衰期时间进行清除率的计算（假设肝肾功能是正常的）或者是在条件允许的情况下监测血药浓度明确其低于有效范围等手段，除外中枢神经系统抑制药的作用。此前应用过低温疗法（如心脏停搏行心肺复苏后）的患者，药物代谢时间可能延长。将驾驶员的法定酒精极值（血酒精浓度0.08%）作为阈值，在低于该值的情况下进行脑死亡的诊断是合理的。不能有近期内或是持续使用神经肌肉接头阻滞药（可以通过最大程度刺激尺神经后出现成串的4次肌肉颤动来界定），不能有严重的电解质、酸碱或内分泌紊乱。

（三）维持正常体温

在动脉 CO_2 和中心静脉 CO_2 混合达到初始平衡后，$PaCO_2$ 急剧上升，但当随后体内代谢增加 $PaCO_2$ 时，其上升显著变缓。为了避免 $PaCO_2$ 的迟发升高，在自主呼吸激发试验（apnea test）中最好保证正常或是接近正常的体核温度。大部分患者，可以通过电热毯来升高体温，保持体温在正常或是接近正常的水平（$> 36.5℃$）。

（四）保证正常的收缩压

周围血管张力消失或低血容量（尿崩症）是导致的低血压的常见原因，通常需升压药或血管加压素维持血压。在收缩压 $> 100mmHg$ 情况下，可获得可靠的神经系统查体结果（中国成人脑死亡判定标准与技术规范要求收缩压 $> 90mmHg$）。

（五）进行神经系统查体的次数和医师

如果脑损伤发生已有一段时间（通常是数小时），因存在神经系统恢复的可能，一次神经系统查体尚不足以诊断脑死亡。所以，为使这种不可逆性更具可信性，建议需要进行2次查体。理论上，所有的医师经过培训，均能诊断脑死亡。但从专业知识和技能上考虑，神经内科和神经外科医师是最佳的人选。同时，诊断脑死亡的医师要熟悉脑死亡的诊断标准并且具备胜任复杂神经查体的能力，所以中国的脑死亡指南要求参与脑死亡判定的人员至少2名，并要求为从事临床工作5年以上的执业医师（具备神经专业知识背景和使用神经电生理仪器的能力）。

六、脑死亡判定的其他相关问题

（一）符合脑死亡判定标准的患者有无神经功能恢复的病例

文献报道的与脑死亡类似的疾病包括爆发性吉兰-巴雷综合征、有机磷中毒、高位颈髓损伤、利多卡因中毒、巴氯芬过量及维库溴铵清除延迟。从这些文献中的描述可见，没有1例患者接受了完整的脑死亡判定（临床判定和确认检查）。在运用中国当前脑死亡判定标准确诊的脑死亡患者中，尚未发现脑功能恢复的病例。

（二）明确神经功能永久性终止的充足的观察时间是多久

在世界范围内，不同地区推荐的观察时间的长短存在很大的差异。对于已经被宣布脑死亡的成年患者，没有关于其系列检查的详细研究。目前的证据还不足以判定明确神经系统功能不可逆丧失的最短观察时间是多久，中国标准推荐大于1岁患者为12h，1岁以内患者为24h。

（三）在脑死亡患者中有时可观察到异动，是否说明脑的功能还存在

在脑死亡患者可观察到上肢、下肢和头部运动；一项包含144例脑死亡确诊患者的研究发现，55%的患者保留趾反射，表现为屈曲或是"刺激诱导的足趾波形屈曲"。另外一项研究显示，在确诊为脑死亡后32h持续出现趾屈和双侧屈曲协同。另有研究提

示，呼吸机可感知气道内微小的压力变化，并提供通气，而这有可能被误认为实际已无呼吸患者的自主呼吸。该现象在有呼吸机辅助通气和胸腔置管的患者中更加常见。心脏搏动造成的跨胸膜压力变化，也可能激发呼吸机，呼吸机的自动循环可能被误认为是患者自发性呼吸运动。这些研究提示，只有断开呼吸机，才能可靠地判定自主呼吸是否停止。在一些已经被确诊为脑死亡的患者中，非大脑介导的自发运动（称为异动）会导致"患者仍然活着"的误解。

（四）判断自主呼吸停止的相对安全技术

自主呼吸激发试验（apnea test，AT）是当前判定自主呼吸停止的技术，关于该项技术的研究中，尚无将这种技术与另一种技术进行了比较。所以，当前使用自主呼吸激发试验予以判定患者的自主呼吸是否停止。

（五）是否存在新的辅助检查能够准确地识别脑死亡患者

脑死亡的诊断对于临床决策、医学伦理和器官捐献等方面有重要意义，多个国家和地区均有相关的法律和诊断标准。深昏迷、脑干反射消失、自主呼吸停止是脑死亡评估的重要临床表现。目前，应用于脑死亡判定的辅助检查包括经颅多普勒（TCD）、脑电图（EEG）和短潜伏期诱发电位（SLSEP）。头部CT血管造影（CTA）、数字减影血管成像（DSA）、弥散张量成像（DWI）、正电子发射断层显像（PET）等亦可用于脑死亡判定。在我国2013年发布的脑死亡判断标准与技术规范（成人）要求至少执行SLSEP、EEG和TCD中的2项确认试验，以支持脑死亡判定。

七、脑死亡诊断前须排除的复杂情况

1.**持续植物状态** 通常由心搏骤停所致大脑缺血缺氧性新皮质坏死而引发，故又称为"新皮质死"。这一类患者清醒，但无意识，有自发眼动，存在睡眠觉醒周期及脑干、脊髓反射，无理解能力，无言语，无目的性活动，对疼痛无反应，EEG表现为多形的δ或θ波。本病可持续数月至数年。

2.**昏迷** 昏迷是由于脑干或大脑半球网状上行激动系统受到破坏导致的持久性意识障碍，患者无睡眠觉醒周期，无目的性动作，对疼痛无反应，呼吸功能降低，EEG表现为多形的δ或θ波。此类患者通常可以恢复，也可发展成持续植物状态或脑死亡。

3.**闭锁综合征** 闭锁综合征是由自主运动系统的严重瘫痪导致的活动不能、而意识和认知功能仍存的一种状态。患者四肢瘫痪，球麻痹，睡眠觉醒周期存在，对疼痛刺激有反应，呼吸功能正常，此类患者可以通过眼球活动与外界建立一些有限的交流。EEG正常或轻度异常。本病诊断主要根据临床检查。头部影像可见脑桥腹侧单个梗死灶，本病恢复的可能性很小。

4.**无动性缄默症** 由脑干上部或丘脑的网状激活系统损害引起，患者不能言语，不能活动，大小便失禁，肌肉松弛，无锥体束征。患者自我意识可以存在，对疼痛有反应，呼吸功能正常，存在睡眠觉醒周期，EEG表现为非特异性减慢，其恢复的可能性极小。

（徐桂兴）

第四节　脑死亡的临床判定

大多数急性颅脑损伤可以治愈，对于不可逆性脑损伤患者的脑死亡确认，需要由神经学专家来完成。只有存在大范围脑损伤及脑干损伤，并确认这种损伤具有不可逆性，才可做出脑死亡诊断。脑干是最后一个丧失功能的脑结构，是进行脑死亡诊断的神经病学基本知识。脑死亡是急性脑损伤直接和继发病理生理共同作用的结果，一般是累及脑干的大脑半球病变恶化的结果。脑干损伤的部位通常是从中脑向延髓延伸，所以在延髓功能停止之前，中脑、脑桥反射通常都会消失。在脑死亡过渡期，主要标志是咳嗽反射消失、只在呼吸机设定的流速下发生突然呼吸及出现低血压或多尿症状并需要升压药和抗利尿激素。目前，急性脑损伤患者的脑死亡发生率为10%，早期积极治疗（如去骨瓣减压术）、早期撤除医疗支持、或在达到心脏死亡协议之后决定进行捐赠，都会影响脑死亡的发生率。

脑死亡是基于神经学标准判定的死亡，其临床状态表现为自主呼吸停止，伴有不可逆性昏迷及脑干反射消失。脑干功能丧失，首先表现为自主呼吸停止。如果对处于急性期的患者进行气管插管，呼吸机给予充足的氧气，进行液体复苏，同时使用血管加压素和抗利尿激素进行医疗支持，患者则不会很快出现心死亡。确定脑死亡的过程远较标准描述的详细繁杂；同时，脑死亡判定标准在全世界范围内并不统一，其判定过程之间也存在重大差异。建立一个国际化的指导方针非常必要，但由于文化的差异和各方的意见，短时间内很难达成共识。本章节旨在为如何对一位患者进行脑死亡评估及如何防止常见的临床误区提供指导。

一、脑死亡的临床判定标准

按照中国标准，从临床上判定一个患者为脑死亡，往往是由于患者正处于昏迷状态，同时有明确的脑损伤（病因明确），5个脑干反射消失和自主呼吸停止。通常，此类患者会出现低血压和多尿症状，并需使用升压药和抗利尿药。这对于许多患者而言，只是进行脑死亡判定的开始，随后需进行一系列详细的神经系统检查和确认检查，最后才能判断是否达到脑死亡。

（一）脑死亡临床诊断的前提

首先，要排除所有可能的混杂因素。镇静药、非法药物或乙醇的遗留作用，要给予排除，一个合理的指导原则是在5～7个半衰期后，进行临床判定。比如，长半衰期药物苯巴比妥（100h）、地西泮（40h）、阿米替林（24h）和劳拉西泮（15h）；短效苯二氮䓬类药物咪达唑仑（3h）。如果先前进行了低温治疗，则会大大减缓用于支持或干预药物的代谢过程（比如劳拉西泮和芬太尼）。

其次，不存在严重的电解质、酸碱或内分泌紊乱。核心温度必须＞36.5℃，但最好是在36～37℃。低温患者，可使用保温毯达到这个体温。收缩压过低，瞳孔会散大，对光反射也会消失，所以收缩压应＞90mmHg。

再次，应仔细审阅患者头颅CT片；依据脑死亡的预期，头颅CT应存在形态结构的异常。这些异常包括大面积脑组织移位、多发出血性病变或伴有环池消失的弥漫性脑水肿。如患者在心肺骤停（导致缺氧缺血性脑病）后，立刻行头颅CT检查，结果可能正常。然而，缺氧缺血性脑病患者在随后的头颅CT扫描结果中会表现为脑水肿或丘脑、尾状核及基底节呈明显低密度状态，最终符合脑死亡标准。总之，基于多次正常的头颅CT（或MRI）扫描结果，来判定脑死亡是不可靠的。

在排除上述混淆因素后，方可继续进行脑死亡的临床判定。深昏迷患者应该对语言刺激或疼痛刺激无反应，标准的疼痛刺激包括眶上神经压迫、甲床强力压迫及双侧颞下颌关节压迫。刺痛睁眼，这种表现不应当存在，也不应该观察到面肌的运动性反应。一些反射性运动可能会保留下来，确定其为脊髓反应很具挑战性。弯曲颈部和压迫甲床时，会产生脊髓反射；压迫眶上神经，则不会产生脊髓反射。但脊髓反射是罕见的，远非文献中报道的那样常见；其中包括手指弯曲或伸展、头部转动和手臂缓慢抬起。脊髓反射，在儿童和年轻人中较为常见，这些动作会引起医护人员和家庭成员对脑死亡诊断的质疑（尤其是后期移植外科手术时），所以对这些动作必须予以正确解释，并进行记录。

（二）脑干反射检查

1.瞳孔对光反射 脑死亡患者的瞳孔应该处在中间位置，通常直径在4～6mm，且对光反射（－）。当瞳孔反应具有不确定性时，可借助放大镜或手持瞳孔计进行瞳孔观察。检查期间，要排除心肺复苏过程中使用阿托品导致瞳孔扩张的影响。

2.角膜反射 通过对角膜喷水或用棉签的棉絮触摸，来检查角膜反射；脑死亡患者，不应观察到眨眼反应。然而，检查者必须要密切注意，睫毛颤动，也是角膜反射仍然存在的证据。

3.头眼反射 又称娃娃头试验，脑死亡患者表现为双向缺失，即快速转动患者头部不产生任何眼球运动（眼球固定所致）。

4.眼前庭反射 将患者头部抬高30°，然后将20ml的冰水注入外耳道。观察2min，未观察到眼球运动（可以在下眼睑上标记一个点作为参考）。建议等待几分钟，再进行另一侧检查（这一点与中国制定的脑死亡判定标准略有不同）。

5.咳嗽反射 对呕吐反射和咳嗽反射做出评估，两者都应消失。呕吐反射可以通过移动气管插管进行检查，也可通过将一根手指伸向患者喉咙并拨动舌头完成。咳嗽反射，应通过至少2次深支气管吸痰进行检查。

（三）自主呼吸激发试验

自主呼吸激发试验（Apnea test），是通过使体内潴留足够的CO_2，通过高水平CO_2来刺激脑干呼吸中枢，以证实患者已无自主呼吸激发。自主呼吸激发试验，要在可控的环境中进行，并且要脱离呼吸机；因为呼吸机可能会错误地显示患者还存在自主呼吸（由呼吸回路中的最小压力或体积变化引起），这样一个错误的显示，会导致脑死亡诊断的进一步等待，甚至会因心搏骤停损失一个潜在的器官捐献。AT是一个复杂的试验过程。首先，需给患者做好准备工作：预吸100%氧、降低呼气末正压（PEEP）至5cmH_2O、绘制一个血气分析基线，然后断开呼吸机，氧气由位于气管隆突水平的氧管提供；这种方法通常是非常安全的，但也有失败的经历。当$PaCO_2 > 60mmHg$或超出原基线值20mmHg时，方可确认患者无自主呼吸。

自主呼吸激发试验不仅用于确认脑死亡，也用于定义患者脑死亡的时间，即血气分析结果达标的时间，既是脑死亡诊断确认的时间，也是宣布患者死亡的时间。

（四）阿托品试验

阿托品可轻度兴奋延髓和大脑，降低迷走神经张力，解除其对心脏的抑制，使心率加快。研究显示，昏迷患者静注阿托品1mg后，通常在2min内起效，5～10min达峰值，30min后心率逐渐恢复平稳，而脑死亡患者静脉注射阿托品后心率无改变。

阿托品诊断脑死亡的具体步骤如下。

1.静脉注射阿托品1 mg，持续记录心率变化30min。

2.最快心率较试验前快5次以上（包括5次）为阳性，排除脑死亡。

3.最快心率较试验前小于5次为阴性，符合脑死亡判定。

阿托品试验是一种简单、快速、敏感的脑死亡判定方法，已被欧美等国家应用在脑死亡的诊断标准之中。

二、临床诊断与辅助检查的关系

目前，医学界共识脑死亡是一种独特的临床神经状态，并且与急性或持续性昏迷的所有其他临床表现均有差异。全世界的神经内科医师、神经外科医师、神经病学学会和医师组织均作出了相关医学决策，即脑死亡代表了人类的死亡。脑死亡诊断主要依靠临床判定，对于临床判定困难者，需要辅助判定手段加以确认。脑死亡的辅助判定标准随着科学技术的提高在不断的变化发展，但主要还是围绕脑电图和脑血流的检测。目前在应用辅助技术确认脑死亡方面还存在许多争议，当一些学者质疑这些检测手段的价值时，另一些则认为检测的技术流程更加值得关注。目前，颅脑相关辅助检查已用于支持脑死亡的临床诊断，主要为确认无血流流向脑组织（经颅多普勒）和无脑皮质电活动（脑电图）两大类。然而，这些辅助检查有相当大的不准确性，而且不论何种方式的辅助检查都不应该取代临床诊断。当临床诊断与辅助检查结果不一致时，如临床判定诊断达标但脑电活动仍存在，对这些辅助检查结果的解释将极其困难。将一个不可靠的辅助检查应用于脑死亡诊断会导致错误发生。目前，在美国只有不足5%的患者使用辅助检查来诊断脑死亡。如果无法实施自主呼吸激发试验（存在低血氧、循环不稳或慢性CO_2潴留），需借助辅助检查。

三、新生儿脑死亡临床诊断的特殊性

中国和美国的脑死亡判定均指出由于新生儿神经系统功能评估的不确定性和复杂性，以及缺乏新生儿脑死亡判定的循证医学证据支持，新生儿脑死亡的判定应特别谨慎。但随着NICU技术的进步，循环和呼吸支持技术的提高，即使脑死亡的患儿仍可通过药物或机械通气维持正常的循环和呼吸功能。从避免医疗资源的过度浪费、器官移植需要等方面考虑，新生儿脑死亡的诊断可能会变得更为重要。由于儿童（尤其是新生儿）神经系统发育尚不成熟，如何确定脑死亡已得到多学科工作组的重新审视。此类患儿神经系统检查的核心问题是如何进行可靠检查，这需要新生儿（科）学专家的高级技能，如对恒温箱里的一个患儿，可进行的神经系统检查很有限，而且还应考虑到其尚不成熟的大脑功能和尚不成熟的运动反应。儿科脑死亡指导方针建议两次检查之间要有24h的间隔，而且检查要由2名医师同时进行，被检查的新生儿，年龄范围为怀孕37周开始截至出生后第一周末；对于1个月大的新生儿或者更大点的新生儿，儿科指导方针还要求2名不同的主治医师对其进行2项检查，并间隔12h。对儿童进行2项检查的要求与对成人的要求不同，但这种区别的必要性有待进一步评价。

在脑死亡的判定中，神经系统的临床检查评估是重要和必须的，新生儿神经系统临床评估存在一定的困难，主要体现在新生儿处于不断发育的过程中，特别是早产儿可能正处在发育过程中或刚刚发育完善，因此存在以下特殊性。

1. 儿童或成人评价昏迷的格拉斯哥昏迷量表不适合新生儿评估，新生儿虽然可以通过痛觉、触觉、听觉等刺激评估是否存在昏迷，但易受胎龄、生后日龄和疾病状态影响。

2. 新生儿脑干功能的评估也存在一定的困难，特别是早产儿。胎龄＜30周的早产儿瞳孔对光反射较弱或不能引出；胎龄＜32周的早产儿眼球运动评估如眼脑反射或眼前庭反射多不能引出。发育中的脑易受损伤，临床评估项目本身可能对患病的新生儿造成损伤，特别是呼吸激发试验。

3. 有符合脑死亡临床评估标准的新生儿存活的报道，且后来神经发育接近正常。因此临床评估中任何一项指标不满足都可排除脑死亡，但满足临床评估指标并不一定是脑死亡，特别是早产儿；目前所有脑死亡指南中都不包括早产儿，对于存在眼和耳损伤的新生儿也不能进行上述评估；评估的前提条件之一：纠正了存在的代谢内分泌紊乱（低血糖、低血钙、低钠血症等）、血流动力学紊乱、低体温和脱水等；临床观察无自主呼吸的情况下，需要进行自主呼吸激发试验确定无自主呼吸。

四、脑死亡临床诊断常见问题

脑死亡临床判定是一个严谨、复杂的过程，而且进行判定的医师还需专门培训，远比理论描述复杂。在临床实施过程中，不可避免的会存在一些错误、挑战和争议。这些问题主要是由对脑死亡认识不足、神经系统体格检查结果在不同医师间的认定存在差异及判定的时机无明确指导引起。

（一）常见错误

大多数错误是由于判定时机不当引起，过早进行判定或在宣布患者可能已脑死亡时尚无正式评估。当某些人为和环境干扰因素导致辅助检查显示存在脑血流或脑电活动迹象时，最终使脑死亡诊断不成立。最重要的错误是对心搏骤停后镇静药未完全清除和低温治疗后遗症的错误判断，因为心肺复苏术后很可能恶化为脑死亡的患者常存在血流动力学不稳定，在确定脑死亡之前，就已经死于不可逆的心源性休克。某些患者，尽管使用多种升压药还会持续出现低血压，导致脑死亡临床诊断难以完成。另外，存在心力衰竭导致明显肺水肿的患者，自主呼吸激发试验也可能受到限制。某些脑损伤（如窒息、溺水）是对丘脑和皮质的损伤，而不是对脑干的损伤，所以缺氧缺血性脑病之后不会经常有脑死亡的诊断。此外，进行过低温治疗并使用过大量镇静药的患者，如何进行评估仍不清楚，并且在许多情况下，也不会轻易进行脑死亡诊断。

（二）常见误解

如何对脑干原发病变的患者进行完整的检查，是脑死亡临床诊断的一个重要挑战。通常来说，临床医师会发现脑干原发性病变或小脑病变导致脑干损伤的患者不会符合所有的脑死亡标准，而且积极的干预措施（如脑室外引流或枕下开颅减压术）对他们会有所帮助。毁灭性的脑干原发损伤会导致所有脑干反射丧失和自主呼吸停止，这种损伤具有不可逆性，而且最终会演变成大脑皮质的病变。因此，基于这样的神经病理学基础，对脑干损伤患者进行脑死亡诊断，没必要进行辅助检查。事实上，这些辅助检查结果往往会显示，当颅内压还没有增高到极限值时，脑血流仍然存在，甚至早期的脑电图还会出现一些电活动（典型的非反应性α模式或者纺锤形模式），出现临床判定与确认检查之间的分离现象。

（三）常见争议

1.脑死亡患者的医疗干预　对患者而言，判定脑死亡后，撤除呼吸机对其并不造成伤害，因为他们已经死亡，这一行动不过是确定脑死亡即死亡这一事实。如果患者事先知情，并且通达情理，也许对因这样做而使有希望的患者获得必要资源而感到欣慰，如果他事先就有捐献器官的愿望，他会为他在生命临终阶段还能对他人对社会做出贡献而感到自豪。对家属而言，判定脑死亡后撤除呼吸机对他们可能造成感情上的伤害。家属可能认为，只要有一口气，或者只要有办法使他"多活"一天也要去做，即使无效，也表达了心意，否则觉得在感情上说不过去。但在另一方面，这也可解除家属继续照料患者的责任，有利于减轻家属的精神和经济压力。

在宣告脑死亡并假设已经得到器官捐赠的同意之后，医疗干预的重点应从挽救生命转变为优化器官灌注及保护器官可用性。早期脑复苏的抢救过程通常包括使用渗透性利尿药、限制液体及过度换气，这些都可能会对脑死亡患者的肝肾功能造成损伤。脑死亡患者最初血管不全麻痹会导致低血压，随后出现的尿崩症或利尿药引起的低血容量、低体温、电解质紊乱会导致低血压症状持续恶化，造成心脏停搏，器官捐献失败。

捐献者的医疗干预，旨在纠正脑死亡后的病理生理改变，并实现最佳的器官灌注和细胞氧合，从而最大限度地减少可获取器官的缺血性损伤。了解脑死亡后相关的病理生理改变，有助于避免器官损伤，而这需要使用多种静脉药物，如升压药、激素替代等。另外，在医疗干预期间，需要对器官进行适用性检验。早期证据显示脑死亡的延迟诊断，会延长移植器官的恢复时间，也会增加移植器官的风险，从而导致接受器官移植的患者经历更加漫长和复杂的术后恢复过程。

总之，脑死亡患者的生命终止，医疗的干预只是针对器官功能进行，其中最重要的原则是维持正常或接近正常的生理状态。预期结果是移植之后，移植器官的功能可以保持正常。

2.脊髓反射所致异动的正确解释　脑死亡患者，凭借机械通气和一些药物治疗，心搏及血压尚能维持，脊髓血供仍可存在，脊髓神经元尚存活，脊髓反射经过脊髓休克期后可不同程度地恢复，从而可出现一些脊髓反射引起的肢体反射（如手指弯曲或伸展、头部转动和手臂缓慢抬起），其至还比较活跃。所以，对于此类患者，尽量不要在家属面前刺激头部以外的部位，以免引起误解。

3.伦理问题　脑死亡问题包括科学技术问题、概念问题、伦理问题和法律问题。科学技术解决事实问题和可能问题，如脑皮质和脑干均死亡的脑死亡患者昏迷是否可逆，对脑死亡患者有没有办法救治。目前的科学技术告诉我们，脑死亡者的昏迷是不可逆的，无法救治。科学技术不能解决概念问题、伦理问题和法律问题，虽然后面三类问题的解决必须以科学技术问题的解决为依据。

脑死亡标准的伦理意义：①正确指导医师进行心肺复苏与抢救。对于服毒、溺水、冻死等患者，特别是服中枢神经抑制剂自杀的假死者，用呼吸心搏骤停的方法来鉴别是否死亡，往往放弃抢救而以为是真死。脑死亡标准有利于维护生命尊严，有利于防止真死亡与假死亡混淆。②减轻了患者的痛苦，让患者"死"得有尊严。从伦理学上让患者死得更有尊严。③促进社会文明及社会的科学发展。脑死亡标准的确立，涉及人寿保险、纳税、财产继承，民事诉讼、刑事诉讼、行政诉讼，以及上层建筑、意识形态等多个方面，将丰富和更新人文社会科学的内容，促进文明发展。

由于脑死亡知识的普及不足，会出现与宣告脑死亡相关的伦理问题，主要是家属不接受脑死亡的事实，且不愿意医护人员将此事再提及。这需要专门的人员，尤其是作为第三方人的器官捐赠协调员介入，予以协调下一步的器官捐赠事宜。

4.脑死亡者作为器官供体　脑死亡是医学发展和探索的成果，使人们真正正确地认识死亡，揭开死亡的本质。我国现有规定把脑死亡与心脏死亡共同纳入死亡诊断标准，但以心脏死亡为主。我国出台的脑死亡判定标准表明：由医师组成的医疗团队宣布脑死亡最具权威，因为医师具备更专业的技能，这样似乎更能被社会认同和接受。这一标准是医学上的科学界定，同时也要符合社会大众的认知和共同感受。脑死亡的程序问题是在落实脑死亡概念时如何制订相应的程序来保证有关各方面的需求，防止被人利用。这些程序包括：做器官移植的医师不能参与脑死亡的诊断，不能参与死后器官切除，不能参与征求家属是否同意捐赠器官；诊断脑死亡应除外收治患者的病房医师，由一个神经专业主导的专家小组来做出脑死亡诊断。脑死亡标准落实后，就会涉及与器官移植的关系。原则上必须采取分离原则，即参加诊断脑死亡的医务人员不应该参与器官移植工作，反之，参加器官移植工作的医务人员不应该参与诊断脑死亡的工作。

脑死亡的确立是医学发展进步的标志，与器官移植没有直接关系，仅是脑死亡确立的供体器官是最佳的移植器官。脑死亡诊断标准的出台，潜在性地有利于器官移植，但是器官移植的迫切要求并不是脑死亡标准和立法出台的理由。所谓脑死亡患者作为器官供体，这是以偏概全的说法。脑死亡患者的循环未停止，各脏器仍维持血供，这时切取其脏器供移植用是最佳时机。但事实上，器官供体选择极为严格。脑死亡者大部分是死于各种心肺衰竭和脑功能完全不可逆的损伤的老年人，其中只有很小比例的脑死亡者可选作器官供体。因此，反对器官获取不应成为反对脑死亡诊断的依据。

5.节约卫生资源不是实施脑死亡的直接动力　对脑死亡的判定标准的施行可先在医疗卫生条件较好地区开展。严格程序规则、规范医疗操作。制定相应规章制度，严格执行。在实施过程中，以点带面，先形成示范效应，再普及推广。实施脑死亡诊断有利于有限卫生资源的合理使用。对已经脑死亡的患者，任何医疗措施均已无济于事，适时终止对脑死亡者的抢救措施，可减少不必要的医疗支出，节约卫生资源，减轻社会和家庭的经济和感情负担。但是这不是直接的动力。

6.脑死亡患者供体器官的经济补偿问题　在脑死亡供体移植器官研究中，应该考虑到经济补偿问题。虽然提倡无偿捐献器官，可是在现有条件下，无偿捐献器官受到多因素影响，很难有效开展。在临床工作中，特别是一些外伤致重度颅脑损伤引起的脑死亡患者，一般承受了很昂贵的医疗费用。作为无偿捐献的供体，应该考虑到给其提供适当的经济补偿，一是可以缓解患者家庭的经济负担，二是可以作为人道主义的抚慰。在脑死亡供体的激励补偿问题中，医院和患者之间应该保持客观公正的原则。补偿的标准和原则应该在医患双方达成共识的情况下制订，可由医学、法学、伦理学等方面专家组成公证团，签署协议，确保供受双方的权益不受损害。

五、判定医师的要求

1979年，西班牙通过的移植法规定：脑死亡必须由3位与移植工作无关的医师确认，其中1位必须是神经外科医师或神经病学专科医师。美国标准规定：负责判定脑死亡的医师为神经内科或外科医师，并需要2位医师同时在场时进行判定。英国标准规定：脑死亡可由具有经验的急救中心医师来判断，但存在疑问时，需由神经内科或神经外科医师会诊。日本厚生省脑死亡研究班标准规定：①具有丰富的脑死亡诊断经验，但与移植无关；②由2人以上完成；③2次以上检查时不必由同一医师来进行，但这一医师必须参加过脑死亡诊断。

另外，确认脑死亡所需的医师人数：巴尔干各国、希腊、波兰、西班牙、意大利需要3名医师；中国至少2名医师；法国需要2名医师；澳大利亚和芬兰只需1名医师。

六、结论

目前，对一个高度怀疑已经脑死亡的患者，进行临床判定的指导方针已明确定义。按照这些步骤操作之后，错误可以被消除，从而医师也有了做出脑死亡诊断的信心。脑死亡临床判定在本质上是简单的：脑损伤明确并排除混淆因素（即确定治疗无效），仔细检查患者的神经功能（即脑干功能），并实施一次自主呼吸激发试验。各国对于脑死亡都有严格规定，并明确规定了脑死亡判定的详细程序。目前，在中国，脑死亡患者逐步成为主要的器官供体，适时、准确地对脑损伤患者进行脑死亡临床判定，必将有助于扩大器官的来源。

（徐桂兴）

第五节　成人脑死亡判定程序

中国当前脑死亡判定的指南分为成人版和儿童版，成人脑死亡判定适用年龄为大于18岁。

脑死亡判定标准，1968年首先由美国哈佛大学提出，世界上已有80多个国家和地区陆续建立了脑死亡标准，一些国家还制定了相应的脑死亡法。由于呼吸机的使用，能持续长时间地维持心脏功能。因此，医师若要宣布患者脑死亡，必须要有引起大脑损伤的结构性或代谢性病因的证据，而且要排除一切可逆性昏迷的原因。脑死亡判定主要通过神经解剖学、神经病学理论，神经系统检查和脑功能检测的仪器来完成，是神经专业临床技能水平在脑损伤判定的最新体现。尽管各个国家或地区对脑死亡判定标准不断修订与完善，但判定的核心内容未曾改变。2013年，国家卫计委正式颁布《脑死亡判定标准与技术规范（成人质控版）》，以期我国成人脑死亡判定工作规范、有序、健康发展。

一、脑死亡判定标准

（一）判定的先决条件

1.昏迷原因明确（有明确的脑部损伤CT/MRI影像证据）。
2.昏迷为不可逆性（排除了各种原因的可逆性昏迷）。

（二）临床判定

1.深昏迷（GCS3分）。
2.脑干反射消失（常用且易于检查的5个脑干反射）。
3.无自主呼吸（呼吸机维持呼吸，单纯眼观察和自主呼吸激发试验共同判定）。
以上3项判定必须全部具备。

（三）确认试验

1.短潜伏期体感诱发电位（SLSEP） 通过刺激正中神经传导通路（成人神经传导通路已发育完善），反映脑干功能，且不受镇静药、代谢紊乱、低体温等因素影响，因此，在成人脑死亡诊断的确诊试验中处于第一优先级。结果判定：正中神经SLSEP显示双侧N9和（或）N13存在，P14、N18和N20消失，支持脑死亡诊断。

2.脑电图（EEG） 脑电图反映脑活动的状况，是大脑是否存在功能的直接体现，但受镇静药、代谢紊乱、低体温等因素影响（脑电抑制）。在脑死亡诊断的确诊试验中处于第二优先级。结果判定：电静息状态（≤2μV/mm），支持脑死亡诊断。

3.经颅多普勒超声（TCD） TCD反映脑组织的血流灌注，血流终止是指有限灌注的终止（并不是完全无血流信号），势必导致脑死亡；检查不受外界环境的影响，但与检查者的操作技术有关。结果判定：颅内前循环和后循环血流呈振荡波、尖小收缩波（钉子波）或血流信号消失，支持脑死亡诊断。

以上3项确认试验至少具备2项。

（四）判定时间

临床判定和确认试验结果均符合脑死亡判定标准的成人，可首次判定为脑死亡。首次判定12h后再次复查，结果仍符合脑死亡判定标准者，方可最终确认为脑死亡。

二、判定程序的先决条件

1968年由美国哈佛大学提出的脑死亡判定标准共4项，除脑电图呈平直线（电静息）

外，其他3项标准均为临床神经系统检查项目，这些核心内容是脑死亡判定的重要前提条件。临床判定的内容包括脑死亡定义、判定先决条件、判定标准、临床判定规范（深昏迷、脑干反射消失、无自主呼吸），判定步骤与次数。中国脑死亡判定中指定的脑干反射包括瞳孔对光反射、角膜反射、头眼反射、前庭眼反射、咳嗽反射。脑死亡是包括脑干在内的全脑功能不可逆转的丧失，脑死亡判定程序如下。

（一）昏迷原因明确

原发性脑损伤引起的昏迷包括颅脑外伤、脑血管疾病和颅内肿瘤等；继发性脑损伤引起的昏迷主要为心搏骤停、麻醉意外、溺水、窒息等所致的缺氧缺血性脑病。昏迷原因不明确者不能实施脑死亡判定。简言之，脑死亡的判定应当从阅读患者的头颅影像片开始。

（二）排除各种可逆性昏迷

可逆性昏迷包括急性中毒，如一氧化碳中毒、酒精中毒、镇静催眠药物中毒、麻醉药物中毒、抗精神病药中毒、肌肉松弛药中毒等；低温（膀胱温度或肛温≤32℃）；严重电解质及酸碱平衡紊乱；严重代谢及内分泌功能障碍，如肝性脑病、尿毒症性脑病、低血糖或高血糖性脑病等。

三、判定的内容

（一）深昏迷

检查方法：拇指分别强力压迫患者两侧眶上切迹或针刺面部，不应有任何面部肌肉活动，GCS 3分（图3-5）。

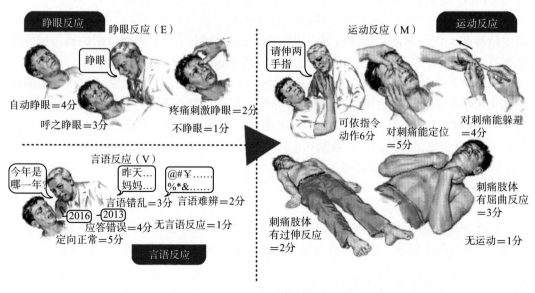

图3-5 GCS判定图示

注意事项如下。

1.任何刺激必须局限于头面部，头面部以外的刺激会引起脊髓反应，导致异动，造成误解。

2.头面部疼痛反应是由三叉神经和面神经介导的，故三叉神经或面神经病变时，不应轻率判定为深昏迷。

3.颈部以下刺激时可引起脊髓反射。脑死亡时枕骨大孔以下的脊髓可能存活，仍有脊髓反射和（或）脊髓自动反射。脊髓反射包括各种深反射和病理反射。脊髓自动反射大多与刺激部位相关，刺激颈部可引起头部转动；刺激上肢可引起上肢屈曲、伸展、上举、旋前和旋后；刺激腹部可引起腹壁肌肉收缩；刺激下肢可引起下肢屈曲和伸展。脊髓自动反射必须与肢体自发运动区别，脊髓自动反射固定出现于特定刺激相关部位，而自发运动通常在无刺激时发生，多数为一侧性。脑死亡时不应有肢体自发运动。

4.脑死亡时不应有去大脑强直、去皮质强直和痉挛发作。

（二）脑干反射消失

1.瞳孔对光反射

（1）检查方法：用强光照射瞳孔，观察有无缩瞳反应。光线从侧面照射一侧瞳孔，观察同侧瞳孔有无缩小（直接对光反射），检查一侧后再检查另一侧。光线照射一侧瞳孔，观察对侧瞳孔有无缩小（间接对光反射），检查一侧后再检查另一侧。上述检查应重复进行。

（2）结果判定：双侧直接和间接对光反射检查均无缩瞳反应，即可判定为瞳孔对光反射消失。

（3）注意事项：脑死亡者多数双侧瞳孔散大（＞5mm），少数瞳孔可缩小或双侧不等大。因此，不应将瞳孔大小作为脑死亡判定的必要条件。眼部疾病或外伤可影响瞳孔对光反射的判定，判定结果应慎重。如果不确切可使用放大镜。

2.角膜反射

（1）检查方法：抬起一侧上眼睑，露出角膜，用棉花丝（或喷水）触及角膜周边部，观察双眼有无眨眼动作。检查一侧后再检查另一侧。

（2）结果判定：双眼均无眨眼动作即可判定为角膜反射消失。

（3）注意事项：即使未见明确眨眼动作，但上下眼睑和眼周肌肉有微弱收缩时，不应判定为角膜反射消失。眼部疾病或外伤、三叉神经或面神经病变均可影响角膜反射判定，判定结果应慎重。检查时注意勿损伤角膜。

3.头眼反射（娃娃头试验）

（1）检查方法：用手托起头部，撑开双侧眼睑，将头从一侧快速转向对侧，观察眼球是否向反方向转动，检查一侧后再检查另一侧。

（2）结果判定：当头部向左侧或向右侧转动时，眼球无相反方向转动，即可判定为头眼反射消失。

（3）注意事项：眼外肌疾病可影响头眼反射判定，判定结果应慎重。颈椎外伤时禁止此项检查，以免损伤脊髓。

4.前庭眼反射

（1）检查方法：用弯盘贴近外耳道，以备注水流出。注射器抽吸0～4℃生理盐水20ml，注入一侧外耳道，注入时间20～30s，同时撑开两侧眼睑，观察有无眼球震颤。检查一侧后再检查另一侧。

（2）结果判定：注水后观察1～3min，若无眼球震颤即可判定为前庭眼反射消失。

（3）注意事项：检查前须用耳镜检查两侧鼓膜有无损伤，若有破损则不做此项检查。外耳道内有血块或堵塞物时，清除后再行检查。即使没有明显的眼球震颤，但可见微弱眼球运动时，不应判定前庭眼反射消失。头面部或眼部外伤、出血、水肿可影响前庭眼反射判定，判定结果应慎重。本检查方法与耳鼻喉科使用的温度试验不同，后者采用20℃的冷水或体温±7℃的冷热水交替刺激，不能用于脑死亡判定。

5.咳嗽反射

（1）检查方法：用超过人工气道的吸引管刺激受检者气管黏膜，引起咳嗽反射。

（2）结果判定：刺激气管黏膜无咳嗽动作，判定为咳嗽反射消失。

（3）注意事项：刺激气管黏膜时，出现胸、腹部运动，不能判定为咳嗽反射消失。吸引管应该插到气管内达到隆突水平并给予1～2次吸引。

上述5项脑干反射全部消失，即可判定为脑干反射消失（图3-6左右均提示脑干反射消失）。若5项脑干反射中有不能判定的项目时，应增加确认试验项目。

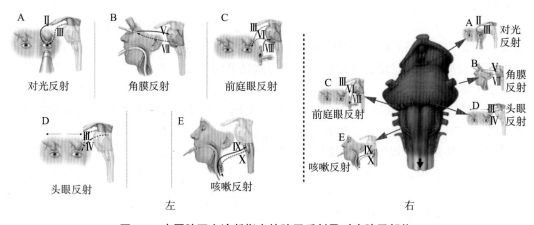

图3-6 中国脑死亡诊断指定的脑干反射及对应脑干部位

（三）无自主呼吸

脑死亡者无自主呼吸，已行气管插管或气管切开，须依靠呼吸机维持通气。判定无自主呼吸，除根据眼观察胸、腹部有无呼吸运动外，还须通过自主呼吸激发试验验证。进行自主呼吸激发试验需要具备以下条件。

1.先决条件

（1）膀胱温度或肛温≥36.5℃（中心体温＞35℃）。如体温低于这一标准，应给予升温。

（2）收缩压≥90mmHg（1mmHg＝0.133kPa）或平均动脉压≥60mmHg。如血压低于这一标准，应给予升压药物。

（3）动脉氧分压（PaO_2）≥200mmHg。如PaO_2低于这一标准，可吸入100%氧气10～15min。

（4）动脉二氧化碳分压（$PaCO_2$）35～45mmHg。如$PaCO_2$低于这一标准，可减少每分钟通气量。慢性二氧化碳潴留者$PaCO_2$，可大于45mmHg。

2.基于本中心的自主呼吸激发试验的临床经验，予以优化AT的前提条件

（1）腋温≥36.5℃。

（2）收缩压≥100mmHg（1mmHg＝0.133kPa）。

（3）动脉氧分压（PaO_2）≥250mmHg。

（4）动脉二氧化碳分压（$PaCO_2$）35～45mmHg。

3.试验方法与步骤

（1）吸入100%氧气10 min后，脱离呼吸机，开始计时。

（2）脱离呼吸机后，立即将输氧导管通过人工气道置于隆突水平，输入100%氧气4～6 L/min。

（3）密切观察胸、腹部有无呼吸运动。

（4）脱离呼吸机8～10min后，抽取动脉血检测$PaCO_2$，连接呼吸机，恢复机械通气。

强调在ICU中具备可以实时监测患者血气的机器，便于AT的顺利实施。

4.结果判定　　$PaCO_2$≥60mmHg或$PaCO_2$超过原有水平20mmHg，仍无呼吸运动，即可判定无自主呼吸。

5.注意事项

（1）自主呼吸激发试验过程中可能出现明显的血氧饱和度下降、血压下降、心率减慢及心律失常等，此时须即刻终止试验，并宣告本次试验失败。为了避免自主呼吸激发试验对下一步确认试验的影响，须将该试验放在脑死亡判定的最后一步。

（2）自主呼吸激发试验至少由2名医师（1名医师监测呼吸、血氧饱和度、心率、心律和血压，另一名医师管理呼吸机）和1名护士（管理输氧导管和抽取动脉血）完成。

四、脑死亡判定的确认试验

（一）短潜伏期体感诱发电位（SLSEP）

短潜伏期体感诱发电位系指躯体感觉系统（含感觉纤维的周围神经或感觉神经传导通路）接受适宜刺激时，较短时间内即可检测到的电反应，并经计算机技术叠加、提取而获得。体感诱发电位（SEP）波形与刺激具有锁时关系，刺激类型和强度不变则波形稳定，而且具有客观、敏感、安全、无创、可重复、可床旁操作的优点，尤其适用于危重症患者的脑功能评估。SLSEP于1980年开始应用于脑死亡判定，迄今已有多项研究证实，

正中神经SLSEP双侧N9和（或）N13存在及P14、N18和N20消失判定脑死亡的灵敏度高达100%、特异度为78%～100%，且检测结果不受麻醉药物的影响。

1. 环境条件

（1）环境温度控制在20～25℃。

（2）使用独立电源，必要时使用稳压器。

（3）必要时暂停其他可能干扰诱发电位记录的医疗仪器设备。

2. 记录技术

（1）电极安放：参考脑电图国际10～20系统，安放盘状电极或一次性针电极。C′3和C′4：分别位于国际10～20系统的C3和C4后2cm，刺激对侧时C′3或C′4，称C′c。Fz和FPz：Fz位于国际10～20系统的额正中点，FPz位于国际10～20系统的额极中点。Cv6：位于第6颈椎棘突。CLi和CLc：分别位于同侧或对侧锁骨中点上方1cm。

（2）电极导联组合（记录电极-参考电极）：至少4通道。第1通道：CLi-CLc（N9）。第2通道：Cv6-Fz，Cv6-FPz或Cv6-CLc（N13）。第3通道：C'c-CLc（P14、N18）。第4通道：C'c-Fz或C'c-FPz（N20）。

（3）电极阻抗：记录、参考电极阻抗≤5kΩ。

（4）地线放置与阻抗：刺激点上方5cm，阻抗≤7kΩ。

（5）分析时间：50ms，必要时100ms。

（6）带通：10～2000Hz。

（7）平均次数：500～1000次。

3. 操作步骤

（1）准备好诱发电位仪、盘状电极或一次性针电极、棉签、95%乙醇、碘仿、磨砂膏和导电膏。

（2）开机并输入被判定者一般资料，进入记录状态。

（3）安放记录电极和参考电极。安放盘状电极前，先用95%乙醇棉球脱脂，必要时用专业脱脂膏（磨砂膏）脱脂，然后涂抹适量导电膏，使电阻达到最小。插入针电极前，先用碘仿消毒皮肤。

（4）安放刺激电极：刺激部位在腕横纹中点上2cm正中神经走行的部位。95%乙醇去脂，降低刺激电极与皮肤间的阻抗。刺激电流一般控制在5～25mA，当某些受检者肢端水肿或合并周围神经疾病时，电流强度可适当增大。刺激强度以诱发出该神经支配肌肉轻度收缩为宜，即引起拇指屈曲约1cm，每次检测过程中强度指标均应保持一致。刺激方波时程：0.1～0.2ms，必要时可达0.5ms。刺激频率1～5Hz，分侧刺激。

（5）记录时，平均每次叠加500～1000次，直到波形稳定光滑，每侧至少重复测试2次。

4. 结果判定　双侧N9和（或）N13存在，P14、N18和N20消失时，符合SLSEP脑死亡判定标准（图3-7）。强调双侧N9和（或）N13存在并P14、N18和N20消失，方符合脑死亡SLSEP确认试验的判定标准。诱发电位检测到源于臂丛神经的N9或源于颈髓的N13具有重要意义，提示在感觉刺激能够传入的情况下，P14、N18和N20消失是脑干和大脑功能严重受损的确切证据。

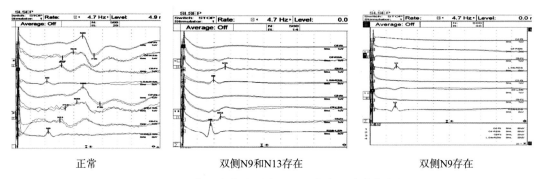

| 正常 | 双侧N9和N13存在 | 双侧N9存在 |

图3-7 正常诱发电位到脑死亡诱发电位的动态变化

5.注意事项

（1）保持被检测肢体皮肤温度正常（低温可使诱发电位潜伏期延长）。

（2）电极安放部位外伤或水肿、锁骨下静脉置管、正中神经病变、颈髓病变及周围环境电磁场干扰等均可影响结果判定，此时SLSEP结果仅供参考，脑死亡判定应以其他确认试验为据。

（3）婴幼儿判定结果需慎重。

（二）脑电图（EEG）

脑电图是一项借助生物电放大技术记录大脑皮质神经元自发性电活动的神经电生理学技术，可以敏感地反映大脑皮质功能，具有便携、无创、实时和可重复操作的优点，是神经重症患者床旁监测的常用手段。然而，脑电图检查结果易受多种因素的影响，如麻醉药物、低温或代谢异常等，因此在实际应用中应注意排除上述影响因素，特别是用于判定脑死亡时更应规范操作和正确判读。

1.环境条件

（1）使用独立电源，必要时使用稳压器。

（2）必要时暂停其他可能干扰脑电图记录的医疗仪器设备。

2.参数设置

（1）按国际10～20系统安放至少8个记录电极：额极Fp1、Fp2，中央C3、C4，枕O1、O2，中颞T3、T4。参考电极位于双耳垂或双乳突，接地电极位于额极中点（FPz），公共参考电极位于中央中线点（Cz）。

（2）电极头皮间阻抗100～5000 Ω，两侧各电极的阻抗应基本匹配。

（3）高频滤波30～75 Hz，低频滤波0.5Hz或时间常数0.3s。

（4）敏感度2μV/mm（或20μV/cm）。

3.操作步骤

（1）准备好脑电图仪、盘状电极或一次性针电极、棉签、95%乙醇、碘仿、磨砂膏和导电膏。

（2）开机并输入一般资料，检查脑电图仪参数设定。

（3）安放电极，盘状电极安放前，建议直接用专业脱脂膏（磨砂膏）脱脂，然后涂抹适量导电膏，即可使电阻达到要求。如使用针电极前，先用碘仿消毒皮肤。

（4）脑电图描记至少30min，以排除周期性低电压。

（5）描记中分别给予双上肢疼痛刺激、耳旁声音呼唤和光照射双侧瞳孔，观察脑电图变化（脑电反应性检查）。

（6）描记中任何来自外界、仪器和患者的干扰或变化均应实时记录。

（7）同时描记心电图，便于心电伪差鉴别。

4.结果判定　脑电图呈电静息（波幅≤2μV/mm）时，符合脑电图脑死亡判定标准（图3-8，图3-9）。

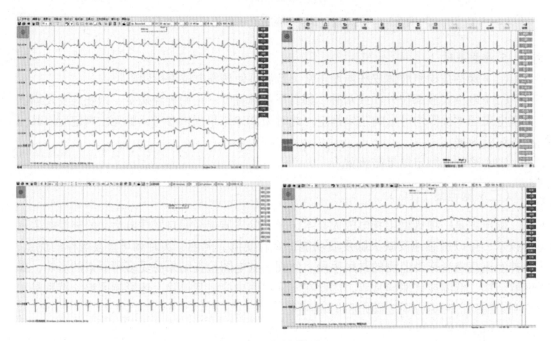

图3-8　脑死亡电静息

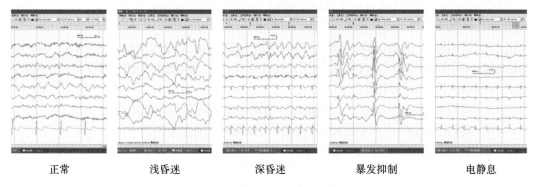

| 正常 | 浅昏迷 | 深昏迷 | 暴发抑制 | 电静息 |

图3-9　正常脑电到电静息的变化

5.注意事项

（1）脑电图仪必须符合上述参数设置要求。

（2）使用镇静药、麻醉药物可影响脑电图判定，此时脑电图结果仅供参考，脑死亡判定应以其他确认试验为据。

（3）电极安放部位外伤或水肿可能影响脑电图记录，脑死亡判定应以其他确认试验为据。

6.脑死亡脑电图确认试验与常规脑电图监测的区别

（1）为排除环境因素的干扰，需使用独立电源，必要时应暂停可能干扰脑电图记录的医疗仪器设备，建议使用特制的电极、铝制外壳屏蔽脑电图的采集盒，笔记本式脑电图机使用直流电源（笔记本电池）及防电离辐射布覆盖患者。

（2）为避免间歇性低电压现象，脑电图记录时间应持续30min以上且反应性消失。

（3）为鉴别心电伪差与周期性样放电（PEDs），应同步记录心电图。

（4）为鉴别电静息与全面性抑制（增益为 5 ～ 10μV/mm 可能呈平坦波），应将增益增至2μV/mm，若脑电活动仍≤2μV/mm方可判定为电静息。

（5）为避免假阳性结果，应排除麻醉药物的影响，如麻醉药物血药浓度应低于最低药理相关血药浓度。

（三）经颅多普勒超声（TCD）

经颅多普勒超声是一项利用多普勒效应检测颅内大血管血流动力学变化的技术，具有无创、实时、可重复和床旁可操作等优点，尤其适用于危重症患者。该项技术应用于脑死亡判定始于1987年。多项研究结果显示，脑死亡患者TCD血流频谱表现为振荡波、收缩早期尖小收缩波或血流信号消失。2006年，一项纳入10项临床研究共684例脑死亡患者的Meta分析显示，当临床神经系统检查（2项研究）或临床神经系统检查联合其他任意一项检查技术符合脑死亡判定标准时，TCD确认试验判定脑死亡的灵敏度为89%～95%、特异度达99%。TCD确认试验作为脑死亡判定标准之一，要求操作人员具备严谨的工作态度、完整的理论知识、较高的操作水平和系统的分析能力。

1.环境条件　无特殊要求。

2.仪器要求　经颅多普勒超声仪须配备2MHz脉冲波（1.6MHz亦可）多普勒超声探头。

3.参数设置

（1）设定适宜的输出功率。

（2）设定取样容积：10 ～ 15mm³。

（3）调整增益：根据频谱显示的清晰度调整增益强度。

（4）调整速度标尺：使频谱以适当大小完整显示在屏幕上。

（5）调整基线：上下频谱完整显示在屏幕上。

（6）调整信噪比：清晰显示频谱，尽量减少噪声。

（7）屏幕扫描速度：每屏6 ～ 8s。

（8）设定多普勒频率滤波：低滤波状态（≤50 Hz）。

4.检查部位

（1）颞窗：仰卧体位，于眉弓与耳缘上方水平连线区域内，检测双侧大脑中动脉。颞前窗对应蝶骨大翼，由于大翼的额缘卷曲增厚并与额骨的颞面和颞鳞的蝶缘相重叠，骨质较厚，声束穿透较差。只在大翼颞面中央有一小范围的透亮区，该区中心位于眶外侧缘中点向后23mm与颧弓上17mm相交处，颞中窗中心位于颧弓中点上方约17mm处，骨质较薄，声束穿透良好，颞后窗中心位于颞鳞中央，正对颧弓根上方21.5mm，此处骨壁最薄，仅约1mm，透亮度最强，声束穿透最好。这大概就是在一些骨质过度钙化的老年人中，用颞前和颞中两窗不能获得满意的频谱时，用颞后窗均可取得成功的形态学依据。由上可见，在颞部三窗中，颞后窗应列首选。但由于颞后窗过于偏后上，探测角度较大，所以临床上常选颞中窗（图3-10）。

（2）枕窗或枕旁窗：仰卧体位（抬高头部）或侧卧体位，于枕骨粗隆下方枕骨大孔或枕骨大孔旁，检测椎动脉和基底动脉（图3-10）。

（3）眼窗：仰卧体位，于闭合上眼睑处，检测对侧大脑中动脉和同侧颈内动脉虹吸部各段。

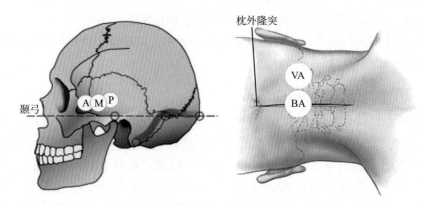

图3-10　TCD颞窗和枕窗探测（A＝前窗；M＝中窗；P＝后窗）

5.血管识别

（1）大脑中动脉：经颞窗，深度40～65mm，收缩期血流方向朝向探头；或经对侧眼窗，深度70mm以上，收缩期血流方向背离探头，必要时通过颈总动脉压迫试验予以确认。

（2）颈内动脉虹吸部：经眼窗，深度60～70mm，血流方向朝向或背离探头。

（3）椎动脉：经枕窗或枕旁窗，深度55～80mm，收缩期血流方向背离探头。

（4）基底动脉：经枕窗或枕旁窗，深度80～120mm，收缩期血流方向背离探头。

6.结果判定　判定血管：前循环以双侧大脑中动脉为主要判定血管；后循环以基底动脉为主要判定血管（大脑后动脉属于后循环）。

（1）判定血流频谱：①振荡波（reverberating flow）。在1个心动周期内出现收缩期正向和舒张期反向血流信号，脑死亡血流指数（direction of flowing index，DFI）＜0.8，DFI＝1－R/F（R：反向血流速度，F：正向血流速度）。②收缩早期尖小收缩波。也称为钉子波，收缩早期单向性正向血流信号，持续时间小于200ms，流速低于50cm/s。③血流信号消失。

（2）判定次数：间隔30min，检测2次。

两次检测颅内前循环和后循环均为上述任一血流频谱，符合TCD脑死亡判定标准（图3-11，图3-12）。

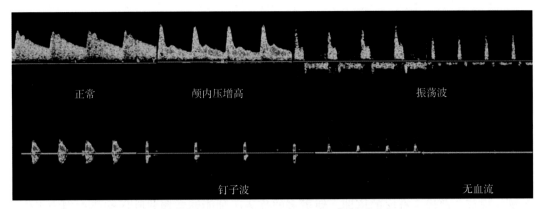

图3-11　正常到脑死亡的脑血流频谱动态变化

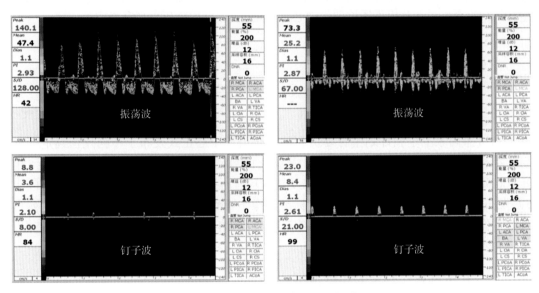

图3-12　脑死亡的典型血流频谱

7.注意事项

（1）颞窗透声不良时，可选择眼窗检测对侧MCA和同侧颈内动脉虹吸部。

（2）首次经颞窗检测不到血流信号时，必须排除因颞窗穿透性不佳或操作技术造成的假象，此时TCD结果仅供参考，判定脑死亡应以其他确认试验为据。

（3）某些因素，如脑室引流、开颅减压术可能影响结果判定，此时TCD结果仅供参考，判定脑死亡应以其他确认试验为据。

（4）外周动脉收缩压低于同年龄组2个标准差时，应升高血压后再行检测。

8.脑死亡TCD确认试验的特殊要求

（1）为避免低血压对血流状态的影响，收缩压应≥90mmHg（1mmHg＝0.133kPa）。

（2）为增加低速血流的敏感性，应设置为低滤波状态（≤50Hz）。

（3）为反映全脑血流状态，前循环和后循环应同时满足脑死亡判定标准（振荡波、钉子波或血流信号消失）。

（4）为保证血流状态的持续性，检测时间应间隔30min，并重复2次。

（四）确认试验顺序

确认试验的优选顺序依次为短潜伏期诱发电位、脑电图和经颅多普勒。确认试验应至少2项符合脑死亡判定标准。

五、判定人员要求

目前，中国脑死亡的判定已有5年历程，但主要在部分临床范围内实施（器官捐献）。中国脑死亡的判定主要通过神经解剖学、神经病学、神经系统检查和神经电生理仪器来完成。脑死亡判定的过程，必须严格质控，因为判定的过程比判定的结果更重要。通过系统、规范、严谨、有序的培训，使更多的临床医师能够掌握并胜任脑死亡判定工作。脑死亡判定的医师至少2名，并要求为从事临床工作5年以上的执业医师，并具有国家卫生和计划生育委员会脑损伤质控评价中心（BQCC）颁发的脑死亡判定资质。

（徐桂兴）

第六节　儿童脑死亡判定程序

2014年国家卫生和计划生育委员会脑损伤质控中心正式发布了《脑死亡判定标准与技术规范（儿童质控版）》，对推进儿童脑死亡判定工作有重要意义。我国经过近5年儿童脑死亡判定的发展，各方面理念以及技术均有所提高，并逐步与国际接轨，2019年5月发布了新的《中国儿童脑死亡判定标准与操作规范》，进一步规范了我国儿童脑死亡判定工作的标准与操作。儿童脑死亡判定与成人有相同点，但存在很多不一样的情况，本节主要针对不同点进行阐述。

一、儿童脑死亡判定的年龄范围

根据2019年5月发布的《中国儿童脑死亡判定标准与操作规范》，儿童脑死亡判定的年龄范围是29天至18岁。在适用年龄方面，中国与美国存在差异，我国规定小于29天的婴儿不适用，而美国的标准是小于妊娠37周的早产儿不可判定。

关于对足月新生儿至出生29天的婴儿判定脑死亡仍然有一些疑问，主要是由于新生儿脑死亡的文献报道少，以及不能确定新生儿脑代谢、脑血流和对损伤的反应是否有内在的生物学差异。医师应认识到这一年龄组的临床和辅助检查的局限性。仔细和反复检查足月新生儿，特别注意检查脑干反射和自主呼吸很重要。由于缺乏充足的文献数据，目前我国尚未出台对小于29天的婴儿脑死亡判定的程序和规范。

二、儿童脑死亡判定流程

儿童脑死亡判定流程与成人基本相似。

（一）先决条件

1.昏迷原因明确（包括原发性脑损伤和继发性脑损伤）。

2.昏迷为不可逆性（排除了各种原因的可逆性昏迷）。

（二）临床判定

1.深昏迷（GCS2T，睁眼＝1分，运动＝1分，语言T）。
2.5种脑干反射消失（瞳孔对光反射、角膜反射、头眼反射、前庭眼反射、咳嗽反射）。
3.无自主呼吸。

（三）确认试验

1.脑电图　结果判定：脑电图呈电静息。
2.经颅多普勒超声　结果判定：颅内前循环和后循环血流呈振荡波、尖小收缩波或血流信号消失。
3.短期潜伏期体感诱发电位　结果判定：正中神经SLSEP显示双侧N9和（或）N13存在，P14、N18和N20消失。
以上3项确认试验至少2项符合脑死亡判定标准。

三、判定时间与次数

儿童脑死亡判定要求更加严格，要进行两次判定。3项临床判定和至少2项确认试验结果都符合脑死亡判定标准，可以第一次判定为脑死亡。不同年龄两次判定的间隔时间存在差异：29天至1岁，需要间隔至少24h后再次判定，如结果仍符合判定标准，则可以判定为脑死亡；1到18岁，两次判定的时间至少相差12h。这与成人有所不同，成人的脑死亡判定，如果3项临床判定和至少2项确认试验完整无疑问，则一次即可判定。

四、自主呼吸的判定

脑死亡是逐步发生的过程，首先表现为自主呼吸停止。在没有呼吸机的时代，无自主呼吸后，患者即可发生心死亡。随着医学技术的发展，机械通气越来越完善。在急性期内（伤后72h内）如进行气管插管、机械通气、有效供氧、恢复血液循环、应用血管升压药和垂体后叶加压素，可阻止心死亡的发生。然而，无自主呼吸是进展为脑死亡的标志性事件。严重脑损伤患者出现无自主呼吸后，被判定为脑死亡往往只是时间的问题了。

脑死亡者无自主呼吸，必须依靠呼吸机维持通气。判定无自主呼吸，不能单纯观察呼吸机有无呼吸触发。脱离呼吸机后，首先肉眼观察胸、腹部有无呼吸运动，同时可进行棉签试验：把棉签末端放在人工气道前面，观察有无棉絮随着呼吸运动而出现摆动，观察时间一般为3分钟。如出现血氧饱和度下降，则停止棉签试验即刻接回呼吸机。需要注意的事项：部分患者棉絮出现小幅度摆动，并且与心跳频率一致，这是因为这部分患者心脏收缩的震动传到至胸腔，引起气道的震动。这种棉絮的摆动不是自主呼吸的表现，需鉴别。

除了肉眼观察胸、腹部有无呼吸运动，最重要的是通过自主呼吸激发试验（Apnea Test，AT）来验证有无自主呼吸。国家卫计委脑损伤质控评价中心非常重视自主呼吸激发试验的重要性，定期统计各大脑死亡判定合格单位的自主呼吸激发试验完成率，依

据完成率的高低判定脑死亡的质量控制。目前我国自主呼吸激发试验完成率较低，约为
50%～65%，而世界上最好的医院完成率在90%左右。因此，我国在脑死亡判定中自
主呼吸激发试验的完成仍需要进一步提高。

1.试验原理　脑损伤患者脱离呼吸机后，通气功能受限，血液中二氧化碳分压逐步
升高，二氧化碳通过血脑屏障进入脑脊液，使脑脊液呈酸性环境，刺激颅内的呼吸中枢
从而驱动呼吸肌运动。自主呼吸激发试验如图3-13所示。

2.结果判定　血液中$PaCO_2$>60mmHg或$PaCO_2$超过原有水平20mmHg时，仍无呼吸
运动，证实患者无自主呼吸，说明呼吸中枢已受到破坏，为脑死亡的重要表现之一。

自主呼吸激发试验完成后，应把相关的血气分析结果（属于原始病历资料，图
3-14）留在病历中。从血气分析中，可以从激发试验的前提条件、二氧化碳升高值等各

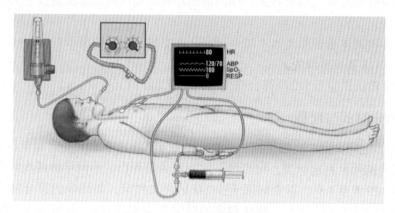

图3-13　自主呼吸激发试验

图3-14　自主呼吸激发试验血气分析

方面对试验进行质量控制。

3.安全性　试验时可出现以下情况，如低血压、低氧血症、严重酸中毒等。这些情况可能会导致供者器官功能的损害，因此对于自主呼吸激发试验的安全性引起一定程度的担忧。我们一般通过以下方法保证自主呼吸激发试验的安全性：①整个过程严密监测血压、心率、血氧饱和度等生命体征，最好是监测有创血压。②试验前维持循环血容量稳定，如果循环血量不足，先行补液治疗。③血管活性药物的使用，在维持有效循环血量的基础上适当应用升血管活性药物，使血压略高于正常水平。④试验前尽量维持水电解质平衡，尽量改善高钠、低钾血症。通过以上措施，大部分患者在试验后（大概恢复械通气半小时左右），血压及血氧饱和度能恢复到试验前的水平。

4.改良自主呼吸激发试验　国外对于严重低氧血症患者，可考虑使用改良自主呼吸激发试验。改良自主呼吸激发试验的一般做法是：首先给予持续正压通气模式，并逐步减低通气量，血气分析提示二氧化碳升高达60mmHg或者比原来水平升高20mmHg以上，此时再脱离呼吸机1分钟，在此一分钟内观察患者无呼吸运动，则可证实无自主呼吸。改良自主呼吸激发试验对于提高自主呼吸激发试验的完成率有帮助[7]。

总体来说，只要作好充分的准备工作（例如留置动脉导管，随时可抽取动脉血气和监测有创血压），就能安全地进行自主呼吸激发试验，并完成脑死亡判定。

五、脑死亡判定的确认试验

1.脑电图

（1）记录时间要求：脑电图描记至少30min（小于2月龄的儿童应至少记录60min）。

（2）结果判定：脑电图呈电静息（灵敏度应是2uV/mm，而且需同步记录心电，排除心电干扰）则符合脑死亡判定标准（见图3-15）。

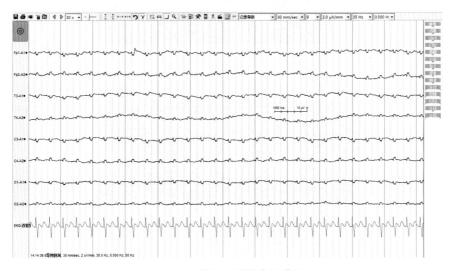

图3-15　脑死亡的脑电图表现

2.经颅多普勒超声

血管深度识别①大脑中动脉（MCA），经颞窗的深度：1到3个月为25mm；3到12个月为30mm；1到3岁为30～45mm；3到6岁为40～45mm；6至18岁为45～60mm。②颈内动脉虹吸部，经眼窗，深度40～60mm，血流方向朝向或背离探头。③椎动脉（VA），经枕窗或枕旁窗，深度40～80mm。④基底动脉（BA），经枕窗或枕旁窗，深度54～120mm。

结果判定：

（1）判定血流频谱：①振荡波；②尖小收缩波；③血流信号消失。

（2）两次TCD的颅内前循环和后循环均为上述任一血流频谱（见图3-16），则符合脑死亡判定标准。

注意事项：为避免低血压对TCD检测颅内血流状态的影响，我们认为供体的收缩压应维持在儿童正常血压以上（表3-7）；

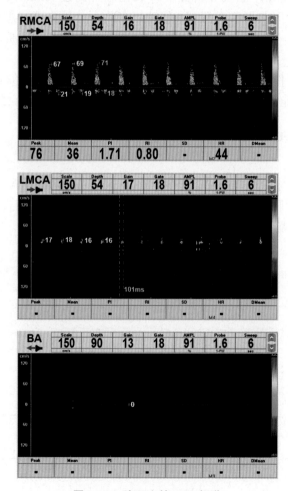

图3-16　脑死亡的TCD频谱

表3-7 儿童收缩压正常低限值

年龄	收缩压正常低限值（mmHg）
29d～1岁	70
≥1岁～10岁	70+（年龄×2）
≥10岁	90

3.短潜伏期体感诱发电位

结果判定：双侧N9和（或）N13存在，双侧P14、N18和N20消失时，符合儿童脑死亡判定标准（见图3-17）。

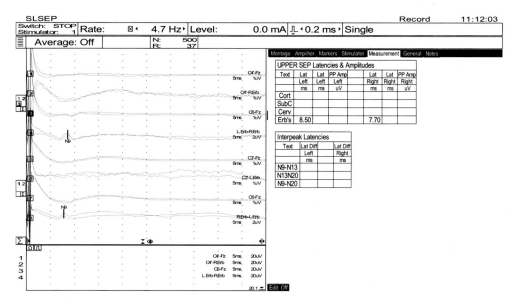

图3-17 儿童SLSEP符合脑死亡判定标准

六、确认试验优选顺序

儿童脑死亡判定确认试验的优选顺序依次为脑电图、经颅多普勒超声、短潜伏期诱发电位。如果三项确认试验联合使用，可降低判定的假阳性率，提高判定的一致性。如果经颅多普勒超声有限制，则可参考CT血管造影（CTA）或数字减影血管造影（DSA）的检查结果。

七、判定人员要求及判定资质的培训

在我国，要求判定脑死亡时至少要2名医师，并为从事临床工作5年以上的执业医师，同时要求具有国家卫生和计划生育委员会脑损伤质控评价中心（BQCC）颁发的脑死亡判定资质。

国家卫生和计划生育委员会脑损伤质控评价中心儿童分中心已经成立，依托首都医科大学附属北京儿童医院，每年举办几期"儿童重症脑损伤及脑死亡评估技术学习班"。

1.培训对象

（1）临床判定人员：为在三级医院工作并已取得医师资格证书，在儿童神经内科、神经外科、重症监护病房、急诊科和麻醉科从事临床工作5年以上的执业医师（不包括器官移植手术医师）。

（2）诱发电位、脑电图和经颅多普勒超声判定人员：为在三级医院工作并已熟练掌握相关技术，具备2年以上（至少完成操30例）操作经验的儿科医师或技师。注意：参加诱发电位、脑电图和经颅多普勒超声判定培训人员需携带由医院开具的从事相关操作2年以上的证明（证件须能证明专业方向，例如神经外科、重症医学等。若仅为外科，须由医院开据专业证明。特别提示：心胸外科、普外科、泌尿外科、眼科等器官移植手术科室医师不能参加培训）。

2.考核内容　《脑死亡判定标准》及《脑死亡判定技术规范》相关内容。

3.合格资质　考核合格者可获得《国家卫生计生委脑损伤质控评价中心脑死亡判定考核合格证书》，证书分为四项：临床评估证书（儿童）、脑电图评估证书（儿童）、诱发电位评估证书（儿童）和经颅多普勒超声评估证书（儿童）。

（郑东华）

参考文献

［1］国家卫生和计划生育委员会脑损伤质控评价中心. 中国儿童脑死亡判定标准与操作规范. 中华儿科杂志，2019，57（4）：12-15.

［2］Nakagawa TA，Ashwal S，Mathur M，et al. Clinical report—Guidelines for the determination of brain death in infants and children：an updateof the 1987 task force recommendations. Pediatrics，2011，128（3）：e720-40.

［3］宁书尧，杨思达，李嘉铃，等. 神经电生理在儿童脑死亡诊断中的应用. 广州医药，2014，45（2）：23-28.

［4］胡黎园，俞秀雅，张鹏，等. 新生儿脑死亡诊断标准探讨——新生儿脑死亡诊断评估1例并文献复习. 中国循证儿科杂志，2015，10（2）：143-145.

［5］Eelco FM，Wijdicks MD. The Diagnosis of Brain Death. N Engl J Med，2001，344（16）：451-457.

［6］Aditi Ahlawat，BS，Raphael Carandang，Stephen O et al. The Modified Apnea Test during Brain Death Determination：an Alternative in Hypoxic Patient. J Intensive Care Med，2016，31（1）：66-69.

第4章　肝移植供体的病理生理学变化

脑死亡分为原发性脑死亡和继发性脑死亡，原发性脑死亡是由原发性脑疾病或损伤引起；继发性脑死亡是由心、肺等脑外器官的原发性疾病或损伤致脑缺血缺氧或代谢障碍所致。脑死亡的基本原因是脑组织的严重损伤、出血、炎症、肿瘤、水肿、压迫、脑疝或继发于心肺功能障碍。既往对脑死亡的研究揭示其可引起血流动力学紊乱、内分泌失衡、化学介质及细胞因子释放等，继而使器官发生缺血再灌注损伤、代谢障碍及炎性损伤等，从而影响脏器的功能。

脑死亡后常见的一系列病理生理变化为：①神经源性休克；②大量炎性介质和氧自由基释放导致的各器官损害；③脑死亡早期的儿茶酚胺风暴超载和过量，受体的激活导致心脏损害和心律失常；④甲状腺和肾上腺皮质功能减退；⑤尿崩症可能导致水电失衡；⑥神经源性肺水肿和吸入性肺炎；⑦体温调节障碍；⑧坏死脑组织释放大量组织纤维蛋白溶解因子和纤溶酶原激活因子导致凝血障碍。

一、心血管系统

随着越来越高的颅内压及血压代偿性升高，往往可能伴有心率减慢，其次是显著的交感神经刺激血管收缩剧烈，引发全身血管阻力增高和心动过速（即儿茶酚胺风暴）。这些变化均与全身血液量的中央再分配、后负荷增加和内脏缺血相关。急性心肌损伤变化的严重程度取决于脑死亡的发病速度。在实验犬模型中，肾上腺素浓度增加超过1000倍，会同时出现颅内压急剧增高。我们的研究发现，供体出现的儿茶酚胺风暴，还有交感神经张力丧失和外周血管扩张，由此产生的低血压，如不及时治疗，会导致器官灌注不足、供体稳态丧失，而血流动力学紊乱是脑死亡最突出的表现。

交感风暴是由于交感神经活动极度不稳定所导致的恶性心律失常，是心脏性猝死的重要机制，又称心室电风暴（VES）、儿茶酚胺风暴、ICD电风暴。一般表现为24h内自发2次或2次以上的伴血流动力学不稳定的室性心动过速和（或）心室颤动，间隔窦性心律，通常需要电转复和电除颤紧急治疗。

1.交感风暴发生的机制　交感神经过度激活，在ACS发作运动过程中，情绪波动、心力衰竭发作、围术期等交感神经过度激活的情况下，大量儿茶酚胺释放，改变了细胞膜离子通道的构型，使大量钠、钙离子内流，钾离子外流，引起各种心律失常，特别是恶性室性心律失常。通过临床观察和动物实验研究认为浦肯野系统传导异常参与了心室电风暴的形成，起源于浦肯野系统的异位激动不仅能触发和驱动室性心动过速/心室颤动，而且由于其逆向传导阻滞，阻止了窦性激动下传，促使室性心动过速/心室颤动反复发作，不易终止。房室传导阻滞伴束支阻滞、H波分裂、HV间期＞170ms等均为发生心室电风暴的电生理基础。应尽早识别浦肯野系统传导异常参与的心室电风暴。

2.交感风暴的心电图特征　①室性心动过速/心室颤动反复发作，呈连续性，需及时药物干预或多次电复律。②反复发作的时间间隔有逐渐缩短趋势。③室性心动过速起始搏动的形态与室性期前收缩相似：室性心动过速多数为多形性、尖端扭转型，极易恶化为心室颤动。④频率极快，心室节律不规则。

3.交感风暴的治疗　交感风暴的治疗包括发作时的治疗、稳定期药物治疗和非药物治疗。

（1）发作时的治疗：尽快电除颤和电复律，是恢复血流动力学稳定的首要措施，其中对于心室颤动、无脉搏型室性心动过速、极速型多形性室性心动过速等患者更为重要。在转复心律后，必须进行合理的心肺脑复苏治疗，以对重要脏器提供基础的血液供应。

（2）药物治疗：抗心律失常药物的应用能有效协助电除颤和电复律控制心室电风暴的发作和减少心室电风暴的复发。推荐应用药物为以下几种。

①首选药物为β受体阻滞药（常选用美托洛尔），2006年《室性心律失常的诊疗和SCD预防指南》（ACC/AHA/ESC）指出，静脉注射β受体阻滞药为治疗心室电风暴的唯一有效方法。使用β受体阻滞药应注意：a.及时给药，给药越及时，控制病情所需的剂量越低；b.短时间内达到受体的完全阻滞；c.剂量个体化。应用剂量应与患者体重、对药物的敏感性、临床情况等综合考虑。美托洛尔具体用法用量：药动学：起效时间2min，达峰时间10min，作用衰减时间1h，持续时间4～6h；给药方法：首剂5mg，加液体10ml稀释后1mg/min，间隔5～15min静脉推注，可重复1～2次，总量不超过0.2mg/kg。15min后改为口服维持。

②次选为胺碘酮，大量临床研究表明胺碘酮能有效抑制复发性室性心动过速/心室颤动，指南指出，胺碘酮可以和β受体阻滞药联合用于治疗心室电风暴。对于急性心肌缺血引起再发性或不间断性、多形性室性心动过速，也推荐应用胺碘酮治疗。

③无器质心脏病患者由极短联律间期室性期前收缩引发的电风暴，在电转复无效、常规治疗室性心动过速的药物也无效时应用维拉帕米可取得良性疗效。

④原发性短QT综合征首选奎尼丁，次选氟卡尼或维拉帕米。稳定期的治疗：急性心肌缺血、心力衰竭加重、电解质紊乱、精神与躯体的应激等常是电风暴的病因或诱因，去除病因及诱因治疗是及时终止和预防心室电风暴再发的基础。a.心肌缺血：对冠心病急性心肌梗死适应证者，给予经冠状动脉内介入治疗或冠状动脉旁路移植术后，可改善缺血性心室电风暴的病理基础，有效治疗心室电风暴。b.心力衰竭：心力衰竭患者应用肾素-血管紧张素系统（RAS）和交感-肾上腺系统（SAS）拮抗药、瓣膜性心脏病的瓣膜矫治、电解质紊乱和酸碱平衡失调的纠正治疗，驱除医源性致病因素等，常可使心室电风暴易于纠正和防止再发。c.非药物治疗：置入ICD和调整ICD参数、射频消融可应用于普通患者，在供体上应用面临很大的困难。

研究表明，脑死亡早期血压急剧升高、心率降低，随后交感神经兴奋，儿茶酚胺大量释放，出现"交感风暴"，心排血量、平均动脉压、心率及氧输送量均迅速增加，但这个过程持续时间很短，约60min后出现交感神经张力丧失，外周血管阻力显著降低，血容量不足，导致重要脏器血液灌注不足，微循环功能障碍，无氧代谢增加，血乳酸及自由脂肪酸水平迅速升高，从而出现酸中毒。脑死亡后"交感风暴"还会导致心肌缺血、心肌损伤等结构性改变，引起心律失常、心功能降低，从而使心搏骤停发生率大大增加。总之，血流动力学紊乱所致的机体重要脏器血流灌注不足、氧合减少等现象已成为脑死亡的早期重要标志之一。

二、呼吸系统

脑死亡后呼吸系统的表现以神经源性肺水肿和吸入性肺炎为主。

（一）神经源性肺水肿

由于脑血管意外、脑肿瘤、脑外伤、癫痫大发作等脑病变引起的肺水肿，称为脑源性肺水肿，是以中枢神经系统损伤后，出现急性肺水肿为特征的一种临床综合征。神经源性肺水肿的发病存在两个可能的机制，其一为血循环动力学学说，其二为肺血管通透性学说。

1.血循环动力学学说　血循环中突然释放大量儿茶酚胺后，出现体循环和肺循环血管收缩，血压异常升高；而体循环的强烈收缩，导致循环血容量增多，因此肺循环血流量突发异常增多，从而引发肺循环血液向低压处充盈，引起肺静水压的升高，继而导致肺毛细血管通透性受损害，最终导致肺水肿。

2.肺血管通透性学说　临床上可观察到有些神经源性肺水肿患者的血压正常，提示神经源性肺水肿的发病机制可能非血压及血流量所致，而是中枢神经系统直接作用于肺所致。一方面，神经源性肺水肿发生时，大量释放儿茶酚胺，可直接损伤肺部（肺毛细血管床富含α、β肾上腺素能受体），从而导致肺部通气及血液灌注的不匹配，导致氧合障碍。另一方面，脑组织受损引起的儿茶酚胺大量释放，激活并释放大量细胞因子，使得肺毛细血管通透性升高，也导致肺水肿。

早期X线及CT表现不明显，可无异常或者仅有肺纹理增粗模糊等表现。典型X线及CT表现为双肺弥散性肺泡浸润，两肺可见散在片状阴影；晚期可表现为双肺斑片状或者云雾状阴影，以及典型的蝴蝶形阴影。神经源性肺水肿临床症状出现后可通过彩色超声与心源性肺水肿加以鉴别，也可通过彩色超声反映肺水肿情况。

治疗的首要原则包括两个方面，其一为治疗中枢神经系统原发病，降低颅内压；其二为呼吸系统支持性治疗，包括治疗低氧血症等及循环系统液体控制。原发病的治疗在神经源性肺水肿治疗中具有关键性作用。及时治疗脑外伤、蛛网膜下腔出血或延髓病变等，缓解或降低颅内高压及脑组织水肿，是治疗的基础。供体脑死亡后颅内压增高，及时有效的降低颅内压将有助于早期恢复肺部功能，帮助缓解肺部感染情况。

（二）吸入性肺炎

1.病因和临床表现

（1）病因：指意外吸入酸性物质，如动物脂肪、食物、胃内容物及其他刺激性液体和挥发性的碳氢化合物后，引起的化学性肺炎，严重者可发生呼吸衰竭或呼吸窘迫综合征。临床上最常见是误吸入胃内容物，由于胃酸刺激而引起的肺部感染。正常人由于喉保护性反射和吞咽的协同作用，一般食物和异物不易进入下呼吸道。全身麻醉、脑血管意外、癫痫发作、酒精中毒、麻醉过量或服镇静药后的患者，防御功能减弱或消失，异物即可吸入气管；各种原因引起的气管食管瘘，食物也可经食管直接进入气管内；医源性因素如胃管刺激咽部引起呕吐；气管插管或气管切开影响喉功能，抑制正常咽部运动可将呕吐物吸入气道。供体脑死亡后喉反射消失，加之大部分供体要经历气管插管，插管过程或长期插管肺部感染更换气管插管都有可能会引起误吸，或者单纯救治过程中长期气管插管也可引起吸入性肺炎。

（2）临床表现：与诱发因素和机体的状态有关，轻重不一，但如诱发因素不能及时去除，彻底治疗较困难，易反复发作。供体意识丧失并不能主动显示症状，吸入后常无明显症状，但于1～2h后可突发呼吸困难，出现发绀，常咳出浆液性泡沫状痰，可带血。体温可出现中高热。两肺可闻及湿啰音和哮鸣音，出现严重低氧血症，可产生急性呼吸窘迫综合征（ARDS），并可伴二氧化碳潴留和代谢性酸中毒。血常规检查白细胞数可正常或偏高；胸部X线示于吸入后1～2h即能见到两肺散在不规则片状边缘模糊阴影，肺内病变分布与吸收时体位有关，常见于中下肺叶，右肺为多见。如发生肺水肿，则两肺出现的片状、云絮状阴影融合成大片状，从两肺门向外扩散，两肺中内带明显。

2.治疗原则　供体均无自主呼吸依靠呼吸机辅助呼吸，所以出现症状时可应用纤维支气管镜或气管插管将异物吸出。我院的经验显示吸入性肺炎一般涉及多种微生物，包括革兰阴性杆菌，金黄色葡萄球菌及厌氧菌。对于厌氧菌感染，常用药物为克林霉素，也可选择甲硝唑合用克林霉素。多数广谱抗生素对厌氧菌感染也有一定疗效。对于危重病例的抗生素经验性使用为氨基糖苷类或环丙沙星联合下述药物中的任何一种：第3代头孢菌素、亚胺培南、抗假单胞的青霉素或β-内酰胺酶抑制药。对青霉素过敏的患者可选用氨曲南加克林霉素。重症感染等情况可以升级为碳青霉烯类抗菌药物。

预防吸入性肺炎的主要措施为防止食物或胃容物吸入，对昏迷患者可采取30°～45°位置平卧及侧卧位，尽早安置胃管，供体多为气管插管或者气管切开状态，需及时吸痰，加强护理。

三、内分泌变化和应激反应

脑死亡后内分泌的变化因时间和严重程度各有不同。在颅内压急剧性增加的狒狒动物模型中，垂体前叶和后叶功能将在脑死亡后迅速失去。在人类供体中，垂体后叶功能丧失是非常普遍的，从而导致尿崩症与相关的液体和电解质的变化。因为保留了垂体血流，垂体前叶功能可以被保留或仅部分影响。甲状腺激素的变化可近似在病危中常见的"甲状腺病态综合征"。胰岛素浓度降低，导致胰岛素抵抗的发展，继而合并高血糖，最后导致下丘脑功能和体温控制丢失。

脑死亡后，尽管机体部分下丘脑组织可能仍有少量的血液灌注，但已不足维持其正常功能，导致下丘脑-垂体-靶腺轴功能部分或完全丧失，从而影响内分泌调节过程。另外，脑死亡后垂体功能下降，抗利尿激素缺乏导致尿崩症，进一步破坏了内环境的稳定，使有效循环血量进一步减少，加重了电解质紊乱、低血压及组织器官灌注不足。同时，血浆甲状腺素及促肾上腺皮质激素水平降低，必然会加重机体酸中毒和血流动力学紊乱程度，从而使机体对血管活性药物的需求增加。另外，皮质醇水平降低，也进一步激发了机体炎症反应及免疫活性。

（一）尿崩症（DI）

尿崩症是由于下丘脑-神经垂体病变引起精氨酸加压素（AVP）又称抗利尿激素（ADH）不同程度的缺乏，或由于多种病变引起肾对AVP敏感性缺陷，导致肾小管重吸收水的功能障碍的一组临床综合征。前者为中枢性尿崩症（CDI），后者为肾性尿崩症（NDI），其临床特点为多尿、烦渴、低比重尿或低渗尿。尿崩症常见于青壮年，男女之比为2∶1，遗传性NDI多见于儿童。

1. 中枢性尿崩症　任何导致AVP的合成和释放受损的情况均可引起CDI的发生，其病因有原发性、继发性及遗传性3种。

（1）原发性尿崩症：原因不明，占尿崩症的30%～50%，部分患者在尸检时可发现下丘脑视上核和室旁核细胞明显减少或消失。

（2）继发性尿崩症：头颅外伤和下丘脑-垂体手术是CDI的常见病因，其中以垂体手术后一过性CDI最常见，如手术造成正中隆突以上的垂体柄受损，则可导致永久性CDI。颅脑外伤为供体脑死亡后出现尿崩症的主要原因。

（3）颅内肿瘤：尿崩症可能是蝶鞍上肿瘤最早的临床症状。原发性颅内肿瘤主要是咽鼓管瘤或松果体瘤，继发性肿瘤以肺癌或乳腺癌的颅内转移最常见。肿瘤患者往往可能在脑死亡之前就可出现尿崩症。

（4）感染性疾病：脑炎、脑膜炎、结核、梅毒等。

（5）血管病变：动脉瘤、动脉栓塞等。

（6）遗传性：可为X连锁隐性、常染色体显性或常染色体隐性遗传。X连锁隐性遗传由女性传递，男性发病，杂合子女可有尿浓缩力差，一般症状较轻，可无明显多饮、多尿。常染色体显性遗传可由于AVP前体基因突变或AVP载体蛋白基因突变所引起。常染色体隐性遗传，常为家族型病例，患者自幼多尿，可能是因为渗透性感受器的缺陷所致。

2. 肾性尿崩症　分类：由于肾对AVP无反应或反应减弱所致，病因有遗传性和继发性两种。

（1）遗传性：90%的DNI患者为X连锁遗传，其中至少90%可检测出AVP受体2型（AVPR2）基因突变；其余10%的患者为常染色体遗传，其突变基因为水通道蛋白2（AQP2），其中9%为显性遗传，1%为隐性遗传。

（2）继发性：①肾小管间质性病变。如慢性肾盂肾炎、阻塞性尿路疾病、肾小管性酸中毒、肾小管坏死、淀粉样变等。②代谢性疾病。如低钾血症、高钙血症等。③药物。如抗生素、抗真菌药、抗肿瘤药物、抗病毒药物等，其中碳酸锂可能因为使细胞cAMP生成障碍，干扰肾对水的重吸收而导致NDI。

3. 临床表现

（1）低渗性多尿：多尿为尿崩症（DI）患者最显著的症状，中枢性尿崩症（CDI）患者一般起病较急，日期明确。尿量超过2500ml/d或50ml/（kg·d），夜尿逐日增多，尿量一般在4L/d以上，极少数可超过10L/d，但也有报道可达40L/d。尿比重为1.000 1～1.000 5，尿渗透压为50～200mOsm/L，明显低于血浆渗透压。部分尿崩症患者症状较轻，尿量为2.4～5L/d，如限制水分摄入导致严重脱水时，尿比重可达

1.010 ～ 1.016，尿渗透压可超过血浆渗透压达290 ～ 600mOsm/L。脑死亡患者渴觉消失，如果未能及时补充水分，可引起严重失水、血浆渗透压和血清钠水平明显升高，出现极度衰弱、发热。一旦尿崩症合并腺垂体功能减退症时，尿崩症可减轻，糖皮质激素替代治疗后症状可再次出现或加重。

（2）继发性尿崩症：外伤性CDI的患者可表现为暂时性尿崩症和三相性尿崩症。三相性尿崩症可分为急性期、中间期和持续期。急性期表现为多尿，在颅脑损伤后发生，一般持续4 ～ 5d，主要是因为损伤引起神经源性休克，不能释放AVP或释放无生物活性的前体物质。中间期表现为少尿和尿渗透压增高，由AVP从变性神经元中释放出来，使循环中AVP突然增多所致。持续期表现为持续性多尿，出现时间不定。

4. 检测指标

（1）尿量：超过2500ml/d称为多尿，尿崩症患者尿量多可达4 ～ 20L/d，尿比重常在1.005以下，部分性尿崩症患者尿比重有时可达1.010。

（2）血、尿渗透压：患者血渗透压正常或稍高（血渗透压正常值为290 ～ 310 mOsm/L），尿渗透压一般低于300mOsm/L（尿渗透压正常值为600 ～ 800mOsm/L），严重者可低于60 ～ 70mOsm/L。

（3）血浆AVP测定：正常人血浆AVP（随意饮水）为2.3 ～ 7.4pmol/L（放射免疫法），禁水后可明显升高。完全性CDI患者的血浆AVP浓度测不到；部分性CDI患者则低于正常范围；NDI患者的血浆AVP水平升高或正常；精神性烦渴患者则在正常范围内或降低。

（4）禁水-加压素试验：比较禁水前后与使用血管加压素前后的尿渗透压变化。①方法：禁水6 ～ 16h（一般禁水8h，视病情轻重而定）。试验前测体重、血压、血浆渗透压及尿比重，以后每小时留尿测尿量、尿比重及尿渗透压。当尿渗透压达到高峰，连续两次尿渗透压差＜30mOsm/L，而继续禁水尿渗透压不再增加时，测血浆渗透压，然后立即皮下注射加压素水剂5U，再留取尿液测定1 ～ 2次尿量和尿渗透压。②结果判定：正常人禁水后体重、血压及血浆渗透压变化不大（＜295mOsm/L），尿渗透压可大于800mOsm/L，注射加压素后，尿渗透压升高不超过9%。精神性烦渴者与正常人相似。完全性尿崩症者，血浆渗透压峰值大于300mOsm/L，尿渗透压低于血渗透压，注射加压素后尿渗透压升高超过50%；部分性尿崩症者，血浆渗透压峰值不高于300mOsm/L，尿渗透压可稍超过血浆渗透压，注射后尿渗透压升高9% ～ 50%。NDI患者在注射加压素后无反应。本试验应在严密观察下进行，若患者在进水后体重下降超过3% ～ 5%，或出现血压明显下降、烦躁等，应立即停止试验，并及时补充水分。继发性CDI需测定视力、视野、蝶鞍摄片、头颅CT或MRI等，以明确病因。基因突变分析有助于明确遗传性DI。

5. 诊断　当供体出现多尿及低比重尿者应考虑本病，必要时可进行血尿渗透压测定和禁水-加压素试验，常可明确尿崩症的诊断，并有助于评估尿崩症的程度和分类。CDI的诊断要点。

（1）尿量多，可达8 ～ 10L/d或以上。

（2）低渗尿，尿渗透压低于血浆渗透压，一般低于20mOsm/L；尿比重低，多在1.005以下。

（3）饮水不足时，常有高钠血症，伴高尿酸血症，提示AVP缺乏，尿酸清除减少致血尿酸升高。

（4）应用兴奋AVP释放的刺激试验（如禁水试验、高渗盐水试验等）不能使尿量减少，不能使尿比重和尿渗透压显著增高。

（5）应用AVP治疗有明显的效果，尿量减少，尿比重和尿渗透压升高。

（6）至少2次禁饮后，尿比重达1.012～1.016。

（7）禁水后尿渗透压达到峰值时的尿渗透压/血渗透压比值大于1，但小于1.5。

（8）对加压素试验敏感。

6.鉴别诊断　①糖尿病：有多尿、烦渴、多饮症状，但尿比重和尿渗透压升高，且有血糖升高，尿糖阳性，容易鉴别。②慢性肾病：尤其是肾小管疾病、低钾血症、高钙血症等，均可影响肾浓缩功能而引起多尿症状，但有原发疾病相应的临床表现，且多尿的程度也较轻。

7.治疗原则　AVP替代疗法主要用于完全性CDI，部分性CDI在使用口服药疗效不佳的情况下也可用AVP替代治疗。替代剂有以下几种。

（1）加压素水剂：作用仅维持3～6h，每日须多次注射，长期应用不方便。主要用于脑损伤或神经外科手术后尿崩症的治疗。

（2）尿崩停粉剂：赖氨酸加压素是一种鼻腔喷雾剂，长期应用可引起慢性鼻炎而影响吸收。

（3）鞣酸加压素注射液：又名长效尿崩停，注射一次可维持3～5d，注射前充分混匀，过量可引起水中毒。

（4）1-脱氨-8-右旋精氨酸加压素（DDAVP或desmopressin）：是一种人工合成的AVP类似物。DDAVP增强了抗利尿作用，而缩血管作用只有AVP的1/400，抗利尿与升压作用之比为4000：1，作用时间12～24h，是目前最理想的抗利尿药，用量视病情确定。

（5）其他抗利尿药物：①氯磺丙脲，可刺激垂体释放AVP，并增强AVP的水吸收作用，可增加肾小管cAMP的生成，但对NDI无效。可引起严重低血糖，也可引起水中毒，应加以注意。②氢氯噻嗪，可使尿量减少1/2。其作用机制可能是由于尿中排钠增加，体内缺钠，肾近曲小管重吸收增加，到达远曲小管原尿减少，因而尿量减少。长期服用可引起缺钾、高尿酸血症等，应适当补充钾盐。③卡马西平，能刺激AVP释放，使尿量减少，但作用不及氯磺丙脲。

（二）出现中枢性高热或持续低体温

源于脑死亡后患者体温调节轴的功能丧失。一般在脑死亡初期，因为"儿茶酚胺风暴"患者可出现中枢性高热，随后随着代谢降低，甲状腺功能急剧减弱，如果不加干预的情况下血管扩张等原因可出现持续低体温。

体温调节（thermoregulation）是指温度感受器接受体内、外环境温度的刺激，通过体温调节中枢的活动，相应地引起内分泌腺、骨骼肌、皮肤血管和汗腺等组织器官活动的改变，从而调整机体的产热和散热过程，使体温保持在相对恒定水平。人体的体温调节是个自动控制系统，控制的最终目标是核心温度，以心、肺为代表。而机体的内、外环境是在不断地变化，许多因素会干扰深部温度的稳定，此时通过反馈系统将干扰信息传递给体温调节中枢，经过它的整合作用，再调整受控系统的活动，从而在新的基础上达到新的体热平衡，达到稳定体温的效果。

有些学者认为视前区-下丘脑前部温度感受神经元的活动决定了调定点，而下丘脑后部则为传出神经元发出的部位。另一些学者认为视前区-下丘脑前部感受脑温的变化，而下丘脑后部则对来自皮肤的大量温度觉（主要是冷觉）信息和从视前区-下丘脑前部传来的温度觉（主要是热觉）信息进行整合并决定调定点水平。

体温的自主性调节机制与控制论的原理相似。体温调节机制相当于负反馈控制系统。当体温高于或低于37℃（偏离了"调定点"水平）时，温度感受器的传入冲动（反馈信息）经视前区-下丘脑前部（比较装置）整合后，中枢传出冲动调整产热和散热器官的活动，使体温复归原初的水平。在自动控制系统中，输入比较装置以决定"调定点"水平的参考信号是由操纵者事先给定的。但是在体温调节机制中，在下丘脑进行比较和整合后，决定体温的调定点水平。

四、炎症反应

脑死亡后，炎症反应与机体血管内皮细胞、补体系统、凝血系统及先天性和后天性免疫系统间的活化及相互作用密切相关。脑死亡后机体释放大量促炎因子（如IL-1、IL-6、TNF-α、IFNγ等），HLA类分子表达水平上调，供体器官内大量淋巴细胞、单核巨噬细胞及中性粒细胞浸润，导致供体器官免疫原性增加。

虽然脑死亡对机体炎症反应的作用仍存有争议，但对此进行深入的研究可能会为我们提供新的治疗方案。研究表明，血浆巨噬细胞相关活性因子及其他补体可能在机体炎症反应信号传导系统中起重要的调节作用。脑死亡后供体肾出现P/E选择素、补体C3及各种炎性因子表达增多、炎性细胞大量浸润等特异的病理改变，进而导致移植术后急性加速性排斥反应发生率增高。值得注意的是由于低血压本身也可引起机体血浆IL-6和CD11b表达增加，因此，低血压与脑死亡两者可能会产生叠加作用，加重机体的炎症反应。最后，脑死亡后供体器官所出现的细胞凋亡现象可能是其免疫原性和炎症反应相互作用的桥梁之一。

内皮细胞活化是脑死亡引起机体复杂炎症反应呈"瀑布放大效应"的重要环节之一。动物实验表明，脑死亡可引起肾组织P/E选择素表达增多，并与脑死亡时间呈正相关关系。同时，内皮细胞活化还可能会降低心脏冠状动脉血流量，进而影响供体心脏功能。另有研究发现，脑死亡大鼠肺中炎性细胞及血管细胞黏附分子-1（VCAM-1）的表达显著升高，其术后慢性排斥反应发生率较活体移植明显增高，这说明脑死亡所引起的炎症反应直接增加了慢性排斥反应发生的概率，而内皮细胞的活化可能在其中起了重要作用。严重脑外伤后，中枢神经系统产生大量的S-100蛋白、骨髓相关蛋白（MRP-8、MRP-14）及IL-6、IL-8、MCP-1等促炎因子，进而激活内皮细胞系统。IL-6与其受体结合后可通过MAP激酶磷酸化作用迅速激活一系列信号转导通路，下游P53和NFκB信号通路活化后使促炎因子表达进一步增加，导致炎性细胞在移植物中的浸润加重。脑死亡后，在机体补体和凝血系统激活的同时，内皮细胞的活化进一步加重了机体的炎症反应，这说明机体内皮细胞活化和炎症反应是相辅相成的。而近年来内皮细胞靶向治疗的成功也进一步凸显了内皮细胞在整个脑死亡病理生理改变过程中的重要性。

补体系统激活研究表明，脑死亡后心肌组织可见大量补体沉积，同时血浆补体C3a及肌钙蛋白-1水平迅速升高，说明补体系统参与了心肌损伤的病理过程。另外，脑死亡对P选择素、VCAM-1及细胞间黏附分子-1（ICAM-1）的表达可能也起着重要的调节作用。而补体C3基因敲除的小鼠，其内皮细胞活性显著降低，也进一步证实了补体系统的重要性。同时，临床研究也发现，脑死亡供肾补体C3表达量与移植后肾功能损伤程度呈正相关关系。总之，以上研究均说明了补体系统在脑死亡器官损伤过程中发挥着重要作用。

五、凝血系统变化

凝血功能异常在脑损伤患者中十分常见，其发生率为85%～100%。神经系统损伤后，机体释放大量的促凝血酶原激酶，通过外源性凝血途径激活凝血酶原，进而激活凝血系统。动物实验发现，脑死亡大鼠肾中血管性血友病因子（vWF）及纤维蛋白原表达上调，同时肾毛细血管及肾小管周围可见大量纤维蛋白原沉积和肾小管损伤情况。因此，深入了解脑死亡后凝血系统激活机制可能会为我们改善供体器官质量提供新的治疗策略。

1.发病机制　凝血障碍是由先天性或获得性凝血因子缺乏、血管壁受损、血小板功能不良等一种或多种凝血环节异常，抗凝物质的缺乏或增多，纤溶系统的过度激活导致的。

正常人血液在血管中呈液态。当血管受损时，血液流出血管即凝成块状堵在破损处，使出血停止。止血机制的发生是由于凝血系统的激活，即血浆中存在着的凝血因子发生了一系列的生化过程，最后导致纤维蛋白凝块的形成。同时，血浆中还存在着一系列的抗凝血因子及纤维蛋白溶解系统，能有效地防止过度凝血，并使已形成的凝血块重新溶解，使血管腔再通。这几种机制在体内相互联系并制约，从而保证了机体的正常生理功能。因此，正常时虽然在血管内可有微量的纤维蛋白形成，但由于不断地溶解而维持了血液的流态。一旦平衡改变，就会产生各种病理现象。

凝血系统包括：①循环血液中的血浆凝血因子、钙离子、血小板。②异物表面，如血管壁受损时暴露出的内皮下胶质。③组织因子，由损伤的组织细胞所产生的脂蛋白所组成。凝血系统的主要功能为执行止血功能，形成凝血酶，后者进一步加强血小板在止血过程中的功能并促使纤维蛋白原转变成纤维蛋白，形成纤维蛋白凝块。

凝血因子有12个，除因子Ⅲ（组织因子）、因子Ⅳ（Ca^{2+}）外都是蛋白质。血浆中的凝血因子平时都处于无活性状态，只有被活化后才具有凝血活性。一般认为凝血过程分为三个阶段：凝血活酶形成阶段、凝血酶形成阶段和纤维蛋白形成阶段。第一阶段即凝血活酶形成阶段，因其启动方式和激活因子X的途径不同而又分为内源性途径（血液系统，参与的凝血因子都来自血液内部）和外源性途径（组织系统，有组织损伤后释出的组织因子参与）。活化的因子X（Xa）和因子V、血小板磷脂及Ca^{2+}结合成的蛋白磷脂复合物即血浆凝血活酶（又名凝血酶原激活物），后者促使凝血酶原转变成凝血酶。一旦Xa形成，基本上就沿着一条共同途径（第二、三阶段）而使凝血酶原转变为凝血酶，纤维蛋白原转变为纤维蛋白，最终形成的不溶性纤维蛋白聚合体网罗各种血细胞而形成血凝块。为强调 Xa 形成对凝血第一阶段的重要性，可把因子 X 的激活阶段作为凝血第一阶段的标志。

先天性或获得性凝血因子缺乏、血管壁受损、血小板功能不良等一种或一种以上的止血环节异常就可表现有出血症状。

天然存在的生理性抗凝物质有抗凝血酶 Ⅲ、蛋白 C、肝素、α_2 巨球蛋白、α_1 抗胰蛋白酶、α_2 抗血浆素等。其先天性缺乏可以产生高血栓形成倾向。生理性抗凝物质过多很少见。病理性抗凝物质增多见于机体对某一凝血因子产生特异性抗体时（获得性），可导致凝血障碍。

2. 临床表现　血友病等先天性凝血因子缺乏所致的出血主要表现为创伤或手术后出血，皮肤黏膜出血，严重者肌肉关节出血，形成单个的深部血肿。获得性凝血因子缺乏，常是联合因子缺乏，出血以鼻、牙龈、皮肤、消化道、泌尿道出血为主，也可为肌肉血肿，关节或颅内出血少见。伴原发病的临床表现，且有血小板减少、血管壁功能障碍或纤溶亢进。

3. 诊断与治疗　因治疗不同，凝血异常所致的出血性疾病必须早期诊断。获得性凝血障碍较多见，出血的原因有多种因素，须治疗原发病和进行支持性治疗。如减低血管脆性和通透性可用卡巴克洛（安络血）、酚磺乙胺（止血敏）等；维生素 K 制剂用以治疗维生素 K 缺乏病；纤溶抑制药用以治疗纤溶过盛引起的出血性疾病。先天性疾病以替代性治疗为主，输注新鲜血浆、库存血浆、全血或凝血因子制剂。

（1）维生素 K 治疗：维生素 K 其是一组具有萘醌结构及不同侧链的化合物。按照其侧链的不同，分为 K_1、K_2、K_3 等。K_1、K_2 是维生素 K 的天然形式，脂溶性。K_1 来自绿叶蔬菜、肉类、牛乳、植物油、蛋黄等天然食物中；K_2 由低位回肠及结肠内的细菌所合成。K_3 为一种合成的化合物，不具有侧链。虽然 K_3 的二磷酸四钠盐为水溶性，易被吸收，但必须在肝内转化成维生素 K_2。因此在所有维生素 K 制品中，K_1 作用最迅速，本身无毒性，临床使用广泛，有侧链，并已能合成。

生理功能依赖维生素 K 的凝血因子有凝血酶原，因子 Ⅶ、Ⅸ、Ⅹ，在内源与外源性凝血过程中均不可缺少。它们在肝内合成具有生理功能的凝血因子必须依赖维生素 K 的存在。

由肠道吸收的维生素 K_1 通过血循环输送到肝，被肝细胞还原成氢醌，后者是位于内质网的羧化酶的辅酶。当因子 Ⅱ、Ⅶ、Ⅸ、Ⅹ 的前驱物质（一种无功能的多肽）经肝细胞核蛋白体到内质网时，维生素 K 催化这些蛋白质氨基末端谷氨酸的 γ 羧化过程，形成一个可供钙离子结合的位点，使这些依赖维生素 K 的凝血因子具有生理功能。即能与钙离子相结合，继之结合到血小板磷脂表面，这是凝血酶形成所必需的两个过程。维生素 K 的体内代谢过程可被双香豆素类所抑制。

用于 3 种常见的维生素 K 缺乏病：①继发于吸收或利用障碍所致的低凝血酶原血症；继发于脂肪的消化吸收障碍；肠道吸收功能减低；口服抗生素造成的肠内灭菌状态等。利用障碍包括严重肝病、肝衰竭。②新生儿低凝血酶原血症。③继发于双香豆素类药物的抗凝治疗。

（2）纤溶抑制药治疗：6-氨基己酸（EACA）是合成的氨基酸类化合物，具有抑制纤维蛋白溶解的作用。对羧基苄胺、氨甲环酸（止血环酸）为其同类物。

①药理作用：体外实验显示EACA有抑制血浆链激酶对纤溶酶原的活化作用，抑制纤溶酶及其他蛋白消化酶的作用，因此使纤维蛋白原对消化酶的作用不敏感。它能抑制实验性的体外抗原抗体反应，抑制组胺的产生，局部注射能抑制人的结核菌素反应。

单剂量EACA口服后，在胃肠道中迅速完全地被吸收，2h血浆浓度达高峰。重复口服或静脉滴注可使血浆浓度得以维持。血浆浓度达130mg/ml时，将抑制血浆素原的活化作用。注入的EACA分布于血管内外间隙并迅速穿透入红细胞或其他人体细胞内。药物并不与血浆蛋白结合，在体内不发生代谢变化。注入或口服后40%～60%经尿排出，在肾滤过并重吸收。

②适应证：a.治疗全身纤溶亢进及尿道局部纤溶过度引起的出血，急性危及生命的严重出血，有实验证实的纤溶活性增强。b.某些血液系统疾病所致的出血。c.用链激酶或尿激酶做溶栓治疗过量时，理论上可用EACA对抗，但使用方面的报道不多。d. EACA对治疗上消化道出血、肺出血、月经过多、子宫切除术后的阴道出血均有效。

静脉滴注用于由纤溶亢进引起的急性出血。快速静脉注射可引起低血压、心动过缓、心律失常等不良反应，故应避免。但EACA的同类抑制药如氨甲环酸（AMCA）、对羧基苄胺（PAMBA）则可静脉注射。EACA口服剂量用于急性出血时，与静脉滴注量相仿。应用此药存在引起血栓形成的危险，因此对已有血管疾病的患者慎用。

注意事项：心、肝、肾功能损害者应减量使用或慎用。由于此药有引起肾小球毛细血管血栓形成或形成不能被溶解的凝血块的危险，故由上尿路出血所致血尿的患者禁用。

六、脑死亡后肝的病理生理变化

脑死亡是影响肝损伤的独立因素，而且损伤程度随着时间的延长而加重。脑死亡状态8h内，肝功能受损而形态变化并不明显。12h后光镜下仅见肝细胞轻度水肿。24h后细胞水肿加重，可见气球样变，但未见肝细胞坏死。上述变化提示了肝对脑死亡低血压状态的耐受性和良好的功能储备。但是，血清中ALT、AST水平在脑死亡后12h即开始升高，而且随着时间的推移，肝会逐渐出现中央静脉淤血、肝内胆管炎、碎片样坏死、脂肪变性等改变。电镜下出现胞质水肿、线粒体损伤、库普弗（Kupffer）细胞形态多样、细胞坏死和糖原丧失，而且时间越长，损伤越重。因此，脑死亡供体一经确诊应立即进行支持治疗，维持供体生命体征平稳，保证肝的有效灌注，并做好随时因供体情况不稳定而行紧急器官切取的准备。据统计，脑死亡供体维持期因情况不稳定导致的供体器官废弃约占25%。

虽然肝对热缺血时间十分敏感，但通过对可控性 DCD供体（controlled Maastricht Ⅲ）的研究发现，相比脑死亡源性肝移植，DCD供肝及受体生存率未见明显差异，但其术后胆道系统并发症发生率明显高于脑死亡供体，这可能与胆管缺血再灌注损伤及其对血流动力学紊乱敏感性高等因素有关。

肝是人体内最大的实质性器官，担负着重要而复杂的生理功能。目前已明确的正常生理功能主要包括：

1.合成分泌胆汁。

2.营养物质代谢功能。

3.凝血功能。

4.生物转化与解毒功能。

5.吞噬免疫作用。

6.内分泌功能。

7.生物合成功能。

8.再生功能和造血功能等。

脑死亡状态下，机体的低血压状态、呼吸不稳定、血流动力学异常、内分泌紊乱及电解质、酸碱平衡紊乱等都会造成肝一定程度的损伤，导致肝的生理功能改变。20世纪80年代有学者用颅内加压的方法制作了动物脑死亡模型。研究显示实验动物脑死亡后几秒钟即出现库欣（Cushing）反应。其表现为收缩压、舒张压急剧升高，在短暂的心动过缓后出现心动过速，同时心排血量增加30%，周围血管阻力增加50%，血流动力学严重不稳定。肝门静脉及肝组织血流量仅为低血压非脑死亡状态下的40%。急性缺氧缺血导致肝细胞大面积凋亡是肝功能损伤的主要因素。研究表明，脑死亡状态下肝生理功能的改变主要包括：

1.脑死亡状态下，肝实质细胞和非实质细胞均会受损，引起肝合成功能障碍，表现为凝血因子、纤维蛋白原、蛋白质含量的减少，进而导致机体凝血功能紊乱和低蛋白血症。

2.脑死亡早期（＜8h）肝代谢功能改变不明显。脑死亡12h后，电镜下肝细胞出现轻微线粒体肿胀、嵴紊乱。24h后线粒体肿胀、嵴消失，导致肝细胞功能受损，造成机体能量和物质代谢紊乱、电解质和酸碱平衡紊乱，表现为低体温症、高钠血症、乳酸酸中毒、糖原丧失等。

3.随着脑死亡时间延长，肝细胞受损增加并出现坏死，其脱氨和转氨作用减弱，转氨酶释放入血，表现为血氨和血转氨酶升高。

4.脑死亡状态下，肝ICAM-1、MCP mRNA转录和蛋白翻译水平均升高，肝组织MHC·Ⅱ蛋白表达增多，肝免疫原性增强。不仅表现为ICAM-1异常表达，而且CD3＋淋巴细胞及巨噬/单核细胞浸润现象也十分严重。除此以外，脑死亡供体血浆炎性因子及转氨酶水平也明显升高，最终导致术后PGD及急性排斥反应发生率显著增高。同时，肝缺血还使Kupffer细胞、NK细胞等非实质细胞激活，进一步使肝免疫作用增强，诱导机体炎性因子分泌，表现为促炎性因子、白介素1、肿瘤坏死因子、干扰素等分泌增加。但随着时间的推移，Kupffer细胞会出现形态改变，并出现空泡变性，继而导致肝免疫功能受损。

5.脑死亡状态下，肝对机体内激素的代谢也会产生改变。肝功能受损会导致激素代谢功能减弱，引起患者体内激素水平改变，表现为抗利尿激素和醛固酮的增多导致患者水、钠潴留，引起水肿。

6.脑死亡状态下，肝对药物代谢能力减弱，导致药物在体内蓄积，引起药物源性的中毒，进一步加重肝损伤。此外，肝还参与机体造血功能。但是，肝的造血功能在胎儿出生后被骨髓替代，仅在骨髓造血不足时才代偿性地恢复造血功能。目前尚无文献报道脑死亡状态下肝造血功能的改变，有待进一步的研究。

综上所述，脑死亡患者存在着神经 - 体液调节失常等病理生理改变，常表现为患者血流动力学的不稳定和全身器官组织灌注不足，从而使全身器官的结构和功能受到不同程度影响。明确了这些病理生理改变后才可以有的放矢地针对不同器官进行维护，从而尽可能减少器官废弃从而造福更多患者。

（孙嘉琪　郐　强　焦兴元）

参 考 文 献

［1］郭明晓，李幼生. 脑死亡供体器官研究进展. 中国普外基础与临床杂志，2013，20（10）：78-79.

［2］Busuttil RW，Tanaka K. The utility of marginal donors in liver transplantation. Liver Transpl，2003，9（7）：651-663.

［3］Starzl TE，Demetris AJ. Liver Transplantation. N Engl J Med，1989，321（15）：1014-1022.

［4］Tector AJ，Mangus RS，Chestovich P，et al. Use of extended criteria liversdecreases wait time for liver transplantation without adversely impacting posttransplant survival. Ann Surg，2006，244（3）：439-450.

［5］高彤彤，田慧. 公民逝世后器官捐献供体评估、维护及护理. 实用器官移植电子杂志，2017，5（1）：178-179.

［6］苏一男，顾万清，梁雨荣. 脑死亡对移植供肝的影响. 中华肝胆外科杂志，2017，23（5）：57-59.

第5章	供体器官功能的维护

在我国，供体短缺尤其是高质量供体器官的缺乏仍是移植事业发展的主要障碍，因此，及时准确地评估和维护供体器官功能是评估器官是否可利用、获得较好的移植效果和促进器官移植事业进步的关键因素。2011年7月至2018年12月，中山大学附属第一医院器官捐献与移植中心团队产生器官捐献案例675例，分别进行了651例肝移植，1186例肾移植。我们的经验表明，做好潜在供体或已达脑死亡标准的供体器官功能维护，对提高器官的使用率至关重要。

第一节　心脏功能的检测与支持

经过多年临床及实验验证，脑死亡可以对循环系统造成不利影响。无论何种原因导致脑死亡，诱发因素一般都可引起颅内压力渐进性升高，从而使脑组织灌注进行性减少。在初期，人体可以通过反馈机制升高血压维持脑血流灌注，但随着疾病进展，颅内压持续升高，脑组织缺血缺氧，最终导致脑死亡。活体动物实验也表明，脑组织灌注不足或者脑出血都可引起交感神经系统瘫痪，循环中儿茶酚胺水平急剧下降，从而使全身血管扩张，器官组织因灌注不足而功能不全。通过动物模型也发现脑死亡的个体同时伴有心电图的缺血性改变。学者们对脑死亡患者施行尸体解剖后发现，脑缺血与心肌细胞坏死密切关系，心肌细胞坏死集中在左心室心内膜下，极大影响左心室排血功能，如果不加以干预，势必影响全身循环，导致全身器官组织灌注不足，加剧供体器官功能恶化，甚至出现心源性休克，心搏骤停。脑死亡后产生的以上各种生理生化效应均可导致供体血流动力学不稳定，损害各脏器功能，从而使器官维护工作失败，因此心脏功能维护至关重要。

供体心脏功能的监测依赖于各种临床及生化指标，密切、实时、动态观测各相关指标是供体维护工作成败的基石，而快速、准确、适当的处理措施则是供体维护工作成败的关键，供体心脏功能的维护工作涉及评估、干预及预后等，每一步都不可或缺且密切相关。供体血流动力学稳定的目标总体应该是：①正常的血容量；②合适的血压；③充足的心排血量。达到以上目标将在有助于减少血管活性药物用量的同时维持血流动力学稳定，保证全身各脏器灌注水平。评估血流动力学状态的指标有许多，在供体维护中常用的指标有平均动脉压、血管活性药物用量、每小时尿量、左心室输出功能、血乳酸、肺动脉楔压、中心静脉压及心肌酶指标等。

一、供体血流动力学稳定性及心脏功能评估标准

临床上，器官供体由于年龄、身体基础条件及发生不可逆性脑损伤时间不同，机

体各脏器功能损伤程度各异。对于平均动脉压＞60mmHg，尿量＞1ml/（kg·h），左心室射血分数＞45%及血管活性药物用量：DA、DOB≤10μg/（kg·min），NE≤0.1μg/（kg·min）的器官供体者可暂不给予药物治疗，实施重症监护；对于不满足以上任一条件者，均应及时采取相应干预措施，维持血流动力学稳定，防止器官供体心脏功能进一步恶化。

（一）临床一般观察指标

1.心率 心率变化多出现在血压变化之前，当血压仍处于较低，而心率已恢复正常水平并且四肢温暖者，常提示血流动力学已趋于稳定。通常用脉率/收缩压（mmHg）计算休克指数评估器官供体的血流动力学状态。指数为0.5多提示无休克，＞1.0～1.5提示有休克，＞2.0提示为严重休克。

2.平均动脉压 维持稳定的全身各器官组织的灌注压对各脏器功能十分重要。但在临床观察中，平均动脉压并不是反映休克程度的最敏感指标，在判断器官供体的病情时，还应兼顾其他参数进行综合分析。在观察平均动脉压时，还应强调实时、动态监测。正常成年人平均动脉压为70～105mmHg。

3.尿量 尿量是反映器官供体肾血流灌注情况的重要指标，尿少通常是供体肾灌注不足的表现之一。当器官供体无明确肾病史，排除肾后性因素且肾功能无异常者，如果尿量＜1ml/（kg·h）、尿比重增加表明肾供血血管收缩和供血量不足。平均动脉压正常但尿量减少且比重偏低者，常提示有急性肾衰竭可能。当尿量维持在1ml/（kg·h）以上时，则表明肾血流灌注较为充足，间接提示器官供体血流动力学趋于稳定。值得注意的是器官供体病情危重，若采用高渗溶液复苏，可能产生明显的利尿作用；涉及垂体后叶的颅脑损伤可出现尿崩现象；全身多发伤的供体可能导致尿路损伤，也能引起少尿或者无尿，临床判断病情时应注意鉴别。

4.末梢循环 供体皮肤的温度和色泽是体表灌流的标志。如果供体的四肢温暖，甲床和口唇红润，皮肤干湿适中，轻压指甲或口唇后局部先呈苍白色，松开后色泽可迅速转变为正常，表明末梢循环好转，血流动力学趋于稳定状态，反之则提示体表灌注不足，应及时处理，密切关注病情。

（二）临床特殊监测指标

1.中心静脉压（CVP） 中心静脉压代表了右心房或者胸腔段腔静脉内压力的变化，可大致反映全身血容量与右心功能之间的关系。CVP的正常值为0.49～0.98kPa（5～10cmH₂O）。当CVP＜5cmH₂O时，常提示血容量不足；当CVP＞15cmH₂O时，则提示心功能不全、静脉血管过度收缩或者肺循环阻力增高；如果CVP＞20cmH₂O，则表示存在充血性心力衰竭。在临床实践中，通常进行连续测定、动态观察该指标的变化趋势，以准确评估器官供体血流动力学情况。

2.肺动脉压（PAP）和肺毛细血管楔压（PCWP） 应用Swan-Ganz漂浮导管可监测肺动脉压和肺毛细血管楔压，这两个指标反映了肺静脉、左心房和左心室的功能状态。PAP的正常值为1.3～2.9kPa（10～20mmHg），PCWP的正常值为0.8～2.0kPa（6～15mmHg），与左心房内压较为接近。PCWP低于正常值反映血容量不足（较CVP

敏感）；PCWP增高时反映左心房压力增高，常提示急性肺水肿。因此，临床上如果发现PCWP增高时，即使CVP尚处于正常范围，也应当限制液体输入，以免发生或者加重肺水肿。此外，还可在测量PCWP过程中获得血液标本进行混合静脉血气分析，了解肺内动静脉分流或者肺内通气/血流（V/Q）比值的变化情况。但是，肺动脉导管技术是一项有创性检查，有发生严重并发症的可能，故应当严格掌握适应证。

3.心排血量（CO）和心脏指数（CI）　CO是每博输出量与心率的乘积，成人正常值为4～6L/min，单位体表面积上的心排血量称作心排指数（CI），正常值为2.5～3.5L/（min·m²）。另外，还可以按公式计算出外周血管阻力（SVR）：

$$SVR = \frac{平均动脉压 - 中心静脉压}{心排血量} \times 80，正常值为100 \sim 130kPa \cdot s/L。$$

可用带有分光光度血氧计的改良肺动脉导管，连续测定混合静脉血氧饱和度（$S_{\bar{v}}O_2$），来判断体内氧供应与氧消耗的比例。反映正常人体氧供应与氧消耗之间达到平衡的$S_{\bar{v}}O_2$值是0.75。$S_{\bar{v}}O_2$值降低则反映氧供应不足，可因CO本身降低、血红蛋白浓度或动脉氧饱和度降低所致。另外，确定适宜的CO还可经动态观察氧供应（DO_2）和氧消耗（VO_2）的关系来判断。DO_2和VO_2的计算公式如下：

$$DO_2 = 1.34 \times SaO_2（动脉血氧饱和度）\times Hb（血红蛋白）\times CO \times 10$$

$$VO_2 = [CaO_2（动脉血氧含量）- C_{\bar{v}}O_2（静脉血氧含量）] \times CO \times 10$$

$$CaO_2 = 1.34 \times SaO_2 \times Hb$$

$$C_{\bar{v}}O_2 = 1.34 \times S_{\bar{v}}O_2 \times Hb$$

正常值：

DO_2：400～500ml/（min·m²）

VO_2：120～140ml/（min·m²）

CI：2.5～3.5L/（min·m²）

4.心肌酶学　心肌酶在心肌细胞损伤时可释放入血，测定心肌酶学相关指标也可反映器官供体心脏功能。肌酸激酶同工酶（CK-MB）主要存在于心肌细胞，一直是临床诊断心肌损伤的心肌酶谱中最具特异性的酶。在肌钙蛋白应用之前被称为检测心肌损伤的"金标准"，拥有大量临床数据。生物特性与肌钙蛋白类似，但在血液中存在时间短于肌钙蛋白。心肌损伤后，肌钙蛋白I（cTnI）4～6h在血液中升高，升高的cTnI能在血液中保持5～10d，这样就提供了较长的检测期，这是cTnI比CK-MB、Myo优势的地方。cTnI具有良好的心肌特异性和灵敏度，已成为新的"金标准"，是诊断心肌梗死的最重要的标志物之一。肌红蛋白（Myo）因为分子小，心肌损伤后可直接进入血循环，所以心肌轻度受损时即可快速从心肌细胞进入血液（1～3h），因此在心肌梗死三项中Myo最敏感，Myo是用于检测心肌损伤的最佳早期标志物。

三个指标各有优势，但也有各自不足之处。Myo、CK-MB在发生骨骼肌损伤，肾功能不全时特异性下降，而cTnI在早期发现心肌损伤方面则不如Myo。

5.动脉血气分析　动脉血氧分压（PaO_2）正常值为10.7～13kPa（80～100mmHg），动脉血二氧化碳分压（$PaCO_2$）正常值为4.8～5.8kPa（36～44mmHg）。当供体血流动力学不稳定时，可因肺换气不足，出现体内二氧化碳潴留导致$PaCO_2$明显升高；相反，如果供体原本并无肺部疾病，因过度换气（呼吸机参数调整不当）可致$PaCO_2$降低；若

$PaCO_2$超过$5.9 \sim 6.2kPa$（$45 \sim 50mmHg$）时，则提示肺泡通气功能障碍；PaO_2低于$8kPa$（$60mmHg$），吸入纯氧仍无改善者，应考虑肺部感染或肺水肿等肺部疾病。动脉血pH正常为$7.35 \sim 7.45$，通过监测pH、碱剩余（BE）、缓冲碱（BB）和标准重碳酸盐（SB）的动态变化有助于了解供体体内的酸碱平衡情况，从而评估器官供体的血流动力学状态。如果出现酸中毒，则应考虑是否由于全身器官灌注不足所导致酸性产物淤积；如果出现碱中毒，则应对症处理，纠正碱中毒。

6. 动脉血乳酸盐测定　供体组织灌注不足可引起无氧代谢，以至于乳酸淤积和高乳酸血症，监测该指标有助于评估供体血流动力学状态，正常值为$1 \sim 1.5mmol/L$。另外，还可结合其他指标综合判定血流动力学状况，如乳酸盐/丙酮酸盐（L/P）比值在无氧代谢时明显升高，正常比值约为$10:1$，高乳酸血症时L/P比值升高。

7. DIC相关指标检测　对出现过严重低血压或处于低血压状态时间较长的器官供体，可通过测定相关指标评估是否有DIC。临床实践中，常测定血小板数量和质量、凝血因子的消耗程度及反映纤溶性的多项指标，当下列5项检查中出现3项以上异常，结合临床有长期血流动力学不稳定状态和出血倾向，便可诊断DIC，包括：①血小板计数$<80 \times 10^9/L$；②凝血酶原时间比对照组延长3s以上；③血浆纤维蛋白低于$1.5g/L$或进行性下降；④3P（血浆鱼精蛋白副凝）试验阳性；⑤血涂片中破碎红细胞超过2%。

8. 胃肠黏膜内pH（intramucosal pH，pHi）　当供体血流动力学不稳定，全身组织器官灌注不足时，胃肠道较早便处于缺血、缺氧状态，因此易于发生细菌移位，诱发脓毒症、甚至引起感染性休克和MODS；而全身血流动力学检测常不能反映缺血器官的实际情况。测量胃黏膜pHi，不但能反映该组织局部灌注和供氧情况，而且能发现隐匿性的休克。pHi测定常采用间接法：首先经鼻向胃内插入带半透明膜囊腔的胃管，向囊腔注入4ml生理盐水，$30 \sim 90min$之间测定该生理盐水中的PCO_2，同时取动脉血，应用血气分析仪测出HCO_3^-和PCO_2；然后将胃管内的盐水PCO_2与动脉血HCO_3^-值代入以下公式，算出pHi值：

$$pHi = 6.1 + \log（动脉HCO_3^-/0.33 \times 胃囊生理盐水PCO_2）$$

pHi的正常范围为$7.35 \sim 7.45$。

二、供体血流动力学稳定的目标值

1. 供体容量　临床实践中评估体内血容量指标常采用实时、动态地监测肺动脉压、肺动脉楔压及中心静脉压等，这些指标既可以较为准确反映器官供体体内的容量状态，制订相应的正负平衡补液方案，也可以帮助鉴别供体血流动力学不稳定的病因。在供体维护中，一般应达到达到以下目标。

（1）肺动脉压维持在$1.3 \sim 2.9kPa$（$10 \sim 20mmHg$）。

（2）肺动脉楔压维持在$0.8 \sim 2.0kPa$（$6 \sim 15mmHg$）。

（3）中心静脉压维持在$0.49 \sim 0.98kPa$（$5 \sim 10cmH_2O$）。

2. 供体心泵功能　供体的血流动力学稳定不仅依赖于体内恰当的血容量，还需要正常的心脏泵血功能，方能维持全身组织器官的正常灌注。常用的监测指标有心排血量和心脏指数。前者可直接反映心脏收缩功能，后者则可以排除个体因身高和体重差异所导致的误差。在供体维护中，一般应达到达到以下目标。

（1）心排血量达到 4 ~ 6L/min。

（2）心脏指数达到 2.5 ~ 3.5L/（min·m²）。

3.供体外周血管阻力 供体血管阻力即血液在血管系统中流动时所受到的总的阻力，大部分发生在小动脉，特别是微动脉。小动脉和微动脉收缩和舒张，可显著地影响器官和组织中的血流量。正常血压的维持在一定程度上取决于外周血管小动脉和微动脉对血流产生的阻力，即外周阻力。器官供体维护中，一般应达到以下目标。

（1）平均动脉压 ≥ 60mmHg。

（2）外周血管阻力维持在 100 ~ 130kPa·s/L。

三、维持供体血流动力学稳定的方案

维持供体的血流动力学稳定，既可以给心功能维护带来益处，也能保证全身组织器官的灌注。对于血流动力学不稳定这个由不同原因引起、一般具有相同临床特征的状态，应当针对具体的病因及疾病发展的不同阶段采取相应的治疗方案。维持血流动力学稳定的重点是恢复灌注和对组织提供足够的氧，最终目的是保护全身脏器的功能。

（一）一般治疗

积极寻找病因，及时处理引起血流动力学不稳定的原发病，如消化道出血、尿崩症或者由于过度补液导致的循环超负荷等。尽早建立中心静脉通路，一方面可以及时补液或用药，保证全身器官组织灌注，另一方面可以动态监测中心静脉压，指导临床补液方案。调整呼吸机参数，给予充足的氧，保证重要脏器氧供。注意保温，定期观察末梢循环。

（二）维持正常血容量

适当的血容量是维持组织灌注和维护心功能的关键。应在动态监测动脉血压、尿量和中心静脉压的基础上，结合供体的皮肤温度、末梢循环、脉搏幅度和毛细血管充盈时间等微循环情况，判断血流动力学稳定性。如果血容量不足，首先采用晶体液和人工胶体复苏，根据检验结果，必要时给予成分输血。如果血容量过多，则应限制入量，给予呋塞米（速尿）或其他利尿药，必要时给予强心药，利尿时应注意水、电解质及酸碱平衡。

（三）纠正酸碱平衡紊乱

酸性内环境对心肌、血管平滑肌和肾均有抑制作用。如果呼吸机参数设置不当，可引起低氧血症、呼吸性酸中毒或呼吸性碱中毒。按照血红蛋白氧合解离曲线，碱中毒可使血红蛋白氧离曲线左移，氧不易从血红蛋白释出，可加重组织器官缺氧，故不主张早期使用碱性药物。而酸性环境有利于氧与血红蛋白分离，从而增加组织器官供氧，根本措施是改善组织器官灌注，适时给予碱性药物，目前对酸碱平衡的处理多采用宁酸勿碱的主张。

（四）血管活性药物的应用

血容量充足时，如果供体仍有顽固性低血压，为维持全身组织脏器的灌注压则需应

用血管活性药物。血管活性药物辅助扩容治疗，可迅速改善循环和升高血压，尤其是存在感染性休克的供体，提高血压是应用血管活性药物的首要目标。

1.血管收缩药　主要包括多巴胺、多巴酚丁胺、去甲肾上腺素、间羟胺和异丙肾上腺素等。多巴胺是最常用的血管活性药物，具有兴奋 α、β_1 和多巴胺受体作用，可增强心肌收缩力和增加心排血量，并且可扩张肾和胃肠道等内脏器官血管；大剂量〔＞$15\mu g/$（$min\cdot kg$）〕应用时则激动 α 受体，增加外周血管阻力。在供体脏器功能维护时主要取其强心和扩张内脏血管的作用，宜使用小剂量。多巴酚丁胺对心肌的正性肌力作用较多巴胺强，可增加心排血量，降低 PCWP，改善心泵功能。常用剂量为 $2.5\sim10\mu g/$（$kg\cdot min$），小剂量有轻度收缩血管的作用。去甲肾上腺素与多巴酚丁胺联合应用是治疗感染性休克最理想的血管活性药物。多巴酚丁胺能增加全身氧输送，改善全身组织器官灌注，降低动脉血乳酸水平。去甲肾上腺素是以兴奋 α 受体为主、轻度兴奋 β 受体的血管收缩药，能兴奋心肌，收缩血管，升高血压及增加心脏冠状动脉血流，但作用时间较短。常用剂量为 $0.1\sim1\mu g/$（$kg\cdot min$），根据病情调整用量，必要时可加大剂量。间羟胺（阿拉明）间接兴奋 α、β 受体，对心脏及外周血管作用与去甲肾上腺素相仿，但作用较弱，药效持续时间 30min 左右。常用剂量为 $2\sim10mg$ 肌内注射或是 $2\sim5mg$ 静脉注射；也可 $5\sim10mg$ 加入 5% 葡萄糖溶液 50ml 静脉泵注。异丙肾上腺素是能增强心肌收缩力、提高心率的 β 受体激动药，常用剂量为 $0.1\sim0.2mg$ 溶于 100ml 溶液中静脉滴注，因其较易诱发心律失常，临床上较少使用。

2.血管扩张药　主要有 α 受体阻滞药和抗胆碱能药物两类。前者有酚妥拉明、酚苄明等，可以解除去甲肾上腺素所引起的小血管收缩和微循环淤滞，并且可以增强左心室收缩力。酚妥拉明作用快，持续时间短，使用剂量为 $0.1\sim0.5mg/kg$；酚苄明是一种 α 受体阻滞药，同时有间接反射性兴奋 β 受体的作用，能轻度增加心肌收缩力、心排血量和心率，同时能增加冠状动脉血流，降低周围循环阻力，作用时间较长，可维持 $3\sim4d$，用量为 $0.5\sim1.0mg/kg$。抗胆碱能药物主要有阿托品、山莨菪碱和东莨菪碱，临床上应用较多的为山莨菪碱（654-2），可对抗乙酰胆碱所致的平滑肌痉挛，舒张血管以改善微循环，另外还可抑制花生四烯酸代谢，降低白三烯、前列腺素的释放而保护细胞，尤其在外周血管痉挛时，对提高血压、改善微循环、稳定病情方面有显著效果，用量为 $40\sim80mg/h$ 持续静脉泵入。

3.强心药　主要有兴奋 α、β 受体且兼有强心作用的药物，如多巴胺和多巴酚丁胺等（前面已有叙述），其他常用的还有强心苷类药物，如毛花苷C（西地兰）可增强心肌收缩力，减慢心率。持续动态监测供体血容量，如多项指标提示血容量充足时，可经静脉注射毛花苷C（西地兰）快速洋地黄化（0.8mg/d），首次剂量 0.4mg 缓慢推注，有效时再给予维持。

（五）防治 DIC 改善微循环

当供体长期处于血流动力学不稳定时，全身组织器官缺乏有效的血流灌注，此时易发生 DIC。对于诊断明确的 DIC，可用肝素抗凝，以 $1.0mg/kg$，每日 4 次用药，成人负荷剂量可用 10 000U（1mg ＝ 125U 左右）。有时还可应用抗纤溶药物，如氨甲苯酸、氨基己酸等，抗血小板聚集药物，如阿司匹林和低分子右旋糖酐氨基酸等。

（六）激素类药物应用

激素类药物主要应用于供体存在感染性休克及其他严重性休克的情况。其主要作用机制有以下几种。

1.阻断α受体兴奋作用，使血管扩张，降低外周循环阻力，改善微循环。

2.保护细胞内溶酶体，防止溶酶体破裂。

3.增强心肌收缩力，提高心排血量。

4.增进线粒体功能和防止白细胞凝集。

5.促进糖异生，使乳酸转化为葡萄糖，减少乳酸堆积，减轻酸中毒。一般建议大剂量静脉滴注，一次滴完，为防止多次使用皮质类固醇产生不良反应，故一般只用1～2次。

我们的临床经验表明，不可逆性脑损伤发生后，机体发生一系列病理生理学变化，脑死亡时大脑功能处于衰竭的状态，体内的免疫系统、呼吸系统、内分泌环境、循环系统等及各器官的结构和功能都会受到一定程度的损害，如不积极实施治疗干预，必然会导致全身多脏器功能衰竭（MODS），致使供体器官无法使用。糖皮质激素干预治疗是供体维护中至关重要的环节，已有大量证据证明，适当应用糖皮质激素并未明显加重机体感染情况，可以改善各种原因导致的重症性呼吸系统、循环系统、免疫系统衰竭情况和严重的机体内环境紊乱及重症感染等。

（七）其他治疗

钙通道阻滞药，如维拉帕米、硝苯地平和地尔硫䓬等具有防止钙离子内流、保护细胞结构和功能的作用；吗啡类拮抗药纳洛酮，帮助改善组织血流灌注和防止细胞功能失常；氧自由基清除剂如超氧化物歧化酶（SOD），能减轻缺血再灌注损伤中氧自由基对组织的破坏作用；调节体内前列腺素（PGS），如输注前列环素（PGI_2）改善微循环；采用腺苷三磷酸-氯化镁（$ATP-MgCl_2$）疗法，具有增加细胞内能量、恢复细胞膜钠-钾泵的作用、防止细胞肿胀和恢复细胞功能的作用。

（邰　强　陈　丽　孙嘉琪）

第二节　肺功能的监测与支持

一、脑死亡引起的供体肺损伤的机制

对脑死亡后肺损伤的病理生理机制的深入研究将为脑死亡后器官移植供体肺保护提供基础。根据目前的研究，我们总结为三方面机制，分别为严重的血流动力学改变、内分泌紊乱及细胞凋亡等机制。

（一）脑死亡后血流动力学变化及对肺的影响

脑死亡后血流动力学变化可能是脑死亡这一复杂病理生理过程对所有供体器官造成损伤最早的。大量动物实验的结果发现，急性脑死亡发生约1min时，机体出现儿茶酚

胺风暴，随之发生的血流动力学的改变与之相关，如心率加快，收缩压升高，左心排血量增加，外周血管剧烈收缩，全身的血管阻力急剧增加，平均动脉压升高，全身器官灌注不良；静脉回心血量急剧增加，心肌氧耗增加，心排血量减少，即体循环向肺循环内积聚，血管内的容量再分布到毛细血管和肺，肺循环占全身血液含量的比例由24%增加到72%，继而肺毛细血管内静水压升高引起肺毛细血管内皮损伤，导致肺间质水肿、血浆外漏和肺泡出血，造成肺水肿。随后儿茶酚胺水平持续下降，至脑死亡30～60min时，降至基础水平以下，会出现交感神经失活，心脏变力性、变时性和自律性均遭到破坏，大量外周血管开放，从而心排血量下降，血压下降，器官灌注进一步减少，最终导致外周组织和器官的血供、氧供减少，无氧代谢增多，体内乳酸含量升高，出现代谢性酸中毒。代酸导致毛细血管网的进一步开放，血压又再持续下降，加重组织的缺血缺氧。另外，缺血缺氧及酸性物质使得各种心脏毒性物质聚集，破坏心肌组织，对心脏造成损伤，引起心力衰竭，降低心排血量。心力衰竭加重机体缺血缺氧、无氧代谢、酸中毒。最终，此恶性循环不断加重，导致肺及其他供体脏器损伤。

（二）脑死亡后内分泌紊乱与肺损伤

脑死亡显著影响下丘脑-垂体轴的功能。下丘脑是调节体温的基本中枢，下丘脑功能紊乱会产生低体温；腺垂体激素（促甲状腺激素、促肾上腺皮质激素）和神经垂体激素（抗利尿激素ADH）分泌都受到严重的破坏。内分泌紊乱对脑死亡供体肺的损伤也可以分为血流动力学和非血流动力学两方面。具体表现为甲状腺素、肾上腺皮质激素、抗利尿激素等的异常释放。甲状腺素释放减少可增加外周血管阻力，改变血流动力学；使心肌细胞无氧代谢增加，酸性物质聚集，造成心脏损伤，最终使血流动力学发生改变，造成肺损伤。垂体内分泌系统的功能紊乱主要表现为抗利尿激素的释放增加所引起的中枢性尿崩症。国外报道中枢性尿崩症（CDI）原发病为脑死亡的占51%，小儿脑死亡合并CDI的发生率为11%～87.5%。脑死亡合并CDI引起的脱水不但会加重血流动力学改变，而且机体水、电解质紊乱均可导致肺及其他供体器官的损伤。

脑死亡后内分泌系统功能紊乱对机体炎症反应的调控也有重要影响。甲状腺素、糖皮质激素等都具有较强的抗炎作用。脑死亡后甲状腺素、糖皮质激素等释放减少使得体内TNF-α、IL-1、IL-2、IL-6、IL-8的释放增加，不但加重已有的炎症反应，更使机体内炎症反应失控。然而，有另一些学者并不完全认同脑死亡一定会引起内分泌功能紊乱，因为一些脑死亡患者体内激素水平并未出现明显下降，甚至接近正常。Petty等的研究证实，某些处于脑死亡状态的患者的脑实质仍有血流，这说明脑死亡时下丘脑-垂体轴并未完全瘫痪，因此内分泌系统在脑死亡后的病理生理变化及其对供体器官的影响还有待进一步的研究和讨论。

（三）脑死亡后细胞凋亡相关肺损伤

1. 脑死亡后细胞凋亡相关肺损伤机制　　是一复杂的相互影响的动态过程，它贯穿于整个脑死亡过程。在早期，肺泡壁上皮细胞和血管内皮细胞的凋亡直接导致通透性增高，引起肺损伤、巨噬细胞增生、大量中性粒细胞浸润。此时巨噬细胞被激活后，细胞因子释放增多，另一方面巨噬细胞于创伤后吞噬能力下降，大量凋亡的中性粒细胞因得不到及时的吞噬清除而最终破裂放出毒性内容物，造成进一步肺损害。在晚期，PMN由于凋亡失控，大量PMN造成严重后果。

2.肺挫伤及创伤性湿肺　临床上脑死亡多由脑外伤引起，部分可能合并胸部创伤，出现肺挫伤、肺出血、气胸、血胸及创伤性湿肺等。

3.吸入性肺炎及肺部感染　脑死亡供体早期出现呕吐或意识障碍发生时可能存在误吸、吸入性肺炎，气管插管时间长、卧床等因素也可导致坠积性肺炎或呼吸机相关性肺甚至重症肺炎。

二、肺功能的监测与支持

肺功能的监测与支持见表5-1，表5-2。

1.一般资料及既往情况　收集供体年龄、体重、BMI、血型、胸围等一般临床数据，了解既往有无肺结核病史、胸部创伤史，有无吸烟和吸毒史，既往职业情况及工作环境，有无接触粉尘等。

2.血流动力学监测　应使用有创连续动脉血压监测实时监测血压，应使用CVP监测指导液体复苏。要求平均动脉压不低于60mmHg，中心静脉压维持在6～10mmHg。但应注意的是，即使CVP维持在10mmHg以下，过量的液体输注也可能引发心肌水肿和急性肺损伤从而使肺功能迅速恶化，因此要严格限制液体量。

在循环稳定的情况下控制中心静脉压＜8mmHg。如血容量不足，首先进行液体复苏，首选使用胶体（如人血白蛋白注射液、人工胶体液），避免输注过多晶体液加重机

表5-1　理想供肺标准

理想供肺标准
1.年龄＜55岁
2.没有肺部创伤、挫裂伤或损伤手术修复史
3.持续机械通气＜1周
4.$FiO_2 = 1.0$，$PEEP = 5mmHg$，$PaO_2 > 300mmHg$
5.支气管镜检查气管相对干净，没有脓性分泌物或误吸，痰培养无特殊病原体
6.无细菌、真菌、分枝杆菌或病毒等病原体的全身性感染
7.无恶性肿瘤
8.胸部X线或胸部CT正常
9.无长期或大量吸烟史（＞5年或过去1年吸烟＞20支/日）

表5-2　供肺保护策略

供肺保护策略
1.纤维支气管镜吸痰
2.肺复张
3.利尿或CVVH
4.激素应用

体的高钠血症，适当负平衡。

如果充足的液体治疗后仍有低血压，应当使用血管活性药物。首先尝试使用多巴胺，根据血压的情况逐渐增加剂量，最高剂量不能超过15μg/（kg·min）。如多巴胺升压效果差，加用去甲肾上腺素和（或）垂体后叶加压素。当收缩压＞150mmHg时，需给予降血压处理。

若射血分数EF＜45%，肺动脉导管PAC留置有助于限制液体量，防止肺水肿。

沙丁胺醇可考虑与利尿药合用预防肺水肿。

有条件者给予PICCO血流动力学监测：血管外肺水（EVLM）＜10ml/kg（若超出此水平，提示存在肺水肿，可给予利尿药或CCVH减轻肺水肿）。

3.监测血红蛋白及血细胞比容　维持血红蛋白≥100g/L，有助于组织氧合。血红蛋白＜100g/L，血细胞比容≤30%，给予输血处理改善氧输送。

4.监测呼吸功能及调整机械通气参数　近年来，研究表明脑死亡引起的肺损伤与急性肺损伤及急性呼吸窘迫综合征相类似，因此最近的急性肺损伤的机械通气策略同样适用于脑死亡患者。保护性机械通气策略［峰压＜35mmHg，潮气量6～8ml/kg，PEEP 5～10mmHg，自主呼吸激发试验时使用低水平持续气道正压通气（CPAP），使用密闭式吸痰装置］，与常规通气策略相比，能提高肺捐献成功率。同时尽量避免吸入高浓度氧，可能降低肺移植受体发生闭塞性细支气管炎综合征的风险。

每6～8小时查动脉血气分析，维持目标值：pH7.35～7.45，PaO_2≥100mmHg，$PaCO_2$ 35～40 mmHg；尽量维持FiO_2＜50%，SpO_2＞95%。如需要，可加用呼气末正压（PEEP），但不能超过10cmH$_2$O。

另外推荐每120分钟进行一次手法通气以防止肺膨胀不全和膨胀肺泡，呼吸停止试验后尤为重要。

5.监测血气分析及氧合指数　每6～8小时查血气分析，维持PaO_2/FiO_2＞300mmHg。若脑死亡供体的PaO_2/FiO_2＜300mmHg，采用半侧卧位联合肺复张手法或纤维支气管镜。

6.肺复张手法

（1）时机：在纤维支气管镜检查后；更换导管、吸痰等呼吸机管道断开后；转运后；T管行自主通气试验后。

（2）方法：①叹息法：设置2倍潮气量进行10次通气；②PCV法：PIP25～30mmHg，PEEP 10～15cmH$_2$O，VT维持在8～10ml/kg，持续2h；③CPAP法：CPAP 40cmH$_2$O维持30s，每20分钟重复1次，3个周期；④PEEP递增法：平台压控制在35mmHg以下，将PEEP增加到18～20cmH$_2$O，维持1min，接着，每一分钟降2cmH$_2$O的PEEP，降至初始水平，然后将潮气量增加50%，进行10次通气。

7.纤维支气管镜检查及肺泡灌洗　予以纤维支气管镜监测是否存在吸入性肺炎，肺水肿及肺出血，同时清除气道内可能存在的痰栓、血栓及其他分泌物，留取气道分泌物行病原微生物检查，必要时给予双肺支气管肺泡灌洗。

8.胸X线片或胸部CT检查　明确有无肺挫伤、创伤性湿肺、气胸、纵隔气肿、肺部肿瘤、肺部及胸腔出血、肺结核及其他病原菌感染等情况。若胸片或CT显示有渗出的情况下。每24小时胸片检查渗出的进展情况。若存在胸腔积气或积液，给予留置胸腔引流管引流，减轻胸腔压力及促进肺复张。

9.定期留取痰培养及肺泡灌洗液培养　明确病原菌，并根据药敏调整抗感染方案，如若胸片显示有渗出的情况下，每24小时胸片检查渗出的进展情况，或定期行纤维支气管镜检查及吸痰，以调整抗生素的剂量。

10.监测激素水平（甲状腺激素、皮质醇及ACTH等）　一旦确诊脑死亡，给予激素替代疗法。

（1）T3甲状腺素首剂4μg，持续泵入3μg/h。

（2）精氨酸血管加压素首剂1μg，持续泵入0.5～4μg/h，逐渐减量使得体循环血管阻力在800～1200dyn·s·cm^{-5}。

（3）甲泼尼龙15mg/kg。

（4）胰岛素至少1U/h，减量至维持血糖6.7～10mmol/L确定脑死亡后单次给予甲泼尼龙15mg/kg，减少炎症介质释放。

11.监测血糖　每6～8小时监测血糖水平，血糖维持于3.9～6.1mmol/L，若发现血糖升高，使用胰岛素控制血糖在6～8mmol/L。

12.监测尿量　维持尿量1～3ml/（kg·h），若存在尿崩症，首次给予抗利尿激素5U的负荷剂量，随后按1～4U/h的剂量持续泵注。若存在尿量少于1ml/（kg·h），维持循环灌注稳定的基础上，给予利尿处理（可尝试使用呋塞米、托拉塞米、利尿合剂、特利加压素等药物），如一般处理措施效果差，给予血液净化治疗。

13.监测电解质水平　维持血钾、镁、钙离子正常水平，维持血Na$^+$130～150mmol/L。如存在低钠血症，适当补钠。高钠血症的处理可采用补液使用低钠或葡萄糖液体，同时可鼻饲温开水。

14.监测体温　维持体温36.5～37.5℃。如低体温，使用电热毯复温。如高热，使用冰袋、冰毯等物理降温。

15.日常护理　定期翻身叩背，及时吸痰，加强气道管理，如果发现吸痰管吸痰不畅，怀疑气道堵塞者，及时更换气管插管。定期行鼻胃管吸引、眼部护理，常规操作时注意无菌。

16.自由基清除　目前研究证实抗氧化剂，包括N-乙酰半胱氨酸、氨溴索、维生素类和硒元素等，在清除自由基、减少炎症反应中的重要作用，同时也是脑死亡供体肺保护的有效手段。

（陈　丽　郤　强）

第三节　肝功能的监测与支持

一、脑死亡对肝的损伤机制

1.脑死亡后血流动力学的变化对肝的损伤　脑死亡后"儿茶酚胺风暴"引起全身发生广泛的血流动力学改变，表现为为收缩压、舒张压急剧升高，在短暂的心动过缓后出现心动过速，同时心排血量增加30%，周围血管阻力增50%，血流动力学严重不稳定。

肝门静脉及肝组织血流仅为低血压非脑死亡状态下的40%。急性缺氧缺血导致肝细胞大面积凋亡是肝功能损伤的主要因素。肝实质细胞和非实质细胞均会受损，引起肝合成功能障碍，表现为凝血因子、纤维蛋白原、蛋白质含量减少，进而导致机体凝血功能紊乱和低蛋白血症。脑死亡早期（＜8h），肝代谢功能改变不明显。脑死亡12h后电镜下肝细胞出现轻微线粒体肿胀、嵴紊乱。24h后线粒体肿胀、嵴消失，导致肝功能受损，造成机体能量和物质代谢紊乱、电解质和酸碱平衡紊乱，表现为低体温、高钠血症、乳酸酸中毒、糖原丧失等。随着脑死亡时间延长，肝细胞受损加重并出现坏死，其脱氨和转氨酶作用减弱，转氨酶释放入血，表现为血氨和血转氨酶升高。随着时间的推移，肝会逐渐出现中央静脉淤血、肝内胆管炎、碎片样坏死、脂肪变性等改变。

2.脑死亡后炎症反应和免疫激活对肝的损伤　脑死亡的炎症反应基于广泛的血管内皮、补体、凝血系统和部分先天适应性免疫反应的激活和相互作用。脑死亡状态下，肝ICAM-I、MCP-1mRNA转录和蛋白翻译水平均升高，肝组织MHC-Ⅱ蛋白表达增多，肝免疫原性增强。同时，肝缺血还使库普弗（Kupffer）细胞、NK细胞等非实质细胞激活，进一步使肝免疫作用增强，诱导机体炎性因子分泌IL-1，IL-6，TNF-α和IFN-γ等促炎症因子释放，免疫学效应主要由肝巨噬细胞激活和介导，并引起TNF-α和TLR4放大。ROS涉及大量细胞活动的炎症反应，可快速造成器官损伤，与移植后肝衰竭相关。ROS介导的是短期的直接的细胞损伤，而TNF-α更多的是引起延迟的炎症反应，诱导胶原合成和加剧纤维，最终引起供肝损伤。但随着时间的推移，库普弗（Kupffer）细胞会出现形态改变，并出现空泡变性，继而导致肝免疫功能受损。

3.感染及药物对肝的损伤　脑死亡供体循环不稳定容易引起肝血流动力学改变，造成肝产生缺血再灌注等损伤，继而导致肝免疫功能受损，加之合并病毒、细菌及真菌感染；随着供体住院时间延长，气管插管及各种不确定因素，暴露于多重耐药菌（MDR）感染的概率增加，包括产ESBL的肠杆菌、碳青霉烯耐药的鲍曼不动杆菌和肺炎克雷伯杆菌，以及其他的肠杆菌，肠球菌或真菌。感染同时也会加重肝损伤。脑死亡状态下，肝对药物代谢能力减弱，易导致药物在体内蓄积，引起药物源性的中毒，进一步加重肝损伤。

二、肝功能的监测与支持

1.一般资料及既往情况　收集供体年龄、体重、BMI、血型、胸围、腹围、腹腔内压力等一般临床数据，了解既往有无肝炎病史、腹部肝创伤等肝病史，有无嗜酒史。

2.感染、肿瘤标志物筛查及临床处理方案

（1）感染监测和处理：留取痰、尿、血、体液等各种标本，根据病原体的药敏结果选择抗生素。肢体重度感染者可考虑先行截肢手术。如存在严重感染，甚至感染性休克，须积极抗感染治疗，控制好供体的感染，有利于控制炎症反应，减少炎症因子对供体肝的损伤，对于存在严重感染、感染性休克，合并急性肾损伤，尿量明显减少，可考虑给予床旁CRRT治疗或者血浆置换，可清除炎症介质，减少炎症反应对肝的损伤。

（2）病毒监测和处理：检查乙肝两对半定量、肝炎系列、HIV、梅毒、结核、CMV、EBV等；如存在乙肝病史，则建议查HBV DNA水平。若存在乙肝病毒复制活跃，给予抗乙肝病毒治疗。

（3）肿瘤治疗的监测：常规检查甲胎蛋白（AFP）及消化系统肿瘤标志物筛查，并结合影像学资料排除肝癌及消化系统肿瘤的诊断。

3.血流动力学监测与支持　循环的稳定密切关系到供体肝的血流灌注，建议通过血流动力学监测与支持，给予液体复苏及血管活性药物，达到以下目标：①平均动脉压 MAP 大于 60mmHg；②血管活性药物剂量：多巴胺≤10μg/（kg·min）或者去甲肾上腺素≤0.5μg/（kg·min）；③尿量≥1ml/（kg·h）；④射血分数 EF≥45%。

4.呼吸功能监测与支持　加强呼吸功能监测与支持，保障氧气的供给，并达到以下目标：①氧合指数≥200mmHg；②二氧化碳分压 35～45mmHg；③平台压小于 30cmH$_2$O。

5.肝功能的监测与支持　每天监测反映肝功能的指标：肝代谢与肝酶学、凝血功能、血乳酸、血氨等。

（1）监测肝细胞损伤的指标——转氨酶：由于脑死亡及其他因素引起肝功能受损，会导致转氨酶升高。我们移植中心的经验是能否作为供肝，对于谷草转氨酶（AST）、谷丙转氨酶（ALT），没有一个上限值，需要全面衡量供肝功能，结合实际情况做出综合判断。在充分结合供体肝功能的动态变化及导致肝功能损伤的因素进行综合分析判断后，转氨酶较高超过正常值上限数倍，或总胆红素最高达到 90μmol/L、或转氨酶及总胆红素均稍高的供肝也有获得成功的临床应用的经验。若 ALT≥2ULN，或者 TBIL≥50μmol/L，则推荐使用抗炎保肝类药物。抗炎保肝类药物具有改善肝功能、促进肝细胞再生或增强肝解毒功能的作用。

①抗炎类药物：甘草酸类制剂具有类似糖皮质激素（GC）的非特异性抗炎作用而无抑制免疫功能的不良反应，可改善肝功能。建议使用药物异甘草酸镁 0.2g，静脉滴注，每日 1 次。

②肝细胞膜修复保护剂：常用药物是多烯磷脂酰胆碱，可使受损肝功能和酶活性恢复正常，调节肝功能的能量代谢，促进肝细胞再生。建议药物剂量 15ml，静脉滴注，每日 1 次。

③解毒类药物：代表药物为谷胱甘肽（GSH），能够改善肝的合成，有解毒功能，并促进胆酸代谢。建议药物剂量 1.8g，静脉滴注，每日 1 次。

④利胆类药物：主要药物有熊去氧胆酸（UDCA），可促进内源性胆汁酸的代谢，减轻疏水性胆汁酸的毒性，起到保护肝细胞膜和利胆作用。熊去氧胆酸胶囊 250mg，口服，每日 2 次。

⑤促进肝细胞生长治疗药物：对于部分供体存在肝功能异常，为减少肝细胞坏死，促进肝细胞再生，可酌情使用肝细胞生长素或者前列腺素 E。如促肝细胞生长素 120μg 静脉滴注，每日 1 次；前列地尔 10μg，静脉滴注，每日 1 次。

⑥使用预处理灌注液：对于减少过度炎症反应对肝的损害，也是有帮助的。

（2）监测肝排泄功能的指标——胆红素：由炎症、感染及药物等因素引起的肝功能损伤也会导致胆红素升高，但需注意排除溶血及胆道梗阻，需做 B 超或 CT 等检查。

①感染导致胆红素升高：供体由于存在严重脓毒血症，感染性休克，导致体内大量炎症介质释放而导致肝功能损伤，形成肝细胞性黄疸，要针对感染部位进行积极处理，并应用敏感的抗生素加强抗感染，稳定血流动力学。

②药物性肝损伤：因为大部分的药物在肝转化代谢，尽可能减少使用没必要的药

物，更应该避免可能肝损害的药物，包括抗癫痫药物、有肝毒性的抗生素、解热镇痛药等。一旦出现药物性肝损伤，并出现黄疸，应立即停用可疑的药物。对于使用有肝损伤药物的抗生素时，应密切监测药物浓度及肝功能的变化，适当调整药物剂量，必要时停止使用。

③使用利胆退黄类药物：这些药物可帮助修复肝细胞，加快胆汁流速，减少胆汁淤积，有利于肝功能恢复。建议：腺苷蛋氨酸1g，静脉滴注，每日1次。

④糖皮质激素：可降低高胆红素血症对机体的损害，并抑制单核吞噬细胞系统，减少胆红素的生成，抑制黄疸进展。建议甲泼尼龙40mg，每日2次，肌内注射。

（3）监测肝合成功能的指标——凝血因子测定和有关凝血试验：当肝功能受到损害，供体的凝血物质合成减少，造成凝血功能障碍，表现为PT、APTT时间延长，纤维蛋白原降低，临床出现易出血倾向，甚至并发消化道出血、尿道出血及肺出血。在促进肝功能恢复的同时，建议补充新鲜冷冻血浆、凝血酶原复合物（慎重）。血浆纤维蛋白原水平降低到1.0g/L时可以给予冷沉淀或浓缩纤维蛋白原进行治疗，维持血浆纤维蛋白原水平在1.5g/L以上。

（4）监测肝合成功能的指标——血清总蛋白，（前）清蛋白与球蛋白：由于供体往往存在较严重的炎症反应，甚至脓毒血症，肝功能受损，同时存在营养支持欠佳，造成一定程度的低蛋白血症。适当补充清蛋白可以减轻组织器官水肿，并在一定程度上可扩充血容量和维持血浆胶体渗透压，建议输注人血白蛋白，使血清白蛋白水平维持在30g/L以上。

（5）监测血糖及营养相关指标：由于脑死亡及其他因素引起肝功能受损，糖原储备功能下降，容易出现低血糖。对供体给予适当的营养支持，有利于增加供体肝糖原的储备，也可以提高肝移植术后移植物的功能恢复。建议尽量使用肠内营养，因为肠内营养比肠外营养具有更低的感染风险，同时对嗜中性粒细胞功能的影响也比较小。建议营养支持的能量为84～105kJ/（kg·d）。

（6）密切监测水电解质情况：维持内环境稳定，及时纠正高钠血症。脑死亡患者由于垂体缺血或损伤，伴有不同程度内分泌激素水平下降，抗利尿激素（ADH）分泌减少致血液内浓度降低，引起中枢性尿崩症，占脑死亡供体的70%以上，从而引起高钠血症；同时为了降低颅内压力而大剂量使用甘露醇、利尿药和限制液体输入，以及高血糖反应（大量输入含糖液体，应用糖皮质激素和正性肌力药物可加剧血糖升高、体温降低和胰腺微循环障碍等）引起渗透性利尿，造成循环血量减少。脑死亡早期由于血浆渗透压增高、代谢性酸中毒及失水多于失钠等原因，极易造成高钠血症、低钙血症、低镁血症和低磷血症等电解质紊乱。脑死亡晚期由于肾功能受损，可导致高钾血症等电解质紊乱。注意纠正高钠血症、低钾血症、低钙血症、低镁血症等。有研究表明，供体高钠血症与肝移植术后受体死亡有关。供体肝的渗透压水平会逐步被血浆中的高浓度钠提高。当把这些高渗透压的肝移植到正常血钠水平的受体身上，移植肝细胞会水肿甚至坏死。建议的目标：控制血钠≤155mmol/L。可限制钠的摄入，以及口服补充低张力液体（包括蒸馏水或者5%葡萄糖），建议血钠浓度降低的速度最快不过1mol/（L·h）。

（7）腹部超声检查：定期行肝胆胰脾、门静脉、肝动脉、下腔静脉及腹水超声，了解腹腔脏器及血管情况，肝大小，有无脂肪肝，有无肿瘤、脓肿、迟发性损伤或出血，肝内外胆管有无梗阻及扩张，肝血管条件，血流及阻力指数情况，判断有无血栓，通过腔静脉直径变异率也可评估容量反应性。一般情况下，门静脉内径0.6～1.2cm，血流速度大于20cm/s，说明门静脉通畅。

（8）腹部CT或MRI：了解肝大小、质地，有无脂肪肝及严重程度，胆道系统有无梗阻，有无恶性肿瘤，可进行血管重建。根据供体病情稳定程度［建议去甲肾上腺素使用量小于0.5μg/（kg·min），氧合指数大于200的供体］，可行腹部CT或腹部MR，包括平扫、增强及胆、胰管造影，评估脂肪肝的程度、胆道系统、肝异常病变等，留有详细的腹部相关影像学资料，并对肝体积做出相对精确的计算。

（9）吲哚菁绿（ICG）清除试验：利用吲哚菁绿在血浆中与清蛋白及脂蛋白结合，能迅速被肝摄取而清除，不与其他物质结合，以胆汁排泄的生物代谢特点，检测其清除率来了解肝的排泄功能及肝的有效血流量。方法：常采用静脉注射0.5mg/kg的吲哚菁绿，于10min、15min时测定滞留率，正常值为（7.83±4.31）%，正常上限为12.1%，连续抽血可测定其清除率，并可算出有效肝血流量，评估供体肝功能的储备情况。如果ICG 15min滞留率小于10%，说明肝储备功能良好，作为供肝的成功率较高。

（10）肝病理活检：了解肝病变的病理改变，尤其脂肪变性的程度（表5-3）。

表5-3　肝活检的指征

超声引导下经皮肝活检的指征
①体重大于100kg，或者BMI大于30kg/m²
②HCV抗体阳性
③在较远外地获取的供肝

近年来边缘性供肝利用增多，大量临床病例证实肝细胞小泡性脂肪变性与移植肝不良预后相关性不显著，不会影响肝移植的最终结果。根据大泡性脂肪变所占比例将脂肪肝分为四型，即低（5%～15%）、轻（16%～30%）、中（31%～60%）、重（>61%）。轻度脂肪变性供肝移植后结果与无脂肪变性供肝相似，预后无显著差异。我们建议，轻度至中度脂肪肝可以用作供肝，总脂肪变<60%的供肝是可以使用的，但是重度脂肪肝是移植肝原发无功能的高危因素，不应使用。

（11）体外膜肺氧合技术ECMO（表5-4）：既能提供持续有效的灌注，保证供体组

表5-4　ECMO应用指征

ECMO应用指征
①心搏骤停、心肺复苏史（心脏按压20min以上）
②MAP：成人<60～70mmHg；儿童<50～60mmHg；婴幼儿<40～50mmHg
③心脏指数<2L/（min·m²）（>3h）
④在血容量正常的情况下使用大量血管活性药物：多巴胺>20μg/（kg·min）（>3h）；（去甲）肾上腺素>1μg/（kg·min）（>3h）
⑤尿量<0.5ml/（kg·h）
⑥血生化指标：急性肝肾功能中、重度损害
⑦其他：心电图ST-T改变明显；难以纠正的代谢性酸中毒（>3h）

织器官的充分供血供养，又能减少大量血管活性药物的应用，并在此过程中纠正内环境紊乱。在器官切除前没有热缺血损伤，减少不可预测的心搏骤停，在改善供体肝功能方面有重要作用。对于意外的心搏骤停或者循环不稳定的供体，在获取器官前，使用ECOM对供体进行人工心肺支持，转运时间为6h至4d，可以改善全身尤其是腹腔脏器的组织灌注及供氧，在一定程度上促进供肝功能的恢复。有研究表明，常温ECMO技术能提高供肝在常温下耐受热缺血损伤的能力。

三、理想供肝标准

1.年龄＜50岁，BMI＜29kg/m^2。

2.无肝胆疾病。

3.无严重的腹部损伤，无全身感染或肿瘤。

4.尿量＞50ml/h，血肌酐＜133μmol/L。

5.血流动力学和呼吸功能稳定：收缩压＞100mmHg，CVP＞5cmH$_2$O，多巴胺用量＜10μg/（kg·min），血气分析基本正常。

四、边缘性供肝ECD标准

1.年龄50～65岁。

2.BMI＞30kg/m^2。

3.肝炎病毒血清学阳性。

4.大剂量血管升压药物支持。

5.劈离式移植物（split-grafts）。

6.血钠浓度＞155mmol/L。

7.血肌酐＞106μmol/L。

8.ICU停留时间＞5d（有呼吸机支持）。

9.热缺血时间20～30min。

10.冷缺血时间8～15h。

11.大泡性脂肪变性比例15%～60%。

（陈　丽　邰　强）

第四节　肾功能的监测与支持

一、脑死亡对肾的损伤机制

1.脑死亡后血流动力学变化对肾损伤的病理机制　当发生脑死亡后，由于脑干及整个大脑的功能已经损伤甚至丧失，机体的血流动力学和内分泌代谢及交感神经系统均发生重大变化，诱发激素、细胞因子的大量分泌及释放，激活非特异性免疫反应，称之为"儿茶酚胺风暴"或"交感神经风暴"，从而引起肾血管阻力升高，血流量减少，使其缺血缺氧而造成损伤，如较严重的急性肾小管坏死，称为脑死亡供体肾损伤。其病理生理学改变包括低血压，尿崩症，相对低体温，电解质、代谢系统及免疫系统紊乱。因此，在整个治疗的过程中均有器官缺血，持续的缺血缺氧导致细胞的损伤和坏死，损伤随着冷、热缺血时间的延长而加重。Nijboer WN等发现，脑死亡初期肾病理改变包括肾小球充血、肾小球肾炎、内皮细胞增生、肾小球周围炎症等；细胞内钠、钾比例降低，肾活力降低。脑死亡3d后肾病理显示，肾小管明显细胞变性、固缩、坏死。

2.脑死亡供体肾损伤相关分子　既往大量的动物实验已经证明，在脑死亡供体肾损伤过程中，多种分子参与其中并发挥重要作用，包括补体、Toll样受体（Toll-like receptors，TLRs）系统、c-Jun氨基末端激酶（c-Jun NH2-terminal kinase，JNK）信号分子、肾损伤分子-1（kidney injury molecule-1，KIM-1）、载脂蛋白-2等。

3.外伤及其他因素所致肾损伤　部分供体存在外伤病史，可能存在肾挫裂伤。住院期间如心肺复苏时的热缺血损伤时间、血容量不足引起的肾前性肾损伤、甘露醇引起的药物性肾损伤和高肌红蛋白导致的肾小管阻塞以及全身性的感染、脓毒症、感染性休克都会加重肾功能损伤。

二、肾功能的监测与支持

（一）一般资料及既往病史

收集供体年龄、体重、BMI、血型、胸围、腹围、腹腔内压力等一般临床数据，了解既往有无高血压、糖尿病、痛风、肾结石、肾创伤等病史，有无嗜酒史，了解发病时间以判断肾受损时间，了解发病后用药尤其是甘露醇等对肾有损害的药物应用时间，了解患者出现低血压时间来判断肾热缺血时长。对有高血压病史的供体应该尤为慎重，肾的外形尤其是腹主动脉和肾动脉硬化程度，有助于帮助判断供肾的质量，是否使用该供肾可能需要供肾活检的病理结果协助判断。

（二）血流动力学监测与支持

维持循环血容量稳定：CVP 6～10mmHg，MAP维持在65mmHg以上，血乳酸小于2mmol/L，维持收缩压在80～90mmHg，维持肾灌注量及肾灌注压，保证尿量＞0.5ml/（kg·h），供肾常因肾灌注不良延迟肾功能的恢复；循环容量不稳定者需给予积极液体复苏，给予晶胶体液扩容；CVP达标而MAP不达标，需使用血管活性药物（DA或NE）使MAP达标，尽快使血乳酸下降至正常。循环容量稳定，血乳酸正常的患者，可适当液体负平衡，减少器官水肿的发生；补充清蛋白提高胶体渗透压以减少脏器水肿。

（三）感染情况的监测及治疗

留取血、痰、尿及体液培养，条件许可的情况下，每天至少留取培养标本一次，根据临床情况定期查胸X线片、B超检查等，明确病原菌及感染部位，每天监测白细胞、PCT、G试验、Gm试验、细胞因子组合等生物标志物，根据感染情况及程度选择合适的抗感染方案，尽快控制感染，避免因感染及脓毒症引起或加重肾损伤，同时也尽量减少因感染引起的循环不稳定，尽量减少血管活性药物用量。

（四）尿液监测与检查

1. 尿量监测　无论是 RIFIE、AKIN 还是 KDIGO 的诊断标准，尿量都是不可缺少的指标。准确连续地监测每小时尿量是早期发现 AKI，并判断其严重程度的重要步骤。

监测并控制尿量在 1 ～ 3ml/（kg·h），维持水、电解质酸碱平衡，维持血 Na^+ 130 ～ 150mmol/L，尽量避免液体超负荷及高钠血症；尿量小于 0.5ml/（kg·h）超过 2h，可给予襻利尿药（5% 葡萄糖注射液 50ml ＋呋塞米 100 ～ 200mg 静脉泵注或托拉塞米 20 ～ 30mg 静脉泵入）和或利尿合剂（5% 葡萄糖注射液 50ml ＋多巴胺 60mg ＋罂粟碱 60mg ＋普鲁卡因 25ml 静脉泵注）维持尿量在 1 ～ 3ml/（kg·h），若联合襻利尿药和利尿药合仍不能维持尿量，可加用特利加压素（5% 葡萄糖注射液 50ml ＋特利加压素 2 ～ 4mg 静脉泵注）改善尿量；若尿量大于 4ml/（kg·h），考虑诊断尿崩症，可给予垂体后叶素或去氨加压素（1 ～ 2.4U/h）控制尿量。

2. 尿液检查　检查尿常规确定有无隐血、蛋白、红细胞、白细胞、尿糖、亚硝酸盐。近期研究发现，既往尿常规正常者，如检出蛋白尿，提示 AKI 的风险会显著性提高。

管型尿有助于鉴别肾前性和肾性 AKI。肾前性 AKI 可正常或仅见透明管型和颗粒管型，有时也可能会出现微球蛋白尿。而肾性 AKI 除了颗粒管型外，常有肾小管和收集管上皮细胞管型、白细胞管型、蜡样管型、暗棕色粗颗粒管型和色素管型。急性间质性肾炎尿液中，常可见较多嗜酸性粒细胞。尿中大量结晶需注意除外代谢性疾病。尿中出现小管上皮细胞，仅提示肾小管的进行性损伤，而没有发现上皮细胞并不能排除肾损伤。因此，即便是 AKI 早期，尿中检测出管型对判断肾小管损伤和肾功能障碍，其特异性和敏感性是有限的。

3. 尿比重和尿渗透压　尿比重可以反映尿液中溶质的质量和密度。尿渗透压可以更为精确地反映尿液溶质浓度，较尿比重更不易受尿液蛋白质、葡萄糖等物质的影响，相对客观地反映肾浓缩和稀释功能。

正常情况下，尿渗透压（mmol/L）＝（尿比重－1.000）×40 000。测定尿比重和尿渗透压，有助于判断 AKI 的原因是肾前性还是急性肾小管坏死（acute tubular necrosis，ATN）。肾前性 AKI 尿比重＞1.020，尿渗透压＞500mmol/L。而 ATN 尿比重多＜1.010，尿渗透压＜350mmol/L，且尿渗透压/血渗透压比＜1∶1［正常为（3 ～ 4.5）∶1］。

4. 尿钠和滤过排钠分数　尿钠（UNa）是 24h 尿液中的钠离子浓度，取决于细胞外液量和肾小管重吸收的变化。肾前性 AKI 尿钠显著减少，常低于 20mmol/L。ATN 时，由于肾小管重吸收钠障碍，尿钠排出增多，常高于 40mmol/L。需要说明，尿钠测定需要连续留取患者 12 ～ 24h 尿，混合后送检。

滤过排钠分数（FENa）是肾小球滤过钠和尿排泄钠的百分比，即被肾小球滤过而未被肾小管重吸收钠的百分比。FENa ＝［（UNa×SCr）/（SNa×UCr）］×100%。肾前性 AKI 因肾小管对钠的重吸收相对增高，尿钠排出减少，FENa 明显降低。ATN 肾小管不能重吸收 Na^+，故尿 Na^+ 排出明显增多，FENa 增高。应用利尿药后可增加尿钠排出，此时不应依靠 FENa 作为鉴别诊断的依据。在肾前性 AKI 向肾性演变的过程中，会伴有排钠分数的增高。

5.尿素氮与尿肌酐 AKI时因尿素氮（UUN）与肌酐（UCr）排泄减少，而血中尿素氮（BUN）与肌酐（SCr）升高。患者UUN/BUN，UCr/SCr均会降低，常＜10。需要说明，UUN与UCr测定需要留取患者24h尿混合后送检。由于不易受到利尿药的影响，尿素氮排泄分数（FEUN）在反映肾功能方面的特异性和敏感性略优于排钠分数。

6.肾衰竭指数 肾衰竭指数（renal function index，RFI）定义为UNa/（UCr/SCr），即（UNa×SCr）/UCr。AKI时由于UNa排出增多，UCr排出减少，而SCr升高，故RFI增高，正常或肾前性氮质血症时RFI＜1，ATN时RFI＞2。

（五）肾小球滤过率

肾小球滤过率（glomerular filtration rate，GFR）是反映肾功能最好和最直接的指标。传统注射菊粉测定清除率的方法并不适用于ICU。放射性核素的方法尽管准确，但由于无法在床旁进行，也为其应用带来局限性。临床上应用更多的是通过内源性物质，如肌酐和半胱氨酸蛋白酶抑制剂C来估算GFR。也常常使用Cockcroft-Gault公式（公式18-2）和肾病膳食改良MDRD试验（公式18-3），通过患者年龄、体重、SCr等估算GFR（公式18-1）。

$$CCr（ml/min）=［24UCr×24h尿量（ml）/（SCr×24×60）］ \quad （公式18-1）$$

$$CCr（ml/min）=［（140-年龄）×体重（kg）］/［72×SCr（mg/dl）］×0.85（女性） \quad （公式18-2）$$

$$CCr（ml/min）=186×［SCr（mg/dl）］-1.154×年龄-0.203×0.742（女性） \quad （公式18-3）$$

危重患者出现AKI过程中，GFR会在短时间内发生较大变化，这些基于SCr的公式算出来的数据，无法反映GFR的快速变化。

许多低分子量蛋白被认为是适宜反映GFR的内源性标志物。其中引人关注的是Cys C，这个由有核细胞产生的低分子量蛋白，不受肌肉组织、体重、水化状态、炎症反应或性别等因素影响，Cys C产生后以相对恒定的速率释放入血，可经肾小球自由滤出，在近曲小管代谢，不被肾小管重吸收和分泌，不会重新进入血循环，因此，Cys C在体内的清除取决于GFR。肾功能降低时血清Cys C会明显增高，较SCr更为敏感，目前临床已有应用。尿Cys C在AKI时也会增高，由于不受昼夜节律影响，单次尿标本即可检测尿Cys C，而不需要24h混合尿。

（六）血、尿肌红蛋白及血肌酸磷酸激酶CK监测

每天监测血及尿肌红蛋白及肌酸磷酸激酶CK情况，若进行性升高，且血清肌酐激酶＞正常值上限的5倍（或＞1000U/L）可诊断为横纹肌溶解症。需给予补液、水化、利尿、碳酸氢钠碱化尿液，维持尿pH＞5.6，可促进肾小管内肌红蛋白的排出，同时纠正酸中毒及高血钾，应用利尿药，尤其是襻利尿药，可以促进肌红蛋白排泄；如果供体血肌红蛋白过高（＞20 000μg/L），可行血浆置换以清除肌红蛋白，增加尿量，改善供肾功能。因肌红蛋白尿症导致ARF的供肾移植的预后良好。

若尿量进行性减少或肾功能进行性恶化，建议尽早给予血浆置换联合CVVH，减少

肌红蛋白堵塞肾小管，诱发及加重肾损伤。

（七）监测早期肾损伤指标

有条件者可监测CysC，KIM-1、IL-18、RBP、β_2-MG、NGAL等早期肾损伤指标，早期发现肾损伤因素，早期控制，若尿量进行性减少，血肌酐进行性升高、内环境紊乱难以纠正、出现容量超负荷或严重脓毒血症等应尽早给予床边CRRT清除炎症介质及加重肾损伤的毒素，维持水、电解质水平稳定，并减少水分积聚，减轻肺水肿及器官水肿。

（八）监测肌酐及尿素氮

每6～12h一次监测血肌酐及尿素氮水平，SCr上升的程度和速度可作为监测AKI病情变化及其分级的重要指标。改善全球肾预后组织（KDIGO）诊断标准对于AKI的定义为48h内SCr增高≥26.5μmol/L或者增高达到基线值的1.5倍，且明确或推断其发生在7d内，或者尿量＜0.5ml/（kg·h），持续6h以上。若监测发现血肌酐升高，需鉴别引起肌酐升高的原因：

1. 肾前性　是否存在缺血缺氧（需了解患者起病后是否出现过低血压、低血氧或心搏呼吸骤停，持续时间过久，血管活性药物用量多少）、感染（是否有培养阳性结果，使用抗生素方案如何）、循环不稳定等因素，及时纠正缺血缺氧，维持足够循环容量及氧供，必要时加用抗氧化药物。如阿拓莫兰3.6g/d，乌司他丁20万U，每日3次，及时根据药敏调整抗感染方案。

2. 肾性　是否存在药物性、细胞毒性、免疫性因素，停用相关药物（需了解患者起病后是否有使用过相关肾毒性药物如甘露醇、造影剂、氨基糖苷类药物等），检查免疫相关指标如SLE、ANCA、抗GBM抗体、乙肝病毒定量等，必要时加用激素控制或行肾穿刺活检明确病理类型，必要时加用乙酰半胱氨酸（富露施）600mg，每日3次，雾化吸入。

3. 肾后性　完善肾B超，了解有无泌尿系结石及肾血流、阻力指数等，必要时行腹部CT检查，如有相关梗阻因素需请泌尿外科医师会诊，协助处理梗阻因素。

（九）监测血气分析及电解质

维持机体酸碱平衡和Na^+、K^+、Mg^{2+}、Ca^{2+}等电解质稳定。若出现代谢性酸中毒及高钾血症，经非手术治疗无效，可给予床边CRRT治疗。

（十）床边超声检查

对于任何不明原因的AKI患者，都应进行紧急的泌尿系统超声检查，特别是有尿路梗阻风险者，以便尽早发现尿路梗阻等因素。同时也可利用超声评估肾大小、肾血流及阻力指数。

（十一）监测腹腔压力

肾灌注压估算为平均动脉压（mean arterial pressure，MAP）与腹腔内压（intra-abdominal pressure，IAP）的压差，因此，无论MAP降低和（或）IAP增高，都可造成肾灌注压减低而导致AKI发生。腹腔内高压（intra abdominal hypertension，IAH）会影响肾灌注并导致AKI，IAP在仰卧位时一般低于10mmHg，当IAP持续超过12mmHg时称为IAH。任何原因的腹内压力增高所致的心血管、肺、肾、胃肠及中枢神经系统等多脏器功能障碍，称为腹腔间隙综合征（abdominal compartment syndrome，ACS）。由于肾是腹膜后器官，在IAH时肾功能容易受累出现AKI。因此对于AKI的高危患者，IAP的监测十分重要。

目前常用方法是通过测定膀胱内压来反映IAP。当有IAP增加时，应采取多种手段使其降低。同时注意容量充足。通常IAP在10～15mmHg时，需要维持正常血容量，IAP在16～25mmHg时，需要给予高容量液体复苏以保证肾灌注。当IAP持续高于25mmHg并产生ACS时，非手术治疗效果差，需要紧急行开腹减压术。

（十二）检查并尽量避免肾毒性物质的使用

尽量避免使用影响或加重肾损伤的药物（如甘露醇、造影剂、氨基糖苷类、两性霉素B药物等），如发生药物相关的急性肾损伤立即停药，并可适当水化、碱化，必要时可使用乙酰半胱氨酸或碳酸氢盐预防造影剂肾病的进展。

（十三）肾活检

移植前肾活检可以了解供肾是否存在肾小球硬化、肾血管狭窄、肾小管萎缩和间质性纤维化等组织学改变，从而更好地评估肾质量，排除供肾的预存疾病，预测术后移植肾功能和存活率。供肾需行零点指征。

1. 应用过2种以上升血压药物。

2. CVP＜2cmH$_2$O（1cmH$_2$O ＝ 0.098kPa）。

3. 上肢血压≤90/60mmHg（1mmHg ＝ 0.133kPa）。

4. 每小时尿量＜50ml。

5. 血清肌酐＞177μmol/L。

存在上述任意3个指征即需进行零点活检，相应受体移植术后也需接受程序性活检来观察移植肾病理变化及转归。

出现以下情况的供肾不适于移植：①近曲小管受损超过肾皮质的50%；②远曲小管受损；③近曲小管受损未超过50%肾皮质，但肾小球组织结构发生明显或广泛病理改变，如肾小球硬化、毛细血管内微血栓形成等。

（十四）CRRT指征

非梗阻性少尿（UO＜200ml/12h）、无尿（UO＜50ml/12h）、重度代谢性酸中毒（pH＜7.1）、氮质血症（BUN＞30mmol/L）、高钾血症（K$^+$＞6.5mmol/L）或血钾迅速升高、严重的钠离子紊乱（血Na$^+$＞160mmol/L或＜115mmol/L）、临床上对利尿药无反应的水肿（尤其是肺水肿）、无法控制的高热（直肠温＞39.5℃）；严重脓毒症及感染性休克出现循环极不稳定，需使用大剂量升压药物时可考虑尽早行床边CRRT清除炎症介质，减少血管活性药物用量；当肌红蛋白高于10 000μg/L，建议尽早开始行血浆置换及床边CRRT治疗。

三、理想肾供体标准

1.年龄10～39岁。

2.死亡原因为非脑血管疾病。

3.血清肌酐＜133μmol/L。

4.无高血压。

四、扩大供体标准

1.在脑死亡期间切取器官前难以维持循环稳定等基本条件的供体。

2.心脏死亡供体。

3. DBD合并高龄、糖尿病、高血压、感染性疾病（HBV、HCV）、某些肿瘤、轻度结构功能异常（肝肾综合征、早期糖尿病肾病或IgA肾病、轻中度脂肪肝、轻度解剖学异常等）。

4.移植物缺血时间过长。

五、肾功能评估流程

肾功能评估流程（图5-1）。

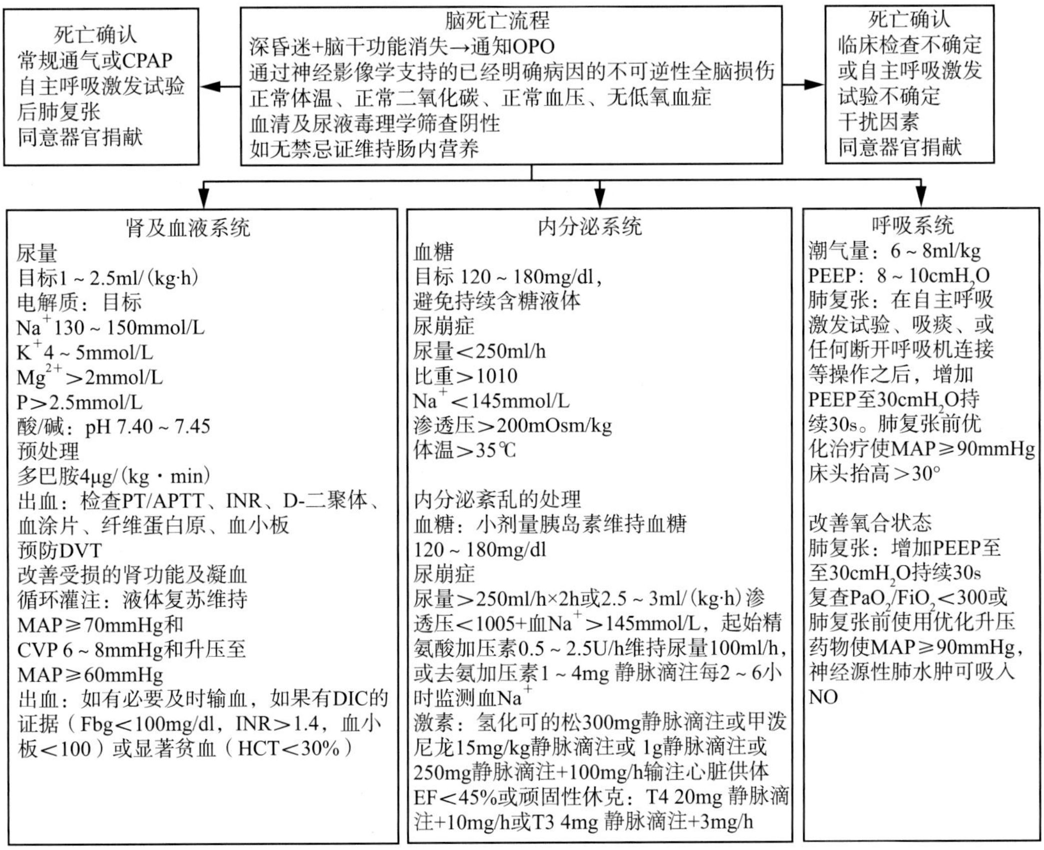

图5-1 肾功能评估流程

（陈　丽　邰　强　谢文锋）

第五节　供体体温的维护

一、脑死亡后体温的变化

人体体温调节的基本中枢在下丘脑。传统的生理学认为，在下丘脑前部存在散热中枢，而下丘脑后部则存在产热中枢。两个中枢之间有着交互抑制的关系，从而保持了体温的相对稳定。体温的自主性调节主要通过反射来实现。环境温度或机体活动的改变将引起体表温度或深部血温的变动，从而刺激了外周或中枢的温度感受器。温度感受器的传入冲动经下丘脑整合后，中枢便发出冲动（或引起垂体释放激素），使内分泌腺、内脏、骨骼肌、皮肤血管和汗腺等效应器的活动发生改变，结果调整了机体的产热过程和散热过程，从而可以保持体温的相对稳定。这一调节机制与控制论的原理颇为符合。体温调节机制相当于负反馈控制系统。当体温高于或低于37℃（偏离了"调定点"水平）时，温度感受器的传入冲动（反馈信息）经视前区-下丘脑前部（比较装置）整合后，中枢传出冲动便调整了产热和散热器官的活动，使体温复归原初的水平。在自动控制系统中，输入比较装置以决定"调定点"水平的参考信号是由操作者事先给定的，但是在体温调节机制中，在下丘脑进行比较和整合后，决定体温的调定点水平。

脑死亡后下丘脑丧失了体温调控能力，导致体温易变及随环境的变化而变化；大部分脑死亡患者因为特重型颅脑损伤及脑出血引发脑疝形成，脑损伤后致体温调节中枢直接或间接受损，并可阻断体温调节的传导通路，导致产热和散热机制失衡，如果产热大于散热，就会出现高热。这种高热与出血量及出血部位有明显相关性，出血量大，越靠近丘脑和脑干，出现高热时间早，体温高，这可能是与血肿本身压迫或致脑水肿间接影响下丘脑视前区的调定点，干扰或阻断产热或散热传导通路而致体温调节失衡有关。下丘脑位于第3脑室下，构成第3脑室结构的一部分，当基底节脑室大量出血时，出血灶可直接压迫下丘脑，损害体温调节中枢，这类患者体温大部分在24～48h达高峰。这可能和基底节出血区在24～48h脑水肿达高峰有关，而丘脑出血时，血肿可致视前区体温调节中枢直接受损而使体温调节失常，但因丘脑出血量一般较小，脑水肿也相对较轻，脑出血所导致的中枢性高热比脑梗死的发生率高。这类患者体温少有过高热，且上下波动大，部分患者对降温治疗反应良好，脑干出血和梗死后，可能由于占位灶阻断了体温调节通路，使散热功能丧失，体温在发病后直线上升，绝大部分患者出现过高热，且对内科治疗效果不佳。脑卒中患者一旦形成中枢性高热，可使脑水肿加剧，脑细胞受损加重，颅内压增高。后者进一步加重体温中枢受损而形成恶性循环，严重影响器官功能。如果产热小于散热，会出现低热。一部分脑死亡患者，即使此时有感染也不会发热，原因就在于体温调节中枢完全丧失调控能力。另外，下丘脑体温调节功能的丧失，也会引起战栗及血管收缩功能的丧失，即可导致非恒温的供体。体温丢失引起血管收缩，进一步导致血流动力学不稳定和心脏损伤。脑死亡后，无论是高热还是低热都要及时处理。

二、供体高体温的处理

脑死亡供体高体温的发生率一般较高，这是重度颅脑损伤累及下丘脑体温调节中枢的一种表现。如不及时处理，高热可导致急性的氧耗量及代谢废物的增加，加重肝肾功能的损害。早期应用有效的降温措施可减轻机体的氧耗量和代谢率，提高移植成功率。根据捐献者脑功能的状态，原发病的类型注意鉴别真实体温，要注意鉴别血液或者血肿吸收热、感染性发热与中枢性发热。

血液或者血肿吸收热，体温波动在37～38℃，一般在脑死亡后3～14d体温恢复正常。多为脑死亡伴基底节区出血，这种体温不需处理。

（一）感染性发热

一般在发病后至少3d，体温逐渐升高达39～40℃，最常见的感染部位为肺部和尿路。既往患者患糖尿病、慢性支气管炎者易继发感染和发热，可能原因是这些慢性疾病可致全身血管病变或微循环、代谢障碍，脏器储备功能和代偿能力降低，以及病后意识障碍、卧床少动、机体免疫功能降低所致，说明既往患有糖尿病、慢性支气管炎等基础疾病可能是脑死亡继发感染和发热的潜在危险因素。脑死亡后感染性高热可加重全身器官损伤，脏器系统衰竭是脑死亡后严重并发症，其发病机制可能主要与脑死亡急性期应激反应和感染有关。早期发热者，大多有确切感染源，这些改变与原发的慢性疾病有关，结合胸片、血常规、血培养、痰检、药敏等结果，使用有效的抗生素，可得到及时有效地控制。部分未找到确切感染源的脑死亡发热患者，需要经验性使用抗生素，大多数情况下需要联合用药，同时多次血、尿、痰、脑脊液等培养及药敏，如果培养阳性，根据药敏使用抗生素，如果培养阴性，仍需经验性联合用药。预防措施：定时翻身、叩背，每2～3h1次，三种体位交替；每日用生理盐水口腔护理1～2次；注意保暖，避免受凉，以免诱发上呼吸道感染；保留导尿患者，应每日清洗会阴部，并用新洁尔灭棉球消毒尿道口，每日更换接尿袋，每周更换导尿管，及时更换脏污被服，以减少感染的机会。

（二）中枢性发热

大脑的病变特别是下丘脑的病变往往造成中枢性高热。丘脑下部的产热和散热中枢受累，皮肤的血管不能扩张散热，汗腺不能发汗。大脑是最重要的体温调节中枢，脑死亡前脑出血和大面积脑梗死患者都易并发中枢性高热，其特点是发病48h内突然出现高热，体温持续在39～40℃或以上，无感染中毒征象，不伴战栗和相应的心率和血常规改变，躯体皮肤温度高，但无汗，四肢发凉，解热镇痛药和抗生素无效。中枢性高热不同于一般的发热，由于脑部功能严重受损，其热型呈稽留热，增加了脑的氧耗量，严重影响各大器官功能。降温措施。

1.物理降温 ①冰帽降温：将冰帽戴在患者头部，使脑部处于低温环境，降低脑部温度，降低脑组织氧耗量。护理时注意将碎冰和冰水装入冰帽内，去除棱角，用薄毛巾垫于冰帽内层以防其他部位冻伤，耳郭用干毛巾保护，并用脱脂棉花塞住外耳道，以防冰水流入耳内。②冰袋降温：全身冰袋降温时间不宜过长，一般为20min左右。将除去棱角的碎冰块和冰水装入冰袋，用干燥毛巾包好置于体表大血管处，如颈部、腋窝、腘窝及腹股沟等处。注意观察皮肤情况，防止冻伤。待冰块融化后及时更换以保证降温效果，勿长时间放置于同一部位。③温水或乙醇擦浴：可用32 ~ 36℃的温水或30% ~ 50%的乙醇擦浴，可反复进行，以更有效地达到散热目的。在体表大血管部位停留片刻，擦至皮肤潮红为止。注意保护胸前区、腹部、后项等部位，同时头部放置冰袋，足部放置热水袋，以防不良反应发生。④输液降温：将500 ~ 1500ml冷藏于4 ~ 10℃的冰箱中的液体，以40 ~ 60滴/分的速度输入到患者体内，注意输注速度和降温程度，以防心力衰竭、寒战、虚脱等，并注意体温监测。

2.药物降温　冬眠药物可抑制患者活动，减少热量的产生。在应用药物过程中应严密观察患者生命体征，心电监护仪监测患者血压、脉搏、血氧饱和度并做好记录。

针对不同发热原因，进行有效的处理使供体体温维持在36.5 ~ 37.3℃，降低机体和脑组织对氧气能量的消耗，保证各器官良好的代谢环境。

三、供体低体温的处理

脑死亡后供体低体温的发生率同样也较高。低温可导致各种心律失常，如传导延迟、T波倒置、QT间期延长、出现Qsborn J波（32 ~ 33℃）和心房颤动，低于30℃可导致心室颤动。低温还可导致肾小球滤过率减少、肾功能受损而丧失浓缩功能，还可导致凝血功能障碍、氧合解离曲线左移，该情况可因环境因素及输注未经加热的液体或血液制剂而加重，应及时处理。

体温过低的预防与治疗：体温过低会导致体内内环境紊乱，加重凝血系统、免疫系统、末梢微循环系统等异常变化，导致血流动力学不稳定。注意寻找丧失体温的主要原因（尿崩症，大量快速补液），及时进行相应的治疗。

治疗过程中对于体温不升应采取预见性的预防措施，保持合适的室温和湿度，避免患者床位处于出风口下方。若供体需要进行持续肾替代治疗，应调节连续肾替代治疗（continuous renal replacement therapy，CRRT）加湿器温度至43℃，置换液、PBP溶液和透析液用恒温箱加热。静脉滴注的液体复温至37℃，在补液前根据所待补入液体的性质将其复温后再输入供体体内，能有效地预防低体温的发生。

热量的丧失与躯体的暴露面积呈正相关，即躯体暴露越多热量丧失越多，因此在临床诊疗工作中要尽量减少供体的暴露面积，尽量避免弄湿被服，保持床单清洁干燥。单层覆盖物即能有效降低散热，冬天或环境温度低时适当地加盖毛毯、棉被。

大量的热量会通过呼吸道散发，对进入呼吸道的气体进行加温热化，利用呼吸机湿化器加热吸入气体等措施均能有效预防呼吸道散热，减少深部温度继续下降，增加热量摄入，必要时复热毯复温。综上所述，升高体温方法包括加热补液的液体和吸入的气体，使用加热毯。低体温的预防比逆转更容易，体温低于35℃的情况可能会妨碍或延迟脑死亡的诊断。

四、亚低温治疗

亚低温疗法是一种以物理方法将患者的体温降低到预期水平而达到治疗疾病目的的方法。治疗性低体温，也称为目标温度管理，是一种用于保护患有某些类型的心搏骤停、脑卒中和窒息患者的神经功能干预方式。治疗性低温（亚低温），最大优化血流动力学和气体交换，介入及手术治疗，血糖控制，神经学诊断、处理和预测。亚低温治疗是指通过控制性降低患者核心温度以保护器官免受损伤影响。机制是通过降低各大组织葡萄糖利用率和氧耗量以减缓代谢，从而起到器官保护作用。

亚低温治疗需要掌握适宜的温度及治疗时间。现在推荐亚低温疗法的目标温度是32 ～ 34℃。Jacobs 等在32℃和27℃两种温度条件下研究发现大脑中动脉闭塞的大鼠，32℃低温治疗可使皮质梗死范围缩小88.8%，证实32℃的亚低温治疗具有显著的脑保护作用。2002年的两项大规模临床研究认为将温度降到32 ～ 34℃，对脑和机体的保护作用最好。

亚低温的治疗方案主要分为无创体表降温技术和有创降温技术。无创体表降温方便快捷，但也存在降温效果不理想的缺点。有创降温技术包括冷冻液静脉滴注、血管内导管降温、体腔灌洗降温及体外循环降温方法等。

亚低温治疗过程管理：

1.呼吸道的管理　实施亚低温疗法的患者要严格注意呼吸道的管理，保持呼吸道通畅。治疗过程中应密切观察呼吸频率、节律、氧饱和度，机械通气者要严密监测呼吸机模式、参数的设定、调节等，注意患者气道的温化和湿化。及时清除呼吸道分泌物及痰液，严格无菌操作预防肺部感染，必要时行气管切开（气管切开者按气管切开常规护理），做好血气分析，为医师的诊断治疗提供可靠的依据。

2.生命体征的观察　亚低温治疗的患者，病情重，病情变化快，所以要严密观察血压、脉搏、心率、呼吸改变。低温可使患者血压下降，心率减慢，如脉搏少于60次/分，血压低于80 ～ 90/50 ～ 59mmHg，应立即通知医师并积极投入抢救。如脉搏大于100次/分，血压增高或降低，同样是病情危急的表现，也要做好抢救准备。

3.循环功能监护　应严密观察循环系统功能，如ECG、血压、脉搏、心率及肢端循环等，行24h动态心电监护。心率应维持在60 ～ 80次/分，舒张压50 ～ 70mmHg，平均动脉压80mmHg。

4.电解质及体液平衡监测　应严密观察患者尿液的颜色、性状和量，定时监测血生化参数，特别注意镁、钾、钙的变化，防止电解质紊乱。

5.凝血功能监测　由于低温血小板可黏附聚集成团，且外周血小板进入脾、肝增多，使血小板减少；同时低温条件下凝血因子的酶活性降低和血小板的凝血功能差，容易导致凝血功能障碍。进行亚低温中必须定期监测凝血4项，同时注意观察皮肤及黏膜有无出血等。

6.复温护理亚低温治疗　结束复温时应先撤去物理降温，让体温自然缓慢恢复，一般每24h提升1 ～ 2℃，同时逐渐降低冬眠合剂的量，最后停用冬眠合剂。切忌突然停用冬眠合剂，以免病情反复。若体温不能自行恢复，可采用加盖被子、温水袋等方法协助复温。

目前亚低温对心肌的保护作用机制已基本明确，尽管亚低温不能使心肌代谢完全停止，但可以大大减慢机体生化反应的速度及降低重要细胞内酶的活性。根据VantHofits方程，心肌温度每降低1℃，心肌酶活性约下降50%。因此，低温可诱导心脏机械停搏和减少能量消耗。但是低温抑制Na^+-K^+-ATP酶的活性，细胞内外离子顺离子浓度梯度被动转运。在亚低温期间，心肌进行无氧代谢，产生乳酸等酸性代谢产物，一旦超过细胞本身的缓冲能力，则 H^+ 在细胞内积聚，细胞内 H^+ 通过 Na^+-H^+ 转运机制与细胞外 Na^+ 进行交换。由于 Na^+-K^+-ATP 酶的活性受到抑制，导致细胞内 Na^+ 浓度升高，一部分 Na^+ 通过 Na^+-Ca^{2+} 交换体移出细胞，从而又导致缺血期间细胞内超载。因此防止低温的副作用是心脏移植供心保护研究的重点内容之一。

目前对于肾移植供体的处理仍强调保温，因低温治疗对肾的保护作用尚不确切，然而，在涉及心搏骤停患者的回顾性研究中，轻度低温状态似乎可以保护肾功能，减少其缺血-再灌注损伤，一项以兔为研究对象的实验研究结果表明，快速冷却至中度低温可以保护心搏骤停期间的肾功能。目前脑死亡的实施过程中，常为使器官捐献者达到正常体温而主动加温，而在捐献过程中，目标低体温作为干预保护肾功能的作用仍不确定。肾移植受体若在移植后 7d 内需要透析则称为移植肾功能延迟恢复，其在肾移植受体中的发生率可达 50%，与移植费用的增加和远期移植肾功能减退密切相关。在最近的 NEJM 上，美国加利福尼亚大学 Niemann 博士团队发表了一项随机对照研究，结果发现，对于脑死亡供体，与正常温度处理相比，轻度低温可显著降低移植肾功能延迟恢复的发生率。该研究纳入了 394 名脑死亡供体，随机分为低温组和常温组各 197 例。低温组在宣布脑死亡后，接受 34 ～ 35℃的低温处理，对照组则接受 36.5 ～ 37.5℃的保温处理。体温控制从器官捐献授权和宣布脑死亡后开始，供体离开监护室到手术室时结束。经第二轮筛查后，低温组供体 150 例（供 300 只肾），常温组供体 152 例（供 304 只肾），低温组受体 285 例（5 例接受双肾移植），常温组受体 287 例（6 例接受双肾移植），鉴于资料完整性等要求，最终分别有 280 例低温组供体及 286 例常温组供体纳入研究及统计分析范围。结果显示，280 例低温组和 286 例常温组肾移植受体中，分别有 79例（28.2%）和 112 例（39.2%）出现移植肾功能延迟恢复，低温组发生率显著低于常温组。基于多变量模型（考虑受体标准、术前供体肌酐水平、肾冷缺血时间等因素）的主要有效性分析也表明，相较于常温组，低温组显著降低了移植肾功能延迟恢复的发生率。进一步的亚组分析显示，这种优势在扩大的供体纳入标准亚组患者中更显著，而在经典标准亚组患者中并不显著，虽然结果显示低温较常温组肾移植术后移植肾功能延迟恢复发生率降低（27.3%：33.6%）。另外双肾移植亚组分析显示，5 例低温组受体均未发生术后移植肾功能延迟恢复，而 6 例常温组受体中 5 例发生了术后移植肾功能延迟恢复。值得指出的是很少有研究涉及通过干预供体来减少受体移植肾功能延迟恢复的发生，之前曾有一项 RCT 研究表明对供体使用低剂量的多巴胺可改善移植肾在受体身上的功能，而其他更多研究则集中在移植后对受体的干预。这一方面反映了供体干预研究伦理学问题的尴尬境地，另外也表明了目前对于供体相关研究的基础机构的空白。Niemann 博士强调，缺血再灌注损伤是移植后期肾功能差的主要原因，目前的移植后干预措施只能减轻损伤程度而不能避免这种损伤。供体的低温治疗措施则可使移植前的缺血再灌注损伤最小化，从而使受体获益更多，这也许是低温治疗的一种可能的作用机制。

（刘耕农　邰　强）

第六节　供体感染的处理

一、供体感染的评估

供体器官功能的保护包括供体基本生命体征的监测，维持机体营养，纠正酸碱平衡紊乱，保证器官充分的氧合，防治供体出现感染，除此之外，还要维持好供体的循环功能，稳定血压及心率等。其中评估供体的感染风险和控制感染非常重要，若供体的感染控制欠佳，则会导致脓毒血症，甚至引起各个脏器功能的衰竭。

供体感染风险的评估包括以下几个方面。

1.采集病史　根据供体患者的病史，可了解供体患者的发病过程及就诊经过，更有助于病情的掌握。

2.体格检查　全面的体格检查有助于了解供体患者的脑死亡病因，尤其是外伤导致的创伤，可进行体格检查，了解伤口的具体位置及感染情况，更能对症处理，帮助预防及控制感染。

3.实验室检查　根据检验数据客观地判断供体各脏器的功能情况。

4.影像学资料　影像学检查结合检验数据更能高效准确地反映供体患者脏器功能及评估整体的情况。

首先，采集病史是评估感染的首要任务，在病史采集过程中，应向供体家属及病情发生的目击者详细询问供体的疫区接触史、输血史、过敏史、手术史、个人爱好、既往感染、药物滥用史、治游史、既往各器官系统的状况。除此之外，还要详细询问患者生前的职业及工作环境，常住居住地及居住地的环境。初步了解供体的大致情况后，需对其进行全身的体格检查，全面仔细检查供体的神经系统、呼吸系统、泌尿系统、心血管系统、循环系统等各个系统的情况。另外，还要详细检查患者的皮肤和黏膜的情况，其中外伤的供体或术后的供体需查看其伤口情况，分析各种感染的来源，以更合理地选择适合的抗生素进行治疗。若皮肤有伤口、淤血、瘀斑或焦痂的供体可结合病史，判断有无传染性疾病的潜在可能，其中的病原菌包括：梅毒螺旋体、汉坦病毒、登革病毒等。供体体内病原菌的检查直接影响到受体的健康，供体所带有的病毒、真菌、细菌及其他病原体，会通过器官的移植，经过血液直接传播给受体，所以完善的供体病原菌检查是评估感染非常重要的步骤。通过供体传播的病原菌种类繁多，主要包括病毒、细菌、真菌、寄生虫、螺旋体等，其中病毒包括巨细胞病毒、EB病毒、单纯疱疹病毒、水痘带状疱疹病毒、人疱疹病毒、乙型肝炎病毒、丙型肝炎病毒、丁型肝炎病毒、艾滋病病毒、狂犬病病毒、西尼罗病毒、BK病毒、人类嗜T淋巴细胞病毒等；细菌包括金黄色葡萄球菌、克雷伯肺炎杆菌、铜绿假单胞菌、大肠埃希菌、沙门菌、小肠结肠炎耶尔森菌、布鲁菌属、肠杆菌属、不动杆菌属、嗜麦芽窄食单胞菌、军团菌属、诺卡菌属、单核细胞增生李斯特菌、结核分枝杆菌；真菌包括曲霉菌属、念珠菌属、粗球孢子菌、新型隐球菌、荚膜组织胞浆菌、尖端赛多孢子菌、原壁菌属、接合菌亚纲；寄生虫包括：鼠弓形虫、粪类圆线虫、疟原虫属、克氏锥虫杰氏肺囊虫；螺旋体包括：梅毒螺旋体、回归热螺旋体、伯氏包柔氏螺旋体；检测这些感染相关的实验室检查指标，包括梅毒螺旋体抗体、人免疫缺陷病毒抗体、单纯疱疹病毒IgG抗体、弓形虫抗体、EB（HCV）抗体乙型肝炎相关抗体快速血浆反应病毒VCA抗体、水痘带状疱疹病毒（VZV）抗体、乙型肝炎表面抗原及抗体、丙型肝炎病毒相关抗体、CMV病毒IgG和IgM等，根据临床症状及体征结合实验室检验结果及影像学检查，确定供体是否存在感染及明确感染灶的位置。

二、供体感染的处理

（一）病毒感染

1. 呼吸道合胞病毒（RSV）

（1）呼吸道合胞病毒是一种RNA病毒，属副黏液病毒科，是引起小儿病毒性肺炎最常见的病原，可引起间质性肺炎及毛细支气管炎。该病经空气飞沫和密切接触传播，潜伏期3～7d。可有高热、鼻炎、咽炎及喉炎，以后表现为细支气管炎及肺炎。少数可并发中耳炎、胸膜炎及心肌炎等。确诊可分离病毒及做血清补体结合试验和中和试验。应用免疫荧光技术检查鼻咽分泌物中病毒抗原，可做快速诊断。治疗以支持和对症疗法为主，有继发细菌感染时，可用抗生素治疗。预防同其他病毒性呼吸道感染。

（2）RSV在电镜下所见与副流感病毒类似，病毒颗粒大小约为150nm，较副流感病毒稍小，为RNA病毒，对乙醚敏感，无细胞凝集性，在人上皮组织培养形成特有的合胞（syncytium），病毒在胞质内增殖，可见胞质内包涵体。合胞病毒只有一个血清型，最近分子生物学方法证明有2个亚型。

（3）合胞病毒肺炎的典型所见是单核细胞的间质浸润。主要表现为肺泡间隔增宽和以单核细胞为主的间质渗出，其中包括淋巴细胞、浆细胞和巨噬细胞。此外，肺泡腔充满水肿液，并可见肺透明膜形成。在一些病例，亦可见细支气管壁的淋巴细胞浸润。在肺实质出现伴有坏死区的水肿，导致肺泡填塞、实变和萎陷。少数病例在肺泡腔内可见多核融合细胞，形态与麻疹巨细胞相仿，但找不到核内包涵体。

（4）合胞病毒感染极广。北京的一项研究显示：用免疫荧光法测定血清IgG抗体的结果（1978）：脐带血阳性率93%，出生至1个月为89%，1～6个月为40%，2岁及3岁均达70%以上，4岁直至14岁均为80%左右（补体结合测定与此一致）。由于母传抗体不能完全地预防感染的发生，合胞病毒肺炎在出生后任何时候都可能发生。我国北方多见于冬春季，广东则多见于春夏。由于抗体不能完全防止感染，合胞病毒的再感染极为常见，有学者观察10年，再感染发生率高达65%。合胞病毒的传染性很强，有报道家庭成员相继发生感染，在家庭内发生时，儿童及成人一般为上呼吸道感染。

（5）近10年来合胞病毒肺炎及毛细支气管炎占我国婴幼儿病毒性肺炎第一位，其症状与副流感病毒肺炎、轻症流感病毒肺炎及轻症腺病毒肺炎临床上几乎无法区别。重症流感病毒肺炎及重症腺病毒肺炎则高热持续，中毒症状及呼吸症状重，临床表现远较合胞病毒肺炎严重。本病诊断主要根据病毒学及血清学检查结果。近年来利用鼻咽分泌物脱落细胞及血清中IgM抗体的间接法免疫荧光技术、ELISA、碱性磷酸酶抗碱性磷酸酶桥联酶标法（APAAP）、生物素抗生物素ELISA法、辣根过氧化物酶——抗辣根过氧化物酶法（PAP）、单克隆抗体荧光法等都能进行合胞病毒感染的快速诊断。

（6）本病初期可见咳嗽、鼻塞，约2/3的病例有高热，最高可至41℃，但发热一般不是持续性的，较易由解热药退热，高热时间多数为1～4d，少数为5～8d。约1/3患儿中度发热，多持续1～4d。轻症病例呼吸困难及神经症状不显著，中、重症有较明显的呼吸困难、喘憋、口唇发绀、鼻扇及三凹征，少数重症病例也可并发心力衰竭。胸部听诊多有细小或粗、中啰音，叩诊一般无浊音，少数有过清音。X线检查：多数有小点片状阴影，大片状者极为罕见。约1/3患儿有不同程度的肺气肿。血常规：白细胞总数一般在（5～15）×10^9/L（5000～15 000/mm³），多数在10×10^9/L（10 000/mm³）以下。中性粒细胞多在70%以下。

（7）呼吸道合胞病毒可通过呼吸道传播，需要进行一般治疗，注意隔离，努力防止继发细菌或其他病毒感染。关于抗病毒化学药物，较重者可用三氮唑核苷雾化治疗，近年国外有学者用短期大剂量雾化治疗合胞病毒感染有效。

2.单纯疱疹病毒感染（HSV） 单纯疱疹病毒（herpes simples virus，HSV）在人群中分布广泛，感染率高。HSV具有较宽的宿主范围，能在多种组胞中增殖（人胚肺、人胚肾、地鼠肾等细胞），病毒复制迅速（8～16小时/周期），致细胞病变快。可感染人及多种动物包括兔、豚鼠和小鼠等实验动物。HSV可导致多种疾病，如角膜结膜炎、脑炎、生殖道感染和新生儿感染等。HSV可在神经元细胞建立潜伏感染。HSV有两种血清型，即HSV-1和HSV-2，两种基因组结构相似，具有约50%的同源性，但通过序列分析或限制性内切酶谱分析可区分，具有特异性抗原。两种血清型HSV的传播途径不同，HSV-1主要通过密切接触感染，而HSV-2则主要通过性接触传播或新生儿经母体生殖道感染，因此，两种血清型所致疾病的临床表现不同。

（1）人群中HSV感染非常普遍，密切接触和性接触是这类病毒的主要传播途径，病毒通过黏膜和破损皮肤感染人体。HSV在多数细胞中表现为溶胞作用，致细胞病变快，表现为细胞肿胀、变圆（气球样变），出现嗜酸性核内包涵体和细胞融合。细胞融合是HSV在细胞与细胞间扩散的有效方式，即使中和抗体存在的情况下HSV仍可播散。HSV感染的典型皮肤损伤为水疱。浆液中充满感染性病毒颗粒，在水疱基底部有典型的多核巨细胞。HSV感染类型包括原发感染、潜伏感染和复发性感染。其中，原发感染主要临床表现为黏膜与皮肤的局部疱疹，潜伏期2～12d（平均3～5d），病程持续2～3周。一般情况下，HSV原发感染较轻，仅10%～15%表现为显性感染，全身感染少见，在免疫缺损的患者中才会侵犯多器官。HSV-I以腰以上部位感染为主，往往限于口咽部病毒经飞沫或直接接触唾液传播；HSV-2则以腰以下及生殖器感染为主，经生殖道传播。潜伏感染是在原发感染后，HSV在感染部分复制，如机体不能彻底清除病毒，病毒由感觉神经轴突传递到感觉神经节，以非复制的状态潜伏在神经细胞中，持续终身。HSV-1潜伏于三叉神经节和颈上神经节；HSV-2潜伏于骶神经节。在潜伏期，原发感染灶的附近检测不到病毒。潜伏期的HSV并不复制，故对抗病毒药物不敏感。复发性感染是当机体受到非特异性刺激，如发热、寒冷、日晒、月经期、情绪紧张，或其他细菌病毒感染，或短暂抑制细胞免疫时，潜伏病毒被激活，在其支配的上皮细胞中复制，引起复发性局部疱疹。由于机体的免疫应答，复发性感染病程短，组织损伤轻，且感染更为局限化，8～10d后可痊愈。其中，HSV-1感染相关的主要疾病包括：龈口炎、疱疹性角膜结膜炎、脑炎等；HSV-2感染相关的主要疾病包括：生殖系统疱疹、新生儿疱疹、免疫缺损患者的复发感染等。

（2）在HSV原发和复发性感染中，干扰素、NK细胞迟发型超敏反应和CTL发挥主要作用，控制和清除病毒感染。抗病毒表面糖蛋白的中和抗体可阻断病毒感染易感细胞，但抗体应答与疱疹病毒的复发频率无关，不能阻止潜伏病毒的激活，但可适当改变病毒感染的进程。

（3）诊断方法：①细胞学诊断。刮取宫颈黏膜、皮肤、口腔、角膜等疱疹病损组织的基底部材料作涂片，用荧光素或酶标记抗体染色，检查细胞内HSV抗原；标本亦可用Wight Giemsa染色镜检，寻找细胞核内包涵体及多核巨细胞。②核酸检测应用。PCR或原位杂交技术检测标本中HSV-DNA，方法快速敏感而特异。尤其是脑脊液标本的HSV PCR检测被认为是诊断疱疹性脑炎的标准方法。③分离培养。采取水疱液、唾液、角膜拭子、阴道拭子或脑脊液等标本，常规处理后接种于原代兔肾、人胚肾细胞及地鼠肾等传代细胞进行培养分离病毒。HSV引起的细胞病变常在感染后2～3d出现，细胞病变表现为细胞肿胀变圆、折光性增强和形成多核巨细胞等，据此可初步判定。然后再采用中和试验DNA酶切电泳等方法进行鉴定。④血清学检查。常用ELISA和间接免疫荧光法检测HSV抗体。常用于抗体检测的方法有补体结合试验、中和试验、免疫荧光及酶联免疫吸附试验等，临床多用于急性感染诊断和器官移植患者的检测，以及流行病学调查。如用于急性感染诊断，应采取急性期和恢复期双份血清，同时检测血清中的IgG和IgM。特异性IgM抗体阳性提示近期感染；特异性IgG抗体的检测常用于流行病学调查。

（4）治疗措施：目前，对疱疹病毒感染的控制尚无特异性有效措施。寄希望于疫苗，特别是新型疫苗，如亚单位疫苗、重组活疫苗、DNA疫苗的研究。试验证明，疫苗对阻止原发感染有作用，但重组HSV-2糖蛋白疫苗虽能诱导产生高水平中和抗体，却不能保护生殖器的再感染。在抗HSV的药物中，无环鸟苷、丙氧鸟苷、阿糖腺苷等，临床上主要用于免疫缺陷或免疫抑制的患者，这些药物均能抑制病毒DNA合成，使病毒在细胞内不能复制，但均不能清除潜伏状态的病毒或防止潜伏感染的复发。可口服抗生素药和高效抗病毒药：阿昔洛韦、万乃洛韦等，外用阿昔洛韦滴眼液、红霉素软膏涂患处；除此之外，还可使用紫外线照射、音频电疗、激光照射、TDP频谱照射等治疗。

3.乙型肝炎病毒（HBV）感染　乙型肝炎病毒（hepatitis B virus，HBV）在分类上归属于嗜肝DNA病毒科、正嗜肝DNA病毒属，是乙型肝炎的病原体。1965年Blumberg等首次报道在澳大利亚土著人血清中发现一种与肝炎相关的抗原成分，称为澳大利亚抗原或肝炎相关抗原，随后证实这种抗原是HBV的表面抗原。1970年Dane在电镜下发现患者血清中存在HBV颗粒。HBV感染是全球性的公共卫生问题。HBV感染后临床表现呈多样性，可表现为重症肝炎、急性肝炎、慢性肝炎或无症状携带者，其中部分慢性肝炎可演变成肝硬化或肝癌。

（1）乙型肝炎的潜伏期为30～160d。临床表现呈多样性，可表现为无症状HBV携带者、急性肝炎、慢性肝炎及重症肝炎。HBV的致病机制迄今尚未完全明了，大量的研究结果表明，免疫病理反应及病毒与宿主细胞间的相互作用是肝细胞损伤的主要原因。HBV侵入机体后，首先感染以肝细胞为主的多种细胞，在细胞内复制产生完整的病毒颗粒并分泌HBsAg、HBeAg和HBcAg等抗原成分。在血液或肝细胞膜上的病毒抗原成分可诱导机体产生特异性的细胞免疫和体液免疫应答。免疫反应的强弱与临床过程的轻重及转归有密切关系。

急性乙型肝炎患者、慢性乙型肝炎患者和乙型肝炎病毒携带者是主要传染源，乙型肝炎病毒感染者无论在潜伏期、急性期或慢性期，其血液都具有传染性。HBV主要的传播途径是血液传播（输血和血制品），其次是母婴传播，即分娩前后及过程中由带乙型肝炎病毒的母亲感染新生儿，母乳喂养也可导致母婴传播，这种传播途径在中国占很大比重，慢性乙型肝炎患者中，40%～50%的患者均来源于母婴传播。第三是密切接触传播，如通过精液和阴道分泌物传播病毒。第四是医源性传播，如消毒不彻底、不安全注射等。

（2）免疫性：肝细胞受损程度与机体免疫应答的强弱有关，HBV引起免疫病理损害的机制有以下几种。①病毒致机体免疫应答低下：HBV感染时，对外膜抗原的体液抗体应答利于清除血液中的病毒颗粒，对核壳和复制酶抗原的细胞免疫应答清除病毒的同时也损害肝细胞。大多数免疫功能正常的成年人感染HBV后可通过天然免疫及适应性免疫应答的协调作用清除病毒，并产生HBV抗体，若不能有效清除病毒如免疫功能低下或受到抑制，则导致病毒持续感染及在肝细胞内复制，形成慢性感染。HBV感染人体后也可抑制机体免疫功能，免疫功能低下者不能有效清除病毒，使感染迁延不愈继而慢性化。对病毒抗原的免疫应答与病毒消除和致病机制相关。②病毒变异产生耐药：HBV感染持续的原因通常是机体对病毒抗原的免疫应答低下，常见于病毒变异后的免疫逃逸，病毒可通过该机制逃避机体的特异性免疫应答使感染转为慢性。HBV有高变异性的原因在于病毒有反转录复制过程，RNA聚合酶和反转录酶缺乏校正功能，容易发生错误。HBV在感染过程中由于人体免疫力和抗HBV药物的影响易诱发变异，HBV变异后，可造成病毒不易清除并引起耐药，降低抗病毒治疗的疗效。S基因的变异可发生HBsAg阴性的HBV变异株感染，出现"诊断逃逸"。前c/c区基因变异使HBeAg合成受阻，患者HBeAg阴性，但其病毒复制并不受影响，故可检测到HBV DNA，甚至病毒载量较高；P区基因的变异则可直接影响抗病毒治疗效果。③抗体介导的免疫病理损害：HBV感染后血清中特异性抗体如HBsAb、PreS1-Ab和PreS2-Ab可直接清除血循环中游离的病毒，但抗原抗体形成的免疫复合物可沉积于肾小球基底膜、关节滑液囊等处并激活补体，引起Ⅲ型超敏反应。免疫复合物也可沉积于肝细胞内，引起肝毛细血管栓塞，导致急性肝坏死，表现为重症肝炎。HBV感染可使肝特异性脂蛋白抗原暴露，并作为自身抗原诱导机体产生自身抗体，通过直接和间接作用损伤肝细胞。④细胞介导的免疫病理损害：免疫细胞通过识别细胞膜上的HLA-Ⅰ类分子和病毒抗原发挥特异性CTL的直接杀伤靶细胞作用。细胞免疫是彻底清除病毒的重要因素，但对于机体来说是把双刃剑，过度的细胞免疫反应可引发大面积的肝细胞损伤，导致重症肝炎，但细胞免疫功能低下则不能有效清除病毒，易导致感染慢性化。

（3）诊断方法。①HBV抗原、抗体检测：表面抗原（HBsAg）、表面抗体（抗HBs）、e抗原（HBeAg）、e抗体（抗HBe）和核心抗体（抗HBc）称为乙肝五项，是常用的HBV感染的检测指标，可反映被检者体内HBV水平及机体的反应情况，粗略评估病毒的水平。乙肝五项检测分为定性和定量两种，定性检查只能提供阴性或阳性结果，定量检查则可提供各项指标的精确数值，对乙肝患者的监测、治疗评估和预后判断等方面有更重要的意义，动态监测可作为临床医师制订治疗方案的依据。除以上五项外，抗HBc-IgM、PreS1和PreS2、PreS1-Ab和PreS2-Ab也逐步应用于临床，作为HBV感染、复制或清除的指标。②HBV DNA检测：乙肝五项检测并不能作为判断病毒是否复制的指标，而DNA检测通过扩增病毒核酸，对体内低水平的HBV病毒敏感，是判断病毒复制的常用手段。DNA是乙肝病毒感染最直接、特异性强和灵敏性高的指标，HBV-DNA阳性，提示HBV复制和有传染性，HBV-DNA越高表示病毒复制越多，传染性越强。乙肝病毒的持续复制是乙肝致病的根本原因，HBV的治疗主要是进行抗病毒治疗，根本目的是抑制病毒复制，促使乙型肝炎病毒DNA的转阴。DNA检测对确诊HBV和评估HBV治疗效果也具有十分重要的作用，可了解机体内病毒的数量、复制水平、传染性、药物治疗效果、制订治疗策略等并作为评估指标，也是唯一能帮助确诊隐匿性HBV感染和隐匿性慢性HBV的实验室检测指标。

（4）治疗措施：慢性肝炎患者可用免疫调节药、护肝药物及抗病毒药联合治疗。常用的抗病毒药有IFN-α、反转录酶或DNA聚合酶抑制如拉米夫定、阿德福韦酯和恩替卡韦等，可联合使用乙肝免疫球蛋白，减少乙肝病毒DNA的复制，尽量减少供体对受体的传播。

4.人类免疫缺陷病毒（HIV）感染　HIV是获得性免疫缺陷综合征（acquired immunodeficiency syndrome，AIDS）即艾滋病的病原体。HIV分为两型：HIV-1和HIV-2。HIV-1在全球流行，HIV-2主要在西非和西欧局部流行。自1983年分离出HIV-1以来，AIDS已迅速蔓延，全球有数千万人感染HIV。HIV主要通过性接触、血液、垂直感染等方式传播，病毒感染后损伤机体免疫系统，最终并发各种致死性的机会性感染和恶性肿瘤。目前AIDS已成为全球最重要的公共卫生问题之一。

（1）致病性：AIDS的传染源是HIV感染者和AIDS患者。HIV感染者是指血中HIV抗体或抗原阳性而无临床症状的病毒携带者，是重要的传染源。HIV主要存在于血液、精液、阴道分泌物、乳汁等体液中，主要的传播途径有：性传播、血液传播、垂直传播。

（2）免疫性：HIV感染的主要特点是$CD4^+T$淋巴细胞的损耗。$CD4^+T$细胞表面大量表达$CD4^+T$分子和辅助受体CXCR4，是HIV攻击的主要靶细胞。受感染的$CD4^+T$细胞数量进行性减少和功能障碍，继发免疫缺陷综合征。HIV损伤$CD4^+T$细胞的机制复杂，主要有以下几点。

①$CD4^+T$细胞破坏增加。a.HIV感染诱导$CD4^+T$细胞融合、抑制$CD4^+T$细胞正常的生物合成，导致细胞死亡；b.HIV感染促进$CD4^+T$细胞凋亡；c.CTL对HIV感染$CD4^+T$细胞的杀伤作用，HIV抗体介导的ADCC对靶细胞的破坏作用等。

②$CD4^+T$细胞产生减少。HIV可侵犯胸腺细胞、骨髓造血干细胞，使$CD4^+T$细胞产生减少。

③$CD4^+T$细胞功能受损。HIV感染可引起Th1/Th2失衡，Th2呈极化优势，造成$CD4^+T$细胞功能障碍。

部分感染HIV的$CD4^+T$细胞能够存活并分化为记忆$CD4^+T$细胞，在$CD4^+T$细胞中HIV基因的表达极低。病毒可长期潜伏于这些细胞，构成HIV潜伏的主要存储库，这是目前无法彻底清除HIV的主要原因。单核-巨噬细胞能表达少量的CD4分子，其辅助受体为CCR5。与CD4$^+$T细胞不同，单核-巨噬细胞可抵抗HIV的溶细胞作用，病毒可在细胞内长期潜伏，并随之迁移播散至肺、脑等组织，感染的粒细胞丧失吞噬和诱发免疫应答的功能并成为HIV潜伏的重要存储库。在感染早期HIV主要以侵犯单核-巨噬细胞为主（M-嗜性），有利于病毒的体内播散，以后逐渐转至以感染CD4$^+$T细胞为主（T-嗜性），造成CD4$^+$T细胞的大量破坏。

（3）诊断方法：检测HIV感染有以下几种方法①检测病毒抗体：常用ELISA方法筛查HIV抗体阳性的感染者，阳性者必须进行确认试验。确认试验常采用特异性高的蛋白质印迹法检测待检血清中HIV衣壳蛋白抗体（p24）和糖蛋白抗体（gp41、gp120/gp160）等，确认血清抗体的阳性结果。大多数人在感染6～12周即可在血液中检出HIV抗体，6个月后几乎所有感染者的抗体均呈阳性反应。②检测病毒抗原：ELISA法检测血浆中HIVp24抗原可用于早期诊断。p24抗原在感染早期（2～3周）即可检测到。但应注意，一旦抗体产生p24抗原常转为阴性（形成p24抗原-抗体复合物所致）、在疾病后期，可再现p24抗原，并意味着预后不良。③检测病毒核酸：目前常采用定量RT-PCR方法测定血浆中HIV RNA的复制数（病毒载量），用于监测疾病进展和评价抗病毒治疗效果。PCR方法可检测感染细胞中的HIV前病毒DNA，用于诊断血清阳转前的急性感染。

（4）治疗措施：目前治疗HIV感染的药物主要有4类①反转录酶抑制药：包括核苷类反转录酶抑制药（NRTD）和非核苷类反转录酶抑制药（NT）；②蛋白酶抑制药（P）；③病毒入胞抑制药：包括融合抑制剂（FI）和CCR5拮抗药；④整合酶抑制药（INSTD）。作用于HIV复制周期不同环节的抗病毒药物正在不断的研发之中。为防止产生耐药性，提高药物疗效，目前治疗HIV感染使用多种抗HIV药物的联合方案，称为高效抗反转录病毒治疗（鸡尾酒疗法）。HAART一般是联合应用2种核苷类药＋1种非核苷类药或蛋白酶抑制药。如我国目前免费提供的成人初始抗反转录病毒治疗方案为：核苷类药齐多夫定（AZT）或司坦夫定（d4T）＋拉米夫定（3TC）＋非核苷类药依非韦伦（EFV）或奈韦拉平（NVP），无法耐受非核苷类药者给予蛋白酶抑制剂洛匹那韦/利托那韦（LPV/r）。HAART能有效抑制HIV复制，控制病情发展，但目前尚不能治愈AIDS，原因是HIV持续潜伏于体内多种细胞中，如记忆CD4$^+$T细胞单核巨噬细胞、造血干细胞等。反转录病毒治疗有望同时发挥治疗和阻断AIDS传播的多重功能。HAART可控制病情，同时由于抗病毒治疗降低了患者体液中病毒的数量，传染受体的风险也随之降低。

5. 巨细胞病毒感染　巨细胞病毒（Cytomegalovirus，CMV）是一种疱疹病毒组DNA病毒，亦称细胞包涵体病毒。感染的细胞肿大，并具有巨大的核内包涵体。巨细胞病毒分布广泛，其他动物皆可遭受感染，引起以生殖泌尿系统、中枢神经系统和肝疾病为主的各系统感染，从轻微无症状感染直到严重缺陷或死亡。

（1）致病性：CMV在人群中的感染极为普遍，我国成人CMV抗体阳性率达60%～90%。原发感染发生在2岁以下，通常为隐性感染，仅少数人有临床表现。在机体免疫功能低下时易发生显性感染。感染后，多数人可长期带病毒。病毒潜伏部位主要是唾液腺、乳腺、肾、外周血单核细胞和淋巴细胞。潜伏病毒被激活可导致复发感染。

CMV的传染源为患者及隐性感染者，病毒可长期或间歇从感染者的尿液、唾液、泪液、乳汁、精液、宫颈及阴道分泌物排出。病毒可通过垂直或水平方式传播：①母婴传播；②接触传播；③性传播；④医源性传播，包括输血和器官移植等。根据有无症状出现，可分为①症状性感染：指出现与CMV感染相关的症状和体征。若CMV损害宿主2个或2个以上的器官、系统时又称全身性感染，多见于先天性感染；若CMV损害主要集中于宿主的某一器官或系统，则可相应地称为CMV性肝炎、CMV性肺炎或传染性单核细胞增多症等。在症状性感染时，患儿体内均有病毒活动，处于产毒型感染阶段。②无症状性感染：指体内病毒复制状态有2种情况：一是有病毒复制，若足以引起靶器官或组织损害，临床表现有体征和器官功能改变，称之为亚临床型感染；若未引起靶器官损害，则无相应体征和功能变化，为真正的无症状性感染。

（2）免疫性：机体的细胞免疫功能对CMV感染的发生和发展起重要作用，细胞免疫缺陷者可导致严重的和长期的CMV感染，并使机体的细胞免疫进一步受到抑制，如杀伤性T细胞活力下降，NK细胞功能减低等。机体原发感染CMV后能产生特异性抗体和杀伤性T淋巴细胞，激活NM细胞，抗体对相同毒株再感染有一定抵抗力，通过特异性杀伤性T淋巴细胞和抗体依赖细胞毒性细胞能发挥最大的抗病毒作用。

（3）诊断方法：唾液、尿液、子宫颈分泌液等标本离心沉淀，将脱落细胞用姬姆萨染色镜检，检查巨大细胞及核内和浆内嗜酸性包涵体，可作初步诊断。分离培养可将标本接种于人胚肺纤维母细胞中，由于CMV生长周期长，细胞病变出现慢，为了快速诊断，可将培养24h的感染细胞固定，用DNA探针进行原位杂交，检测CMV DNA。用ELISA检测IgM抗体和IgG抗体，适用于早期感染和流行病学调查。IgG抗体可终身持续存在，IgM抗体与急性感染有关。不论是初次感染或复发感染，当病毒血症时，可用葡聚糖液提取外周血单个核细胞，制成涂片，加CMV单克隆抗体，采用免疫酶或荧光染色，检测细胞内抗原。近年应用免疫印迹法和分子杂交技术直接从尿液、各种分泌物中检测CMV抗原和DNA是既迅速又敏感、准确的方法。

（4）治疗措施：更昔洛韦有防止CMV扩散作用，所以，目前CMV病治疗的一线抗病毒药物为①口服缬更昔洛韦：治疗剂量为900mg，口服，每日2次。主要不良反应为白细胞减少。②口服更昔洛韦：用药剂量为1000mg，口服，每日3次。③静脉滴注更昔洛韦：用于抢先治疗和CMV病治疗。治疗剂量为5mg/kg，静脉滴注，每日2次。主要不良反应为白细胞减少。除此之外，建议将巨细胞病毒免疫球蛋白作为抗病毒治疗的辅助用药，联合用药可以达到更好的效果。

6. 水痘-带状疱疹病毒　水痘-带状疱疹病毒（varicella-zoster virus，VZV）是引起水痘和带状疱疹的病原体。在儿童原发感染时，引发水痘，病愈后潜伏在体内，潜伏病毒激活后引起带状疱疹。VZV只有一个血清型，无动物储存宿主。其主要特性包括：①基因组长度为120～130kb，编码约70种蛋白。②能在胚胎组织细胞中增殖，形成嗜酸性包涵体和多核巨细胞但CPE出现缓慢。③病毒编码胸苷激酶，故对抗病毒药物敏感。④潜伏于脊髓后根神经细胞，可引起复发性感染；细胞免疫能限制和防止重症水痘的发生。⑤皮肤损伤以水疱为特征，但其原发性感染的播散途径不同于HSV，由呼吸道传播，经病毒血症播散至皮肤。

（1）发生部位：人类是VZV的唯一宿主，皮肤是其主要靶组织。VZV传染性强，水痘患者出现急性期上呼吸道症状时产生的分泌物、皮肤出现的水痘及带状疱疹患者的水疱中均含有高滴度的感染性病毒颗粒，可直接通过飞沫或直接接触传播。人感染水痘-带状疱疹病毒分为两种类型，即原发感染水痘和复发感染带状疱疹。其中，原发感染主要表现为水痘，病毒感染起始于呼吸道黏膜，在局部淋巴结中增殖后，进入血液和淋巴系统，在肝和脾中复制，11～13d后，引起第2次病毒血症，播散至全身的皮肤，经2～3周潜伏期后皮肤出现斑丘疹、水疱疹，并可发展为脓疱疹。皮疹向心性分布，以躯干较多，常伴有发热等症状，数天后结痂，无继发感染者痂脱落不留痕迹。儿童水痘一般为自限性，症状较轻。成人水痘一般病情较重。20%～30%并发病毒性肺炎，病死率较高。如患者细胞免疫缺陷，则易得重症水痘，并发肺炎、脑炎等致死性疾病。复发性感染多表现为带状疱疹，是在原发感染发生之后，VZV潜伏于脊髓后根神经节或脑神经的感觉神经节中。成年以后，或细胞免疫低下时，潜伏的VZV被激活，沿感觉神经轴突到达其所支配的皮肤细胞，在细胞内增殖引起疱疹，因疱疹沿感觉神经支配的皮肤分布，串联成带状，称为带状疱疹，疼痛剧烈。带状疱疹一般多见于胸、腹或头颈部，10%～15%发生于三叉神经眼支所支配的部位。

（2）免疫性：VZV的3个主要糖蛋白诱生的抗体均能中和病毒，其中糖蛋白gB与HSV的gB有49%的氨基酸相同，但免疫关系不清楚。特异性体液免疫和细胞免疫及细胞因子如干扰素，对限制VZV扩散及水痘和带状疱疹痊愈起主要作用，其中，尤以特异性细胞免疫更为重要，但不能阻止带状疱疹的发生，水痘病后可获终身免疫。

（3）诊断方法：可通过临床表现及微生物学检查进行诊断，必要时取疱疹基底部刮取物、水疱液、活检组织等做HE染色，检查核内嗜酸性包涵体和多核巨细胞等；或用直接荧光抗体法检测VZV抗原；或用ELISA、间接免疫荧光和微量中和试验等检测特异性IgM抗体。原位杂交或PCR也可用于组织或体液中VZV核酸的检测。一般不依赖病毒的分离培养，可选用人二倍体成纤维细胞进行病毒的分离培养，但带状疱疹形成5d以上者病毒分离率很低。

（4）治疗措施：VZV减毒活疫苗已用于特异性预防，接种人群为1岁以上健康的易感儿童，在接触传染源72～96h，带状疱疹高效价免疫球蛋白对预防感染或减轻临床症状有一定效果，对免疫功能低下的供体尤为必要。带状疱疹高效价免疫球蛋白并没有治疗和预防复发带状疱疹的作用，可结合抗病毒药物进行治疗，对成人水痘和带状疱疹有效的抗病毒药物包括阿糖腺苷、阿昔洛韦和干扰素等。

7.EB病毒　EB病毒（Epstein-Barr virus，EBV）是疱疹病毒科嗜淋巴细胞病毒属的成员，基因组为DNA。EB病毒具有在体内外专一性地感染人类及某些灵长类B细胞的生物学特性。人是EB病毒感染的宿主，主要通过唾液传播。无症状感染多发生在幼儿，3～5岁幼儿90%以上曾感染EB病毒，90%以上的成人都有病毒抗体。EB病毒是传染性单核细胞增多症的病原体，此外EB病毒与鼻咽癌、儿童淋巴瘤的发生有密切相关性，被列为可能致癌的人类肿瘤病毒之一。目前所测EB病毒抗体，主要有针对病毒的衣壳抗原（CA）、早期抗原（EA）和核抗原（EBNA）。EB病毒在口咽部上皮细胞内增殖，然后感染B淋巴细胞，这些细胞大量进入血循环而造成全身性感染，并可长期潜伏在人体淋巴组织中。EBV感染可表现为增殖性感染和潜伏性感染。不同感染状态表达不同的抗原，增殖性感染期表达的抗原有EBV早期抗原、EBV衣壳蛋白和EBV膜抗原，潜伏感染期表达的抗原有EBV核抗原和潜伏膜蛋白。

（1）致病性：EB病毒常见于以下san类疾病。①传染性单核细胞增多症：是一种急性淋巴组织增生性疾病，多见于青春期初次感染EBV后发病，其临床表现为发热、咽炎、淋巴结炎、脾大、肝功能异常、外周血中单核细胞和异型淋巴细胞大量增多。急性期后，低热、疲劳可持续6个月之久，正常人预后良好，免疫缺陷患者可出现死亡。②非洲儿童恶性淋巴瘤：多见于5～12岁儿童，发生在中非等温热带地区，呈地方性流行。好发部位为颜面、腭部。儿童在发病前已受到EB病毒重度感染，在伯基特淋巴瘤的活检组织中可检出EB病毒的DNA及核抗原。③鼻咽癌是与EBV密切相关的一种常见上皮细胞恶性肿瘤。多发生于40岁以上中老年人，我国南方（广东、广西、福建等）及东南亚地区是鼻咽癌高发区。鼻咽癌的活检组织可检出EB病毒的DNA及核抗原，其血清中亦含有较高滴度的EB病毒特异的VCA-IgA或EAIgA抗体。

（2）免疫性：EBV原发感染后，机体产生特异性中和抗体和细胞免疫应答。首先出现EBV衣壳蛋白和包膜糖蛋白抗体，即VCA抗体和MA抗体，其后出现EA抗体。随着感染的细胞溶解和疾病的恢复，才能产生EBNA抗体。中和抗体可防止外源性EBV再感染，但不能完全清除细胞内潜伏的EBV。细胞免疫在限制原发感染和慢性感染中发挥重要作用。在体内潜伏的病毒与宿主保持相对平衡状态，EBV可在口咽部继续低滴度的增殖性感染，持续终身。

（3）诊断方法：EBV分离培养较为困难，一般常用以下3种诊断检测方法：血清学诊断、核酸原位杂交技术、病毒的分离培养。

①血清学诊断。a.异嗜性抗体的检测：异嗜性抗体（heterophile antibody）是EBV感染后非特异性活化B淋巴细胞产生的抗体，主要用于传染性单核细胞增多症的辅助诊断。在发病早期，血清中出现能非特异凝集绵羊红细胞的IgM型抗体，效价在发病3～4周达高峰，恢复期逐渐下降消失。抗体效价≥1∶224有诊断意义。b.EBV抗体检测：用免疫荧光法或免疫酶法检测EBV抗体有助于EBV感染的诊断。VCA-IgM的存在提示EBV原发性感染。VCA-IgG出现早于EBNA-IgG抗体，因均能持久存在，故VCA-IgG抗体或EBNA-IgG抗体阳性均表示以往感染。EA-IgA和VCA-IgA效价持续升高，对鼻咽癌有辅助诊断意义。

②核酸原位杂交技术：核酸杂交试验或PCR法检查标本中的EBV DNA，以证明是否存在EBV感染。也可用免疫荧光法检测细胞中的EBV抗原。

③病毒的分离培养：唾液、咽漱液、外周血细胞和肿瘤组织等标本接种至新鲜的人B淋巴细胞或脐血淋巴细胞培养中4周后，通过荧光抗体染色技术检测EBV抗原，以作病毒鉴定。

（4）治疗措施：目前对EBV感染尚缺乏疗效肯定的抗病毒药物。阿昔洛韦用药期间，能减少EBV从咽部排毒。预防EBV感染的疫苗正在研制中。近年来对纯化EBV多肽取得了进展，可用MA、LMIP等多肽疫苗免疫，有可能借助抗体或细胞免疫以阻断EBV的原发感染。

（二）细菌感染

1.金黄色葡萄球菌感染　金黄色葡萄球菌细胞壁含90%的肽聚糖和10%的磷壁酸。

其肽聚糖的网状结构比革兰阴性菌致密，染色时结晶紫附着后不被乙醇脱色故而呈现紫色，相反，阴性菌的细胞壁肽聚糖层薄、交联度差，脂类含量高。金黄色葡萄球菌与青霉素的发现有很大的渊源。当年弗莱明就是在他的金黄色葡萄球菌的培养皿中发现有些球菌被杀死，于是发现了青霉素。而研究也表明青霉素只对以金黄色葡萄球菌为代表的革兰阳性菌作用明显。这也是由肽聚糖层的厚度和结构造成的。新出现的耐甲氧西林金黄色葡萄球菌，被称作超级细菌，几乎能抵抗人类所有的药物，但是万古霉素可以对付它。典型的金黄色葡萄球菌为球形，直径 $0.8\mu m$ 左右，显微镜下排列成葡萄串状。金黄色葡萄球菌无芽孢、鞭毛，大多数无荚膜，革兰染色阳性。

（1）致病性：葡萄球菌的毒力因子包括：①细菌的一些表面结构蛋白，如黏附素、荚膜、胞壁肽聚糖和SPA等；②酶：凝固酶和其他酶（纤维蛋白溶解酶、耐热核酸酶、透明质酸酶脂酶等）；③毒素：细胞溶素（x、β、γ、δ）、杀白细胞素、表皮剥脱毒素、毒性休克综合征毒素 -1、肠毒素等。

金黄色葡萄球菌对于供体主要引起化脓性感染：以脓肿形成为主的各种化脓性炎症，一般发生在皮肤组织，也可发生于深部组织器官，甚至波及全身。①皮肤化脓性感染：如毛囊炎、疖、痈、伤口化脓及脓肿等。亦可侵入呼吸道或血流引起感染。脓汁金黄而黏稠、病灶界线清楚、多为局限性。②各种器官的化脓性感染：如气管炎、肺炎、脓胸、中耳炎、骨髓炎等。③血流感染：若皮肤原发化脓灶受到外力挤压或机体抵抗力下降，则会引起脓毒血症等。

（2）免疫性：人类对葡萄球菌有一定的天然免疫力。只有当皮肤黏膜受伤后，或患有慢性消耗性疾病如结核、糖尿病、肿瘤及其他病原体感染导致宿主免疫力降低时，才易引起葡萄球菌感染。患病恢复后，虽能获得一定的免疫力，但难以防止再次感染。

（3）诊断方法：分离培养和鉴定是取供体的痰液、尿液、血液等不同标本涂片，革兰染色后镜检。一般根据细菌形态排列和染色特性可做出初步诊断。进行药敏实验，金黄色葡萄球菌易产生耐药性变异，约90%的菌株产生β-内酰胺酶，成为青霉素的耐药菌株，对临床分离的菌株，必须做药物敏感试验，找到敏感药物。可进行葡萄球菌肠毒素检查，取食物中毒患者的呕吐物、粪或剩余食物做细菌分离培养和鉴定。ELISA法可检测微量肠毒素，快速敏感。也可用特异的核酸杂交和PCR技术检测葡萄球菌是否为产肠毒素的菌株。

（4）治疗方法：注意手卫生、消毒隔离和防止医源性感染。要做到：①及时使用消毒药物处理皮肤创伤；②注意供体有创伤口的消毒与护理；注意防止皮肤表面细菌感染入血；③正常人鼻咽部带菌率为20%～50%，医务人员可高达70%，是医院内交叉感染的重要传染源；④治疗应根据药物敏感试验结果、防止耐药性菌株扩散；⑤根据药敏试验选择针对性的抗菌药物进行对症治疗。

2.肠球菌感染 肠球菌为院内感染的重要病原菌，不仅可引起尿路感染、皮肤软组织感染，还可引起危及生命的腹腔感染、败血症、心内膜炎和脑膜炎，由于其固有耐药性，所致感染治疗困难。肠球菌（Enterococcus）属肠球菌属，是人类和动物肠道正常菌群的一部分，通常在引起腹腔和盆腔感染所分离的混合菌丝中发现，既往认为肠球菌是对人类无害的共栖菌，但近年研究已证实了肠球菌的致病力。在需氧革兰阳性球菌中，它是仅次于葡萄球菌的重要院内感染致病菌，肠球菌亦可引起院外感染。

（1）致病性：一般而言，肠球菌的毒力不高。与金黄色葡萄球菌和化脓性链球菌相比，肠球菌对大多数动物的50%致死量（LD50）值相当高，而且肠球菌很少引起蜂窝织炎和呼吸道感染。肠球菌只有在宿主组织寄殖，耐机体非特异免疫防御机制，引起病理改变，才能导致感染。黏附测定显示肠球菌可通过细菌表面表达的黏附素，吸附至肠道、尿路上皮细胞及心肌细胞。这些黏附素的表达亦受细菌生长环境的影响。另外，肠球菌可产生一种聚合物质（系一种蛋白表面物质，可聚集供体与受体菌，以利质粒转移），在体外增强其对肾小管上皮细胞的黏附。细菌生长环境亦影响肠球菌与多形核白细胞反应。血清中生长的肠球菌与多形核白细胞反应较弱，而肉汤中生长的细菌反应较强。体外多形核白细胞对肠球菌的有效杀灭作用需血清补体蛋白参与，而抗肠球菌抗体可增强该作用。美国院内感染监测资料显示肠球菌为院内感染的第2位病原菌，其检出率仅次于大肠埃希菌，超过铜绿假单胞菌和金黄色葡萄球菌。

（2）诊断方法：原则上所有送检标本均应做分离培养，以获得纯培养后进一步鉴定。根据不同疾病采取不同标本如血、尿、粪、咽拭子及脑脊液等进行细菌的分离和鉴定，是确诊细菌性感染最可靠的方法。诊断方法包括以下几种：细菌的分离与培养、生化试验、血清学鉴定、药物敏感试验、葡萄球菌肠毒素检查、自动微生物鉴定和药敏分析系统。

（3）治疗方法：尿路感染病原菌为非产酶株，可单独应用青霉素、万古霉素。大部分肠球菌对呋喃妥因敏感，已成功用于尿路感染。肠球菌引起的心内膜炎、脑膜炎等感染的治疗需选择杀菌作用的抗生素，常用青霉素或氨苄西林与氨基糖苷类药物联合用药。控制耐万古霉素的肠球菌感染依据药敏试验和临床效果进行调整用药。

3.鲍曼不动杆菌感染 鲍曼不动杆菌已成为21世纪临床重要致病菌。鲍曼不动杆菌基因组研究发现其具有快速获得和传播耐药性的能力，多重耐药、广泛耐药、全耐药鲍曼不动杆菌已呈世界性流行，成为全球抗感染领域的挑战，更是目前我国最重要的"超级细菌"。由于鲍曼不动杆菌在自然环境、医院环境的广泛存在及在住院患者的多部位定植，临床医师在鲍曼不动杆菌感染的诊断、治疗和预防控制上存在诸多困惑。

（1）致病性。①肺部感染：就感染来源而言，既有外源性感染，又有内源性感染。口咽部菌体的吸入，很可能是内源性感染的主要发病机制。常有发热、咳嗽、胸痛、气急及血性痰等表现。肺部可有细湿啰音。肺部影像常呈支气管肺炎的特点，亦可为大叶性或片状浸润阴影，偶有肺脓肿及渗出性胸膜炎表现。②伤口及皮肤感染：手术切口、烧伤及创伤的伤口，均易继发不动杆菌皮肤感染，或与其他细菌一起造成混合感染。临床特点与其他细菌所致感染并无明显不同。多无发热。偶可表现为蜂窝织炎。③泌尿生殖系统感染：不动杆菌可引起肾盂肾炎、膀胱炎、尿道炎、阴道炎等，亦可呈无症状菌尿症，但临床上无法与其他细菌所致感染区别，其诱因多为留置导尿、膀胱造口等。④菌血症：菌血症为不动杆菌感染中最严重的临床类型，病死率达30%以上。多为继发于其他部位感染或静脉导管术后，少数原发于输液、包括输注抗生素、皮质类固醇、抗肿瘤药物等之后。有发热、全身中毒症状、皮肤瘀点或瘀斑及肝脾大等，重者有感染性休克。少数可与其他细菌形成复数菌菌血症。⑤脑膜炎：脑膜炎多发于颅脑手术后。有发热、头痛、呕吐、颈强直、凯尔尼格征阳性等化脓性脑膜炎表现。实验室：白细胞总数正常或增多，中性粒细胞数增加，经防污染采样技术获得的痰标本，诊断价值较大。

痰涂片发现革兰阴性球杆菌可成为诊断的重要线索。

（2）诊断方法。按疾病和检验目的不同分别采取标本：炎症分泌物、脓液、血液、脑脊液以及医院病区或手术室的物品、医疗器材等。将标本接种于血琼脂平板，培养后根据菌落特征色素及生化反应等鉴定。临床微生物实验室采用多种实验方法包括纸片扩散法、琼脂稀释法、微量肉汤稀释法或各种商品化检测系统，对临床分离菌进行药物敏感性检测。

（3）治疗措施。鲍曼不动杆菌感染的抗菌治疗原则：①根据药敏试验结果选用抗菌药物，鲍曼不动杆菌对多数抗菌药物耐药率达50%或以上，经验选用抗菌药物困难，故应尽量根据药敏结果选用敏感药物；②联合用药，特别是对于 XDRAB 或 PDRAB 感染常需联合用药；③通常需用较大剂量；④疗程常需较长；⑤根据不同感染部位选择组织浓度高的药物，并根据 PK/PD 理论制订合适的给药方案。

4.铜绿假单胞菌感染 本菌为条件致病菌，是医院内感染的主要病原菌之一。患有代谢性疾病、血液病和恶性肿瘤的供体，以及术后或某些治疗后的患者易感染本菌。经常引起术后伤口感染，也可引起压疮、脓肿、化脓性中耳炎等。本菌引起的感染病灶可导致血行散播，而发生菌血症和败血症。烧伤后感染了铜绿色假单胞菌可造成死亡。本菌普遍存在，在潮湿环境尤甚。铜绿假单胞菌是存在于人类中最常见的一种假单胞菌，偶尔可在腋下和肛门、生殖道周围的正常皮肤，但除非给予抗生素，在粪中甚为罕见。该菌通常伴随毒力较强的细菌存在于病灶中，但偶尔也可单独引起暴露于外部的组织感染。感染通常发生于医院内，洗涤槽、防腐溶液和贮尿容器中常可发现这种细菌。通过医护人员可将病菌传给患者，特别在灼伤和新生儿重症监护室。铜绿假单胞菌引起的很多感染发生在衰弱或免疫受损的住院患者，它是重症监护室感染的第2位最常见的病原菌，是呼吸机相关性肺炎的常见原因。除医院内获得性感染外，HIV 感染很容易在社区获得，而且一旦被铜绿假单胞菌感染，常可出现晚期 HIV 感染的体征。铜绿假单胞菌感染可发生于很多解剖部位，包括皮肤、皮下组织、骨、耳、眼、尿路和心脏瓣膜。感染部位与细菌的入口及患者的易感性有关。烧伤时，焦痂下区域可成为大量细菌侵犯的场所，进而成为引起菌血症的病灶，而菌血症常是烧伤的致死性并发症。

（1）致病性：铜绿假单胞菌是人体正常菌群之一，在肠道中繁殖，为环境中主要污染源之一。该菌能根据特定信号分子的浓度来监测周围环境中自身或其他细菌的数量变化，当信号达到一定的浓度阈值时，即启动菌体中相关基因的表达来适应环境中的变化，这一调控系统被称为细菌的密度感知信号系统。QS 系统在调控铜绿假单胞菌各种毒力因子表达中起重要作用，同时影响宿主免疫功能。主要致病物质是内毒素，此外尚有菌毛、荚膜、胞外酶和外毒素等多种致病因子。铜绿假单胞菌也广泛分布在医院环境中，其感染多见于皮肤黏膜受损部位，如烧伤创伤或手术切口等，也见于因长期化疗或使用免疫抑制药的患者，表现为局部化脓性炎症。也可引起中耳炎、角膜炎、尿道炎、胃肠炎、心内膜炎和脓胸等，此外，该菌引起的菌血症、败血症及婴儿严重的流行性腹泻也有报道。在医院感染中由该菌引起者占10%左右。在某些特殊病房中，如烧伤和肿瘤病房、各种导管和内镜的治疗与检查室内，铜绿假单胞菌的感染率可高达30%。中性粒细胞的吞噬作用在抗铜绿假单胞菌感染中起着重要的作用。感染后产生的特异性抗体，尤其是分泌型 IgA 的黏膜表面免疫作用，也有一定的抗感染作用。

（2）诊断方法：按疾病和检查目的不同分别采取标本：炎症分泌物、脓液、血液、脑脊液等，以及医院病区或手术室的物品、医疗器材等。将标本接种于血琼脂平板，培养后根据菌落特征色素及生化反应等鉴定。血清学、绿脓菌素及噬菌体分型可供流行病学、医院内感染追踪调查等使用。

（3）治疗措施：曾经应用于PA感染治疗的药物包括抗假单胞菌青霉素和头孢菌素、氨曲南、氨基糖苷类、氟喹诺酮类、碳青霉烯类等，尤其是碳青霉烯类曾经是治疗PA感染非常重要和有效的药物。但近年来在大型综合医院内由于PA对其耐药性迅速增加，且同时对其他多数抗生素耐药，导致XDR甚至PDR菌株不断增多，使可应用的敏感药物非常有限，治疗非常困难。对于PA肺部感染的治疗，应该遵循以下原则：①选择有抗PA活性的抗生素，通常需要联合治疗；②根据PK/PD理论选择正确的给药剂量和用药方式；③充分的疗程；④消除危险因素；⑤重视抗感染外的综合治疗。通常选择使用抗假单胞菌碳青霉烯类：包括美罗培南，亚胺培南，帕尼培南，比阿培南。美罗培南的常用剂量为1g，每6～8小时1次，最好能使用静脉泵给药，每次持续3h。亚胺培南的常用剂量为1g，每6～8小时1次，使用静脉泵给药，每次持续2h。其他如比阿培南，常用剂量为0.3g，每日1次，或0.6g，每日2次。新药碳青霉烯类药物如多尼培南，据报道是目前抗PA较强的碳青霉烯类药物。

5.嗜麦芽窄食单胞菌感染　是一种专性需氧的非发酵型革兰阴性杆菌，有丛鞭毛，无芽孢，无荚膜，菌落呈针尖状，直径0.5～1mm，中央突起。在血平板上有刺鼻的氨味，呈β溶血；在营养琼脂培养基上显示灰黄色素或无色素，该菌生化反应不活跃，营养谱有限，对葡萄糖只能缓慢利用，但能快速分解麦芽糖而迅速产酸，故得名。还原硝酸盐为亚硝酸盐，氧化酶阴性，DNA酶阳性，水解明胶和七叶苷，赖氨酸脱羧酶阳性。嗜麦芽窄食单胞菌广泛分布于各种水源牛奶、冰冻食品、植物根系、人和动物的体表及消化道中，而在医院环境和医务人员皮肤上的该菌分离率更高。其临床分离率仅次于铜绿假单胞菌和鲍曼不动杆菌，居非发酵菌第3位，是人类重要的机会致病菌和医院感染菌。

（1）致病性：人类嗜麦芽窄食单胞菌感染的易感因素有机体自身和医源性两类，机体自身因素包括年龄，老年人是高危易感者；基础性疾病，如肿瘤、慢性呼吸道疾病、糖尿病、尿毒症和艾滋病等；医源性因素包括抗菌药物用药史、介入性医疗操作（如各种插管、人工瓣膜和引流管等）、化疗、放疗和未严格执行消毒措施等。临床治疗首选磺胺类药物。

（2）诊断方法：所有送检标本均可以做分离培养，以获得培养后进一步鉴定。根据不同疾病采取不同标本，如血、尿、粪、咽拭子及脑脊液等进行细菌的分离和鉴定，是确诊细菌性感染最可靠的方法。诊断方法可包括以下几种：细菌的分离与培养、生化试验、血清学鉴定、药物敏感试验、自动微生物鉴定和药敏分析系统。符合规范采集的血液、脑脊液、胸腔积液、腹水等无菌体液培养到嗜麦芽窄食单胞菌对其感染具有诊断价值。呼吸道标本、尿液、通过留置管采集的体液如胸腔积液、腹水等分离到嗜麦芽窄食单胞菌不能作为其感染的确诊依据，需结合临床进行判断。嗜麦芽窄食单胞菌的药敏实验：嗜麦芽窄食单胞菌对多种抗菌药物耐药，在治疗过程中还可发生敏感性的改变，因此准确可靠的药敏结果对治疗嗜麦芽窄食单胞菌感染具有重要意义，但是嗜麦芽窄食单胞菌体外药敏试验还存在一些不确定的因素，如抗菌药物的选择、药敏方法、药敏结果的准确性、不同药敏方法结果的相关性等。

（3）治疗措施：嗜麦芽窄食单胞菌的治疗推荐基于历史证据、病例系列、病例报道和体外药物敏感试验研究，缺乏前瞻性、随机、对照临床试验结果的支持。治疗选用药物有SMZ/TMP、β内酰胺类/β内酰胺酶抑制药合剂（头孢哌酮/舒巴坦、替卡西林/克拉维酸）、氟喹诺酮类（环丙沙星、左氧氟沙星、莫西沙星）、四环素类（米诺环素、多西环素）、甘氨酰环素类（替加环素）和黏菌素。抗假单胞菌头孢菌素耐药率高，且应用过程中可诱导耐药，碳青霉烯类抗生素天然耐药。

（三）真菌感染

1.念珠菌　念珠菌病（andidiasis）是由各种致病性念珠菌（Candida）引起的局部或全身感染性疾病，好发于免疫功能低下的患者。近年来，随着糖皮质激素免疫抑制药、导管插管、器官移植、化疗及介入治疗等新诊疗技术的广泛应用，加上艾滋病、糖尿病、肿瘤等高危人群的增多，念珠菌病的发病率呈明显上升趋势，其中念珠菌菌血症已成为最常见的血流感染之一。该病早期诊断、早期治疗，预后较好，延误治疗或播散性感染预后不佳。

（1）致病性：念珠菌病主要是白念珠菌引起的急性、亚急性或慢性感染，是最常见的真菌病。常侵犯皮肤、黏膜，也可引起内脏或全身感染。其中包括：慢性皮肤黏膜念珠菌病、内脏念珠菌病、念珠菌疹、念珠菌性眼内炎。

（2）诊断方法①直接镜检：标本直接镜检发现大量菌丝和成群芽孢有诊断意义，菌丝的存在提示念珠菌处于致病状态，如只见芽孢，特别是在痰液或阴道分泌物中，可能属于正常带菌，无诊断价值。②培养：常采用沙氏培养基，必要时可将标本接种到氯化三苯基四唑（TZC）或琼脂培养基。由于念珠菌为口腔或胃肠道的正常居住细菌，因此从痰培养或粪便标本中分离出念珠菌不能作为确诊依据。若标本是在无菌条件下获得的，如来自血液、脑脊液、腹水、胸腔积液、中段清洁尿液或活检组织，可作为深部真菌感染的可靠依据。同一部位多次培养阳性或多个部位同时分离到同一病原菌，也常提示为深部真菌感染。所有怀疑深部念珠菌病的患者均应做血真菌培养。③组织病理学检查：组织中同时存在芽孢和假菌丝或真菌丝可诊断为念珠菌病，但不能确定感染的菌种，必须进行培养再根据菌落形态、生理、生化特征作出鉴定。④免疫学检查：采用酶联免疫吸附试验（ELISA）。乳胶凝集试验，免疫印迹法可检测念珠菌抗原，有早期诊断价值。

（3）治疗措施：应用以下抗真菌药物治疗念珠菌①两性霉素B：静脉滴注，每天0.5～0.7mg/kg，与氟胞嘧啶每天100～150mg/kg合用有协同作用，不良反应主要有肾毒性、心脏毒性、肝毒性、过敏反应等，出现严重不良反应者可考虑给予两性霉素B脂质制剂。②酮康唑：口服，每天一次0.2～0.4g，连服1～2个月，但因其有肝毒性，应动态监测肝功能。③氟康唑：口服或静脉注射，用于皮肤黏膜念珠菌病，每天100～200mg。连用1～2周；用于系统性念珠菌病，每天200～400mg（第1天400mg），疗程视临床治疗反应而定；用于念珠菌病的预防，每天50～400mg，疗程不宜超过3周。④伊曲康唑：用于口腔或食管念珠菌病，口服，每天一次200～400mg。

连用1～2周；阴道念珠菌病，口服，每天一次100mg，连用3d；系统性念珠菌病，静脉滴注，每次200mg。每12小时1次，连用2d，随后200mg，每天1次，连续1～2个月或更久。⑤伏立康唑：静脉滴注，首日6mg，每12小时1次，随后4mg/kg，每12小时1次。输注速度不得超过每小时3mg/kg，在1～2h输完。也可口服，首日40mg每天2次，随后20mg每天2次。⑥卡泊芬净：疗效确切且有良好的安全性的静脉滴注：首剂70mg，随后每天50mg，滴注时间不少于1h，适用于菌血症心内膜炎等重症感染及难治性口咽炎、食管炎，疗程根据临床治疗反应而定。

2.曲霉菌　曲霉菌是导致免疫缺陷人群发生致命感染的重要病原真菌。高危人群包括长期粒细胞缺乏患者、异体造血干细胞移植（HscT）受体、实体器官移植（sOT）受体、遗传性或获得性免疫缺陷、使用皮质激素等。若供体存在曲霉感染会直接传播给受体，因此供体曲霉菌的治疗是非常重要的。

（1）致病性：曲霉属丝状真菌，是条件致病性真菌。当处于特殊状态的机体通过气道吸入大量孢子又不能清除，就会导致曲霉病的发生。中性粒细胞减少及使用糖皮质激素是导致曲霉病发生的两个主要危险因素，且随持续的时间延长风险也增加。使用某些药物（如治疗自身免疫性疾病使用免疫抑制药，器官移植后使用抗排斥药物等）导致细胞免疫应答受损，也可导致曲霉病的发生。发生侵袭性肺曲霉病患者通常有肺病或慢性阻塞性肺疾病史，使用糖皮质激素不增加曲霉性鼻窦炎的发生率，但发生曲霉性肺病的风险增加。曲霉自身可通过分泌毒素、蛋白酶和次生代谢产物对局部肺组织及全身防御产生多重影响，包括：抑制巨噬细胞还原型烟酰胺腺嘌呤二核苷酸磷酸（NADPH）氧化酶激活，这是丝状真菌宿主防御的一个重要组成部分；抑制巨噬细胞吞噬和杀伤功能；抑制功能性T细胞的免疫应答。曲霉最常侵犯支气管和肺，还可侵犯鼻窦、外耳道、眼和皮肤，或经血行播散至全身各器官。侵袭性曲霉病的特点是整个组织的弥漫性浸润。病变早期为弥漫性浸润渗出性改变，晚期为坏死、化脓或肉芽肿形成，病灶内可找到大量菌丝。菌丝穿透血管可引起血管炎、血管周围炎、血栓形成等。血栓形成使组织缺血、坏死。

（2）诊断方法：可从病原培养、分子诊断、抗原检测及组织病理等方面综合做出诊断。①培养：某些真菌在形态学上与曲霉较为近似，病原培养对确诊有重要价值。室温沙氏培养基上菌落生长快，毛状，黄绿色；镜下有典型结构分生孢子头和足细胞可出现假阳性或假阴性结果。通常，曲霉培养阳性率只有10%～30%。②直接镜检：痰、角膜溃疡处分泌物、皮损处分泌物、脓液、支气管灌洗液等，用5%氢氧化钾溶液做直接涂片检查。

（3）治疗措施：目前用于治疗侵袭性曲霉病的药物有两性霉素B、伊曲康唑、伏立康唑、泊沙康唑和卡泊芬净。伏立康唑和两性霉素B用于侵袭性曲霉病的初始治疗。两性霉素B、伊曲康唑和卡泊芬净批准用于侵袭性曲霉病的补救治疗。泊沙康唑用于预防粒细胞缺乏、白血病或骨髓增生异常综合征患者等曲霉病的高危患者。临床上要根据不同部位的曲霉病感染及合并有不同的临床症状给予相应处理。对于非抗真菌药物辅助治疗侵袭性曲霉病，如干扰素-γ，可以起到重要的辅助抗真菌治疗作用。

3.隐球菌　新型隐球菌病是由新型隐球菌引起的一种深部真菌病。可累及脑膜、肺、皮肤、骨骼、血液等器官和部位。隐球菌性脑膜炎为最常见的临床表现，其临床特点为慢性或亚急性起病，剧烈头痛，脑膜刺激征阳性，脑脊液压力明显升高，呈浆液性改变。肺新型隐球菌病是另一个常见临床表现，其临床特点为慢性咳嗽、黏液痰、胸痛等。

（1）致病性：新型隐球菌可侵犯人和动物引起隐球菌病。多数引起外源性感染，也可引起内源性感染。对人类而言，它是机会致病菌。由呼吸道吸入后引起感染，初始感染灶多为肺部。肺部感染一般预后良好。但从肺部可以播散至全身其他部位。播散病灶可发生在各个脏器，皮肤、黏膜、淋巴结、骨、内脏等均可受累，最易侵犯的是中枢神经系统，引起慢性脑膜炎。中枢神经系统的隐球菌病预后不良，如不治疗，常导致患者死亡。

（2）诊断方法：①直接镜检。痰、脓、离心沉淀后的脑脊液沉渣标本加墨汁做负染色镜检。见到圆形或卵圆形的有折光性的菌体，外周有一圈透明的肥厚荚膜即可确诊。②分离培养。将检材接种于SDA培养基，室温或37℃培养2～5d后形成乳白色、不规则的酵母型菌落，表面有蜡样光泽。继续培养则菌落增厚，颜色由乳白奶油色转变为橘黄色。镜检可见圆形或卵圆形菌体，无假菌丝。③其他检查法。检验尿素酶可鉴定该菌。另外，由于该菌具有酚氧化酶，可在细胞壁中产生黑素，所以亦可在含有二酚底物的培养基上培养，菌落成褐色。还可用胶乳凝集试验检查患者血清和脑脊液中的新型隐球菌荚膜抗原。隐球菌性脑膜炎的患者阳性率可达90%，在治疗收效后抗原滴度下降。

（3）治疗措施：对于中枢神经系统新型隐球菌病的供体需要进行抗真菌治疗。目前，仍推荐两性霉素B体与氟胞嘧啶（fluorocytosine，5-FC）联合用药为首选，尤其适用于中型、重型的患者，以及出现昏迷、失明、脑神经麻痹和脑积水等并发症的患者。非艾滋病患者与艾滋病患者的中枢神经系统新型隐球菌病的疗效明显不同。两性霉素B与氟胞嘧啶联合用药使用方法：两性霉素B用5%葡萄糖注射液500ml稀释，第1天剂量为0.5～1mg，避光缓慢静脉滴注至少6h；以后每天增加剂量3～5mg，到达治疗浓度每日0.5～1mg/kg，最高剂量不超过每日1mg/kg。氟胞嘧啶每天50～100mg/kg，分3～4次口服，或者1%氟胞嘧啶注射液每日50～100mg/kg，分1～2次静脉滴注。

（四）梅毒螺旋体感染

梅毒（syphilis）是由梅毒螺旋体（苍白螺旋体）引起的一种全身慢性传染病，主要通过性接触传播。临床表现复杂可侵犯全身各器官，造成多器官损害。早期主要侵犯皮肤黏膜，晚期可侵犯血管、中枢神经系统及全身各器官。供体可通过器官移植直接传染给受体。

1.致病性　梅毒螺旋体可引起以下疾病。

（1）黏膜病变：易发展为慢性间质性舌炎，是一种癌前病变，应严格观察。

（2）心血管病变：可相继发生单纯性主动脉炎、主动脉瓣关闭不全、心肌梗死、主动脉瘤或猝死等。

（3）神经梅毒：发病缓慢，可发生脊髓膜炎，可压迫脊髓导致痉挛、瘫痪。

2.诊断方法

（1）暗视野显微镜检查：是一种检查TP的方法。它便于检查苍白螺旋体，对早期梅毒的诊断有十分重要的意义。

（2）梅毒血清学检：①非梅毒螺旋体血清试验，这类试验的抗原分为心磷脂、卵磷脂和胆固醇的混悬液，用来检测抗心磷脂抗体，可用作临床筛选，并可作定量，用于疗效观察。②梅毒螺旋体血清试验，包括：a.荧光螺旋体抗体吸收试验（FTA-ABS）；b.梅毒螺旋体血凝试验（梅毒螺旋体HA）；c.梅毒螺旋体制动试验（梅毒螺旋体D）等。这类试验特异性高，主要用于诊断试验。

（3）梅毒螺旋体-IgM抗体检测：梅毒螺旋体-IgM阳性的一期梅毒患者经过青霉素治疗后，2～4周梅毒螺旋体-IgM消失。二期梅毒梅毒螺旋体-IgM阳性患者经过青霉素治疗后，2～8个月IgM消失。由于IgM抗体分子较大，母体IgM抗体不能通过胎盘，因此如果婴儿梅毒螺旋体-IgM阳性则表示已被感染。

（4）脑脊液检查：检查项目应包括细胞计数、总蛋白测定，VDRL试验及胶体金试验。

3.治疗措施　强调早期诊断、早期治疗、疗程规则、剂量足够。青霉素，如水剂青霉素，普鲁卡因青霉素、苄星青霉素等为首选药物。苄星青霉素G 240万U，臀部肌内注射，1次1周，连续2～3次；或普鲁卡因青霉素G 80万U/d肌内注射，连续10～15d。青霉素过敏者可选用头孢曲松钠1.0g/d静脉滴注连续10～14d，或连续口服四环素类药物（多西环素100mg每日2次，米诺环素100mg每日2次）连续使用15d，或口服大环内酯类药物（阿奇霉素0.5g每日1次或红霉素0.5g每日4次），连续使用15d。

（王斯琦　谢文锋　邰　强）

第七节　供体营养水平的检测和改善

目前我国的移植事业已经进入公民器官捐献时代，为器官衰竭终末期患者带来了希望。固然，受体术前术后的代谢与营养状态是移植成功的重要因素，这一点，已经被很多研究者肯定。然而，器官捐献供体的营养水平，亦不能忽略。供体病因往往是特重型颅脑外伤、脑血管意外，或者是严重的缺氧缺血性脑病，这些严重的脑损伤导致了脑死亡。脑死亡供体在我国有一定的特殊情况：潜在的脑损伤供体在确定捐献前，患者家属因经济的因素往往放弃了积极的治疗，这致使供体长时间无营养支持治疗，也就是说，我国的脑死亡供体很多时候是处于营养不良状态。事实上，供体的营养状态密切关系到捐献器官的功能质量及移植术后的效果。通过对供体实施合理的营养支持治疗，改善供体的胃肠功能，能降低机体在炎症反应和损伤的分解代谢反应，提高免疫功能和减少感染的发生，从而有利于维护供体的器官功能。

一、脑死亡患者的代谢改变

潜在器官供体通常是颅脑损伤的患者。随着颅内压的升高，患者脑干功能衰竭，此时，出现"儿茶酚胺风暴"，即体内释放大量儿茶酚胺。它对心脏功能的影响很大，包括严重的血管收缩、心肌缺血和氧输送减少。不仅引起血流动力学改变，还会引起体内激素水平和炎症反应的变化，后期由于创伤及存在多个部位的感染，供体分解代谢大于合成代谢，往往处于负氮平衡，机体的营养状态逐步变差。

1.葡萄糖 高血糖经常发生在脑死亡患者中。在一定程度上，高血糖与输注大量含有葡萄糖的液体有关，这些液体用于补充大量尿液的丢失。另外，糖异生与糖原分解导致葡萄糖生成增加、糖原合成受抑制、糖耐受量下降，伴有胰岛素抵抗，这些都是发生高血糖的原因。

2.蛋白质 体内糖代谢的异常，以及促分解激素增加等导致机体蛋白质的分解加快，骨骼肌等结构蛋白质产生支链氨基酸为主的大量氨基酸，但严重应激引起肝对氨基酸利用能力下降，血中出现大量苯丙氨酸和丙氨酸等其他氨基酸，支链氨基酸反而减少，导致尿中排出尿素氮明显增加，因此出现负氮平衡。

3.脂肪乳 机体对能量的需求不断增加，但是脑死亡患者能量尤其是脂肪乳的摄入却在减少。脂肪不能够被分利用，可出现脂肪分解减少，热量供应也明显减少。

除这三大营养物质，供体的水电解质平衡亦发生变化。尿崩症是常见的，如果没有充分纠正，可导致高渗状态；高钠血症在此类患者比较常见；脑损伤患者也会出现低钠血症。脑死亡供体后期由于休克的出现，导致血管张力下降，大量液体渗漏到第三间隙，患者可出现水肿及胸腔积液、腹水。

二、脑死亡对肝功能的影响

脑死亡的前12h，机体动员能量储备，即诱导足够的糖原分解，从而满足葡萄糖需求。此后，氨基酸（主要是丙氨酸）、丙酮酸盐、乳酸亦用于补充新的葡萄糖。但是，糖原耗尽使肝易于发生再灌注损伤，同时肝的排毒系统效率降低，细胞膜亦变得不稳定。有研究发现，脑死亡后，肝细胞线粒体功能发生变化，心排血量和血压显著降低，肝血流减少高达50%，即使门静脉血流量的检查值正常，但肝功能减退仍然明显。有研究表明，肝细胞中的ATP和腺苷二磷酸越高，肝能量电荷越高，肝移植物的功能越好。所以，在获取肝之前对脑死亡供体进行应用支持有重要作用。

三、供体营养水平的检测

供体营养水平的检测是指通过人体组成测定、人体测量、生化检查、临床检查及多项综合营养评定方法等手段，判定供体营养状况，确定营养不良的类型和程度，估计营养不良对于捐献器官功能的危害，并检测营养支持的疗效。

各种单一指标包括人体测量数据、血清清蛋白（ALB）、前血清蛋白（PA）等并不能准确而全面地反映患者的营养状况，局限性强，误差较大。因此，近年来为了提高对危重患者营养状况筛查的敏感性和特异性，研究者的目光主要集中在探讨复合指标的筛查工具上。但至今还无一种评价患者营养状态的方法能被全然接受。目前应用较普遍的临床营养评价方法有两种：一种是以测定身体组成为主（body composition assessment，BCA）的临床营养评价方法；另一种则是主观的全面评价方法（subjective global assessment，SGA）。前者需要测定患者的身高、体重、三类肌皮褶厚度、血浆蛋白、氮平衡等客观资料；后者则主要依据详尽的病史和体格检查等资料。

（一）身体组成为主的临床营养评价方法

BCA营养评价方法主要包括人体测量及生化检验等方面的资料，需对这些资料进行综合分析才能对患者的营养状态作出正确判断。

1.人体测量 人体测量是简便易行的营养评价方法，内容包括身高、体重、皮褶厚度、上臂围、上臂肌围等。临床称量患者体重后可通过计算三个参数来评定营养状况：①理想体重百分率（%），表示患者实际体重偏离总体标准的程度；②通常体重百分率（%），表示平常体重的改变；③近期体重改变率（%），表示短期内体重损失的程度。

2.实验室检查

（1）血浆蛋白：清蛋白、运铁蛋白、前白蛋白、视黄醇结合蛋白。

（2）肌酐-身高指数（creatinine height index，CHI）。

（3）尿羟脯氨酸指数。

（4）机体免疫功能检测：①淋巴细胞总数（又称淋巴细胞绝对值）；②皮肤迟发型过敏反应（skim delayed hypersensitivity，SDH）。

（5）氮平衡。

3.营养不良的诊断及预后诊断

（1）营养不良的诊断（表5-5）。

（2）预后性营养判断

①预后营养指数（Prognostic nutritional index，PNI）：Butby等于1980年提出"营养预示指数"作为评价外科患者手前营养状况和预测手术并发症危险性的综合指标。

PNI＝158～16.6（血清蛋白）－0.78（三头肌皮褶厚度）（mm）－0.20（血清运铁蛋白）－5.8（皮肤迟发性变态反应）

表5-5 营养不良的评估和诊断

指标	范围	营养不良		
		轻度	中度	重度
体重（理想体重的%）	＞90	80～90	60～79	＜60
体质指数（BMI）	18.5～24	17～18.4	16～16.9	＜16
三头肌皮褶厚度（正常值%）	＞90	80～90	60～79	＜60
上臂肌围（正常值的%）	＞90	80～90	60～79	＜60
肌酐身高指数（正常值%）	＞95	85～94	70～84	＜70
清蛋白（g/L）	＞30	30～25	24.9～20	＜20
转铁蛋白（g/L）	2.0～4.0	1.5～2.0	1.0～1.5	＜1.0
前清蛋白（g/L）	＞0.20	0.16～0.20	0.10～0.15	＜0.10
总淋巴细胞计数（×10⁹/L）	＞2.5	1.8～1.5	1.5～0.9	＜0.9
氮平衡（g/d）	±1	－5～－10	－10～－15	＜－15

任何一种皮试过敏反应：硬结直径大于 5mm 为 2；小于 5mm 为 1；无反应为 0。

评定标准：

PNI ＞ 50%，高度危险，发生并发症和手术危险性大，死亡可能性增加。

PNI ＝ 40% ～ 50%，手术中度危险。

PNI ＜ 30% ～ 40%，手术危险性小。

PNI ＜ 30%，手术后发生并发症和死亡的可能性都小。

②预后营养指数：由 Onodera 等（1984 年）提出，作为评价胃肠手术前营养状况和预测手术危险性的综合指标。PNI ＝ 10（ALB）＋ 0.005（Lymph·C）。ALB：血清白蛋白（g/L）；Lymph·C：总淋巴细胞计数。

评价：PNI ＞ 45，手术是安全的；PNI 为 40 ～ 45，手术是有危险的；PNI ＜ 40，手术是禁忌的。

③住院患者预后指数（hospital prognostic index，NRI）：HPI（%）＝ 0.92（ALB）－ 1.00（DH）＋ 1.44（SEP）＋ 0.98（DX）－ 1.09。ALB 为血清白蛋白（g/L）；DH 为迟发型过敏皮肤试验，有一种或多种阳性反应＝ 1、所有均呈阴性反应＝ 2；SEP 为败血症，有＝ 1、无＝ 2；DX 为诊断，癌＝ 1，无癌＝ 2。

评价：－ 2 为 10% 生存概率；0 为 50% 生存概率；＋ 1 为 75% 生存概率。

④Buzby index（营养危险指数，nutrition risk index，NRI）：NRI ＝ 10.7（ALB）＋ 0.0039（TLC）＋ 0.11（Zn）－ 0.044（Age）。

TLC：淋巴细胞计数；Zn：血清锌水平；Age；年龄。

评定标准：若 NRI ＞ 60，表示危险性低；若 NRI ≤ 55，表示存在危险。

（二）主观的全面临床营养评价方法（表5-6）

不需要生化检查数据，可用于在生化试验前用作判断患者有无营养不良。

表 5-6　SGA 临床营养评价方法

指标	A 级	B 级	C 级
1. 近期（2 周）体重改变	无/升高	减少＜5%	减少＞5%
2. 饮食改变	无	减少	不进食/低能量流质
3. 胃肠道症状	无/食欲不减	轻微恶心、呕吐	严重恶心、呕吐（持续 2 周）
4. 活动能力改变	无/减退	能下床活动	卧床
5. 应激反应	无/低度	中度	高度
6. 肌肉消耗	无	轻度	重度
7. 三头肌皮褶厚度	正常	轻度减少	重度减少
8. 踝部水肿	无	轻度	重度

四、供体营养水平的改善

改善脑死亡供体的营养水平对于器官功能维护有重要作用。严重脑损伤后去甲基肾上腺素、皮质醇、胰高血糖素等水平增高，致机体处于高代谢状态，短时间内营养贮备耗竭，体重下降。高代谢低营养状态导致免疫功能受损，可能导致供体容易感染，伤口愈合延迟，甚至最终影响器官功能状况，亦可能导致移植器官的遗弃。因此，尤其创伤后的供体日需热量和蛋白质可达到正常所需两倍。足够的营养支持可以减少并发症，减少感染概率，维持器官功能稳定。早期营养支持可以纠正负氮平衡，提高免疫功能和降低感染率。因此，与创伤患者类似，在供体血流动力学稳定的情况下，如果胃肠道功能存在，24～48h应进行早期肠内营养，3d后达到足量。肠外营养也要作为肠内营养的补充。只有在严重肠内营养不耐受的患者才考虑暂时使用全胃肠外营养。

（一）营养需求量

与其他危重病患者管理类似，对供体开始进行营养支持治疗时，首先必须确定其营养需求量。根据患者的能量需求，选择恰当的配方并确定最终的供给速度。计算患者的能量需求，可根据以下几种方式来进行。

1.通过体重进行能量需求的估算是临床应用最广泛的方法　欧洲营养学会肠内营养指南建议的能量需求量：男性：105～126kJ/（kg·d），女性：84～105kJ/（kg·d）。可将起始剂量设定为33～42kJ/（kg·d），尽量尝试1周后达到105～126kJ/（kg·d）的目标。

对于体重低下的患者（BMI＜18.5kg/m²），可将实际体重作为初始剂量体重。因为若按理想体重计算可能会导致热量过多，可能引起再喂养综合征。对于体重正常的患者（BMI 18.5～24kg/m²）或者超重的患者（BMI＞24kg/m²），可将实际体重作为剂量体重。同时应尽可能减去估计的所有外周性水肿的重量。

对于肥胖患者（BMT≥30kg/m²），不可使用实际体重作为剂量体重，需进行调整。因为肥胖患者具有较多脂肪组织，而脂肪组织无代谢需求量。最常用的方法是在理想体重（ideal body weight，IBW）的基础上再加上实际体重（actual body weight，ABW）和IBW差值的1/4。

即剂量体重：IBW＋0.25（ABW－IBW）。另一种方法是可使用理想体重的110%作为剂量体重进行能量的测算。即剂量体重＝1.1×IBW。

2.根据能量估算方程进行能量需求计算　包括Harris-Benedict方程、Penn State方程、Mifflin方程、Faisy方程等。其中，Harris-Benedict方程应用最为广泛；Penn State方程适用于老年（＞60岁）、肥胖（BMI＞30kg/m²）或机械通气的患者；Faisy方程适用于新陈代谢较稳定、机械通气的患者。但估算方程的准确性影响因素众多，包括药物（如β受体阻滞药、镇静药、儿茶酚胺等）、发热及肾替代疗法等。因此，应用方程来估算能量需求目前仍存在争议。

3.通过间接测热法进行能量需求估算　间接测热法是通过测定稳定静息状态下呼吸气体交换以推算细胞气体交换（后者等于代谢率和底物利用），即通过测定氧耗量和二氧化碳产生量来计算呼吸商和代谢率。间接测热法能准确测定能量消耗量，是测定个体静息能量消耗（resting energy expenditure，REE）的最佳方法。但由于测量设备仍未广泛应用，且根据测热法获得的能量处方未得到充分检验，同时常有患者难以满足有效检测的标准等原因，其应用局限。

虽然可以通过以上方法粗略地估计患者的能量需求，但欧洲营养学会肠内营养指南也提出，营养支持尤其肠内营养支持时，并无明确规定具体的摄入量，因为需要根据基础疾病的种类、疾病的发展及胃肠的耐受程度而不断调整，确定最终的营养目标。

（二）营养支持途径的选择

危重症患者的营养支持，对于无肠内营养禁忌证的患者，我们建议早期开始肠内营养（24～48h），因为研究显示早期肠内营养存在更低的感染率及可能较低的死亡率。因为早期肠外营养可能会增加感染的风险、延长机械通气时间、入住ICU时间和住院时间。对于有肠内营养禁忌证且预期持续时间在1周或以上的营养不良患者，建议最初数日内开始肠外营养。因为若不治疗营养不良将会导致进行性能量供给不足。对于接受肠内营养但无法达到能量供给目标的患者，可给予补充肠外营养，但建议在ICU治疗7d后再开始肠外营养。对于器官移植供体，目前ICU处置的营养原则建议使用肠内营养，使其更有利于减低感染的发生及器官功能的保护。

肠内营养的禁忌证包括血流动力学不稳定且容量尚未完全复苏的患者，因为此类患者易发生肠道缺血。其他禁忌证包括肠梗阻、上消化道大出血、难治性呕吐或腹泻、胃肠道缺血和瘘等。肠外营养的禁忌证包括高渗透压、严重的高血糖、严重的电解质紊乱、容量超负荷。其他相对禁忌证包括脓毒症、全身炎症反应综合征等。

无特别禁忌的供体，营养支持途径的选择与其他危重病患者类似，对于胃肠功能完整的患者，推荐应用肠内营养。

1.肠内营养支持　肠黏膜具有高代谢及绒毛微血管的特性，其对缺血、缺氧特别敏感。供体多为脑死亡患者，脑死亡后机体处于应激状态，致肠道的血供和供养减少，引起肠黏膜急性损伤。继发的肠道细菌易位和细胞因子的产生可能导致全身炎症反应，甚至多器官功能障碍综合征。肠内营养有助于维持肠黏膜细胞结构和功能的完整性，支持肠黏膜屏障，从而减少肠道细菌易位和肠源性感染的发生。其作用机制可能包括：①维持肠黏膜细胞的正常结构、细胞间连接和绒毛高度，保持黏膜的机械屏障；②维持肠道内正常菌群的正常生长，保持黏膜的生物屏障；③有助于肠道细胞正常分泌IgA，保持黏膜的免疫屏障；④刺激胃酸和胃蛋白酶分泌，保持黏膜的化学屏障；⑤刺激消化液和胃肠道激素的分泌，促进胆囊收缩，减少肝、胆并发症。但同时由于脑死亡的发生，自主神经功能紊乱，肠道动力下降，易于发生胃肠潴留增加。

（1）肠内营养途径选择：肠内营养的实施包括经口胃管或鼻胃管实施胃饲，以及经幽门后喂养。多数供体可通过胃管胃饲成功进行肠内营养支持。但有部分患者可因脑死亡导致胃肠道动力减弱，胃潴留明显，而需要经幽门后喂养来实施肠内营养支持。同时，经幽门后喂养可减少误吸和反流的发生，但费用较高且需要更高的放置技术。

（2）肠内营养制剂选择：目前有许多肠内营养产品可用。不同的制剂在渗透压、能量密度、每焦耳蛋白含量、电解质、维生素及矿物质含量等方面常存在一些差异，但绝大部分制剂在每日至少供给4184kJ能量时，均能保证提供100%每日推荐摄入量的维生素和矿物质。除此之外，不同肠内营养制剂在蛋白质提供形式（整蛋白还是预消化）、是否含有纤维素、是否含有某些疾病特需的营养素等方面也可能存在差异。一般来说，在能量充足的前提下，标准型肠内营养制剂能为绝大部分患者提供充足的营养，但某些患者可能更适用高能量型或预消化型肠内营养制剂。

标准肠内营养制剂多为整蛋白型的等渗液，同时含有复合糖类、中/长链脂肪乳及必需维生素、矿物质及微量元素等。其能满足绝大多数供体的营养需求。但如需要限制液体入量的供体可选择高能量型肠内营养制剂。高能量型制剂常轻度高渗，故需要注意腹泻的发生。

对于不能耐受整蛋白型标准配方的患者，可选择预消化型肠内营养制剂。这是以肽类（而不是整蛋白）为基础的肠内营养制剂，其所含的蛋白质以水解为短肽的形式存在，糖类的形式也更为简单。其目的在于促进吸收，因为患者不需要再将整蛋白水解为肽类。预消化配方所含的脂肪总量可能更低，中链三酰甘油的比例有所增加，或三酰甘油的结构有所改变。脑死亡供体由于自主神经功能紊乱，极易出现肠道功能紊乱，由此易出现营养不耐受，因此在某些营养不耐受，如腹泻患者中选择预消化配方的肠内营养，有利于患者肠内营养的耐受性。此外可根据供体基础疾病状况选择不同的特殊配方，如糖尿病配方，或使用脂肪代替一部分糖类供能的肺病配方等。

肠内营养配方中还包括一些特殊的免疫调节剂及氨基酸，如谷氨酰胺、硒、ω-3脂肪酸和抗氧化剂等，以及益生菌、纤维等特殊配方。向肠内营养制剂中添加抗氧和ω-3脂肪酸，旨在希望其发挥抗肺部炎症的作用，但目前进行的大型随机试验的数据显示其对危重症患者不太可能有益，甚至可能有害。因此并不推荐在危重症患者的肠内营养中添加抗氧化剂和ω-3脂肪酸。

谷氨酰胺是核苷酸合成的前体，是快速分裂细胞的重要能量来源。对于处于高分解代谢状态的患者，其体内的谷氨酰胺水平会快速下降。谷氨酰胺在肝、肾和内脏组织中代谢，生成谷氨酸盐和氨。谷氨酰胺及其副产物在体内积聚可能会产生不良影响，如脑病。已有很多针对危重症患者的Meta分析和随机试验评估了添加有谷氨酰胺的肠内营养制剂，其中大多数报道患者的死亡率并未明确改善，感染性并发症也未明确减少。因此对于大部分危重症患者，目前并不推荐常规使用富含谷氨酰胺的肠内营养制剂。

鸟氨酸酮戊二酸（ornithine ketoglutarate，OKG）是谷氨酰胺的前体，对处于高分解代谢状态的患者，它能有效补充患者体内的谷氨酰胺储备。但目前同样不推荐将OKG用作肠内营养添加剂，因为针对烧伤患者的临床试验显示其并无任何临床获益。

精氨酸是一种条件必需氨基酸，在机体发生危重疾病期间，它的消耗会加快。精氨酸是维护机体正常免疫功能和愈合所必需的，在氮代谢、氨代谢、一氧化氮（nitric oxide，NO）生成等方面，精氨酸亦发挥着重要作用。已有很多研究比较了富含精氨酸的肠内营养制剂与标准肠内营养制剂，但研究结论并不一致。有多项Meta分析显示使用富含精氨酸的肠内营养制剂对危重症患者的死亡率和感染并发症均无影响，因此目前不推荐对危重症患者常规使用富含精氨酸的肠内营养制剂。

益生元是不易被消化的糖类，在肠内营养制剂中添加益生元的目的是促进肠道有益菌生长，并抑制有害细菌生长。益生菌（如乳酸菌属）是一类认为摄入后可促进肠道正常菌群生长，防止菌群失调，从而对宿主健康有益处的微生物。但目前的研究证据显示随机试验中其对死亡率或感染性的并发症均无作用。因此目前不推荐常规使用。

临床上经常对已开始接受肠内营养治疗的患者添加膳食纤维来纠正腹泻或便秘。然而，向肠内营养制剂中常规添加膳食纤维虽然可能有助于预防便秘，但并无证据显示其可预防腹泻。应尽量避免对正在使用升压药物的患者应用含纤维的肠内营养制剂，因为已有报道显示这会引起肠石。可溶性较差的纤维或凝胶状纤维（如从车前草中提取的纤维）有可能会堵塞胃管，因此大部分含纤维配方中添加的是可溶性纤维。

（3）肠内营养喂养速度：肠内营养喂养速度的调整有两种方式。一种是逐渐提高输注速度直至达到目标喂养速度；另一种则是直接以目标喂养速度开始输注。目前的证据认为，初始低量肠内喂养策略比初始以目标速率喂养的策略对患者产生的不良反应更少。

开始时需每 4 小时对喂养的量和速度、患者的胃肠耐受情况进行评估，从 20ml/h 开始，每 4 小时回抽评估胃潴留量，若胃潴留量小于 160ml，可增加喂养速度 15 ～ 30ml/h，24 ～ 48h 后达到目标速度（80ml/h）和目标喂养量；若患者能耐受则速度可继续增加 30ml/h，直至达目标能量。

（4）肠内营养的并发症：肠内营养最常见的并发症是误吸、腹泻、代谢异常和机械性并发症。

①误吸：接受肠内营养会使误吸的发生率增加。供体在接受鼻饲时往往缺乏气道保护的能力。同时 50% 存在胃排空延迟，造成胃潴留。可通过半坐卧位、幽门后喂养、通过 PEG 管进行肠内喂养，以及使用促胃肠动力药以促进胃排空等来减少反流和误吸。

促胃肠动力药可能有助于胃排空不良的患者达到目标喂养速度。可供选择的胃肠动力药包括甲氧氯普胺和红霉素。然而，由于既不确定患者的最佳喂养速度，又缺乏促胃肠动力药能改善患者临床结局的证据，故我们认为对促胃肠动力药的使用应该视个体情况而定。

②腹泻：接受肠内营养的危重症患者中腹泻的发生率为 15% ～ 18%，而相比之下未接受肠内营养的危重症患者只有 6% 会发生腹泻。其确切机制尚不清楚，但有学者认为这可能与肠道蠕动状态改变或肠道菌群改变有关。我们已经观察到发生喂养相关性腹泻的患者，往往同时也在使用一些可导致腹泻的药物（如抗生素、质子泵抑制药）或混悬液类药物。后者往往含有山梨醇，这是一种不可吸收的糖类，高剂量摄入时会引发腹泻。高能量型肠内营养制剂只是轻度高渗，不太可能导致腹泻。

对于肠内营养相关性腹泻患者，如果去除可能的腹泻病因后腹泻症状仍然未得到改善，那么可以采用添加膳食纤维的方法来治疗，这是目前研究最彻底、也最广为接受的治疗性干预措施。但对于脑死亡供体来说，若出现自主神经功能紊乱导致肠蠕动障碍，则使用纤维时需注意避免出现便秘或肠石形成，必要时需每日行直肠指检，以及使用甘油等制剂协助排便。

③代谢性并发症：肠内营养相关的代谢性不良后果包括高血糖、微量营养素缺乏和再喂养综合征。再喂养综合征是指给营养不良的患者在经口、肠内或肠外营养后，患者体内液体和电解质的迅速变化所引起的一种潜在致命性综合征。其主要特征标志是严重低磷血症表现（包括心血管衰竭、呼吸衰竭、横纹肌溶解、抽搐和谵妄），也可出现低钾血症和低镁血症。

因此，对于营养不良的供体需注意监测血磷的变化，且鼻饲计量需逐渐增加。

④机械性并发症：便秘是接受肠内营养支持的患者常见的并发症。形成纤维肠石是一种较不常见的并发症，可发生于接受含纤维的肠内营养制剂的患者。供体由于脑死亡

的发生，自主神经功能紊乱，常存在肠蠕动障碍，因此容易形成纤维肠石。便秘和纤维肠石可引起粪便嵌塞，严重者甚至肠管膨胀、肠穿孔。因此需注意通便，可每日使用开塞露等药物，必要时灌肠及减少富含纤维制剂的使用。

2.肠外营养支持　肠外营养支持是指通过肠外途径提供热量、氨基酸、电解质、维生素、矿物质、微量元素及液体。

（1）肠外营养的启动：肠外营养的启动，需要建立合适的静脉通路并确定相应肠外营养的处方和输注速度。

建议通过中心静脉导管进行肠外营养支持，因为肠外营养配方多为高渗液体。中心静脉建议选择锁骨下静脉或颈内静脉。不建议选择股静脉，因为输注营养液后导管相关性感染的发生率明显增高。此外还可选择经外周中心静脉导管（peripherally inserted central catheter，PICC）进行输注。

（2）肠外营养的配方：目前肠外营养配方建议为含葡萄糖、氨基酸、脂肪乳、维生素、矿物质及微量元素的混合溶液。首先应根据患者能量需求确定患者所需能量，然后根据患者个体对营养和液体需求量来确定具体成分和输注速率。

①葡萄糖：常用的葡萄糖原液有多种浓度，最常见的浓度为10%、50%。可根据个体因素（如疾病严重程度、患者的能量需求及患者对液体量的耐受能力）来调整葡萄糖提供的能量在总能量中所占的百分比。供体由于脑死亡，机体处于应激状态，极易出现高血糖，因此，需根据患者血糖情况来调整葡萄糖供能的百分比，或将最终配方中葡萄糖浓度降低。

②氨基酸：氨基酸溶液中含有大多数必需和非必需氨基酸，但没有精氨酸与谷氨酰胺。精氨酸与谷氨酰胺在危重疾病状态下被认为是条件必需氨基酸，但是目前研究结果并不认为常规补充会带来益处。氨基酸可提供约17kJ/g的能量，但通常尽量不采用氨基酸进行供能，而是计算热氮比后将其作为合成蛋白质的底物。脑死亡供体处于高分解代谢的状态下，热氮比通常为（100～150）:1。

③脂肪乳：脂肪乳是由大豆油和红花油中提取的中到长链 ω-6 三酰甘油、蛋黄卵磷脂和甘油乳化后制成的。若较长时间的肠外营养支持，建议选择中长链脂肪乳而非单纯长链脂肪乳。橄榄油、大豆油和鱼油乳剂制剂在目前研究中未显示有更好的益处。长期脂肪乳肠外营养支持需注意对供体肝功能的影响，需密切监测，或适当减少脂肪供能所占比例。

④电解质、维生素和微量元素：完全肠外营养支持时，需注意电解质，尤其是钾、镁和磷的补充，同时可添加水溶及脂溶性维生素和微量元素。

（3）肠外营养过程中的监测：肠外营养过程的常规监测包括监测液体出入量，定期监测血清电解质、葡萄糖、钙、镁及磷酸盐，直至这些指标稳定。尤其应注意肠外营养对供体肝功能的影响，因此，需定期监测肝功能，包括氨基转移酶、胆红素，并监测三酰甘油。

（4）肠外营养的并发症：接受肠外营养支持的患者常出现的并发症包括感染、对代谢的影响及静脉通路相关并发症。

①血流感染：与有中心静脉导管但未接受肠外营养治疗的患者相比，接受肠外营养治疗的患者出现血流感染（细菌性和真菌性）的风险增加。

②代谢相关并发症：包括高血糖、血清电解质改变、微量营养素过量或缺乏、再喂养综合征、韦尼克（Wernicke）脑病及肝功能障碍等。常规监测血糖、血磷、其他电解质、肝肾功能及容量状态，维持电解质及血糖稳定至关重要。

③静脉通路并发症：肠外营养需要静脉通路，静脉通路相关并发症包括出血、血管损伤、气胸、静脉血栓形成、心律失常及空气栓塞等。

五、营养支持中的血糖控制

供体处于脑死亡状态，实施营养支持的过程中常出现高血糖。除原有糖尿病的供体外，患者出现高血糖常为应激性高血糖，其是多种因素的结果，包括脑死亡状态下激素改变，皮质醇、儿茶酚胺、胰高血糖素及生长激素水平增加，以及糖异生和糖原分解作用增加，并有部分患者存在胰岛素抵抗，也是导致高血糖的原因。

与其他危重病患者相似，控制好血糖水平对维持供体器官功能水平，减少感染发生具有重要的意义。目前即使对于普通危重病患者，最佳的血糖控制范围仍存在争议。目前根据研究证据，普遍推荐的血糖控制目标为7.7～10mmol/L（140～180mg/dl）。对于特殊危重病患者的供体而言，因血糖控制的目的和意义与其他危重病患者类似，故也建议采用7.7～10mmol/L（140～180mg/dl）的控制目标。

为了达到血糖控制目标，情况允许下可尽量少用含葡萄糖的静脉补液，但如无法避免或需肠外营养支持时，为控制血糖水平，可使用静脉补液胰岛素。目前还没有公认的胰岛素治疗方案，通常可选择短效胰岛素定量滴定，静脉使用。胰岛素治疗的目标是实现血糖控制的同时避免低血糖的发生，因此使用过程中需密切监测血糖。

六、供体氧化损伤及其营养治疗

机体内源性的抗氧化物，主要包括谷胱甘肽、硫醇、清蛋白等。脑死亡供体大都是病情危重的患者，抗氧化剂决定着这些患者对于缺血再灌注损伤的反应程度。事实是，随着氧化反应的增多，抗氧化剂的微营养物质逐步被消耗殆尽。营养物质是抗氧化剂的最重要来源。有很多研究表明，适当补充抗氧化剂能保护供体的器官功能。表5-7列举了常见的几种营养性抗氧化剂及其作用。

表5-7　常见的营养性抗氧化剂及其作用

抗氧化剂	作用
硒（人）	降低危重患者急性肾损伤的发生率
铜、锌、硒	降低白介素6的水平、减少脂质的过氧化及感染的发生
姜黄素	减弱缺血再灌注损伤、增加抗炎症反应因子的释放
表没食子儿茶素没食子酸酯	减少心肺的缺血再灌注损伤
维生素E	减少肝脏的缺血再灌注损伤

脑死亡器官捐献的时代已经到来，合理评估供体的营养水平，恰当实施营养支持治疗，改善供体的营养水平，能有效提高获取前捐献器官的质量，这对于增加器官捐献的

数目及提高器官移植的成功率有重要意义。

（郑东华　邰　强）

第八节　供体的护理

自2011年至2018年12月，中山大学附属第一医院器官移植中心供体维护组共评估和维护675例，在供体发生脑死亡后，经过积极干预修复器官功能，在供体达到预期撤出支持治疗后1h内心脏停搏的标准后，有计划地撤出支持治疗获取器官，即在DBCD条件下获取器官。现将我们的经验介绍如下。

一、评估工作的护理配合

1.公民身后器官捐献患者在重症病房里称之为供体，供体在重症病房里首先要进行脑死亡评估，包括一般资料评估，收集患者的病史，有无心肺复苏史、血型、感染情况，收集上述资料配合医师对供体资料进行录入。

2.在供体入重症病房后，配合医师进行脑死亡评估工作，目前脑死亡评估主要是经颅多普勒超声检查脑血流，脑电图、诱发电位。

（1）经颅多普勒超声脑血流（TCD）检查时，护士需要配合医师摆好体位，主要检查左右太阳穴及后枕部位置的脑血流，此时需要将患者头部位置固定，以便探头可以较快找到脑血流位置，更快更精准地做好检查。

（2）脑电图检查配合：检查前要和家属沟通宣教，告知进行脑电图检查需要剃光头发，询问家属是否要保存剃除的头发，如果需要则剃完后要交给家属，并进行签知。整个检查过程需要配合医师尽量减少其他各种仪器的干扰，降低报警音量。

（3）诱发电位检查配合：协助摆好平卧位，将头发剃除至低于0.5cm，减少各种仪器的干扰，降低报警声。

3.自主呼吸激发试验配合：脑死亡患者无自主呼吸，必须依靠呼吸机维持通气。判定无自主呼吸，除根据眼观察胸、腹部有无呼吸运动外，还需通过自主呼吸激发试验验证，并严格按照以下步骤和方法进行。

（1）先决条件：①保持膀胱温度或肛温大于等于36.6℃。如体温低于这一标准，应给予升温。②收缩压大于等于90mmHg（1mmHg＝0.133kPa）或平均动脉压大于等于60mmHg。如血压低于这一标准，应给予升压药物。③动脉氧分压（$PaCO_2$）35～45mmHg，如$PaCO_2$低于这一标准，可减少每分钟通气量。慢性二氧化碳潴留者可大于45mmHg。

（2）试验方法与步骤：①脱离呼吸机8～10min。②脱离呼吸机后即刻将输氧管通过人工气道置于隆突水平，输入高流量10L/min的氧。③密切观察胸、腹部有无呼吸运动。④脱离呼吸机8～10min，抽取动脉血气检测二氧化碳分压，恢复机械通气。

（3）结果判定：二氧化碳分压大于等于60mmHg或二氧化碳分压超过原有水平20mmHg，仍无呼吸运动，即可判定无自主呼吸。注意事项：①自主呼吸激发试验过程中可能出现明显的血氧饱和度下降、血压下降、心率减慢及心律失常等，此时须即刻终止试验，并宣告此次试验失败，为了避免自主呼吸激发试验对下一步确认试验的影响，须将该试验放在脑死亡判定的最后一步。②自主呼吸激发试验至少由 2 名医师（1 名医师监测呼吸、血氧饱和度、心率、心律和血压，另一名医师管理呼吸机）和 1 名护士（管理输氧管和抽取动脉血）完成。

二、供体维护治疗与护理要点

（一）治疗原则

器官捐献过渡期的医疗干预是维护捐献器官功能、争取捐献成功、获得较好移植效果的关键因素之一。已处于脑死亡的捐献者通常存在神经和体液调节失常，可表现为血流动力学不稳定，全身器官组织灌注不足及水、电解质和酸碱失衡，使全身器官结构和功能受到不同程度的影响。脑死亡后机体会发生一系列的病理生理变化，对供体器官的功能产生重要影响，常见的机制主要包括如下几方面。

1.神经源性休克，主要是交感和副交感神经的功能障碍导致血管张力调节障碍。

2.大量炎性介质和氧自由基释放导致的器官损害。

3.脑死亡早期的"儿茶酚胺风暴"、Ca^{2+} 超载和过量 β 受体激活导致的心脏损害和心律失常。

4.甲状腺和肾上腺皮质功能减退。

5.尿崩症可能导致水电失衡。

6.神经源性肺水肿和吸入性肺炎。

7.体温调节障碍。

8.坏死脑组织释放大量组织纤维蛋白溶解因子和纤溶酶原激活因子导致凝血障碍。

针对脑死亡的病理生理变化引起的损害，采取的措施包括：呼吸机机械通气维持满意的血氧饱和度，补充血容量和中小剂量心肌正性肌力药物维持血压稳定，同时调整水、电解质、酸碱平衡。应用物理升温和输液加温方法维持体温在 36 ～ 37.3C。过渡期医疗干预目标最低应达到"4 个 100"的原则，即动脉收缩压、血氧分压、血红蛋白和尿量分别达到 100mmHg、100mmHg、100g/L 和 100ml/h。

供体维护的具体措施：

1.停用脱水药物（甘露醇、甘油果糖等），补足血容量。

2.调整呼吸机参数，维持血氧分压＞ 100mmHg。

3.调整供体体温，维持体温在 36 ～ 37.3℃。

4.维持供体心率＞ 100 次 / 分，供体在发生脑死亡后，由于脑内血循环停止，阿托品无法解除迷走神经对心肌的抑制，必须使用异丙肾上腺素等药物提高心率。

5.根据患者病情，容量负荷等实际情况，在使用胶体补充容量后，联合使用去甲肾上腺素，肾上腺素等血管活性药物，维持收缩压＞ 100mmHg。

6.维持尿量＞ 100ml/h。

7.使用糖皮质激素。由于脑死亡患者脑内血循环停止，脑垂体分泌的促肾上腺皮质激素不能进入血循环，使供体皮质激素水平下降，需要补充糖皮质激素。

8.积极纠正水、电解质紊乱和酸碱平衡。脑死亡患者经常发生高钠血症、低钾血症等，这种严重的电解质紊乱对于供体器官功能具有非常严重的影响，在器官切取前必须纠正。

9.抗凝与溶栓。在抢救脑死亡供体时，经常发生低血压，可能会在器官内形成血栓，应根据患者病情使用肝素抗凝或尿激酶溶栓。

总之，对潜在的供体要尽快全面了解情况，留置中心静脉导管及动脉穿刺管，监测生命体征，尿量、生化指标，通过输血、输白蛋白、调整血管活性药物，应用膜保护剂等改善供体的一般情况，必要时可延长治疗时间，尽量在手术前将可利用的器官调整到最佳状态，以确保移植手术的成功。

（二）供体器官的护理

1.避免不当处理　脑死亡后引起的一系列病理生理改变会导致供体器官功能的损害，甚至心搏骤停。器官维护中心若处理不当也会对供体造成损害，如气管插管过深、过度脱水导致容量不足、使用大剂量甘露醇后肾损害、气道护理不当、呼吸机参数调节不当、无菌操作不规范、长期大剂量升压药物的使用等，在器官维护过程中应避免出现此类错误并根据脑死亡后机体所产生的一系列病理生理改变作出相应的器官维护及护理，从而提高供体捐献的成功率和受体安全。

2.监测生命体征　护士要严密观察患者病情，监测生命体征并做好记录，观察患者体温曲线变化，体温＞38.5℃时应给予物理降温，用温水或30%乙醇擦浴，或将冰袋置于腋窝、腹股沟处，或者使用冰毯降温，处理30min后复测体温，密切观察患者心率的变化，观察监护仪心电波形，24h血压动态监测，必要时进行动脉穿刺及配合医师行深静脉穿刺置管有创动力学监测，及时记录血压、心率、尿量、平均动脉压及中心静脉压等指标。

3.维持水、电解质、酸碱平衡　准确记录患者24h出入量和尿量，监测有无水、电解质紊乱，根据结果调整输入电解质和比例并调整补液速度、量和比例。根据监测结果控制输液速度及量，一般做到量出为入，遵循循环输液原则，保持出入量平衡预防心力衰竭、外周循环衰竭等。

4.保持呼吸道通畅　维持理想的血氧饱和度；在机械通气使用期间呼吸机参数可根据血气分析结果随时调整。应注意观察患者嘴唇、甲床有无发绀，根据血氧变化情况调节氧浓度，避免缺氧或氧中毒，造成脏器损伤。严密观察患者生命体征，特别注意缺氧症状有无缓解，气管导管应固定妥善，及时去除管道中的冷凝水，防止出现反流。

5.保护性隔离，严格无菌操作　医护人员进行各项操作时，需严格消毒隔离，使用适当的自我防护措施，戴口罩，饭前便后洗手等。采取保护性隔离，减少人员出入，家属换拖鞋或戴鞋套，戴口罩、帽子。

三、供体护理的具体措施

1.生命体征的维护　是否能成功完成捐献，维护生命体征平稳至关重要，而血压是生命迹象的关键。低血压时，各脏器有效灌注少，可造成器官衰竭，因此，应动态观察血压变化，保持动脉收缩压＞100mmHg，可使用一次性防逆流装置针经浅静脉将升压等血管活性药物静脉泵入，准确调整剂量变化，保持血压波动稳定，体温维持在

$36 \sim 37.3℃$，体温高时使用冰帽冰敷头部或冰毯降温，使用柴胡等解热药。低体温时使用加热毯，温度为$40 \sim 50℃$适宜，已有肺部感染者应注意抗生素的给药时间，维持血氧饱和度波动于$96\% \sim 100\%$，注意观察患者口唇、甲床有无发绀，根据血氧饱和度变化情况调节氧浓度，避免缺氧或氧中毒，造成脏器损伤。

2. 心功能的维护　供体全身炎性介质在一定程度上导致心肌缺血及损害，加之大量应用血管活性药物，心脏利用率下降，故应尽早评估供体心脏的利用率。护理中应密切观察患者的心率变化，观察监护仪心电波形、血压变化，避免低灌注造成再度损害，建立中心静脉监测，根据监测结果控制输液速度及量，一般做到量出为入，预防心力衰竭等。有$10\% \sim 30\%$的脑死亡供体心脏，由于严重的左心室功能不全从而影响了移植的效果。19%的供体心脏由于收缩障碍而被放弃，积极的预防及治疗可能的感染，维护好供体的呼吸和循环的稳定，以保证供体心脏质量。以小剂量的多巴胺$5 \sim 10μg/$（$kg \cdot min$），最大量可达到$50μg/$（$kg \cdot min$），保持中心静脉压$6 \sim 10mmHg$，血压在$90/60mmHg$以上，$MAP \geqslant 60mmHg$，同时配合医师积极进行心脏彩超等术前评估检查。

3. 呼吸功能的维护　维持供体氧合指数$> 200mmHg$，供体的氧合状态与供体的心搏骤停事件相关，故改善供体的氧合状态可以避免类似意外事件。本器官捐献与移植中心曾有17例发生心搏骤停。①加强翻身叩背，可使用机械辅助排痰；②及时吸痰，关注痰液的量及性状；③配合医师做纤维支气管镜检查。脑死亡供体随着时间的延续，发生坠积性肺炎、呼吸机相关性肺炎的可能性增加，从患者入院时就建立人工气道管理核查单，气管导管固定是否妥善，床头抬高$30° \sim 41°$，每4小时检查胃潴留量，正确评估患者的湿化效果，有创通气患者有湿化设备，呼吸机Y形管处温度探测是否在$30 \sim 41℃$，是否保持气囊压力（$25 \sim 30cmH_2O$）和持续声门下吸引，口腔分泌物的及时清理，是否及时倾倒冷凝水、按要求更换呼吸机回路及人工鼻，是否正确选择适宜型号的吸痰管，吸痰严格无菌操作、流程符合要求，操作前后手消毒，手卫生规范，及时评估痰液的量及性状，是否每日2次进行口腔护理，选择适宜的口腔护理液。每4小时监测一次，并进行认真核查填写。每天由呼吸治疗师和护士长检查以保证患者的气道管理落实。

4. 肾功能的维护　国外报道，脑死亡引起的中枢性尿崩症约占脑死亡的51%，脑死亡后如何维持内环境稳定，保持良好移植器官功能是一个不容忽视的问题，其中最重要的是尿崩症的处理。脑死亡合并中枢性尿崩症会导致脱水、电解质紊乱、血浆胶体渗透压升高、内环境失衡，加速心、肺、肾等重要器官的损害，使移植器官的成活率下降。重症颅脑损伤患者的肾常并发缺血再灌注损伤。而肾缺血再灌注损伤是缺血性急性肾衰竭的发病机制，此类患者具有较高的发病率。脑死亡状态下，有效循环血量不足、低血压及为提升血压大量使用血管活性药物是肾缺血再灌注的主要危险因素。因此，尽快纠正液体负平衡、提高胶体渗透压及增加器官血流灌注，器官功能就会得到保护及不同程度改善。护士在维护的过程中应认真记录每小时尿量。如果尿量持续性增多，伴血钠增高，要及时报告值班医师给予醋酸去氧加压素进行治疗。需要将血压与中心静脉压的变化相结合起来判断，根据变化情况调整血管活性药物及静脉输注速度。以保证充分的肾血流灌注，减轻肾缺血再灌注的程度。

5. 肝功能的维护　我们的资料显示，675例供体中肝肺的使用率$> 90\%$。尽管脑死亡供体原发病前已应用大量的药物，但肝的自我代谢及耐受和再生能力很强。原则上要禁止使用损害肝功能的药物，合理安排使用保肝药物时间，按量给药，密切观察脑死亡供体的病情变化，按医嘱准确予以保肝药物的治疗，同时了解药物的作用和不良反应，合理安排给药途径及给药顺序，确保药物的正确使用。同时每天进行肝功能监测，了解肝功能变化及时通知医师，以便更好地评估供肝的利用率。

6.高热的护理　高热是重度颅脑损伤累及下丘脑体温调节中枢的一种表现，如不及时处理，可导致急性的氧耗量及代谢废物增加，加重肝肾功能的损害。本中心早期积极采用冰毯、物理降温机和药物进行亚低温治疗有效降温，以减轻机体的氧耗量、代谢率，提高器官移植成功率。冰毯温度控制在36.5～37.5℃。每小时记录一次，密切观察患者情况，出现异常情况及时与医师联系进行积极处理。

7.加强基础护理　①加强口腔护理：患者因创伤、中枢性高热、经口气管插管及机体抵抗力下降，容易因口腔大量分泌物、呕吐物、血液坠积造成呼吸机相关性肺炎发生。因此，本科采用复方氯己定漱口液（口泰），每4小时充分吸痰及吸净患者口腔分泌物后进行口腔冲洗。②加强体位护理：供体因重度颅脑损伤、颅内高压，当体位变化、尤其是头部位置变动过剧时，患者容易出现血压骤升骤降等变化甚至出现脑疝。因此，对患者采用凹型枕和水枕头。同时患者更换体位时应缓慢进行。3人翻身，1人扶住患者头部和呼吸机管路。其余2人，1人扶住患者的肩部和腰部，1人扶住患者髋部和腘窝，3名护理人员同时缓慢翻身。使用冰毯降温机进行亚低温的患者要注意防止局部皮肤的冻伤。③加强管道护理：注意各静脉输液通路及气管插管路、尿管、胃管、脑室引流管等的护理。尤其是脑室引流管要保证高于穿刺点10～15cm。观察引流液的量及性状，发现异常及时报告医师。输注血管活性药物的静脉输液管路要注意保持通畅避免受压、打折；禁止推注药物，随意调整维持液的泵速。④加强营养支持治疗，给予患者进行静脉营养：48h后胃肠减压管中无明显的出血征象时，积极开放肠内营养进行肠内营养支持治疗。采用肠内营养混悬剂进行胃肠营养，20ml/h胃管内泵入治疗，并每4小时进行评估，评估胃潴留的量。根据胃潴留的量逐渐调节肠内营养的泵速，以达到完成肠内营养治疗的计划。如果患者在肠内营养支持治疗后48h内，出血现腹部饱胀，呕吐、反流，每4小时回抽胃液≥300ml等"胃瘫"症状，应停止胃肠营养，持续胃肠减压，给予肠外营养支持治疗及给予促胃肠动力药及保护胃黏膜药。72h患者腹胀症状好转后，给予床旁胃镜引导下行鼻空肠营养管置入进行肠内营养治疗。开始时以20ml/h泵入短肽型肠内营养混悬剂500ml/d，逐步过渡到蛋白肠内营养混悬剂。当患者家属签订好捐献意愿书后，除了对供体器官维护必须使用的药物外，其余药物全部撤除，避免使用对肝、肾有损伤的药物。

8.凝血系统的护理　供体脑组织损伤释放的大量组织纤维蛋白溶解因子和纤溶酶原激活因子，会导致凝血障碍，监测和治疗的目标是国际化比值低于2.0和血小板计数超过50 000个/mm³，根据医嘱合理采集静脉血进行凝血功能检验，及时监测患者凝血指标，护士认真观察患者体征，发现患者有出血情况及时报告医师。

9.角膜的护理　早期对供体进行每4小时应用0.9%氯化钠注射液冲洗双眼，后涂红霉素眼膏保护。对于眼睑不能闭合者尽量用3M胶布折成"工"字形进行保护。同时要求所有医护人员对患者进行瞳孔对光反射检查时使用棉签打开眼睑，避免手污染及快速免洗手消毒凝胶的刺激，避免暴露性角膜炎的发生。因为供体器官获取时，往往伴随着角膜的捐献。

10.供体的临终护理　在宣布捐献者死亡状态后，撤除生命支持，至少观察2～5min后才可获取器官，在切取器官前再次告知家属并取得同意。切取器官后，应将供体复容并做好尸体料理，尽可能照顾捐献者的皮肤容貌完好，使其带着尊严走完人生。

11.供体近亲属的心理护理　每个供体，无论是成人或儿童，都是每个家庭的精神支柱，因为亲人即将离去，对家属心理产生了巨大的冲击，家属均存在着不同程度的心理问题，如震惊、恐惧、悲伤、不知、犹豫、内疚等，护士应有效地做好捐献者家属的心理护理，认真倾听其想法和顾虑，让家属尽情宣泄其感情，并全面评估，提升DBD、DCD、DBCD的相关知识，使其意识到捐献也是亲人生命的一个延续，死的价值建立在生的价值基础上，是生命的最高奉献。此外，安慰家属面对现实，并尽量提供生活指导，真情帮助家属，取得家属的信任，使其感受到温暖。实行人道主义关怀，对脑死亡无偿捐献者致敬，表达崇高的敬意，对捐献者家属表示无微不至的关怀，及时解决捐献者家属的恐惧与担忧、无助与内疚等复杂的心理问题。

四、小结

在脑死亡供体的维护工作中，医护应紧密配合，尽快全面了解和评估捐献者的身体情况，根据治疗方案结合紧密、细致的维护方法，通过对脑死亡无偿捐献者器官的维护与护理，尽可能将可利用的器官功能调整到最佳状态，这对有效提高捐献器官的利用率，推广和普及脑死亡捐献，缓解目前器官短缺状况有相当重要的作用。

（刘琼珊）

参 考 文 献

［1］焦兴元，邰强.公民身后器官捐献供体评估与维护.北京：人民卫生出版社，2017：286-295.

［2］孙煦勇，秦科，董建辉，等.体外膜肺氧合用于循环功能不稳定的中国一类捐赠者的器官保护3例.中华器官移植杂志，2012，33（11）：657-660.

［3］付志杰，周华成，李文志.脑死亡诱发肺损伤机制及治疗进展.现代生物医学进展，2012，12（22）：94-96.

［4］张晓羽，杨绍军.脑死亡对供体肺的影响及肺保护措施.昆明医学院学报，2012，22（1B）：277-281.

［5］刘荣芳，周华成，刘金锋.医学气体对供体肺脏的保护作用.临床肺科杂志，2014，19（9）：121-123.

［6］陈静瑜，肺移植供体肺的维护及获取.武汉大学学报（医学版），2016，37（4）：198-202.

［7］中华医学会器官移植学分会.中国心脏死亡捐献器官评估与应用专家共识（2014版）.中华消化外科杂志，2015，14（1）：6-12.

［8］王伟，叶啟发，肖琦，等.脑死亡供体肝脏生理功能改变及维护措施的探讨.中华肝胆外科杂志，2016，22（7）：493-496.

［9］昌盛.中国心脏死亡捐献供肾器官的维护.临床外科杂志，2016，10（24）：744-746.

［10］杨顺良，谭建明.公民逝世后捐献肾脏的质量评估.中华移植杂志（电子版），2017，

2（11）：75-79.

［11］Van Rijn R，van den Berg AP，Erdmann JI，Study protocol for a multicenter randomized controlled trial to compare the efficacy of end-ischemic dual hypothermic oxygenated machine perfusion with static cold storage in preventing non-anastomotic biliary strictures after transplantation of liver grafts donated after circulatory death：dhope-DCD trial. BMC Gastroenterol，2019，19（1）：40. doi：10. 1186/s12876-019-0956-6.

［12］Wright C，Patel MS，Gao X. Organ Donation Research Consortium（ORDC）Anoxic Organ Study Donor Group. The Impact of Therapeutic Hypothermia Used to Treat Anoxic Brain Injury After Cardiopulmonary Resuscitation on Organ Donation Outcomes. Ther Hypothermia Temp Manag，2019 Mar 8. doi：10. 1089/ther.

［13］Opdam HI. Hormonal Therapy in Organ Donors. Crit Care Clin，2019，35（2）：389-405.

［14］Schnuelle P，Drüschler K，Schmitt WH. Donor organ intervention before kidney transplantation：Head-to-head comparison of therapeutic hypothermia，machine perfusion，and donor dopamine pretreatment. What is the evidence?Am J Transplant，2019，19（4）：975-983.

［15］Turner D，Battle R，Akbarzad-Yousefi A. The omission of the "wet" pre-transplant crossmatch in Renal Transplant Centres in Scotland. HLA，2019 Apr 26. doi：10. 1111/tan. 13558. ［Epub ahead of print］Review.

［16］Tan M，Hennigar RA，Wolf JH. Post-Streptococcal Glomerulonephritis in Two Patients Following Deceased Donor Kidney Transplant. Am J Case Rep，2019 Apr 24；20：587-591. doi：10. 12659/AJCR. 914304.

潜在捐献者需具备器官捐赠者一般条件，即：①患者身份明确；②年龄一般不超过65岁；③无活动的 HIV 感染；④无药物滥用史，无静脉注射毒品史、同性恋/双性恋男性、血友病/凝血机制紊乱；⑤无恶性黑素瘤、转移性恶性肿瘤，或不可治愈的恶性肿瘤。一些早期阶段的恶性肿瘤在经过成功的治疗后也可以考虑；⑥无活动性的、未经治疗的全身细菌、病毒或者真菌感染；⑦血流动力学和氧合状态相对稳定；⑧捐赠器官基本正常；⑨严重的、不可逆的心肺或神经损伤，预计撤除生命支持治疗后将在60min内死亡。

一、公民身后捐献肝质量评估流程

供肝质量的评估首先通过实验室的生化检查，病毒性肝炎血清学检查以排除慢性肝病。B超初步评估供肝大小（左右叶比例分布）、质地、是否患有肝囊肿、肝肿瘤、胆管结石、肝血管瘤、肝挫裂伤，也可通过超声组织结构声学定量技术初步了解是否存在肝脂肪变及程度。CT及MRI测量肝体积是供肝评估的常规步骤，供肝胆道和血管的解剖变异很常见，各移植中心对供体的血管解剖结构评估方式不尽相同，包括CTA或MRA及肝血管造影。CT检查更主要的目的是血管成像，但应注意供体肾功能的情况是否合适使用造影剂。MRI检查侧重于采用MRCP了解胆道结构，MRI也可以做肝脂肪变的定量评估。在体劈离式肝移植供体术中最常用于评估胆道解剖的方式是术中胆道造影。一些移植中心则在特殊情况下应用ERCP。当然，因为检查的搬运，患者无自主呼吸、循环不稳定，检查过程中难免出现低血压、低氧的情况导致不必要的器官功能受损，如何在影像学检查期间维护生命体征是一个很大的挑战，供体达到捐献死亡标准后，可进行术前有创评估，超声引导下穿刺活检，快速病理学检查（在供体或受体医院进行冷冻切片），或供肝获取术中活检。肝活检在体重指数（BMI）＜25kg/m²的供体，若其生化及腹部影像学检查正常，且无慢性肝病及脂肪肝的危险因素，这一过程可以省略。供体肝中，可接受的脂肪变性部分的最大百分比尚未明确，多数移植中心选择上限在10%～30%。冷冻切片不能分清肝细胞内糖原与脂滴的差别，往往过高地估计了供肝中脂肪浸润的程度。快速石蜡切片克服了普通石蜡切片费时长的缺点，同样能较准确地反映出肝组织的真实病变，最后由负责器官获取的外科医师决定哪些器官可以用于移植。

（一）供体一般情况评估

1.观察捐献者人口自然特征（包括是否来自肝病高发区、酒文化发达地区、喜食生食地区、疫水及有毒物质富集区等）及供体器官转移距离，以便对供体可能具有的疾病做出可能性的判断，也可以评估器官冷缺血时间。

2.观察捐献者原发病：本中心2011～2018年共产生675例器官捐献案例，其中外伤328例（48.6%），卒中267例（39.6%），缺氧49例（7.3%），其他31例（4.5%）。按照中国分类，中国一类524例（77.6%），中国二类145例（21.5%），中国三类6例（0.9%）。研究表明，脑损伤可引起全身性的急性反应，导致大量白细胞聚集于肝，造成内皮细胞损伤，同时由于肠上皮的吸收性改变，导致大量内毒素吸收并影响肝功能，对于供体肝的选择具有一定的影响。回顾性研究表明，脑卒中对应受体的术后效果差于脑外伤对应受体，这可能是由于脑卒中患者平均年龄较大，且脑出血部位一般较靠近脑干，将引起更多的全身性反应，从而影响器官功能，在临床选择供肝时应纳入考虑范围。

3.既往史和家族史：包括传染病史、冠心病史、糖尿病病史、胃肠道疾病史、手术外伤史、输血史、吸毒史、过敏史、特殊药物使用史、家族肿瘤病史、遗传病史等。

4.诊疗过程：应查询发病的具体情况及诊疗处理过程，判断捐献者是否存在严重的缺血缺氧及低血压史，如存在，应评估其持续时间对器官功能的影响；调查捐献者的抗生素使用情况、全身感染情况及并发症的处理情况，以判断器官情况。

（二）实验室检查评估供肝质量

1.肝功能

（1）反映肝细胞损伤的项目：血清酶检测较为常用，包括谷丙转氨酶（ALT）、谷草转氨酶（AST）、碱性磷酸酶（ALP）、γ-谷氨酰转肽酶（γ-GT或GGT）等。其中，ALT和AST能敏感地反映肝细胞损伤与否及损伤程度。我们的经验表明药物引起急性肝细胞损伤时，血清ALT最敏感。供体外伤多存在全身复合伤，当病史体征未提供明确的合并腹部闭合性损伤时，有可能因为B超、CT检查未发现肝钝挫伤、小挫裂伤，或者病情长期治疗后最终恶化达到捐献临床指标时，AST、ALT可能已降至正常，本中心部分捐献者是在获取术中才发现供肝存在创面已几近愈合的肝钝挫伤、小挫裂伤，所以捐献者的肝血清酶检测结果需动态观察，避免仅因AST、ALT的升高而丧失可捐献的供肝。

（2）反映肝分泌和排泄功能的项目：包括总胆红素（TBIL）、直接胆红素（DBIL）、总胆汁酸（TBA）等。当捐献者患有隐性病毒性肝炎、药物引起的中毒性肝炎、溶血性黄疸、恶性贫血、阵发性血红蛋白尿症、内出血等时，都可以出现总胆红素升高。直接胆红素是指经过肝处理后，总胆红素中与葡萄糖醛酸基结合的部分。直接胆红素升高说明肝细胞处理胆红素后的排出发生障碍，即发生胆道梗阻。如果同时测定TBIL和DBIL可以鉴别诊断溶血性、肝细胞性和梗阻性黄疸。溶血性黄疸：一般TBIL＜85μmol/L，直接胆红素/总胆红素＜0.20；肝细胞性黄疸：一般TBIL＜200μmol/L，直接胆红素/总胆红素＞0.35；阻塞性黄疸：一般TBIL＜340μmol/L，直接胆红素/总胆红素＞0.6。另外，γ-GT，ALP，5′-核苷酸（5′-NT）也是很敏感的反映胆汁淤积的酶类，它们的升高主要提示可能出现了胆道阻塞方面的疾病。

（3）反映肝纤维化的项目：清蛋白（Alb）、总胆红素（TBIL）、单胺氧化酶（MAO）、血清蛋白电泳等。当患者患有肝纤维化时，会出现血清蛋白和总胆红素降低，同时伴有单胺氧化酶升高。血清蛋白电泳中γ球蛋白增高的程度可评价慢性肝病的演变和预后，提示库普弗（Kupffer）细胞功能减退，不能清除血循环中内源性或肠源性抗原物质。针对存在肝炎可能的捐献者可采用目前临床上应用较多的透明质酸（HA）、层黏蛋白（LN）、Ⅲ型前胶原肽和Ⅳ型胶原（肝纤四项）检查，测定它们的血清含量，可反映肝内皮细胞、储脂细胞和成纤维细胞的变化，如果它们的血清水平升高常常提示患者可能存在肝纤维化和肝硬化。

（4）反映肝肿瘤的血清标志物：当捐献者存在肝肿瘤高发因素、B超怀疑肝存在可疑病变时，可利用甲胎蛋白结合B超、CT及磁共振（MRI）和必要时的肝血管造影来排除肝癌的诊断。

2.凝血功能　临床上常检测凝血功能6项指标：INR（国际标准化比率）、PT（凝血酶原时间）、PA（凝血酶原时间活动度）、APTT（活化部分凝血酶原时间）、FIB（纤维蛋白原）、TT（凝血酶时间）。由于肝细胞的损伤破坏，合成凝血因子和抗凝蛋白减少，导致不同凝血指标异常，并且血浆凝血因子减少程度与肝损害程度呈正相关。由于依赖性维生素K的Ⅱ、Ⅶ、Ⅸ、Ⅹ凝血因子受肝细胞的损害影响较为敏感，这可能是肝损伤PT延长比APTT更明显的原因之一，PA活性越低，预后越差，所以动态观察PA活性对预后的判断亦有重要意义。

3.ICG清除试验　吲哚菁绿是一种体内应用染料，进入人体后不产生任何化学反应，无肝外排泄途径，会被肝细胞迅速完全摄入，之后分泌至胆道排出。经过训练的人员可以通过患者的身高、体重及血红蛋白浓度精确计算出所需ICG用量，静脉注射至供体体内，并通过无创探头检测供体体内ICG浓度变化梯度，从而判断供体肝功能及储备情况，进一步判断其内脏灌注情况。一般情况下认为15min内ICG清除90%以上为肝功能良好。但需要注意的是任何影响肝血流的因素（包括门静脉癌栓及局部血管变异等）都会影响ICG清除率，而胆道梗阻也会因堵塞排泄通道而影响ICG清除率，因此应结合患者病史及其他检查一并作出判断。我院对410例供体ICG测定结果显示，15min内ICG清除90%以上，即可判定肝功能良好可以使用。

（三）供肝影像学评估

初步判定捐献者肝脏可以应用于肝移植时，应对供肝作进一步的影像学评估，需了解的主要内容包括①肝实质：除肝血管瘤、肝囊肿外是否还有其他的局灶性实质性病变？如果有，应进行超声引导下穿刺活检。②肝实质密度是否正常，是否有全肝或局部脂肪浸润？肝脂肪浸润易致受体发生原发性移植肝无功能。③供肝大小与受体是否匹配？肝左右叶比例是否正常？后者的重要性在于不论是背驮式或原位肝移植还是减体移植或劈离式肝移植，肝左右叶比例失调都会给受体手术带来困难。此外，供受体肝体积不匹配易引起受体术后并发症。一般情况下，捐献者分为两种情况：外伤性或非外伤性，两者的捐献前检查方法不同。死于外伤的捐献者常按外伤的原则进行有关的各项检测。腹部超声用于排除外伤所致的腹部器官损伤。超声主要用于排除致命的实质破裂和血肿。在伤后急诊抢救治疗过程中，难以对可能用于移植的肝实质和血管进行早期的评价。当诊断为不可逆性的脑损伤并且宣布患者脑死亡时，患者成为潜在的供体后，患者的治疗重点将集中到拟捐献的器官功能维护上。如果肝功能实验室检查未提示有明显的肝损伤存在，用于移植而采取的影像学检查可仅限于做超声检查。

腹部钝挫伤后，肝血肿在临床和影像表现上都会延迟一定的时间才会出现，肝周的积液可提示肝外伤的可能，当难以判定是外伤引起的还是本身肝病变的情况下，需创造条件做CT、MRI检查。非外伤性的供体大多死于不可逆性的颅脑病变、血管性、缺氧缺血性脑病或占位性病变。对于这类供体，移植前一般进行常规的肝超声检查，并积极创造条件进行CT、MRI检查。总之，最好能够对供肝进行影像学检查，尤其是按DBD捐献在体劈离式肝移植时，要预防手术中出现难以预料的情况，从而影响受体的预后。器官获取时术中B超比经腹超声、CT或MRI在发现局灶性病变方面精确度更高。当发现囊肿以外的其他病灶时，可行超声引导下穿刺活检。通过定位肝左静脉和肝中静脉及肝右静脉的解剖类型，术中超声可以为原位肝移植和劈离式肝移植提供重要信息。

离体肝的影像学检查：动脉造影、门静脉造影和胆管造影，磁共振成像（MRI），磁共振波谱成像（MRS），可以通过检测β-ATP、P-MRS预测移植术后，肝是否具有较好的代谢功能来清除胆红素、合成纤维蛋白原等，从而维持较好的凝血酶原时间。MRS尚未成为肝活性评定的最终无创性检查方法。

1.B超评估供肝是否存在脂肪变性　是供体评估的重要部分，B超可发现中重度的脂肪肝。也可利用超声组织结构声学定量技术更精确地评估肝脂肪变程度。脂肪肝的严重程度还需肝穿刺活检来最终确定。了解供肝大小、质地，有无囊肿、肿瘤、结石、外伤性血肿。

2.胸部X线摄影　排除右季肋区有无肋骨骨折，可能损伤肝。另一目的是排除肺部感染性病变，发现进展的局灶性浸润性病变尤为重要，因此，观察连续胸片的改变是很重要的，尤其是血氧饱和度差时，有必要每天都进行床边胸部X线摄影检查。如临床可疑肺感染的患者，胸片可帮助确定支气管镜重点检查的范围。支气管肺泡灌洗用于确定病原菌，随后可进行有针对性的抗生素治疗。

3.CT　利用计算机软件计算肝左右叶、各肝段体积，对供肝肝静脉、肝动脉、门静脉精确的血管三维重建，这对劈离式肝移植供肝血管评估非常重要。

4.MRI　肝胆特异性磁共振对比剂是指能被正常肝细胞特异性摄取和排泄到胆道，能改变肝和胆管MRI信号强度的磁共振对比剂。肝胆特异性对比剂磁共振动态扫描技术主要用于肝及胆道系统疾病的诊断，并具有定量检测肝储备功能的潜在价值。Gd-EOB-DTPA是一种新型的肝胆特异性磁共振对比剂，在钆-喷替酸葡甲胺（Gd-DTPA）分子上添加亲脂性乙氧基苯甲基（ethoxybenzy EOB）而形成。分子中顺磁性钆（Gd）缩短T1，起强化作用。Gd-EOB-DTPA肝MRI动态增强扫描除了平扫、动脉期、门脉期和平衡期外，还增加了肝细胞特异期（肝实质期，静脉注射后20min左右）。普通增强扫描与其他钆对比剂相同，主要反映病灶的血供情况，而肝细胞特异期成像主要反映细胞的摄取功能水平。两者结合，一方面可提高检出病灶的敏感性和特异性，另一方面可反映组织的功能情况，这提示了以Gd-EOB-DTPA为代表的肝细胞特异性磁共振对比剂为测量肝功能储备提供了新的途径。①通过肝摄取分数（HEF）定量评价肝功能；②通过肝的增强率（KHep）来定量评估肝功能；③通过肝胆系统信号强度来定量评估肝功能；④通过肝细胞吸收指数（HUI）来定量评估肝功能。

（四）供肝病理学评估

供肝病理学评估的时机，一是术前肝穿刺病理活检，利用冷冻切片、快速石蜡切片，快速诊断；二是术中切取肝组织进行冷冻切片进行病理检查。快速冷冻切片和快速石蜡切片，各有优缺点。冷冻切片不能分清肝细胞内糖原与脂滴的差别，往往过高地估计了供肝中脂肪浸润的程度，快速石蜡切片则克服了普通石蜡切片费时长的缺点，同样能较准确地反映出肝组织的真实病变。由于急性缺血缺氧后肝组织细胞结构无明显变化，病理结果可能未见明显的损伤改变，但细胞器如线粒体功能损伤难以评估，供肝移植后可能出现原发性无功能。公民身后来源供肝应该结合供体捐献前临床情况、实验室结果、捐献时受否存在严重的缺血缺氧损伤作出客观的供肝质量判断。

既往超过40%～50%大泡性脂肪变的肝不应使用。大泡性脂肪变往往是急性损伤的结果，而且可能是可逆的，但15%以上会导致移植后功能受损。小泡性脂肪变似乎对移植后肝功能的影响较低，但应该进行肝活检，基于在一些基层医院，夜间通常没有病理医师值班，最佳选择就是与受体中心联系，最短时间内做出病理判断。由于边缘性供肝利用的增多，总脂肪变＜60%的供肝是可以接受的。最后，面对上述情况，器官获取外科医师都必须做出确定性的决定。如果在器官获取前能进行床旁的经皮肝活检，将有助于避免不必要的仅捐献肝的供体剖腹探查术。供体肝脂肪变性：定量分级为三级，S1级，变性小于30%，肝细胞质内含有脂肪细胞；S2级，中度变性在30%～60%；S3级，重度变性大于60%。本中心的675例供体中，脂肪肝的发生率在14.8%（100/675），其中S1级50例，使用率100%（50/50），S2级30例，使用率50%（15/30），S3级20例，使用率5%（1/20）。

（五）供肝术中获取评估

一般来说，腹部器官检查应包括肝、胰、胃、小肠、结肠和骨盆。在女性，特别应该注意仔细探查盆腔的卵巢和子宫。在器官探查时也应注意髂窝、小肠系膜、腹主动脉旁区、肝十二指肠韧带和肝门区的肿大淋巴结。每一个器官都应仔细检查。最后必须由负责器官获取的外科医师决定哪些器官可以用于移植。

1.术中一般检查：外观、颜色、质地、肝大小（必须考虑供受体的体格大小，在分离或儿童肝移植时需要特别考虑肝大小），肝炎病毒阳性患者如果出现局部纤维改变，或者发现肿瘤（良性，恶性）这也要求器官获取组织现场做出最后决定是否需要病理学专家介入。DCD供肝获取中常常发现肝颜色暗红色，明显是缺血缺氧表现，色泽差，但需待冷灌注之后才做出决定，经灌注后供肝大部分质地较好，移植术后肝功能恢复良好。

2.肝水肿多由高钠血症、低蛋白血症、高中心静脉压和损伤多因素导致，笔者的经验认为只有在器官冷灌注之后才有可能做出明确的决定。同时笔者认为获取术前联合应用20%的清蛋白和呋塞米对改善肝肿胀有益。应用清蛋白和呋塞米后仍然肿胀的肝，要一直到器官冷灌注后再做决定。大多数情况下，肝将会变形，质地变软，变成一个更小的楔形。在良好的IVC减压和器官冷灌注后，只有重度脂肪变和纤维化的肝形状、颜色和顺应性才不会改变。

3.术中发现获取术前未知的供肝损伤（撕裂，血肿，出血和胆漏），也可以在器官冷灌注前后做出最后决定，在开始器官探查时应轻柔地游离肝包膜和（或）胆囊的主要粘连（肝获取时避免损伤）（图6-1至图6-26）。

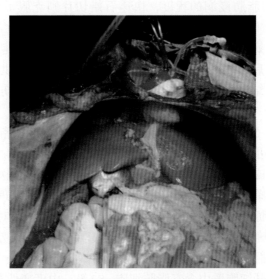

图6-1　供体信息：男，19岁，车祸外伤，病原体全阴，捐献肝、肾、心，DBD获取

供肝评估：表面光滑、质地均匀，边缘锐利、大小适中，质量优

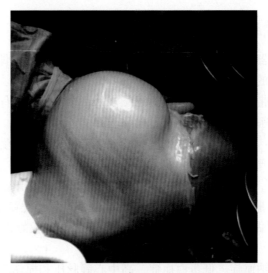

图6-2　供体信息：男，45岁，高血压脑出血，病原体全阴，捐献肝、肾，DBD获取

供肝评估：轻度脂肪肝，表面光滑、质地欠均匀，边缘尚锐利、偏大，质量良

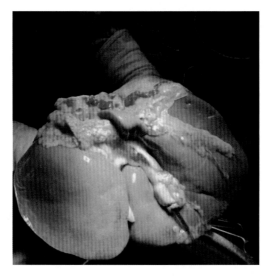

图6-3 供体信息：男，45岁，高血压脑出血，病原体全阴，捐献肝、肾，DBD获取
供肝评估：轻度脂肪肝，表面光滑、质地欠均匀，边缘尚锐利、偏大，质量良

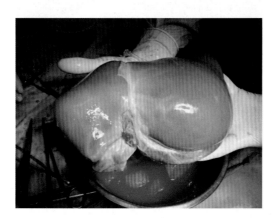

图6-4 供体信息：男，18岁，高处坠落伤，病原体全阴，捐献肝、肾、心，DBD获取
供肝评估：表面光滑、质地均匀，边缘锐利、大小适中，质量优

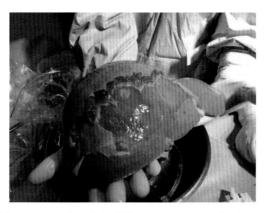

图6-5 供体信息：男，37岁，车祸外伤，乙肝小三阳，捐献肝、肾，DCD获取
供肝评估：表面尚光滑、与膈肌炎性粘连，轻度纤维化，质地增粗，边缘欠锐利、大小适中，质量良

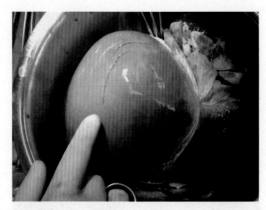

图 6-6 **供体信息：男，19岁，车祸外伤，病原体全阴，捐献肝、肾、心，DBD获取**
供肝评估：表面光滑、质地均匀、边缘锐利、大小适中，S7 表面可见轻度挫裂伤，质量优

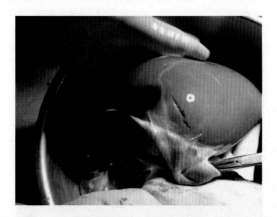

图 6-7 **供体信息：男，14岁，车祸外伤，病原体全阴，捐献肝、肾、心，DBD获取**
供肝评估：表面光滑、质地均匀、边缘锐利、肝小，S7 表面可见挫裂伤，质量优

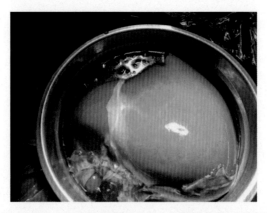

图 6-8 **供体信息：男，39岁，脑动脉瘤破裂出血，病原体全阴，捐献肝、肾，DBD获取**
供肝评估：表面光滑、质地均匀、边缘锐利、偏大，质量优

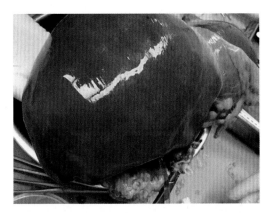

图6-9　供体信息：男，41岁，高血压脑出血，病原体全阴，捐献肝、肾、心、肺，DBD获取
供肝评估：轻度淤胆，表面光滑、质地尚均匀，边缘偏钝、体积大，质量良

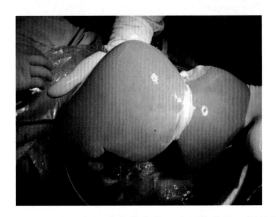

图6-10　供体信息：男，18岁，有机磷农药中毒，病原体全阴，捐献肝、肾，DCD获取
供肝评估：表面光滑、质地均匀，边缘锐利、大小适中，质量优

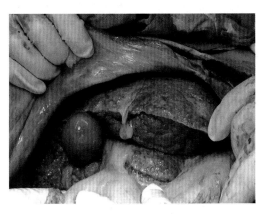

图6-11　供体信息：女，42岁，高血压脑出血，乙肝小三阳，捐献肾，DBD获取
供肝评估：肝硬化、表面布满硬化结节、质地不均匀，边缘钝圆、轻度肿大，未见肿瘤，质量差，无法使用

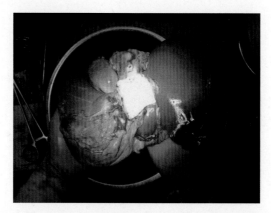

图6-12　供体信息：男，47岁，高血压脑出血，病原体全阴，捐献肝、肾，DBD获取
供肝评估：轻 - 中度脂肪肝，表面光滑、质地尚均匀，边缘钝圆、偏大，质量良

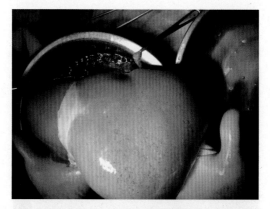

图6-13　供体信息：男，40岁，高血压脑出血，有心肺复苏史，病原体全阴，捐献肝、肾，DBD获取
供肝评估：表面尚光滑、膈面可见出血点，质地尚均匀，边缘尚锐利、偏大，质量良

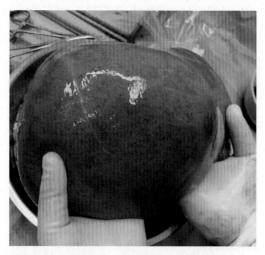

图6-14　供体信息：男，47岁，脑外伤后心肌梗死，缺氧缺血性脑病，有心肺复苏史，病原体全阴，捐献肝、肾，DBD获取
供肝评估：轻度淤胆，表面尚光滑、膈面可见出血点，质地增粗，边缘欠锐利、偏大，质量良

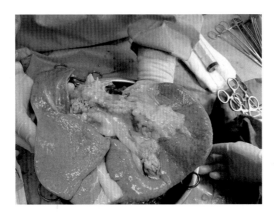

图6-15 供体信息：男，50岁，脑外伤，病原体全阴，酗酒，捐献肝、肾，DCD获取

供肝评估：酒精肝、重度脂肪肝，色黄，纤维化改变，表面布满小结节，质地粗，边缘钝圆、偏大，质量差，无法使用

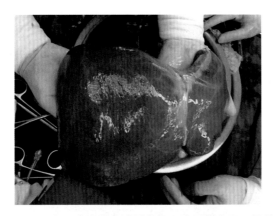

图6-16 供体信息：男，46岁，脑动脉瘤破裂出血，病原体全阴，捐献肝、肾，DBD获取

供肝评估：轻度淤胆，表面欠光滑、质地尚均匀，边缘锐利、大小适中，质量良

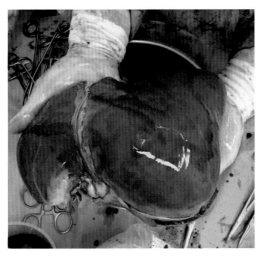

图6-17 供体信息：男，45岁，蛇咬伤，乙肝小三阳，捐献肝、肾，DBD获取

供肝评估：表面光滑、质地均匀，边缘锐利、大小适中，质量优

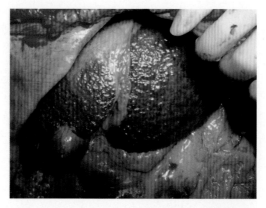

图6-18　**供体信息：男，32岁，脑外伤，乙肝小三阳，捐献肝、肾、胰腺，DBD获取**
供肝评估：肝功能正常、肝硬化、表面布满硬化结节、质地不均匀，边缘尚锐利、大小适中，质量差，无法使用

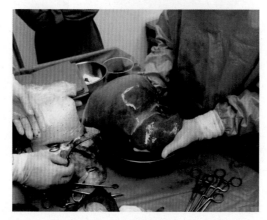

图6-19　**供体信息：男，24岁，脑外伤，心肺复苏后，病原体全阴，捐献肝、肾，DBCD获取**
供肝评估：胆红素 90μmol/L，淤胆、肝表面光滑，质地尚均匀，边缘欠锐利，轻度肿大，质量良

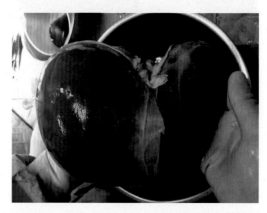

图6-20　**供体信息：男，28岁，车祸外伤，病原体全阴，捐献肝、肾，DBD获取**
供肝评估：轻度淤胆，肝表面光滑，质地均匀，边缘锐利，大小适中，质量优

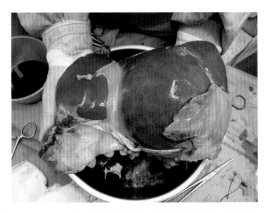

图6-21 供体信息：男，50岁，车祸外伤，病原体全阴，捐献肝、肾，DBD获取
供肝评估：轻度脂肪肝，肝表面光滑，质地尚均匀，边缘欠锐利，偏大，质量良

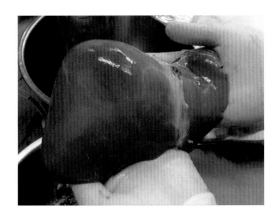

图6-22 供体信息：女，3岁，缺氧缺血性脑病，病原体全阴，捐献肝、肾，DBD获取
供肝评估：肝表面光滑，质地均匀，边缘锐利，偏小，质量良

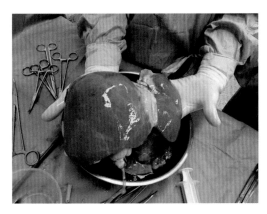

图6-23 供体信息：女，34岁，脑膜瘤Ⅱ级，病原体全阴，捐献肝、肾，DCD获取
供肝评估：轻度脂肪肝，肝表面光滑，可见淤血点，质地尚均匀，边缘锐利，大小适中，质量优

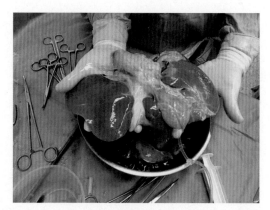

图6-24　供体信息：女，34岁，脑膜瘤Ⅱ级，病原体全阴，捐献肝、肾，DCD获取
供肝评估：轻度脂肪肝，肝表面光滑，可见淤血点，质地尚均匀，边缘锐利，大小适中，质量良

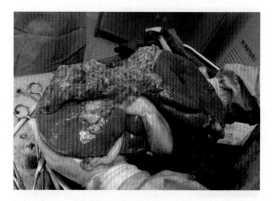

图6-25　供体信息：男，49岁，脑动脉瘤破裂出血，乙肝小三阳，捐献肝、肾，DCD获取
供肝评估：表面欠光滑、纤维化改变，质地不均匀，边缘欠锐利、偏大，质量差

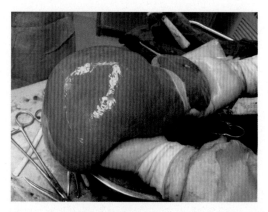

图6-26　供体信息：男，49岁，脑动脉瘤破裂出血，乙肝小三阳，捐献肝、肾，DCD获取
供肝评估：表面欠光滑、纤维化改变，质地不均匀，边缘欠锐利、偏大，质量差

二、公民身后捐献肝获取标准

（一）中国一类肝获取共性标准

1.年龄：要求小于60岁。研究证实，年轻供体肝术后恢复和肝再生能力均高于老年供体。

2.ABO血型：供受体血型相符。

3.肝功能、形态及质地正常。

4.无其他全身疾病：重大腹部创伤，红斑狼疮，血液病，恶性肿瘤（脑肿瘤及皮肤局部肿瘤除外），结核病，全身性感染及局部化脓性感染病灶，AIDS病。

5.供体血流动力学：稳定，动脉氧分压＞80mmHg，肝灌流充分，机械灌流充分，机械通气下血压及心率稳定，多巴胺需要量＜10μg/（kg·min）。

6.出凝血时间正常，血红蛋白水平正常。

7.脑死亡诊断：明确。

8.供肝大小：应与受体肝体积类似或稍小。

（二）中山大学附属第一医院器官捐献与移植中心中国一类供体肝评分标准

我院将2011～2018年产生的675例供体资料统计分析，结果显示，C- I 524例，77.6%，C- II 145例，21.5%，C- III 6例，0.88%，对524例C- I 供体分层分析，提出以下评分标准。

1.心脏停搏超过15min或持续性低血压（收缩压低于60mmHg）超过1h，评分10分。

2.供体年龄大于60岁，评分10分。

3.多巴胺需要量＞10μg/（kg·min）或联合使用升压药，评分10分。

4.血钠水平＞155mmol/L，评分10分。

5.ICU治疗时间超过4d，评分10分。

6.转氨酶升高（AST＞170U/L或ALT＞140U/L），评分10分。

7.胆红素大于2.0g/L，评分10分。

8.冷缺血时间超过13h，评分10分。

9.热缺血时间超过40min，评分10分。

10.大泡型肝脂肪变性范围大于30%，评分10分。

我院C- I 类524例中，可用肝486例，弃用肝38个。分层分析结果显示，上述指标综合小于30分，可直接使用（358/524，73.6%）；上述指标综合为30～50分（62/524，19.15%），归类于边缘供肝，慎重使用；上述指标综合大于50分，完全弃用（38/524，7.25%）。

（三）中国二类肝获取共性标准

1.年龄＜60岁。

2.肝功能基本正常。

3.无大剂量血管活性药物支持。

4.乙型肝炎及丙型肝炎病毒血清学阴性。

5.无活动性感染。

可控性DCD：为保证肝质量，尚需维持潜在的供体生命体征平稳，主要包括：体温≥36℃、PaO_2≥100mmHg、收缩压≥100mmHg、中心静脉压≥10cmH$_2$O及每小时尿量≥100ml。

不可控性DCD：上述标准外，需及时给予心脏按压和机械通气。

（四）中国三类肝获取共性标准

1.年龄：小于55岁。

2.无恶性肿瘤（脑部肿瘤未转移者除外）。

3.无全身感染。

4.HIV阴性。

5.肝炎阴性。

6.血流动力学及其他指标：平均动脉压（MAP）＞60mmHg；动脉血氧饱和度＞80%，ALT在正常值5倍以下，胆红素在正常值3倍以下，体质量指数BMI＜28kg/m^2，肝热缺血时间＜20min。

（五）血清学HBV和（或）HCV阳性的供体

我国是乙型肝炎病毒（HBV）感染高发区，大部分肝移植受体为慢性乙型肝炎后肝硬化或因此进展而来的肝癌患者，与此同时，公民身后器官捐献的供体携带HBV的比例同样较高，而肝移植术后HBV再感染目前仍是术后难以治疗的主要问题，其原因不仅有受体自身HBV的复发，供肝携带的病毒也是其主要原因之一。但随着肝移植术后预防乙型肝炎复发的治疗效果日益成熟，HBV感染供肝也可以在临床上投入使用，在一定程度上缓解供肝缺乏的现状。

HBV阳性供肝可分为HBV核心抗原（HBcAg）阳性供肝和HBV表面抗原（HBsAg）阳性供肝，目前临床上主要使用人类乙肝免疫球蛋白（HBIG）和拉米夫定联合用药来预防和治疗肝移植术后的HBV复发，且取得了较好的疗效。恩替卡韦和替诺福韦的使用也已经投入临床试验，研究结果表明其可以达到根治乙型肝炎的疗效，有待临床实际运用。有回顾性研究证实，在采用合理的抗HBV治疗的基础上使用HBV阳性供体行肝移植术，不论HBsAg是否阳性，30例HBcAg阳性供肝受体术后HBV复发的例数可高达15例（50%），而181例单HBsAg阳性供肝受体术后的HBV复发例数仅有2例（1.1%）。因此，在目前的治疗水平下，保证供肝外形质地良好且肝功能正常的条件下，HBsAg阳性供肝并不明显增加移植术后的风险，可作为一种安全有效的边缘性供肝应用于临床以扩展供肝来源。HBcAg阳性供肝在移植术后HBV感染的发生率较高，但有研究表明，如果在移植术后严格使用预防用药以控制感染，其5年生存率与HBcAg阴性供肝受体相比较并无统计学差异，因此临床工作中可以酌情使用此类肝。

除此以外，目前国际上也有将丙型肝炎（HCV）阳性的供体肝用于肝移植的报道，但由于其肝移植术后HCV复发的概率非常高，所以目前一般只用于HCV阳性的移植受体，对于HCV阴性的移植受体，只有在需要立即手术的情况下才给予使用。

（六）ABO和（或）Rh血型不合的供体

通常来说，血型相合是器官移植手术的前提，但肝是一种免疫特惠性器官，对抗体介导的排斥反应具有一定的耐受性，因此肝移植术后的排斥反应相比其他器官较弱。我国目前移植手术供体来源较少，且RhD阴性供体极度缺乏，因此肝移植手术中供受体血型不合者仍占有一定比例，可分为ABO血型不合的肝移植和RhD血型不合的肝移植。ABO血型系统符合通常是移植手术的必要条件（ABO相容性原则见表6-1），临床上一般只有在供体缺乏却需要立即行肝移植术、供体血型为O型或受体血型为AB型才会纳入考虑范围，其原因在于人类ABO抗原除了存在于红细胞表面之外，也同样存在于肝血管内皮、胆管上皮和肝血窦状上皮表面，受体体内若存在抗A或抗B凝集素，则容易与供体肝中的ABO特异性抗原结合形成免疫复合物，形成抗体介导的超急性排斥反应。因此ABO血型不合时，肝移植受体术后更加容易发生肝、血管及胆道并发症，感染风险也明显增高。目前针对ABO血型不合的肝移植，为了预防术中及术后出现抗原抗体反应介导的排斥反应，一般可在术前行AB型血浆置换，术中及术后可输注患者血型的浓缩红细胞和AB型血浆及冷沉淀，以降低围术期患者体内抗A及抗B凝集素的滴度，目标是降低至1∶16以下，从而降低排斥反应的发生概率。

RhD血型系统在肝移植中一般不作要求，原因是RhD抗原在肝血管内皮、胆管上皮和肝血窦状上皮表面并不表达，不会因抗原抗体反应而产生超急性排斥反应。但需要注意的是当RhD阴性受体接受RhD阳性供体肝时，务必在保证ABO血型相符的前提下将供肝充分冲洗，避免引起因血液中RhD抗原引起的抗原抗体反应（表6-1）。

表6-1　肝移植中ABO血型相容性原则

供体	受体血型			
血型	A	B	O	AB
A	相容	不相容	不相容	相容
B	不相容	相容	不相容	相容
O	相容	相容	相容	相容
AB	不相容	不相容	不相容	相容

（何　睿　郑毅涛　王小平　焦兴元　陈唤伟　周　毅　谢晓华）

参 考 文 献

［1］焦兴元，邰强. 公民身后器官捐献供体评估与维护. 北京：人民卫生出版社，2017：123-128.

［2］何晓顺，焦兴元. 公民身后器官捐献理论与实践. 北京：人民卫生出版社，2015：78-80.

第7章

供体肝获取技术要点

第一节　肝获取技术

一、肝解剖变异特点

1.肝的韧带　肝通过肝镰状韧带、肝圆韧带、肝冠状韧带、左右三角韧带、肝胃韧带、肝十二指肠韧带、肝肾韧带和肝结肠韧带使其固定于膈肌和腹壁并相连于周围各器官。在供体肝切取时，应充分游离肝周各韧带。游离过程中避免助手过度牵拉韧带并远离肝切断，同时尽可能多地保留这些韧带。一则避免造成肝撕裂，二则避免损伤变异的血管等，同时又利于移植手术时供肝牵引和固定。膈肌肌膜、韧带也是修补肝裂伤的天然材料。肝镰状韧带和肝圆韧带保留长一些，便于供肝牵引和固定。左三角韧带内常有膈肌到肝的小血管或副肝静脉，故切断时应远离肝并注意结扎。肝十二指肠韧带内有门静脉、胆总管、肝动脉等重要结构，游离时远离肝门，在十二指肠上缘胰腺实质内分离出门静脉、胆总管和肝动脉，可有效避免损伤变异的血管和胆管等。游离胆总管时不要剥离过多，以免破坏胆道的血供造成术后胆道缺血坏死。来源于胃左动脉或腹腔动脉干的副/替代肝左动脉走行在肝胃韧带中，故游离和切断肝胃韧带时，术中很难辨认是否存在副/替代肝左动脉。游离时尽量靠近胃小弯胃壁处切断肝胃韧带，可完整保留未知的来源于胃左动脉或腹腔动脉干的副/替代肝左动脉。游离肝肾韧带时，注意右肾上腺静脉。一是因其较短，汇入下腔静脉右后侧壁，若未注意而损伤或结扎时过度牵引，均易造成下腔静脉撕裂，引起大出血，且止血困难。二是因其有变异，变异的右肾上腺静脉不注入下腔静脉，而汇入右膈下静脉，或右肾静脉，或肝右静脉，甚至有少数者汇入副肝右静脉。在游离肝肾韧带时若发现变异的右肾上腺静脉，应仔细分离并确切结扎，若损伤或遗漏则供肝移植开放后局部出血，且止血困难。游离肝肾韧带时上翻肝下压肾时非常容易撕裂肝，应提醒助手暴露时动作轻柔，然后给予锐性分离。

在整块器官切取时，不需要游离肝肾韧带，如肝门区、右肝下方局部存在粘连，助手暴露时易撕裂肝面，仍需提前解除粘连，然后整块地将肝、肾连同膈肌等一并切取。既可有效地缩短肝热缺血时间和供肝切取时间，又可避免损伤变异的血管等。在供肝修整时再仔细辨认肝蒂和肝门有否解剖关系异常及变异的血管，同时剪除多余组织如膈肌等。

2.肝蒂和肝门　肝蒂由肝十二指肠韧带及所包含的门静脉、胆总管、肝动脉、神经纤维和淋巴管等结构组成。肝蒂内重要的结构为门静脉、肝总管-胆总管、肝动脉。门静脉在肝十二指肠韧带内大多沿胆总管与肝动脉之间的后方上行到达肝门，分为左、右两干，进入左、右半肝。门静脉在横沟的最右侧分叉，分叉点恰在尾状叶右段的前方或在尾状突之前。左、右肝管的汇合点恰对方叶尖部或稍偏其右侧。胆总管在肝十二指肠韧带内位于肝动脉的右侧，门静脉的右前方。肝固有动脉在肝十二指肠韧带内位于胆总管的左侧，门静脉的左前方。肝固有动脉的分叉点明显偏向左侧，均在肝中裂的左侧或在左叶间裂平面。这三种结构的前后关系一般是左、右肝管及肝总管在前，左、右肝动脉在中间，门静脉及其左、右支在后。就3种结构的分叉点或汇合点的高低而言，左、右肝管的汇合点最高，门静脉分叉点次之，左、右肝动脉分叉点最低（约在肝十二指肠韧带中点或胆囊管与肝总管汇合点水平的左侧约1.5cm处）。一般分叉点或汇合点均可在肝门外显露出来。这种所谓正常排列的肝蒂仅占1/3左右，其余均属变异情况。因肝动脉和胆管的变异较多，它们的起源、分支和行径任何一方面的变异，就会使整个肝蒂的解剖关系发生种种变化，所以说肝蒂和肝门结构的排列是十分复杂的。门静脉可在胆总管的后方，甚至有的略偏于其右侧。有时起自肠系膜上动脉的副/替代肝右动脉有一段弯曲走行于胆总管的前方。在供肝切取切开胆总管冲洗胆道时，应仔细辨认，避免将门静脉误认为胆总管而切开，同时也应避免切断变异的肝动脉及其分支。

　　因是整块切取肝和肾等，所以不要游离肝蒂和肝门，以免损伤变异的血管和破坏胆道的血供。待修剪肝时再仔细解剖肝蒂，游离出门静脉、胆总管、肝动脉。若血管或胆管有变异，做相应处理。

　　3.肝动脉及其变异　肝总动脉从腹腔动脉发出后，先后分出胃右动脉和胃十二指肠动脉后称为肝固有动脉。在近肝门处分为肝左、右动脉后入肝。

　　肝动脉解剖的Hiatt分型：Ⅰ型为正常型，其肝总动脉起自腹腔干，分出肝固有动脉和胃十二指肠动脉，肝固有动脉分出肝左、肝右动脉；Ⅱ型为迷走肝左动脉或副肝左动脉；Ⅲ型为迷走肝右动脉或副肝右动脉；Ⅳ型为双替代型，迷走或副肝右动脉和迷走或副肝左动脉；Ⅴ型为肝总动脉起自肠系膜上动脉；Ⅵ型为肝总动脉直接起自腹主动脉。

　　马毅等分析了528例供肝，肝动脉解剖正常者436例（Hiatt Ⅰ型，82.6%，436/528），肝动脉存在变异者92例（7.4%，92/528）。变异肝动脉中，Hiatt Ⅱ型38例（7.2%，38/528），其中迷走或副肝左动脉来源于胃左动脉23例，变异肝左动脉发源于腹腔干或胃十二指肠动脉12例，迷走肝左动脉来源不清3例；Hiatt Ⅳ型47例（8.9%，47/528），其中迷走或副肝右动脉源于肠系膜上动脉32例，变异肝右动脉直接发于腹腔干、肝总动脉或胃十二指肠动脉13例，迷走肝右动脉来源不清2例；Hiatt Ⅴ型3例（0.5%，3/528），变异肝左动脉和变异肝右动脉同时存在；Hiatt Ⅴ型2例（0.4%，2/528），肝总动脉来源于肠系膜上动脉；Hiatt Ⅵ型2例（0.4%，2/528），肝总动脉直接起自腹主动脉。

　　肝动脉变异多集中在异常起源的肝左动脉和异常起源的肝右动脉，故在切取供肝时保留腹腔干和肠系膜上动脉的完整性尤为重要。我们发现来自肠系膜上动脉的迷走肝右动脉大多数起源于肠系膜上动脉起始部3cm以内，而来源于胃左动脉的迷走肝左动脉走行于肝胃韧带中。因此，完整保留供肝的肠系膜上动脉并追踪其各分支，可以保证绝大多数异常起源的肝右动脉免被误伤。另外，靠近胃小弯的胃壁离断肝胃韧带，就可将胃左动脉全长保留下来，这样才能最大限度地避免损伤变异的肝左动脉。门静脉后动脉，是指起自肠系膜上动脉或起自腹腔动脉的替代肝总动脉或副/替代肝右动脉在肝十二指肠韧带内走行在门静脉后方。

肝动脉变异还有一种情况，就是存在肝中动脉。肝中动脉可由肝左动脉、肝右动脉或肝固有动脉发出，也有少数起始于腹腔动脉或胃十二指肠动脉等。其较细小，一般从左侧肝门入肝，供应肝的相应区域。肝中动脉与门静脉左支及左肝管关系密切。因其位置较高，在肝门附近，故在供肝切取时，远离肝门游离肝蒂，一般不会损伤可能存在的肝中动脉。

在供体肝切取时，上述肝动脉变异一定注意。游离肝蒂时一定远离肝门并仔细辨认肝动脉。不在正常位置出现的动脉不要轻易切断，因其可能为走行异常的肝动脉及其分支。分离胰头时注意保护可能存在的发自肠系膜上动脉的副/替代肝右动脉或替代肝总动脉。腹腔多器官联合整块切取技术整块地切取肝、双肾及胰腺等，切取过程中不要游离肝门和肝蒂，可有效地避免损伤这些变异的血管。回手术室后在供肝修剪时最终确认有否肝动脉变异，仔细解剖这些变异的动脉，并根据具体情况决定成形方式。

4.肝外胆道的变异和血供　肝内、外胆道的划分是以左、右肝管开口为界，开口以上为肝内胆管系统，开口以下为肝外胆道系统。肝外胆道系统包括肝总管、胆囊、胆囊管和胆总管。在肝门处及其附近，有时可出现副肝管，其汇合部位多在肝总管，但少数汇入胆总管或胆囊管与肝总管的夹角处。而肝外胆道之间偶有联合管，联合管的部位可在胆囊与右肝管之间或与肝右叶的实质之间，也可在胆囊管与右肝管之间或在左、右肝管之间。

肝外胆道的营养动脉与胆道紧密伴行，上部的动脉来自胆囊动脉、肝右动脉、肝左动脉等，主要分布于左、右肝管；下部的动脉来自胰十二指肠上后动脉、肝门静脉后动脉、胃十二指肠动脉及其分支。上述动脉在胆管两侧形成3点及9点动脉，并有分支在胆总管周围互相吻合形成细小的动脉丛。由动脉丛发出细支进入胆总管壁内滋养胆总管。

5.第2肝门和肝上蒂　在下腔静脉肝后段的上部有肝右、肝中和肝左静脉分别汇入下腔静脉，此处称第2肝门。三条肝静脉构成了肝上蒂。在第2肝门处还有左、右后上缘静脉、左叶间裂静脉、副肝中静脉等汇入，分离第2肝门时应注意。第2肝门被肝的冠状韧带所遮盖，其肝外标志是从镰状韧带向上后方做一延长线，正对着肝左静脉或肝左、中静脉的合干。

在供肝切取时，连同膈肌一并切取，可避免损伤第2肝门及可能存在的异常汇入的一些静脉。同时应尽可能多地保留肝上方的下腔静脉，以利术中吻合。在供肝修剪时，剪除膈肌时注意结扎膈静脉及其他异常汇入的静脉。小儿供肝获取时，因腹主动脉管径过细，常规使用带气囊插管过深易影响肝肾灌注，常需血管钳阻断膈上胸主动脉替代气囊阻断。

二、获取前供体胸、腹部评估

1.是否存在胸部外伤，右侧气胸容易导致肝下移，常规进腹容易损伤肝；右侧肋骨骨折易合并肝裂伤。肺部炎症严重易导致肝膈面炎症性粘连。

2.有否腹部外伤，可出现肝、胰腺、脾、肾实质性器官损伤。腹腔空腔脏器损伤穿孔导致腹腔感染，腹腔间隔室综合征，腰背部外伤易致腹膜后血肿，高处坠落伤可导致肝、肾实质裂伤及血管瞬间牵拉损伤内膜甚至裂伤，还有获取术中不易发现的肝内部震裂伤。

3.了解供体手术史，评估获取手术中可能遇到的难点。

4.排除腹腔肿瘤，获取术中如出现可疑瘤性肿物，需切除快速送检明确良恶性。重新评估器官是否可用及风险。

三、获取准备工作

1.备用药物：术前1d或当天配制预冷1～4℃高渗枸橼酸盐嘌呤溶液3000ml×2袋（每袋加入低分子肝素5000U），1～4℃ UW液 500ml×3袋，1～4℃高渗枸橼酸盐嘌呤溶液500ml×1袋，1～4℃ 0.5%甲硝唑100ml×3袋。

2.器官获取手术器械包。

3.供体肝肾联合切取术专用：哈娜好灌注管2套，分别为灌注腹主动脉管和灌注门静脉管，其中腹主动脉管下端接F20号带3～4个侧孔的气囊导管（儿童供体采用普通尿管或脑室引流管临时自制侧孔）、普通输液管1条、胃管1条、普通术中吸引管2条。无菌碎冰1袋。为了缩短手术和缺血时间，拟做供体的患者应该在撤除支持系统之前做好术前准备，铺好手术巾单，准备好进腹和动脉插管装置。各种管路应冲洗好并放置在视野中，必要时可将保存液中的物品放在一个冰槽中以防止复温。

4.转运保温箱2个：充足的冰块保证降温效果。

5.OPO小组成员：根据获取医院和获取环境等因素组建OPO小组，成员5～8人，人员相对固定，供体手术必须由一位精通可控制的无心搏供体快速切取技术的外科医师实施。理想情况下，患者应在手术室内撤除生命支持，如果在宣布死亡后再转运无心搏供体进入手术室，将导致肝过度缺血而不能用于随后的肝移植。

6.完成上述术前准备后，外科医师应该离开手术间等待，直到可以开始切取手术，以避免撤除支持系统和宣布死亡时的伦理学冲突。

7.宣告死亡后即给予供体完全肝素化，一般剂量为300～500U/kg供体体重或25 000～30 000U肝素静脉注射。

8.提前安排好运输交通工具，保存箱的标识鲜明。

四、肝获取技术

（一）肝肾联合获取技术

最常用采用的手术方式。

体位：仰卧位腰背部垫枕。消毒铺巾：0.1%碘仿行胸腹部快速消毒，常规铺巾。

手术步骤如下：

1.**切口选择**　行腹部大"十"字切口，纵切口上至剑突下，下至耻骨联合上方，横切口经脐水平至两侧腋中线。

2.**供肝的灌注**　进腹后将小肠推向右上方，触及腹主动脉位置，在骶骨前向上切开后腹膜，分离、显露腹主动脉下段并结扎远心端，直角钳在预切线上方再带7号丝线一条以备结扎用，在结扎线上方用钳阻断后剪开腹主动脉前壁，插入改装并剪有3～4

个侧孔的22号Foley导管，插入深度为气囊至腹腔干动脉开口平面以上（约为20cm），气囊内迅速注入20ml盐水以阻断胸主动脉，避免灌洗液流向心脏而使供肝和供肾灌洗减少。结扎固定灌注管，开始灌注4℃肾灌注液（HCA），灌注高度约100cm，压力约100cmH$_2$O。要求灌注液必须成线状快速灌注。游离肝下下腔静脉，在腹主动脉同一水平处在肾下方下腔静脉插管（小儿供体尽量贴近左右髂血管分叉处），置入大号硅胶管引流灌洗液，将灌注液引流至腹腔外连接的双层医疗垃圾袋，避免干扰术野。第二助手将横结肠提起，距横结肠系膜腹膜返折处下方2～3cm处，分离出肠系膜上静脉，结扎肠系膜上静脉远端后，切开近端并插入带有防脱圈18号硅胶管，插入深度6～8cm，注意不要插入过深以免损伤门静脉主干，以丝线结扎固定。随即将灌注管连接HCA灌注液，进行重力灌注。腹主动脉及肠系膜上静脉共灌注HCA3000ml（各约1500ml）。以纱布保护胆囊周围，剪开胆囊底部，吸尽胆囊内的胆汁，插管以0～4℃HCA液约500ml持续冲洗胆道，尽量减少胆道残存胆汁成分，确保胆道有效灌洗（若灌洗不满意，供肝切取后，经胆总管用UW液再次冲洗胆道）。剪开肝圆韧带及镰状韧带，剪开双侧肾周脂肪囊，肝周与双侧肾周铺碎冰屑降温。并检查确认肝与双肾灌注是否良好。

3.供肝质量的初步评估　进行低温灌洗的同时，迅速对供体器官作出评估，如供肝有无肝硬化、损伤、脂肪肝或其他异常等，判断是否适宜作移植使用，并检查确认肝、双肾灌注状态。外科医师不必受到进腹检查时所见的暗紫色肝（略显充血）的困扰，因为这是无心搏供肝的典型表现。评价肝质量最好是在灌注后进行，那时肝已经恢复到正常颜色。

4.供肝的游离和切取　在门静脉及腹主动脉的HCA液灌注完后，门静脉及腹主动脉分别再灌注UW液1000ml。剪断肝圆韧带、镰状韧带及左右三角韧带，再次探查肝有无病变，进一步明确供肝质量及灌洗效果是否满意，灌注管道是否通畅，灌注速度是否符合要求。将肝肾韧带切开，做Kocher切口，将十二指肠向内下方游离。剪开侧腹膜游离结肠肝曲顺势而下游离升结肠至回盲部，提起回盲部及回肠末端，钝性分离髂血管周围疏松组织暴露右侧输尿管，近膀胱处提起右输尿管并剪断，注意尽量保护输尿管周围组织，向上游离至腹主动脉离断水平以上。同法游离左侧输尿管。上提胃壁，剪开胃结肠韧带、脾结肠韧带，靠近结肠系膜缘剪断所连各处系膜及韧带。沿胃小弯贴近胃壁剪开小网膜囊，剪开左膈肌、肝左三角韧带，向内上方翻开肝左外叶，沿胃小弯向上游离至贲门上方。游离胰腺及十二指肠，将十二指肠向下方牵拉，术者左手经网膜孔向左握住胰头，示指从胰体后方经其中部下方向前穿出，开始在胰腺实质内离断胆总管、门静脉主干，胰体尾及脾可暂不离断。再次游离左膈肌，离断肝上下腔静脉、胸主动脉、右膈肌。检查肝、双侧肾后方组织是否游离至脊柱侧方并继续完善，上提双侧输尿管、上托双肾和肝，横行将腹主动脉、下腔静脉离断处轻柔钳夹后上翻，剪刀弯面向后紧贴脊柱离断所遇组织直至会师肝后上方组织完全游离，整块取出获取器官放置盆中并撒少量碎冰屑。提起腹主动脉和下腔静脉远断端，切取左右髂血管及股动、静脉。

5.离体肝肾分离　游离剪断肝肾韧带、右肾上腺，显露肝下下腔静脉，在双肾静脉以上水平游离肝下下腔静脉，注意勿损伤肝下下腔静脉。胰腺中段剪开，离断脾肾韧带。将腹主动脉后面纵行缓慢剪开,边剪边观察腹腔干、肠系膜上动脉、双肾动脉开口结构分布是否存在异常,慎重考虑各动脉开口间的距离对离断后的影响。常在肠系膜上动脉与腹腔干之间横行离断腹主动脉。离断血管周其余组织。完全分离肝、双肾。分别置0~4℃ UW液中保存。留取的髂血管依移植物重建的需要与肝放置于盛有4℃的UW保存液的无菌塑料袋中,外加2层无菌塑料袋,塑料袋间置适量的无菌碎冰。每层袋口分别结扎,注意盛有4℃的UW保存液的无菌塑料袋袋口结扎时一定要排出袋内的空气,置0~4℃保温冰箱中保存。

6.遗体护理　其余助手清除胸腔和腹腔的液体,最后检查体腔,剩余器官处理好。体腔内给予可吸水的棉垫及大纱布填充,用粗针大线连续缝合捐献者切口,避免在供体运输时和随后的葬礼中液体漏出。尊重供体遗体,做好尸体护理,遗容整洁工作,依各民族风俗穿戴好衣帽举行遗体告别仪式。

(二)单独肝获取术

应用于仅同意单独捐献肝,或虽捐双肾但不适合移植的供体。

1.切口选择,供肝的灌注,供肝质量的初步评估,均同肝肾联合获取技术。

2.供肝的游离和切取:在门静脉及腹主动脉的HCA液灌注完后,分别再灌注UW液1000ml。剪断肝圆韧带、镰状韧带及左右三角韧带,再次探查肝有无病变,进一步明确供肝质量及灌洗效果是否满意,灌注管道是否通畅,灌注速度是否符合要求。将肝肾韧带切开,十二指肠向下方游离。剪断肝肾韧带,显露肝下下腔静脉,在双肾静脉以上水平游离肝下下腔静脉。剪除肝周所有韧带,注意勿损伤肝上、肝下下腔静脉。待供肝颜色转白、温度下降及引流液清澈后,在左肾静脉以上横断肝下下腔静脉。做Kocher切口,游离胰腺及十二指肠,从胰头中部开始在胰腺内距胰腺上缘2~3cm处横断胰腺。术者左手握住腹腔动脉,距其在腹腔干动脉开口下方约0.5cm处剪断腹主动脉(注意勿损伤双侧肾动脉),取出肝。供肝切取后,经胆总管断端予4℃ UW液再次反复冲洗肝内外胆道,最后将供肝置4℃ UW液中保存,切取过程尤其注意肝动脉、门静脉、肝上下腔静脉、肝下下腔静脉及胆总管等各管道长度及切除位置应能满足移植重建的需要。提起腹主动脉和下腔静脉远断端,切取左右髂血管及股动、静脉。将供肝及备用血管放置0~4℃保存液中保存,3层无菌袋包裹后,置0~4℃保温冰箱中保存。

(三)尸体劈离式肝获取术

分为在体(原位)劈离式(脑死亡供体)和离体劈离式两种方式。现述在体(原位)劈离式肝获取术。

通过这种方式完成的劈离式肝移植(split-liver transplants,SLTs)绝大多数都是在一个成人和一个儿童受体之间实施的。儿童受体的获益是非常巨大的,可以显著缩短等待时间和降低死亡率。劈离成人供体的肝给一个儿童受体对于成人供体库没有任何减少,但增加了儿童供肝来源,弥补了儿童供肝较成人更难匹配及等待时间更长的缺陷。SLTs的儿童受体效果十分理想,几乎与全肝移植相同。其优点包括显著降低等待时间、降低等待过程中的死亡率、减少活体供肝的应用。劈离式肝移植相对于采用活体捐献来说是一个富有成效的替代途径。SLTs获得成功的关键是仔细选择供体和受体。SLTs技术通常限于那些理想的供体，即供体要年轻、状况稳定，并且住院时间相对短，肝够大，肝血管胆道解剖结构适合劈离式手术。建议使用在体劈离技术而不采用离体劈离，因为在体劈离可以降低冷缺血时间、增强胆道和血管结构的可辨性、劈离手术中肝断面止血精确彻底、减少器官再灌注时的出血量。比较活体供体、在体劈离和离体劈离儿童供肝证实，离体准备的供肝比在体劈离或活体肝移植的原发性无功能发生率更高。

劈离式供肝获取与活体供肝获取一样，术前移植团队需要做大量工作评估供体和受体，主要集中在供体肝质量、大小重量与两个受体要求是否符合，其血管、胆道解剖是否满足移植重建要求。目前还不是很清楚移植后能够立即维持生命所需的最小肝质量是多少。活体肝移植的经验表明移植物质量与受体质量之比（GM/RM）的最小值为0.8%。对于尸体供肝，所需的最小肝质量还受到供体的血流动力学稳定性和冷缺血时间等因素的影响。恰当的受体和供体的选择对于保证良好结果至关重要。选择受体时，GM/RM也应以接近0.8%为最小值。移植物的大小虽不是选择供体和受体的唯一标准，也尽可能减少原发性无功能、小肝综合征的发生，尤其对于接受左叶的受体来说更是如此。

本中心2012～2016年共实施在体劈离供肝获取8例，其中脑出血2例，脑外伤6例；供体均为男性，年龄16～45岁，O型5例，A型2例，B型1例。

1.在体劈离式肝移植的伦理学问题　一是供体为脑死亡供体，做好获取前的相关检查、术前准备，提前告知获取其他器官如心、肺、肾的手术团队手术安排，并获得捐献者家属的书面同意及其他手术团队的配合。二是在SLTs受体中可能会发生的移植肝功能恢复延迟及更多的手术相关并发症（相对于全肝移植来说），这与肝断面的存在、吻合血管更细，以及更为复杂的血管、胆道重建方式有关。因此，受体选择的一个重要方面就是充分向潜在的受体告知劈离式肝移植的相关程序并获得他们的知情同意。

2.供体术前评估　常规维护治疗，肝功能实验室检测，ICG检测，床边超声，CT、MRI血管胆道重建明确解剖结构，CT、MRI影像诊断计算肝体积及脂肪肝程度，肝动脉是否有变异（图7-1），肝右叶包含肝中静脉体积多少，肝右叶不包含肝中静脉体积多少，肝左叶包含肝中静脉体积多少，肝左叶不包含肝中静脉体积多少（图7-2），肝左外叶体积多少，肝脂肪信号比例多少等。术中经胆囊插管、阻断胆总管下段后胆道造影（图7-3，图7-4）。

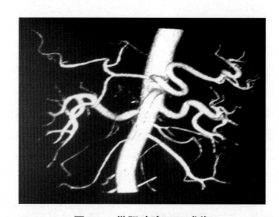

图7-1　供肝动脉MRI成像

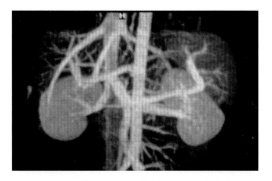

图7-2 供肝MRI肝静脉、门静脉成像

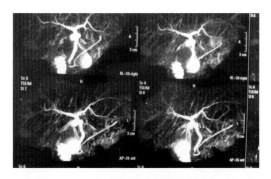

图7-3 MRCP胆管树成像

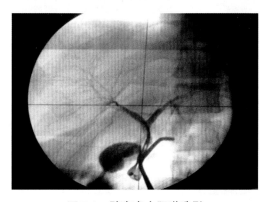

图7-4 劈离术中胆道造影

3.术前术中准备 因在体实施供肝获取，同活体供肝获取一样，尽量维持供体术前的水、电解质平衡，维持术中的血压、组织氧供，术中使用抗生素，较好的麻醉状态。劈离分离成功后，仍在在体冷灌注后再获取，需提前准备术中灌注管道及灌注液。

4.手术步骤 常规准备如前所述，切口常先做屋顶样切口。"C"形拉钩暴露。当供体为两个成人提供供肝时，要从肝正中将解剖学上的右叶（SⅤ、SⅥ、SⅦ、SⅧ）和左叶（SⅠ、SⅡ、SⅢ、SⅣ）分离，下腔静脉和胆总管保留给肝右叶，门静脉主干和肝总动脉保留给左叶。肝游离从镰状韧带和左侧冠状韧带开始，再游离右肝周韧带。肝左静脉和肝中静脉的主干用束带环绕。经胆囊造影后了解胆管树形态，再次确认术前MRCP胆管树形态是否精确（图7-5至图7-7）。切除胆囊，分离肝十二指肠韧带，辨认

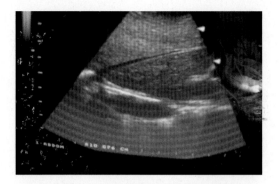

图7-5　劈离术中肝静脉超声定位

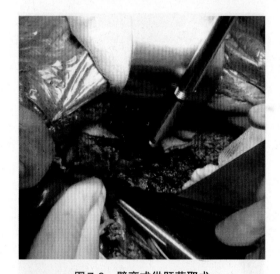

图7-6　劈离式供肝获取术

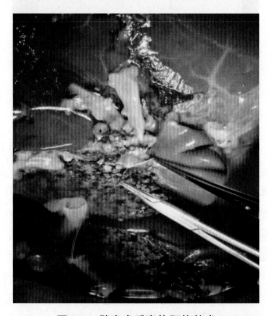

图7-7　劈离术后离体肝修整术

肝固有动脉及其分支、门静脉主干及左右支、肝总管及左右肝管。将左叶和尾状叶从下方的下腔静脉上完全分离。游离肝右动脉和门静脉右支，去掉左侧肝门板显露肝左管肝外部分，并环套束带。确定经肝门的断面为穿过门静脉右支和肝右动脉起点，以及肝左管和肝总管的连接点。肝实质的断面在肝中静脉走行的右侧。用束带绕过左叶，也可从肝后下腔静脉前面做一隧道与第2肝门肝右-肝中静脉间隙会师，穿过束带将它向上悬吊，然后，术中超声定位肝中静脉位置，标记肝离断面，在原位进行肝离断。肝离断面使用超声吸引刀或水刀离断，所遇小管道予小钛夹夹闭后离断，离断过程中断面彻底止血。待肝离断面完全离断即给予和其他器官获取团队准备多器官联合获取。按单肝获取技术将肝周围组织及管道先行离断后取出肝。

最终相关组织的离断在修肝台上进行。分离下列结构以完全分离左叶和右叶：肝中静脉和肝左静脉的共同汇入点，肝左管和肝右管交点，肝右动脉和近起点的门静脉右支。任何引流SⅤ、SⅧ到肝左静脉的肝静脉都要使用大小合适的静脉移植物进行重建。然后，即可种植右叶。对左叶移植物，封闭门脉右支和肝右动脉残端，随后即可以种植左叶。流出道为肝中静脉和肝左静脉的共同开口。然后种植移植物，通常采用背驮式，不过右叶也可以采用经典时种植的术式。

（王小平　焦兴元　朱晓峰）

第二节　器官簇的获取技术

部分供体需要切取腹部器官簇或者需要胰腺、小肠进行移植，器官将被整块获取，称为腹部器官簇获取术。本中心早在2003年就开展了上腹部器官簇移植术，并逐渐开展改良器官簇移植治疗肝硬化或肝癌合并2型糖尿病的术式，疗效得到明显提升，至今已完成器官簇移植40余例。目前，多器官移植的趋势是尽可能减少移植器官的数量，以减少排斥反应和肠漏的发生。最早的多器官移植为全腹器官移植，包括肝、胰腺、胃、小肠及结肠等，后来因为全腹器官移植并发症较多，移植器官种类逐渐减少，尽可能只保留必需的生命器官移植，现在最常用为上腹部多器官移植，即：肝胰十二指肠移植。另外，如果患者合并小肠功能衰竭，应行肝胰十二指肠小肠移植。下面以常用的肝胰十二指肠移植为例介绍上腹部器官簇获取手术方式（图7-8）。

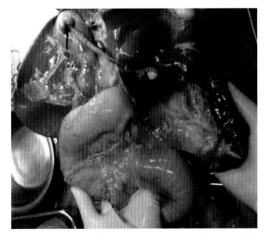

图7-8　器官簇获取（肝、胰、十二指肠、脾）

一、获取准备工作

见本章第一节三、相关内容。

二、手术步骤

1.与肝肾联合切取技术插管灌注一样，完成腹主动脉、下腔静脉、门静脉系统（常规采用肠系膜上静脉远端插管，插管尖端尽量远离门静脉主干避免损失血管内膜）及胆囊插管灌注。

2.将肝肾韧带切开，做Kocher切口，将十二指肠向内下方游离。剪开侧腹膜游离结肠肝曲，顺势而下游离升结肠至回盲部，提起回盲部及回肠末端，钝性分离髂血管周围疏松组织暴露右侧输尿管，近膀胱处提起右输尿管并剪断，注意尽量保护输尿管周围组织，向上游离至腹主动脉离断水平以上。同法游离左侧输尿管。注意离断水平勿超过腹主动脉、下腔静脉插管灌注口水平以上，以免损伤存在多支肾动脉的肾下极分支。上提胃壁，剪开胃结肠韧带、脾结肠韧带，显露胰腺，靠近结肠系膜缘剪断所连各处系膜及韧带。沿胃小弯贴近胃壁剪开肝胃韧带，在胃窦远端结扎胃窦，在结扎线远端胃窦戳孔置入灌洗管（由胃管末端修剪制成长约25cm），结扎其远端胃窦并固定灌洗管。经灌洗管用50ml注射器注入0～4℃ 0.5%甲硝唑300ml（有单位采用注射聚维酮碘水溶液20～80ml和两性霉素B进行肠腔灌洗），重复多次，每次冲洗时均将十二指肠及空肠内灌注液向远端轻柔推挤，并在Treitz韧带远端20cm处阻断空肠以防回流。待胆囊灌注结束后，注入UW液约100ml，注意UW液应适量，不致十二指肠内存在压力，检查十二指肠张力——用两个手指将十二指肠前后壁可捏拢应该没有张力。在屈氏韧带下方15cm处双重结扎空肠后横断，胃幽门处及近端空肠离断处先后碘伏消毒。然后切断肝圆韧带，镰状韧带，冠状韧带，左右三角韧带，向左右剪开膈肌至膈肌脚。游离升结肠、回盲部及小肠系膜；切开升结肠外侧腹膜至回盲部，将大、小肠向左上方翻转，显露肠系膜根部，离断横结肠系膜和小肠系膜。将大小肠提出腹腔。于脂肪囊外侧游离双侧肾。近心房处离断肝上下腔静脉，膈肌上方离断胸主动脉，提起胸主动脉断口远端，一助托起腹腔脏器及双侧肾，检查肝、双侧肾后方组织是否游离至脊柱侧方并继续完善，横行将腹主动脉、下腔静脉离断处轻柔钳夹后上翻，剪刀弯面向后紧贴脊柱离断所遇组织直至会师肝后上方组织完全游离，将腹腔脏器（肝、胆囊、胰腺、十二指肠、空肠、脾）及双肾、输尿管连同腹主动脉和下腔静脉一并切取，整块取出获取器官放置盆中并撒少量碎冰屑。提起腹主动脉和下腔静脉远断端，完整切取左右髂血管及股动、静脉以备血管整形使用。置于4℃ UW液冰盆中检查脏器有无损伤，将供体器官及备用血管放置0～4℃保存液中保存，4层无菌肠袋包裹后，置0～4℃保温冰箱中保存。

3.获取后相邻器官分离

（1）肝胰十二指肠与双肾分离，离体后摆正位置，将脾与左肾分离，右肾与肝分离，离断肝下下腔静脉，动脉分离一定要求保留肠系膜上动脉与腹腔干相连，将其与腹腔干成片游离，在肾动脉上方离断腹主动脉。在胰腺下缘离断双肾周组织。至此已将双肾与上腹部器官簇分离。

（2）肝与胰十二指肠分离，有时需要胰肾联合移植，如需要把肝胰再分开，此手术一般在移植医院修整时再分离。关键点是肝和胰腺的血管分离。本中心分离肝胰（带十二指肠）：游离腹腔动脉至肝总动脉分出胃十二指肠动脉处。将分叉保留给肝，靠分叉处分别切断肝总动脉与胃十二指肠动脉，肝总动脉与胃十二指肠动脉端端吻合；游离腹腔动脉及肠系膜上动脉起始部分别切断，与取自供体左髂总动脉分出之髂内、外动脉吻合，形成髂总动脉共同开口；于十二指肠上缘离断门静脉、胆总管，胆总管远端缝扎闭合，门静脉远端与取自供体左髂总静脉行端端吻合。在肝总动脉下方0.3～0.4cm

切断胃十二指肠动脉，并给予5/0 Prolene缝线标记。解剖肝总动脉、脾动脉起始段和朝向腹主动脉的腹腔干，寻找发自肝总动脉或腹腔干的胰背动脉，保留之。在胰头上方2～3cm处切断门静脉。注意：存在副肝右动脉和副肝左动脉时，要求肝移植和胰腺移植手术团队一起商讨血管重建方案再给予离断分离。在血管解剖过程中，不要切断肝总动脉、腹腔干或脾动脉发出至胰腺的任何动脉，有可能损伤胰背动脉。

（王小平　焦兴元　朱晓峰）

参 考 文 献

［1］何晓顺，焦兴元. 公民身后器官捐献理论与实践. 北京：人民卫生出版社，2015：97-102.

［2］马毅. 供肝动脉变异的术中处理. 中华器官移植杂志，2008，29（3）：144-147.

［3］马毅. 快速供肝切取与修整的外科技巧. 中国实用外科杂志，2006，26（2）：128-130.

［4］何晓顺. 中国一类供体二例供肝在体劈离后行肝移植临床报道. 中华器官移植杂志，2013，34（5）：287-289.

［5］Humar，A，MatasAJ，Payne WD. 腹部器官移植手术图谱. 沈中阳，译. 北京：人民军医出版社，2008：235-251.

［6］Baranski，A. 腹部器官外科获取手术. 冷建军，译. 北京：人民卫生出版社，2011：141-175.

［7］Gabriel CO，John LF，John F. 腹部器官获取与修整. 沈中阳，译. 天津：天津科技翻译出版有限公司，2017：31-54.

［8］何晓顺，朱晓峰. 多器官移植与器官联合移植，广州：广东科技出版社，2009：301-307.

［9］马毅. 上腹部器官簇移植供体器官的切取及修整. 中华普通外科杂志，2006，21（6）：390-392.

［10］何晓顺，鞠卫强. 腹部多器官移植与器官联合移植的历史、现状与展望. 中华器官移植杂志，2013，34（6）：325-327.

［11］何晓顺. 上腹部多器官移植14例临床分析. 中华器官移植杂志，2013：316-318.

［12］朱晓峰. 上腹部器官簇移植手术方式的探讨. 中华外科杂志，2007，45（5）：316-318.

［13］焦兴元，邰强. 公民身后器官捐献供体评估与维护. 北京：人民卫生出版社，2017：318-319.

第一节　肝 的 保 存

一、肝缺血再灌注机制的研究

（一）肝缺血再灌注损伤（HIRI）

Jennings于1960年首先提出缺血再灌注损伤的概念，即缺血器官、组织重新获得血液供应，不仅不能使组织、器官功能恢复，反而加重了功能代谢障碍及结构破坏，这种现象称之为缺血再灌注损伤。

肝缺血再灌注损伤（hepatic ischemia-reperfusion injury，HIRI）是肝移植的主要制约因素之一，是指肝组织缺血一段时间后血流重新恢复，损伤却进一步加重的现象。可分为热缺血和冷保存缺血再灌注损伤（ischemia-reperfusion injury，IRI）。其中，热缺血主要对肝实质细胞产生伤害，临床常见于肝外科手术及失血性休克，冷IRI则发生于肝移植过程中。

HIRI是一个多细胞参与、多种介质共同发挥作用的、复杂的病理过程。HIRI常见于许多临床病理过程和肝手术过程，如失血性休克、肝叶切除术、肝移植、毒性肝损害等。由肝组织缺血和再灌注（IR）引起的损伤是一个连续的过程，从而导致肝细胞损伤。当肝组织短暂地缺氧/复氧时这些进程就会被激活，也可产生于许多临床环境，如相关的低流量状态，不同的手术方式，或者是在移植的器官切取过程中。事实上，肝IR损伤，属于获得性损伤中非抗原依赖性类型，对移植后转归有着重要的影响。IR损伤引起超过10%早期器官衰竭，并且导致更高的急性、慢性排斥反应发病率。更重要的是由于边缘性肝对缺血损伤更高的敏感性，IR损伤导致可移植肝的急性短缺。因此，减轻肝IR损伤的不良反应能够有效地提高肝移植成功率。

对于肝来说，短期冷缺血后的复灌通常可很好地耐受，但是HIRI对于起源于长期深低体温导致的损伤表现而言十分重要。低体温能引起细胞和细胞器骨架的改变，扰乱细胞膜电势梯度，导致离子浓度重新分配。IR损伤引起内皮细胞损伤，影响微环境的内在平衡，影响中性粒细胞的聚集，激活，黏附和转移，大量蛋白酶和氧自由基（OFR）的释放导致局部组织的破坏。HIRI是导致肝移植术后肝功能衰竭的主要原因，减轻术中HIRI有助于降低手术及肝保存对肝功能的影响。

（二）肝缺血再灌注的病理和生理

肝缺血期早期损伤多较轻微，仅活检可见肝细胞轻度浊肿，少数水样变性，肝功能指标无显著性改变。肝再灌注开始后对肝的损伤机制是一个互相作用的结果，在再灌注早期，内皮细胞肿胀、血管收缩、白细胞嵌顿、血小板聚集引起微循环障碍，细胞膜主动转运障碍，能量供给障碍造成细胞水肿，而细胞水肿造成内皮细胞和库普弗（Kupffer）细胞肿胀。血管收缩是由于一氧化氮、内皮因子失衡所致，毛细血管收缩，使白细胞聚集，虽不能完全阻塞管腔，但对肝的微循环造成了严重损害，使再灌注开始后缺血时间延长，继而引起库普弗（Kupffer）细胞和中性粒细胞活化，产生炎性细胞因子和氧自由基。肝缺血再灌注损伤过程按时间可分为缺血期和再灌注期。

1. 缺血期

（1）代谢性酸中毒：肝缺血时，因无氧酵解的发生和肝细胞内ATP迅速耗尽，同时可导致乳酸、酮体等的堆积及线粒体氧化磷酸化功能低下，引发代谢性酸中毒，导致pH降低，pH下降抑制了磷脂酶、蛋白水解酶等pH依赖性酶类活性，减少其对细胞的损伤，从而能保护肝细胞和其他细胞免于坏死。再灌注后，迅速纠正缺血组织的酸中毒，反而会促进细胞的凋亡，加重缺血再灌注损伤，这种现象称为pH反常。这可能与再灌注后代谢性酸中毒纠正时，增强了pH依赖性酶类活性密切相关。

（2）线粒体损伤：线粒体是细胞氧化磷酸化反应的主要部位，缺血缺氧使ATP含量减少，Ca^{2+}进入线粒体增多，使线粒体功能受损，细胞色素氧化酶系统功能失调，以致进入细胞内的O_2经单电子还原而形成的氧自由基增多。再灌注时，损伤的线粒体电子传递链可能是氧自由基的重要来源。

（3）钙超载：正常生理条件下，细胞内外Ca^{2+}浓度存在着较大的梯度，细胞内低的Ca^{2+}浓度是维持细胞正常生理功能的前提，各种原因引起的细胞内钙含量异常增多并导致细胞结构受损和功能代谢障碍的现象称为钙超载。缺氧使ATP含量下降，导致肝细胞内外Ca^{2+}重新分布，即Ca^{2+}内流。钙超载引起肝损伤的机制有以下几个方面，细胞内高浓度Ca^{2+}可促使黄嘌呤脱氢酶向黄嘌呤氧化酶转化，从而为氧自由基的产生提供了催化剂。库普弗（Kupffer）细胞的钙超载是其被激活的根本原因，激活的库普弗（Kupffer）细胞可通过释放大量毒性介质而参与或介导肝损伤。此外内皮细胞的钙超载可导致肝内微循环阻抗增大，使再灌注微循环血液流量降低。

2. 再灌注期

（1）氧自由基：氧自由基是一种由O_2诱发的在外层电子轨道上含有单个未配对电子的化学物质，其具有高度不稳定性，它们包括超氧化物自由基、过氧化氢、氢氧根，主要来源于细胞质黄嘌呤氧化酶、库普弗（Kupffer）细胞、黏附的中性粒细胞。在机体内氧自由基可对蛋白质、脂肪及核酸等几乎所有生物活性物质均具有损伤作用。氧自由基在缺血再灌注损伤中起重要作用，缺血期组织细胞含氧量减少，作为电子受体的氧含量不足，再灌注后恢复组织氧供应，使氧自由基在短时间内暴发性增多。再灌注时主要通过以下途径激发氧自由基，黄嘌呤氧化酶系统：细胞缺血缺氧时，由于能量代谢障碍，造成细胞内Ca^{2+}浓度增高，进而活化钙依赖蛋白酶，后者可催化黄嘌呤脱氢酶转化为黄嘌呤氧化酶，再灌注时黄嘌呤氧化酶促使次黄嘌呤分解为尿酸的同时而产生氧自由基。吞噬细胞系统方面，激活的库普弗（Kupffer）细胞及黏附于肝窦内的白细胞可产生膜相关的NADPH氧化酶，后者可将胞质内的HADPH氧化成$NADP^+$，并将产生的3个电子传递给氧，从而生成超氧化物基团。线粒体呼吸链方面，正常生理下，细胞内线粒体呼吸链能产生微量的超氧化物基团及 H_2O_2。但细胞的缺血缺氧可放大线粒体的这种功能，从而产生大量的超氧化物。氧自由基直接损伤肝细胞膜，导致细胞的破坏释放细胞内容物，从而进一步增加炎症过程中氧自由基的产生，同时氧自由基损伤内皮细胞，继之引起微循环完整性的丧失和血流的减少。

（2）中性粒细胞：中性粒细胞在肝微循环系统中被活化，加重再灌注损伤。中性粒细胞的聚集外侵需要肝窦内皮细胞和中性粒细胞之间的相互作用，通过中性粒细胞和内皮细胞表面黏附分子的上调使得两者的结合更加紧密，从而使中性粒细胞进一步越过内皮细胞，侵入肝实质，产生炎症反应。有研究认为，肝窦是中性粒细胞外侵的主要地方，一旦外侵入肝实质，中性粒细胞通过淋巴细胞相关抗原与肝细胞上的细胞间黏附分子结合发生作用，引起长时间的蛋白酶的释放和氧化应激，造成肝的损伤。再灌注时，渗出到组织中的中性粒细胞在 NADPH 氧化酶作用下产生大量氧自由基，释放多种蛋白水解酶，损伤肝细胞及细胞外基质。

（3）库普弗（Kupffer）细胞：库普弗细胞是位于肝血窦内的巨噬细胞，肝缺血再灌注后库普弗细胞可被激活，该细胞被激活后产生大量炎症介质，如细胞因子、氧自由基、蛋白酶、血小板活化因子、血栓素等，这些介质在介导肝再灌注损伤中起重要作用。库普弗细胞激活后释放的氧自由基和细胞因子，能增强肝窦内皮细胞黏附分子的表达，可促进白细胞、血小板与肝窦内皮细胞的黏附，从而加重内皮细胞的损伤与肝微循环紊乱。此外，激活的库普弗细胞伪足极化，向肝窦腔内凸出，与肝窦内皮细胞密切接触并阻碍激活的中性粒细胞的流动，另外库普弗细胞还能释放蛋白酶破坏 Disse 间隙内粘附在肝窦内皮细胞的糖蛋白，使肝窦内皮细胞失去粘附而流入肝窦内，这些进一步加重了微循环障碍。有研究表明应用库普弗细胞活化抑制剂可明显减轻肝缺血再灌注损伤。

（4）细胞因子：多种细胞因子参与了肝缺血再灌注损伤的病理生理过程，如 TNF-α、PAF（血小板激活因子）、IL-1、IL-10 等。这些细胞因子可以通过自分泌、旁分泌及体液途径在肝内彼此间形成网络、协同作用，进而引起肝损伤。TNF-α 可激活 T、B 淋巴细胞并增强它们的细胞毒性作用，又可诱导和上调细胞间细胞黏附分子和血管细胞黏附分子，从而促进白细胞与血管内皮细胞的黏附。TNF-α 还可加强内皮细胞 MHCI 类抗原的表达，促使血管内皮细胞产生 PAF、IL-1 等炎性介质，并激活白细胞，促进血栓形成。此外，TNF-α 可间接损害线粒体并可激发 Kupffer 细胞产生过氧化物残基，诱导巨噬细胞释放 IL-1、IL-6、IL-8 等细胞因子，加重再灌注后移植肝损害。有文献报道，肠源性内毒素可激活库普弗细胞释放大量的 TNF，后者能显著地增加肝窦内皮细胞表面黏附分子的表达，促进血液中白细胞与肝窦内皮细胞间的黏附。IL-1 可诱导 IL-8 的合成并增加细胞黏附分子选择素、整合素的表达，这些均增强中性粒细胞与内皮细胞的黏附，进一步导致合成更多的细胞因子；同时 IL-1 可诱导 Kupffer 细胞产生 TNF-α 并且上调中性粒细胞释放氧自由基的能力。PAF 是来源于肝窦内皮细胞及激活的库普弗细胞的另一重要的细胞因子，PAF 可激活黏附于肝窦内皮细胞上的中性粒细胞产生大量的氧自由基。PAF 可能因库普弗细胞与氧自由基的相互作用而产生，用氯化钆灭活库普弗细胞或别嘌醇抑制氧自由基的生成均可减少 PAF 的产生。IL-10 是一种抗炎细胞因子，它可以通过抑制 NF-κB 的活性减轻炎症反应。研究发现 IL-10 能抑制 TNF-α 及细胞黏附分子的表达，从而减轻肝缺血再灌注损伤导致的微循环障碍。

（5）一氧化氮（NO）和内皮素（ET）：再灌注时NO和ET水平的失衡是肝再灌注损伤的一个重要因素。NO是由血管内皮细胞、巨噬细胞、中性粒细胞等多种细胞分泌的介质，它扩张血管能直接影响机体特异和非特异性免疫，尤其在器官移植缺血再灌注损伤中，引起具有调节血管张力、调节微循环、抑制血小板聚集，抑制白细胞的黏附的作用。ET是一种来源于内皮细胞并具有广泛生物学活性的多肽类物质，它可以通过激活磷脂酶及细胞膜离子通道从而收缩血管，血管收缩效应对ET具有剂量依赖性，在肝缺血再灌注过程中，肝窦内皮细胞合成及分泌ET的能力明显增强。这可能是因为一方面缺氧及胞质内Ca^{2+}浓度升高可促使内皮细胞产生ET，另一方面在再灌注短期内，由门静脉进入肝内的肠源性内毒性也可刺激内皮细胞产生ET。研究发现，肝再灌注时期ET浓度显著增高而NO浓度则明显降低，二者浓度失衡是肝缺血再灌注损伤微循环障碍的一个重要原因。

（6）热休克蛋白：热休克蛋白（heat shock protein，HSP）是细胞在一些应激条件，如热休克、葡萄糖饥饿或受到病原菌感染时有高效表达的一族蛋白。HSP有高度的保守性，在不同的菌株中同族的HSP有很高的序列同源性，热休克蛋白不仅在应激条件下有高效表达，而且在正常的生理条件下，许多热休克蛋白也有表达。它们参与一些重要的细胞生理活动，如蛋白质转位、折叠和装配，因此又被称为"分子伴侣"。HSP可识别暴露于变性蛋白表面的疏水性区域，协助它们进行重新折叠，或者将无法恢复的蛋白质转移给蛋白质降解系统，使之降解，从而可避免细胞进一步受到伤害，因此HSP对细胞具有保护作用。除此以外中性粒细胞在肝缺血再灌注损伤的早期聚集，在受到感染和发生自身免疫性疾病时，HSP可作为一种重要的抗原被免疫系统识别。肝缺血早期即有HSP mRNA的表达，再灌注后表达更强；随着缺血时间的延长、损伤加重而表达增强、增多，随损伤的修复而逐渐消退，但如果时间过长、损伤过于严重，表达反而可以不高，并迅速消失。有实验发现，引起体内HSP的增高，能产生对肝缺血再灌注损伤的保护作用。

（7）细胞凋亡：细胞凋亡又称为程序性细胞死亡（programmed cell death，PCD），是受细胞外微环境和细胞内基因调控的一种细胞主动自杀性死亡方式，细胞凋亡是细胞增殖的反面，也是多细胞生物确保机体正常发育、维持机体正常生理过程所必需的。相反，若凋亡规律失常，将导致许多疾病发生。能量代谢障碍、氧自由基、细胞内钙超载、细胞因子及早期即刻基因等均可诱导细胞凋亡。有文献报道，再灌注时50%～70%肝窦内皮细胞和40%～60%肝细胞出现凋亡，缺血再灌注后肝窦内皮细胞较肝细胞出现凋亡的形态学改变早，缺血60min再灌注1h时22%肝窦内皮细胞TUNEL染色阳性，2%肝细胞染色阳性。经过长时间缺血，大部分肝窦内皮细胞和肝细胞染色阳性。随着再灌注时间延长，染色阳性细胞增多，肝窦内皮细胞和肝细胞凋亡可经DNA梯形电泳和电镜证实。以上说明内皮细胞和肝细胞相继凋亡是肝缺血再灌注损伤的重要方面。

肝的缺血再灌注损伤是一种复杂的多因素病理生理过程，具体作用机制目前尚未完全清楚，研究其作用机制，有助于找到可靠有效的防治方法从而减少肝缺血再灌注损伤，为肝外科手术提供安全保障。

（三）缺血再灌注损伤的炎症机制

1.钙超载　细胞内自由钙浓度在调节许多细胞功能和激素的活性方面有重要作用。

正常生理条件下，肝细胞维持细胞内外钙的动态平衡，主要依靠 Na^+/Ca^{2+} 交换系统、H^+/Ca^{2+} 交换系统、膜 Ca^{2+} 的低通透性和膜钙泵的主动转运。

缺血再灌注损伤期间细胞内钙超载加重细胞损害。在缺血期，细胞内 pH 降低，引发酸中毒，Na^+-K^+-ATP 酶活性降低，形成了 pH 梯度差，激活 Na^+-H^+ 交换，造成细胞内 Na^+ 超载，从而在再灌注后激活细胞膜上的 Na^+-Ca^{2+} 交换蛋白。因而在再灌注时，随 Na^+ 移向细胞外，大量 Ca^{2+} 进入细胞内，形成钙超载。

此外，缺血/再灌注初期产生大量氧自由基，Ca^{2+} 通透性增加，大量流入细胞内引起钙超载，Ca^{2+} 浓度的升高又激活磷脂酶和蛋白水解酶，促进氧自由基大量生成，使线粒体内 ATP 的合成减少，严重影响细胞能量供应并可使细胞内 Ca^{2+} 进一步潴留，加重再灌注器官的损伤，最终引起细胞坏死、凋亡。因此，缺血/再灌注过程中自由基的生成引发 Ca^{2+} 超载，Ca^{2+} 超载又促进自由基生成，两者之间相互促进形成了一个恶性的循环。

当细胞内钙超载时可引起磷脂酶的激活，膜磷脂分解，破坏细胞和线粒体膜，最终导致细胞死亡。钙超载可激活巨噬细胞，在肝即库普弗（Kupffer）细胞，从而释放很多毒性产物，如水解酶和细胞因子。钙超载可使黄嘌呤脱氢酶转化为黄嘌呤氧化酶，从而导致自由基生成增多。目前认为，细胞内钙超载引起肝细胞损伤的机制：①促使黄嘌呤脱氢酶（XDH）向黄嘌呤氧化酶转化，为氧自由基（OFR）的产生提供催化剂；②激活库普弗（Kupffer）细胞，释放大量毒性介质；③内皮细胞的钙超载可导致肝内微循环阻抗增大，降低再灌注微循环血流量；④激活 Ca^{2+} 依赖磷脂酶C和磷脂酶A2，使其双分子层结构紊乱，导致膜性结构的破坏；⑤激活 Ca^{2+} 依赖蛋白酶，破坏细胞骨架与胞膜连接的完整性而导致细胞损伤；⑥线粒体钙超载使其膜电势丧失，氧化磷酸化脱偶联，引起严重能量代谢障碍，并促进了氧自由基的产生，对细胞产生不可逆的损伤。

2. 中性粒细胞　中心粒细胞（polymorphonuclear neutrophil，PMN）的激活、黏附、脱颗粒作用是器官缺血再灌注损伤的重要因素之一。中性白细胞聚集是一个多步骤的过程，包括与内皮细胞的接触和黏附、经内皮细胞迁移和随后与实质细胞接触和损害。

中性粒细胞的聚集外侵需要肝窦内皮细胞和中性粒细胞之间的相互作用，通过中性粒细胞和内皮细胞表面黏附分子的上调使得两者的结合更加紧密，从而使中性粒细胞进一步越过内皮细胞，转入肝实质，产生炎症反应。有研究认为，肝窦是中性粒细胞外侵的主要地方，一旦外侵入肝实质，中性粒细胞通过淋巴细胞相关抗原与肝细胞上的细胞间黏附分子结合发生作用。

缺血再灌注损伤后，中性白细胞和SEC表面的细胞黏附分子（cellular adhesion molecules，CAM）激活和（或）上调。这种激活和（或）上调可被多种炎性分子诱导，包括导致黏附级联反应发展的脂类介质、细胞因子、化学介质、肽类趋化因子和核转录因子。细胞黏附分子是参与细胞-细胞间和细胞-基质间相互作用的细胞表面糖蛋白，分为选择素、整合素和免疫球蛋白超家族。参与IR损伤的选择素家族成员有3种：L-选择素、P-选择素和E-选择素。选择素分子为I型穿膜糖蛋白，分为胞外区、穿膜区和胞内区。其中胞外区在不同的种属间有较高的同源性，主要由3个结构域组成：①外侧氨基端的钙离子依赖的C型外源凝结素结构域，是选择素配体的结合部位；②中间的表皮生长因子（EGF）样结构域，它对维持选择素分子的构型是必需的；③近胞膜的补体调节蛋白重复序列。在内皮细胞（P-选择素、E-选择素）、血小板（P-选择素）和白细胞（L-选择素）上均表达。生理应激状态下，选择素介导白细胞早期捕获和支持白细胞在SEC上滚动，在血流中黏附固定也需要选择素。P-选择素储存在血小板的分泌型α颗粒内和SEC的Weibel-Palade小体内。细胞因子可以激活SEC和窦后静脉中P-选择素的表达，然后P-选择素到达细胞表面致早期短暂的表达。正常人类肝没有发现E-选择素。L-选择素在白细胞表面结构性表达，趋化因子激活中性白细胞后它们从细胞表面分离。

选择素对少数适当修饰的糖蛋白具有高亲和力，最具广泛特征性配体糖蛋白是P-选择素糖蛋白配体-1（P-selectin glycoprotein ligand-1，PSGL-1）。PSGL-1在大多数中性白细胞表面表达，结合P-选择素、E-选择素和L-选择素。PSGL-1是中性白细胞定位和滚动的必需配体。P-选择素在肝IR的两个阶段反应中均表达。第一个高峰发生在再灌注后20min，第二个高峰在再灌注5h后。P选择素在IR后肝微循环中白细胞早期滚动和黏附上发挥主要作用，也通过血小板介导再灌注损伤。

ICAM-1,2,3、（vascularcell adhesion molecule-1，VCAM-1）和（platelet endothelial cell adhesion molecule-1，PECAM-1）是免疫球蛋白样家族分子。ICAM-1、ICAM-2和ICAM-3是明显的同源基因产物，可通过与β_2整合素的相互作用能力分辨。炎性细胞因子诱导的ICAM-1在内皮细胞和其他细胞表面表达引起ICAM-1-β_2整合素相互作用促进与SEC的牢固黏附。这可能促使中性白细胞在炎症部位外渗，ICAM-2的结构性表达可能在中性白细胞转运中发挥重要作用。

正常肝内皮细胞和库普弗细胞中可发现ICAM-1的低结构性表达。尽管ICAM-1在肝细胞中没有检测到，采用特异性单克隆抗体阻断ICAM-1可降低全肝IR的大鼠肝损伤，与对照大鼠比较，中性白细胞浸润和肝坏死两者都减轻。

中性粒细胞在HIRI的早期，由于肝微循环血流速度减慢，肝血窦淤血及白细胞数量增加，引起中性粒细胞聚集、黏附、活化，增加了与肝血窦内皮细胞表面的黏附。肝窦是中性粒细胞外侵的主要地方，一旦外侵入肝实质，中性粒细胞通过淋巴细胞相关抗原与肝细胞上的细胞间黏附分子结合发生作用，引起长时间的蛋白酶的释放和氧化应激，造成肝损伤。在缺血缺氧及致炎因子的作用下，内皮细胞表面的黏附分子表达明显升高，使得肝窦内皮细胞和PMN的结合更加紧密，从而使PMN进一步越过内皮细胞，转入肝实质，产生炎症反应，加重HIRI。

再灌注时，渗出到组织中的中性粒细胞在NADPH氧化酶作用下产生大量氧自由基，释放多种蛋白水解酶，损伤肝细胞及细胞外基质。库普弗细胞的钙超载是其被激活的根本原因，激活的库普弗细胞可通过释放大量毒性介质而参与或介导肝损伤。此外内皮细胞的钙超载可导致肝内微循环阻抗增大，使再灌注微循环血液流量降低。

中性粒细胞活化中产生的活性炎性因子和前炎性因子如白介素补体、免疫复合物和OFR等，与中性粒细胞上的受体结合活化中性粒细胞。通过以下机制造成HIRI：①通过NADPH氧化酶诱导呼吸爆发，产生活性氧代谢产物，损伤细胞皮细胞的钙超载可导致肝内微循环阻抗增大膜、膜蛋白、核酸。②释放白三烯、血小板活化因子（PAF）及蛋白酶类，诱导其作用于血管壁，使通透性增加，引起组织水肿；PAF引起血小板聚集造成微循环障碍，弹性蛋白酶可消化内皮细胞表面和皮下的基质蛋白，增加血管通透性。③聚集于全身各脏器的毛细血管中引起机械性阻塞导致全身各组织器官缺血缺氧。

3.细胞因子　研究表明有多种细胞因子参与HIRI的病理生理过程。这些细胞因子在肝内以自分泌、旁分泌和类似激素方式而发挥生物学效应，它们既可单个形式也可通过彼此间网络状的协同作用形式而引起肝损伤。包括有肿瘤坏死因子-α（tumor necrosis factor-α，TNF-α）、白介素1（interleukin-1，IL-1）、白介素6（interleukin-6，IL-6）、白介素10（interleukin-10，IL-10）、血小板激活因子（platelet activating factor，PAF）等细胞因子。

其中TNF-α及IL-1是目前研究最活跃的两个细胞因子。TNF-α是由多种细胞在炎症反应和免疫调节刺激时产生的一种多效性细胞因子，其生物学作用包括诱导细胞死亡和促进细胞再生。TNF-α在HIRI中起着起始激发的作用，并与HIRI伤程度高度相关，TNF-α不仅可直接导致肝窦内皮细胞肿胀，而且能显著地增加肝窦内皮细胞表面黏附分子表达，提高PMN与肝窦内皮细胞相互作用的能力，致肝微循环障碍。此外，TNF-α尚可激活黏附于肝窦内的PMN释放氧自由基而造成肝损伤。

TNF-α的上调将直接导致肝的损伤，TNF-α与肝细胞表面受体结合后，使上皮中性粒细胞活化肽78（ENA-78）和ROS生成增多，同时激活核因子κB（NF-κB）和丝裂源活化蛋白激酶（MAPK），c-Jun氨基端激酶（JNK）。此外，TNF-α还能上调ICAM-1、血管细胞黏附分子-1（VCAM-1）和P-选择素的表达。上述这些介质可通过各种途径，使白细胞聚集、活化并进入缺血后的肝，而且，JNK和ROS可以直接作用于细胞造成肝损伤。其他一些重要的细胞因子还包括γ干扰素（IFN-γ）、肝细胞生长因子、IL-1β，IL-6，IL-10，IL-23，IL-13，IL-18血管内皮生长因子（VEGF）。这些细胞因子的表达受到大量可变的上游调控者的控制，下游方面，这些因子影响多种分子的表达，在缺血损伤过程中起到保护或破坏作用。

IL-1不仅能促使库普弗细胞产生TNF-α，上调PMN释放氧自由基的能力。还能与TNF-α协同作用于内皮细胞，诱导其合成凝血酶及纤维蛋白酶，从而破坏内皮细胞的骨架作用，加重HIRI。

有文献报道，肠源性内毒素可激活库普弗细胞释放大量的TNF-α，后者能显著地增加肝窦内皮细胞表面黏附分子的表达，促进血液中白细胞与肝窦内皮细胞间的黏附。IL-1可诱导IL-8的合成并增加细胞黏附分子选择素、整合素的表达，这些均可增强中性粒细胞与内皮细胞的黏附，进一步导致合成更多的细胞因子；同时IL-1可诱导Kupffer细胞产生TNF-α并且上调中性粒细胞释放氧自由基的能力。PAF（血小板激活因子）是来源于肝窦内皮细胞及激活的库普弗细胞的另一重要的细胞因子，PAF可激活黏附于肝窦内皮细胞上的中性粒细胞产生大量的氧自由基，PAF可能因库普弗细胞与氧自由基的相互作用而产生，用氯化钆灭活库普弗细胞或别嘌醇抑制氧自由基的生成均可减少PAF的产生。IL-10是一种抗炎细胞因子，它可以通过抑制NF-κB的活性减轻炎症反应。研究发现IL-10抑制TNF-α及细胞黏附分子的表达，从而减轻肝缺血再灌注损伤导致的微循环障碍。

4.库普弗细胞及相关因子　库普弗细胞是肝内数量最多的定居巨噬细胞，也是肝内最主要的固有免疫细胞。大量的研究报道认为库普弗细胞在HIRI机制中发挥中心调节作用，它们产生炎症因子和趋化因子，募集循环血中激活的中性粒细胞，共同参与炎症相关损伤。

通过识别介导库普弗细胞内炎症级联反应的关键受体-Toll样受体（Toll-like

receptor，TLR）的参与下，库普弗细胞能够激活并上调介导炎症反应的细胞因子的表达。其中，肿瘤坏死因子 TNF-α 对触发炎症级联反应起着至关重要的作用。TNF-α 通过强有力的附着于肝细胞表面的受体，诱导上皮中性粒细胞趋化因子的大量产生，活化 protein-78 和 ROS、核因子-κB（NF-κB）、促分裂原活化蛋白激酶，可直接造成肝损伤。此外，TNF-α 还可上调细胞间黏附分子（intercellular adhesion molecule，ICAM）1、血管细胞黏附分子（vascular cell adhesion molecule，VCAM）1 及 P-选择素等黏附分子的表达，最后这些黏附分子聚集并激活中性粒细胞进入缺血后的肝，损伤肝细胞。除了 TNF-α 外，干扰素 γ、白细胞介素 IL-1β、IL-6、IL-12、IL-23、IL-10、IL-13 及血管内皮生长因子、肝细胞生长因子等重要的细胞因子也参与了 HIRI。

另外，有研究表明应用库普弗细胞活化抑制剂可明显减轻肝缺血再灌注损伤。

5. 细胞　以往推测随着缺血时间延长会使移植物更具有免疫原性，而且 T 细胞的免疫反应随之增强。越来越多的证据表明 T 细胞在介导缺血再灌注引起的短期和长期损伤中起重要作用，这就能够解释为什么缺血再灌注会引起迟发性移植物功能丧失。淋巴细胞在肝 I/R 中的作用可能是一个多因子因素。系统免疫抑制功能的破坏加重了肝细胞 I/R 损伤，全身性免疫抑制剂（CsA，FK506）可减轻肝细胞缺血再灌注后损伤，提示 T 淋巴细胞参与了损伤的病理生理过程。Shen 等发现 T 淋巴细胞缺陷小鼠肝缺血再灌注后损伤较对照组明显减轻。Khandoga 等发现在再灌注早期淋巴细胞在肝窦状隙发生附着并随着冷缺血时间的延长损伤肝功能。Moine 等发现抗炎症介质 IL-10 在缺血再灌注损伤过程中具有保护作用，不但与抑制库普弗细胞释放细胞因子有关，而且与抑制 T 细胞驻留有关。所有这些研究结果与 T 细胞在缺血再灌注损伤机制中起主导作用相符合。

关于 T 细胞在缺血再灌注损伤过程中被激活的方式，Wiegard 等发现肝窦状隙内皮细胞（LSEC）表达抗原提呈（CD80/CD86、CD40）所需的分子，并且能够行使 APCs 对 CD⁺ 和 CD8⁺T 细胞的提呈功能。肝窦状隙内皮细胞无须经过成熟就能获得 APC 的功能，它具有内吞作用，并且可将抗原递呈给淋巴环境中的 T 细胞。更重要的是肝浸润的 T 细胞表达细胞因子，趋化因子和黏附分子，可导致大量的 T 细胞黏附于 LSEC。由于肝参与由胃肠道吸收的外源性抗原和有毒性物质的清除，所以在肝 I/R 损伤中，LSEC 呈现"外源性"抗原和激活 T 淋巴细胞是合理的。另外，有研究发现，CD28-B7 和 CD154-CD40T 细胞聚集通路在肝 I/R 损伤机制中具有重要的作用，信号传感和信号转导和转录激活因子 4（Signal transducer and activator of transcription，STAT4）信号通路激活的中断导致细胞保护作用，与大鼠肝移植术后冷缺血模型引起 Th-2 型细胞释放 IL-13 相一致。浸润肝的 T 细胞释放细胞因子、化学增活素及黏附分子，促使 T 细胞黏附到窦状隙内皮细胞。

一项关于小鼠 HIRI 模型的实验结果显示，利用趋化因子 CXC 亚家族受体（XC subfamily receptor，CXCR）3 的特异性阻断剂 C6 阻断 CXCR3 的作用，能够显著降低辅助性 T 淋巴细胞 Th1 的浸润，同时增强调节性 T 淋巴细胞的浸润，最终达到保护肝的目的。研究表明，CXCR3 是一个理想的用于保护 HIRI 的治疗靶点，具体机制尚未明了，可能与免疫调节有关。

6. 氧自由基　活性氧是外源性氧化剂或细胞内有氧代谢产生的具有很高生物活性的氧分子，在生理状态下机体可以产生少量活性氧，靠机体的抗氧化防御系统维持其代谢平衡，不至于产生氧化损伤。当发生缺血再灌注损伤大量产生活性氧，超过了机体清除的能力时，体内的还原物质会被消耗，含巯基活性的酶和细胞成分被氧化，从而会造成一系列损伤。其中线粒体较其他质膜更易成为活性氧的主要攻击靶位，进而影响其呼吸与产能、渗透压调节、钙转运等功能。

氧自由基可能是缺血再灌注损伤组织中最早出现和最重要的成分之一。氧自由基是一种由 O_2 诱发的在外层电子轨道上含有单个未配对电子的化学物质，其具有高度不稳定性，它们包括超氧化物自由基、过氧化氢、氢氧根，缺血肝氧自由基的主要来源是库普弗细胞及黏附的中性粒细胞。氧自由基损伤蛋白、酶类、核酸、细胞骨架、细胞膜及脂质类超氧化物，导致线粒体功能下降和脂质类超氧化物减少。

氧自由基在缺血再灌注损伤中起重要作用，缺血期组织细胞含氧量减少，作为电子受体的氧含量不足，再灌注后恢复组织氧供应，使氧自由基在短时间内爆发性增多。再灌注时主要通过以下途径激发氧自由基：①黄嘌呤氧化酶系统：细胞缺血缺氧时，由于能量代谢障碍，造成细胞内 Ca^{2+} 浓度增高，进而活化钙依赖蛋白酶，后者可催化黄嘌呤脱氢酶转化为黄嘌呤氧化酶，再灌注时黄嘌呤氧化酶促使次黄嘌呤分解为尿酸的同时而产生氧自由基；②吞噬细胞系统：激活的库普弗细胞及黏附于肝窦内的白细胞可产生膜相关的 NADPH 氧化酶，后者可将胞质内的 HADPH 氧化成 $NADP^+$，并将产生的 3 个电子传递给氧，从而生成超氧化物基团；③线粒体呼吸链：正常生理下，细胞内线粒体呼吸链能产生微量的超氧化物基团及 H_2O_2。但细胞的缺血缺氧可放大线粒体的这种功能，从而产生大量的超氧化物。

氧自由基直接损伤肝细胞膜，导致细胞的破坏释放细胞内容物，从而进一步增加炎症过程中氧自由基的产生，同时氧自由基损伤内皮细胞，因而能引起微循环完整性的丧失和血流的减少。氧自由基对肝细胞损伤机制主要有：①氧自由基可协助巨噬细胞杀伤入侵体内的微生物，但同时对蛋白质、核酸、骨胶原和多糖等生物物质均有毒性。②氧自由基对细胞双层磷脂结构中的重要脂类进行氧化作用。生成多种脂质过氧化物，从而直接损伤细胞。③氧自由基能损伤细胞器的膜，进而引起溶酶体，微粒体及线粒体破裂。④氧自由基能引起血小板、粒细胞的微血管中黏附、聚集，造成微循环障碍。

在生理情况下，身体内不断产生氧自由基，而又不断将其清除以维持在一个动态平衡状态。为了减轻肝移植过程中氧自由基对肝的损害，提高机体抗氧化能力，清除氧自由基、减轻线粒体损伤、促进能量代谢，成为一种防治措施。内源性抗氧化复合物例如超氧化物歧化酶、过氧氢物酶、谷胱甘肽、维生素 E 和 β-胡萝卜素等都具有抑制氧自由基的作用，但是这些成分可能很快被大量的氧自由基破坏。有希望减轻氧自由基介导损伤的治疗方法可能是基因运载体。Zhou 等发现重组超氧化物腺病毒载体能明显减轻小鼠肝的缺血再灌注损伤。另外一种方法是通过将过氧化物掺入器官保存液为肝内皮细胞提供保护。

7.血红素氧合酶系统　血红素加氧酶（hemeoxygenase，HO）是很常见的酶，在血红素转化为胆原素、一氧化碳（CO）和游离铁的氧化还原过程中，催化初始和限速性反应。这种氧化反应包含转化序列，此过程消耗 3 个氧分子和 7 个电子，由 NADPH-细胞色素 P-450 还原酶提供。胆红素通过胆红素还原酶还原成胆绿素，游离铁被用于胞内代谢或隐藏在铁蛋白中。有学者认为中间产物来源于胆红素经 HO 的催化，即胆绿素，胆红素和来源于铁的积累的铁蛋白，最终一氧化碳能调节HO-1的作用。已被发现的HO有3种亚型：诱导型HO-1，也可称为热休克蛋白32，基本型HO-2和未完全定义型HO-3。HO-1能被各种可引起氧化应激，如高热，低氧和辐射等所激活，其被认为是细胞氧化损伤最敏感的指标之一。

通过氧化剂引起HO-1转录调控的相关假设认为，HO-1在氧化应激时产生一种细胞防御机制。更重要的是在浓度递减的细胞抗氧化剂浓度条件下，如谷胱甘肽，氧化剂介导HO-1基因表达的潜力被明显提升。HO-1的上调被认为是减轻缺血，炎症和辐射产生细胞应激的保护性反应，抑制胆红素毒性反应，促进脂质过氧化和游离自由基的形成。因此，HO系统的激活能在I/R诱导的级联反应中提供细胞保护功能。另外，近期研究发现，HO信号通路不仅具有抗氧化作用，而且具有更复杂和协调的细胞保护和免疫调节作用。

血红蛋白构成了细胞外胆红素蛋白的主要来源。红细胞是能被氧自由基破坏的细胞中最敏感的细胞之一。在I/R损伤中，破坏的红细胞引起细胞的畸形和集合，从而提高血液黏度和血流阻力。当裂解发生时，被释放的游离胆红素加剧了氧化过程，产生氧自由基和有害的铁螯合物，促进有害细胞进程，如氧化膜的损害。肝I/R损伤中肝微血管干扰的特点主要是血流复灌后肝窦中红细胞流速的减少，促进红细胞的溢出和瘀斑的出血，提示LSEC的损伤。内皮细胞的进一步发展可能引起局灶性出血，肝细胞功能障碍和终末器官衰竭。不同的方法可预期减轻这种进程及相关的I/R损伤：血管内血红蛋白水平的减少，增加血红蛋白结合蛋白（在复灌的组织中可作为胆红素的清道夫），通过HO系统促进胆红素的降解。HO清除胆红素的机制具有双重性：首先通过抑制胆红素在膜脂质过氧化反应过程中的有害作用，其次通过减少氧气分子来减少氧自由基的形成。

胆汁色素-胆绿素是血红素经HO降解所产生的产物，随后降解为胆红素。组织中形成的胆红素通常会经过肝结合和胆汁排泄的方式清除。通过清除各种氧自由基，胆绿素和胆红素被认为是内生性的抗氧化剂，保护细胞免受氧化损伤，跟维生素E（α-生育酚）一样有效。此外，胆绿素能通过以内毒素模型改变肝内皮细胞黏附分子的表达来调节白细胞的渗透，并且也发现其在生化实验中能够抑制人补体形成。

在HO所介导的血红素降解中释放的铁在调节过程中起到作用，特别是在铁蛋白的合成过程中。游离血红素和游离铁是促氧化族，释放的铁不大可能积聚于膜上，其可能有更多的信号通路用于再分配和中和反应。因此，氧化反应通过铁所产生的潜在催化反应可被铁蛋白的隔离所抑制。

一氧化碳可直接从血红素中释放，在不同的细胞和生物过程中起到了调节性分子的作用，与一氧化氮（NO）的作用相类似。两者都能激活溶性鸟苷酸环化酶（sGC）导致平滑肌细胞松解，导致内皮血管舒张，这可能解释CO介导抗I/R损伤的细胞保护机制。CO通过抑制复流期间血管的收缩，保持微循环血流的平衡。cGMP信号通路的激活也说明，CO通过抑制血小板集聚，减轻I/R损伤引起的微血栓形成。CO细胞保护机制减轻肝I/R损伤其他方面可能包括：诱导一氧化氮合酶的抑制（iNOS），下调激活丝裂原激活的蛋白激酶（mitogen-activated protein kinase，MAPK）相关的促炎症细胞因子，继而抑制内源性细胞凋亡。

CO在保护肝免受I/R损伤中具有直接作用，有研究发现了在临床相关性大鼠肝灌注模型中，CO在冷I/R损伤中的保护作用和下游分子机制。在24h冷保存后，大鼠肝体外灌注含有CO的血液2h，相对于复灌不含有CO血液的肝而言，CO能明显减轻门静脉阻力，增加胆汁产生，显示CO的这些作用能提高肝sGOT水平和减轻肝细胞组织学损伤（Banff评分）。CO介导的细胞保护作用为非iNOS和cGMP依赖性，但是依赖p38-MAPK信号通路。更重要的是锌原始卟啉的辅助作用，一种HO-1竞争性抑制剂，表明在抑制肝I/R损伤中外生性CO能完全替代内生性HO-1。因此，HO-1介导的细胞保护作用主要取决于内生性CO的产生，并且能够被外源性CO所替代。由于外源性CO有减轻、抑制I/R损伤的潜在应用前景，从而扩大临床肝移植的供肝数量，采取外源性CO治疗策略可被考虑。

（四）缺血再灌注过程中的细胞凋亡

细胞凋亡又称程序性细胞死亡（programmed cell death，PCD），细胞凋亡是多细胞的有机体为调控机体的发育，维护内环境稳定，由生理性或某些因素诱发的程序化的细胞主动死亡过程，细胞裂解为凋亡小体，最后被周围的其他细胞（比如巨噬细胞）所吞噬、消失，且不引起炎症反应。细胞凋亡与细胞发育、分化、增殖一样，都是细胞重要的生命活动过程。凋亡过程受基因调控，有着一系列形态和生化改变。典型的细胞凋亡的形态学变化有胞体缩小、胞质凝缩、染色质边缘化、核仁碎裂、胞膜皱缩，并将胞质分割包围，最终形成由多个胞膜包裹的结构尚完整的泡状小体，即凋亡小体。凋亡小体从胞膜脱落后被周围细胞吞噬，整个过程无胞膜破裂、胞质外溢、更无炎性细胞浸润，超微结构改变为线粒体肿胀、染色质分解、溶酶体破裂。在生物化学方面，凋亡的显著特征就是细胞染色质DNA的降解。

目前越来越多的离体和在体实验研究表明，HI/RI时出现细胞凋亡，而且凋亡是肝缺血再灌注后细胞死亡的重要方式。Ding等和Neuma认为，在缺血再灌注引起的肝疾病中凋亡占有重要位置，由缺血/再灌注引发肿瘤坏死因子受体1的激活可以诱发多条凋亡通路，如氧自由基、C-jun氨基末端激酶等通路。Xu等研究以小鼠肝热缺血30min为模型，在再灌注2d，7d，14d，28d后检测肝内胆管上皮细胞的凋亡和增殖，结果显示一些较大的肝内胆管的上皮细胞发生了凋亡，故缺血再灌注引起了肝内胆管上皮细胞的凋亡。Jiang认为，热再灌注导致攻击性炎性因子和氧自由基的释放，引起肝损伤，而凋亡是热缺血再灌注造成损伤的中心机制。

在器官移植领域，细胞凋亡是缺血再灌注损伤的重要病理机制之一。有文献报道肝移植和肝大部分切除手术死亡率高，部分是因为缺血再灌注损伤所造成，而移植物的缺血再灌注损伤和同种异体移植排斥反应中的细胞损伤均与细胞凋亡有关。

1.细胞凋亡与肝移植缺血再灌注损伤　　肝移植缺血再灌注损伤中的细胞凋亡：低温保存引起内皮细胞损伤是器官移植中的一个关键问题。Clavien认为低温保存肝主要造成肝窦内皮细胞损伤，而肝窦内皮细胞的凋亡是移植肝损伤的关键。Trieb等用3种器官保存液冷储存培养人内皮细胞研究其与凋亡的发生关系，结果发现冷保存24h后的UW液诱导凋亡发生率最低（4.02%），HTK液（组氨酸-色氨酸-酮戊二酸液）次之（5.76%），而EC液（欧洲Collins液）最高（8.10%），3组间差异显著，认为细胞凋亡很可能与器官保存引起的细胞损伤有关。体内、外大量研究认为，缺血性内皮损伤的机制是渗透性应激反应、能量丧失和氧自由基产生，从而导致膜改变，最终发生坏死。通常应用冷保存液预防缺血器官的细胞损伤，多考虑维持细胞膜完整性和能量供应等方面，而细胞凋亡在器官移植保存研究中则较少有学者研究。Wu等将抗细胞凋亡的药物LXR-015（从大豆中提取，主要活性成分为溶血磷脂酸）加入肝灌洗保存液中，LXR-015明显抑制了细胞凋亡，实验组凋亡小体为对照组的1/4，而实验组肝保存效果明显优于对照组，需进一步的研究来阐明器官保存和血管性移植物长期存活方面凋亡的作用。

缺血/再灌注损伤是移植物早期无功能的最重要原因，也是肝移植成功的决定因素之一，相关的研究已有大量报道，但凋亡与移植器官缺血/再灌注损伤的相关研究尚少。近年来，Krams等运用原位末端标记法发现同种大鼠原位肝移植缺血/再灌注损伤的早期，不论是同基因还是异基因移植，均出现细胞凋亡。Sasaki等研究证实，肝细胞凋亡在肝移植后再灌注早期即可发生，并可能参与移植后缺血/再灌注损伤过程；认为供体静脉营养较口服营养对减少肝细胞凋亡更具有价值，而肝移植后再灌注期库普弗细胞的活化影响肝细胞凋亡。

Borghi等观察了16例临床原位肝移植术后细胞凋亡情况，整个切片肝细胞凋亡指数为18.7%，肝被膜下区为30.4%，小叶中央区为14.5%，门静脉周围区10.3%。并指出，肝细胞凋亡指数与冷缺血时间无关，而与术后谷草转氨酶水平呈正相关，与血清Ⅴ因子水平呈负相关。Gao等研究发现，单纯冷保存肝16h，并未发现TUNEL法阳性凋亡细胞，而在保存8h和16h后分别给予含氧再灌注1h，肝窦内皮细胞的凋亡细胞显著增加，故认为肝窦内皮细胞凋亡是肝移植缺血/再灌注损伤造成移植肝失去功能的主要原因。

Goto等则发现大鼠原位全肝移植过程中不同时间点热缺血、冷保存和再灌注损伤时移植肝c-fos、c-jun（系瞬息基因IEG，与凋亡的表达调控有关）的表达与器官存活有密切的关系。发现单纯缺血或保存的器官仅出现c-jun表达高于c-fos，而新鲜肝和保存肝行原位肝移植后再灌注，则导致不同的基因表达方式，即新鲜肝原位肝移植组中c-fos和c-jun mRNA于灌注30min后出现，并迅速地短暂增高，于1h后达峰值，且c-fos于再灌注3h后表达消失；而在保存肝原位肝移植组中再灌注后c-fos和c-jun出现高表达，并持续6h；正常对照组肝在任何时间点无IEG表达改变；新鲜肝原位肝移植组1周存活率（100%），明显高于保存肝原位肝移植组（11.1%）。因为肝系瞬息基因的诱导被认为与细胞的修复再生和细胞凋亡有关，所以提示移植后肝中c-fos和c-jun表达的诱导方式和水平可能反映移植器官损伤严重程度的差异和移植物中不同细胞的再生修复或死亡这一连续过程。在肝移植期间对可诱发的肝细胞凋亡的基因表达分析可能有助于进一步明确移植物原发性无功能的机制。

Schlosserg等观察小鼠肝缺血/再灌注损伤后c-jun和c-fos原位mRNA表达形式与组织修复和损伤的相关指标，发现随着肝缺血时间延长，再灌注因素直接与肝血清转氨酶和肝细胞坏死的程度相关。在肝再灌注1～6h后，缺血和非缺血肝叶的增殖细胞核抗原（PCNA）表达均增高，于20h后恢复；相反，凋亡反应仅在缺血肝叶再灌注6h达峰值，且持续升高到20h以上。同时，肝缺血/再灌注急性期（1～3h）和亚急性期（6～20h）c-jun和c-fos表达不同，即在再灌注1～3h后肝损伤区内c-jun和c-fos mRNA呈共表达，而6～20 h后坏死边缘区凋亡的细胞c-fos表达下降，c-jun表达持续在高水平。这些结果提示c-jun和c-fos两者的共表达可能发生在缺血/再灌注后肝重建阶段介导早期组织修复的过程，而持续c-jun表达与随后发生细胞凋亡有关，这些可能涉及凋亡反应和对不可逆损伤的肝细胞清除或与肝细胞再生有关；而c-jun和c-fos表达的比率可能是肝细胞重建修复中关键的因素，预示着肝细胞的不可逆损伤和随之而来的凋亡发生。故IEG表达的动态改变可能是肝缺血/再灌注后不可逆损伤的有意义指标，它可能在预测肝移植早期成功与否方面有一定的价值。

故如何抑制器官移植过程中的细胞凋亡发生，有效防治缺血/再灌注损伤，如抗氧化剂应用、抗细胞凋亡药物应用、基因治疗、缺血预处理等，对提高移植物的存活率有着重要的理论和实际意义。

2.移植肝缺血再灌注损伤中细胞凋亡发生的机制　在肝遭受缺血-再灌注打击的条件下，组织受损不仅来自缺血-再灌注的直接作用，同时凋亡机制的启动与放大后造成的组织坏死同样也参与了肝组织的损伤过程。Sasaki等在研究肝缺血再灌注损伤的动物实验时发现，缺血再灌注损伤可引起鼠肝细胞凋亡，而且凋亡多发生在再灌注后早期。以上研究均提示HIRI与细胞凋亡密切相关。

肝移植缺血再灌注损伤中细胞凋亡可能是下列因素的综合作用所引起的。

（1）线粒体功能障碍和肝能荷的消耗：线粒体是细胞内最大的细胞器，是体内氧化磷酸化的主要场所，在能量的产生、Ca^{2+}的动态平衡和细胞凋亡方面发挥重要作用，其引起的细胞凋亡现象是线粒体各种变化单独或联合作用的结果。越来越多研究表明其通过产生ROS和控制细胞死亡而在缺血再灌注中导致组织器官的损伤。肝缺血缺氧的刺激可引起线粒体通透性的改变、线粒体内膜的跨膜电位下降、能量合成水平显著降低等，致线粒体肿胀、外膜破裂释放膜间腔内容物，包括凋亡诱导因子、细胞色素C等，从而激活一系列的酶促级联反应致氧化磷酸化障碍使细胞凋亡或坏死。至于细胞走向凋亡还是坏死则取决于线粒体内ATP水平，在缺血缺氧条件下若仍能以糖酵解的方式提供ATP则走向凋亡，如ATP已趋耗竭则走向坏死。

（2）氧自由基机制：活性氧族（reactive oxygen species，ROS）自由基是外层轨道上有单个不配电子的原子、原子团和分子的总称。由氧诱发的自由基称为氧自由基，如超氧阴离子，羟自由基（OH-）等。缺氧严重时，ATP的消耗导致次黄嘌呤在缺氧组织中大量堆积，同时缺氧也使内源性抗氧化剂如超氧化物歧化酶失活或耗尽，从而黄嘌呤氧化酶在催化反应中产生大量氧自由基。另外，库普弗细胞和中性粒细胞的激活及细胞色素氧化酶系统功能失调和儿茶酚胺氧化产物的增加也可致大量氧自由基释放。有研究认为，线粒体产生的ROS也参与了凋亡，甚至高等动物的老化都与ROS造成的损伤增多有关，如果清除了ROS可能会减慢甚至转变其老化过程。Chang等研究一种含有超氧化物歧化酶、过氧化氢酶的血红素对肝移植中缺血再灌注损伤的影响。结果测定该组的谷丙转氨酶、谷草转氨酶和过氧化物产物水平均低于对照组，肝的结构良好，故认为此种血红素有效减少了肝功能障碍，通过减低氧自由基的损伤而保护了肝。

目前氧自由基导致细胞凋亡的具体机制还不是十分明了，估计与以下几种途径有关：①引起脂质过氧化，引起膜的变构、离子传递、酶活性的改变，从而引起相应信号转导系统改变，激活相关促凋亡基因，导致细胞凋亡；②攻击蛋白质，使许多具有酶活性的蛋白质功能丧失；③直接损伤DNA，造成染色体畸变、核酸碱基改变和DNA断裂；④影响核基因的转录，改变细胞的表型特征，诱导细胞凋亡的发生。

（3）钙超载机制：钙超载细胞内钙浓度的增加称为钙超载。由于缺氧、底物供应缺乏及利用障碍导致ATP生成减少，影响跨膜离子的转运，导致Na^+，Ca^{2+}移入细胞而K^+移出细胞；同时由于Na^+，K^+-ATP酶、Ca^{2+}-ATP酶失活，因而Ca^{2+}既是损伤因子，又可能充当第二信使，一方面激活钙离子依赖性的核酸内切酶，使双链DNA裂解形成DNA断片。另一方面，钙超载时可活化蛋白酶激酶C，令其转移至细胞膜，使G蛋白磷酸化、G蛋白减少、胞内cAMP浓度降低，导致细胞凋亡。此外，其还可通过转录因子，如核因子κB（nuclear factor-κB，NF-κB）等的磷酸化调节，引发细胞凋亡。Anderso等应用钌红（线粒体摄取钙的抑制剂）研究对HI/RI的作用，结果发现钌红预处理组与对照组相比转氨酶水平下降，没有发现明显凋亡，第3、6小时时间点坏死的百分比降低，整个肝的缺血再灌注损伤明显好转。

（4）细胞因子因素：缺血再灌注期间，由于库普弗细胞被激活，其产生大量的细胞因子，如肿瘤坏死因子、白细胞介素6、白细胞介素8、转化生长因子等，这些细胞因子可引起肝细胞损害。肿瘤坏死因子α对肝细胞的损害，一方面是通过肝细胞的坏死，另一方面是通过肝细胞凋亡；直接注射肿瘤坏死因子α到活体肝内，有凋亡典型的DNA梯带出现，而且它的这种导致凋亡作用可被放线菌酮所阻断。

（5）基因学说：研究发现白细胞介素1β转化酶（interleukin 1-β-converting enzyme，ICE）、caspases家族、bcl-2家族、早期即刻基因（immediate early gene，IEGs）等参与缺血再灌注损伤中细胞凋亡的发生，提示细胞凋亡调控基因在HIRI中发挥着重要作用。

（6）内质网应激：内质网是细胞内重要的细胞器，与蛋白质的合成、储存、加工修饰、折叠、组装和运输密切相关，对钙离子的储存也起到重要作用，另外内质网腔中其他离子对分子伴侣协助蛋白质的折叠也有重要作用。内质网这些极其重要的功能紊乱可导致未折叠或者错误折叠的蛋白质在内质网中的堆积，从而引发未折叠蛋白反应（UPR），UPR反应在细胞凋亡过程中发挥着重要作用。

3.移植肝缺血再灌注损伤中细胞凋亡的基因表达变化　移植肝缺血再灌注损伤时肝细胞凋亡是一个不断发生变化的动态过程，与缺血时间、程度和再灌注的情况有关系。细胞凋亡由细胞表面分子受到诱导因子刺激并将信号传入细胞，形成级联式信号转导，通过启动其自身内部的基因表达，最后导致细胞死亡。很多信号途径参与了细胞凋亡的调节，如Fas信号、caspase家族、bcl-2家族等。

从现有资料分析，HIRI时细胞凋亡相关基因的调控可能是通过以下方式：①凋亡促进基因和凋亡抑制基因的双重调控：凋亡促进基因包括ICE（ced-3、ced-4）、wt P53、bax、bcl-Xs、bad、转化生长因子β等。凋亡抑制基因主要有bcl-2（ced-9）、bcl-XL等。其中bcl-2家族是调节凋亡基因家族的基本成员，而且这一家族成员正日趋膨大。bcl-2家族的表达蛋白富含于线粒体膜、核被膜和内质网膜等，通过蛋白与蛋白的作用方式调节细胞器膜（尤其是线粒体膜）的稳定状态，从而调节细胞凋亡。一些研究认为，bcl-2/Bax表达的平衡结果决定细胞存活或死亡，bcl-2/Bax蛋白表达的比例是决定细胞凋亡敏感性的变阻器。在体内bcl-2基因家族的成员通常以二聚体的形式而发挥作用，且可以呈现两种截然不同的功能。②细胞凋亡与细胞增殖的双重调控：有关IEGs及增殖细胞核抗原（proliferating cell nuclear antigen，PCNA）的表达成为缺血再灌注损伤所致细胞凋亡基因调控的另一研究热点。IEGs包括c-fos、c-jun、c-myc等是与大多数细胞增殖有关的原癌基因，c-fos、c-jun、c-myc基因编码的蛋白在核内起着转录因子的作用。这些原癌基因在细胞凋亡过程中被激活，不仅可调节细胞凋亡程度，而且可促进细胞增殖。Goto等在大鼠肝缺血和原位肝移植的研究中发现，缺血再灌注早期c-fos、c-jun的表达与肝损伤及供肝功能状况有关。再灌注后PCNA升高，c-jun持续表达，肝细胞原位末端标记阳性率与持续性c-jun表达相关。缺血再灌注时IEGs对细胞凋亡与细胞增殖的双重调控意义在于受损细胞发生凋亡被淘汰的同时，促使细胞增殖以替代凋亡细胞用于修复损伤，从而维持重要脏器细胞生与死的平衡这方面的研究为临床防治缺血再灌注损伤提供了新的思路。③细胞周期调控：在重要器官缺血再灌注细胞凋亡研究中还发现，凋亡现象与细胞周期调控基因p53/p21表达有关，认为经过p53/p21通路引起细胞凋亡可能在I/R损伤和AR机制中有重要作用，提示细胞凋亡发生是受细胞周期调控基因所支配的。然而迄今为止，真正的凋亡基因实际上仍未发现，从细胞凋亡的形态学乃至生化改变的复杂性这一点考虑，推测细胞凋亡可能由若干个基因（群）共同调控完成。

4.抗凋亡治疗与防治肝移植缺血再灌注损伤　近几年以来，抑制细胞凋亡减轻肝缺血再灌注损伤这个研究开始受到了很多的关注。随着相关研究的深入，相继发现并研制了多种凋亡抑制剂，运用凋亡抑制剂可达到保护肝功能的目的，但对它的研究仍处于体外实验或者动物实验水平。

现有的方法主要有①蛋白水解酶抑制剂的应用：蛋白水解酶的激活是凋亡细胞DNA降解的前提，尤其是caspase3的激活可以说是其必经之路，那么抑制这些蛋白水解酶的激活也会达到抑制凋亡的目的。Kunstle等运用蛋白酶抑制剂7-VAD-fluoromethylketone（FMK）可以保护鼠肝免受FasL或肿瘤坏死因子-α诱导的急性肝损伤，并呈浓度效应关系。②外源性CAMP的应用：外源性的cAMP可抑制肝细胞凋亡的发生，改善鼠肝损伤情况。有研究将CP-cAMP（cAMP供体）直接作用于培养的鼠肝细胞，可抑制诱发的肝细胞凋亡，保护肝组织，减轻其损伤程度。③抗氧化剂的应用：实验证实N-乙酰半胱氨酸（NAC）、巯基还原剂、氧化苦参碱、超氧化物歧化酶、自由基自旋捕集剂DMPO和TEMPO等可减轻缺血再灌注时由自由基产生的细胞凋亡现象，从而减轻组织损伤。④一氧化氮与肝细胞保护：研究表明，一氧化氮在肝细胞凋亡中起重要作用。精氨酸是一氧化氮的供体，在一个肝缺血再灌注损伤的动物实验中，给猪提供外源性精氨酸后发现，实验组动物的凋亡指数明显低于对照组，动物存活时间延长，血肝功能指标明显得到改善。⑤基因治疗：Linnik等将载有bcl-2的缺陷型单纯疱疹病毒载体转染到大脑皮质，发现bcl-2基因有明确的表达，并在表达部位起到神经保护作用。目前已有学者利用转基因技术建立了bcl-2高表达的转基因动物（如大鼠），且利用该动物建立缺血再灌注损伤的动物模型进行研究，结果发现该转基因动物的组织损伤程度较正常型动物明显减轻。⑥有研究认为，缺血后处理（ischemic postconditioning，IPO）通过多次循环复灌、复停减少了突然再灌注时活性氧自由基的爆发性产生，保护线粒体超微结构，降低中性粒细胞和内皮细胞的交互作用，或通过刺激机体内抗氧化剂和自由基清除剂的释放等途径而发挥保护作用。⑦其他抗细胞凋亡药物的应用。许多研究表明，外源性bFGF的应用可减轻缺血再灌注损伤中的细胞凋亡，认为可能与其激活和上调

bcl-2 基因表达有关。

(五)微循环障碍

微循环(Microcirculation)是指微动脉与微静脉之间的微血管血循环,是与组织、细胞进行物质、能量、信息交换的场所。正常情况下,微循环的血流量与组织器官的代谢水平相适应,保证各组织器官的血液灌流量并调节回心血量。如果微循环发生障碍,将会直接影响各器官的生理功能。因此健全的微循环功能是保证体内重要脏器执行正常功能的首要前提。然而,当机体发生某些病变时,往往会影响微循环的正常生理功能,导致微循环功能障碍,造成对脏器不可逆的损伤。缺血再灌注损伤(ischemia-reperfusion injury,IRI)发生时,微循环功能恶化是IRI导致全身多脏器功能损伤的基础之一,在IRI过程中具有重要作用。临床研究发现,肝恢复血液灌注后,仍然会造成缺血部分的再灌注不充分,微循环阻塞,这样的现象被称为无复流现象(no-reflow phenomenon)。因此,在肝移植过程中,如何减少无复流现象的发生,减轻微循环功能障碍,保护器官功能成为我们需要研究解决的问题。

1.肝的微循环的解剖结构 肝的微循环系统是指肝内直径小于300μm的血管,包括门脉小支,肝小动脉,肝窦,中央小静脉和淋巴管。调节血流和物质交换的主要场所主要是肝窦。大部分血流从门静脉小支进入肝窦,其入口处有肝窦内衬细胞组成的"括约肌",动脉血经肝小动脉分支进入部分肝窦,这些动脉肝窦细支可有动-门脉吻合支,因此肝窦接受混合性门脉及肝动脉血。血流通过中央静脉的出口"括约肌"离开肝窦。肝窦主要由微血管,内皮细胞,库普弗细胞及窦周细胞组成。肝窦内膜上有许多100～150μm的筛网小孔。小孔的大小受管腔内压,血管活性物质,药物及毒物的影响而有动态的变化。这些小孔允许乳糜微粒、大分子蛋白及血浆交换。窦周细胞富含脂滴,储存维生素A,内皮细胞,肝窦细胞及窦周细胞含有纤维丝,微血管及收缩蛋白,具有收缩能力。

肝接纳双重血供,75%是富含营养物质的门静脉血,25%是富含氧的肝动脉血。高压的肝动脉血能与低压的门静脉血均匀混合,分配到每个肝窦中去,而不会引起门静脉血的反流。肝动脉终末支上肌内皮细胞的肌源性反应和小动脉的扩张性反应,可根据肝窦内压的改变和某些物质的浓度调节肝动脉的舒缩,从而使灌入肝窦的肝动脉血减压。另外,大部分肝动脉终末支进入肝窦前形成胆管周围毛细血管丛,然后汇合为输出支再进入肝窦,该胆管周围毛细血管丛不仅可以缓解高压的肝动脉血,还能调节肝的血流。良好的肝内循环能够保证肝细胞从外界获取充足的养分,并带走代谢的废弃物质,从而维持肝正常的功能。

2.肝微循环的病理过程 微循环障碍是肝缺血再灌注后肝细胞损伤重要的病理机制之一。再复流早期,由于缺血缺氧及代谢废物的堆积,出现内皮细胞肿胀,库普弗细胞的激活,白细胞黏附与血管内皮细胞黏附增加,血小板肝窦内的聚集,血管收缩等,这些因素最终导致肝微循环障碍。肝细胞的跨膜转运因缺血出现功能障碍;细胞内能量的耗竭及离子通透性的改变引起内皮细胞和库普弗细胞肿胀;由于窦前血量暂时锐减,使肝窦毛细血管前括约肌收缩,最终导致肝窦狭窄;血液流变学的改变也使白细胞流速减慢,依赖其表面黏附因子CD11b/ CDI8(Mac-1)及其配体ICAM-1的结合引起白细胞与内皮细胞黏附及白细胞穿膜迁移，使白细胞与血管内皮细胞及库普弗细胞黏附增加，加重了整个肝窦网的微循环障碍，也延长了复流所需的时间和氧供恢复的时间。Kupffer和白细胞被激活后，能够产生大量的炎性因子和氧自由基，活化NF-κB途径，并启动选择素和黏附因子，释放炎症介质如TNF-α，IL-6、IL-10等导致肝细胞损伤和微循环障碍，更为严重的是如TNF-α，IL-6、IL-10等又能促进氧自由基，黏附因子等的产生，加重了白细胞游走和和黏附，白细胞释放的蛋白酶也进一步加重了肝细胞损伤和微循环障碍。

3.库普弗细胞激活与微循环障碍　库普弗细胞是位于肝血窦内的巨噬细胞，寄居于肝血窦内皮细胞之间，是体内固定型巨噬细胞中最大的群体，占肝细胞总数的10%～15%，全身巨噬细胞总数的80%左右，其半衰期不清楚，文献报道从几周到1年不等。KC多呈蠕虫样，外形不规则，多核，库普弗细胞具有绒毛状或是指突状突起，以丝状（filopdia）或板状伪足（sinusoidal endothelial cell，SLE）黏附于肝血窦腔内，易于变形，并可沿用肝血窦内皮间隙缓慢向Disse腔内迁移。库普弗细胞作为肝微循环中一种重要细胞，具有吞噬和吞饮异物，分泌功能，免疫功能，抗肿瘤，抗内毒素，调节微循环及参与肝细胞的物质代谢等。

肝缺血再灌注常见于诸多肝病和肝手术过程，肝缺血在灌注时，肝细胞的结构、功能、代谢会发生一系列的损伤，已经成为影响疾病预后、手术成败和患者存活率的主要因素之一。I/R发生后导致的微循环障碍也是肝损伤发生的主要机制之一。缺血在灌注损伤主要分为早期和晚期两个阶段，早期损伤的特点是KC被激活后释放大量的氧自由基和TNF-α，IL-6、IL-10，PGE2，IL-1等细胞因子直接对肝细胞产生损害；晚期损伤的特点主要是中性粒细胞的浸润，并释放大量氧自由基及蛋白酶形成瀑布效应损伤肝细胞。而KC被活化后释放的炎性因子被认为中性粒细胞黏附肝窦内皮细胞及浸润肝细胞的扳机点。因此KC被认为导致肝缺血再灌注损伤的重要原因之一。

4.肝窦内皮细胞与微循环障碍　肝窦内皮细胞在维持肝细胞营养的微环境中起着重要作用。一方面血浆成分与Disse间隙中的代谢物质通过肝窦内皮细胞的众多窗孔进行物质交换，一方面肝窦内皮细胞通过合成和分泌NO与内皮素调节肝内血管的扩张与收缩，调节肝微循环的压力。肝窦内皮细胞在常温下对缺血反应非常敏感，许多研究表明缺血再灌注损伤中损伤早于肝实质细胞。在重度失血性休克的大鼠，其肝窦内已有微血栓形成，这标志着内皮细胞通过与血小板、白细胞和凝血因子的相互作用，开始活化并逐渐失去了正常作用。常温下缺血20min，肝窦内皮细胞即可出现窗孔扩大等早期超微结构改变；缺血40min，即发生明显水肿，窗孔融合等严重损伤。此时的改变在再灌流后仍可逐渐恢复。缺血60min时可发生不可逆性损伤现象。其结果是细胞凋亡和死亡；细胞凋亡在冷缺血24h后达到最高，但不足细胞死亡比例的1/10；再灌注2h时肝窦内皮细胞死亡可达到17%，而且主要发生在门静脉和中央静脉周围。众多研究表明其损伤机制与NO的合成减少、ET的合成与释放增加、氧自由基损害、细胞内钙超载、内毒素诱导的TNF-α和IL-1等细胞因子的合成增加、细胞黏附分子的大量表达等有关。而其中库普弗细胞对肝窦内皮细胞损伤起着重要作用，库普弗细胞激活后分泌的氧自由基介导的损伤作用，主要是通过对肝窦内皮细胞结构和功能的破坏来实现。内皮细胞损伤后导致微循环障碍的机制有以下几个方面：窦内皮细胞损伤后出现内皮窗孔扩大，筛板融合，甚至形成大洞隙，使肝细胞窦面微绒毛因缺氧性水肿而形成的许多浆膜泡，通过窗孔突出于肝窦和损伤脱落的内皮一起形成阻塞。同时，内皮细胞在损伤时异常表达的细胞黏附分子可介导血流中的白细胞及血小板黏附于肝窦内形成阻塞，从而导致再灌注后"无复流现象"。其次，凝血调节蛋白（TM）是存在于窦内皮细胞表面的一种蛋白质，当窦内皮细胞受到损伤时，可快速释放入血，可以抑制微血栓的形成。已有研究发现在内毒素血症时，LPS可以使肝窦内皮细胞的TM表达下降，而窦内TM水平下降导致窦内微血栓形成和肝功能障碍。另外还与肝窦内皮细胞损伤后合成和分泌NO，内皮素失衡有关。凝血调节蛋白（TM），透明质酸（HA），嘌呤核甘磷酸化酶可很好地反映的功能和损伤程度。

5. 炎症因素 库普弗细胞被激活后直接或是间接影响肝的微循环障碍，有资料表明电子显微镜下观察大鼠肝I/R模型中在再灌注早期即被激活这一形态学上的证据。其可能的原因是由于血液淤滞，局部肝组织出现短暂的缺血缺氧，从而使肝微循环出现供能不足及代谢产物和毒物不能及时清除，导致了库普弗细胞和内皮细胞肿胀，并激活库普弗细胞分泌大量的炎性因子，如IL-12，氧自由基，肿瘤坏死因子（TNF-α），血小板激活因子（PAF），白三烯等使肝窦狭窄，部分或完全闭塞，最终引起肝窦微循环障碍。

（1）内皮素（ET）和NO：内皮素是一种血管收缩剂，内皮细胞，巨噬细胞等均可合成并释放，生理情况下血循环中的含量很少。它通过激活磷脂酶C及细胞膜离子通道启动缩血管效应。NO具有扩血管及抑制血小板聚集的作用。有研究发现在肝复流早期，因缺氧及胞质内钙离子浓度增高使内皮素水平升高，而NO由于其前体L-精氨酸及NADPH的大量消耗导致其水平明显降低，两者水平的失衡是微循环障碍的直接原因。不断降低的NO又反馈性袭击ET的产生，使微循环障碍再次加重。Drik Uhlmann等通过应用内皮素受体抑制剂发现能够明显减轻肝损伤的程度，并且提高复流是血清内的NO的水平也对肝细胞有一定的保护功能，所以NO和ET这两种血管效应因子在微循环障碍中起到重要作用。

（2）IL-12和TNF-α：库普弗细胞激活后可释放IL-12，并且其可在肝缺血期即可出现表达增强，虽然维持的时间仅有5h，但是确实触发TNF-α的关键扳机点。有研究表明如应用IL-12抑制药，能够减少TNF-α的生物合成及肝细胞的损伤。TNF-α是KC激活的主要来源，正常生理状态下，对于维持内环境的稳定和组织的更新，免疫系统的发育和调节起到重要作用。但是大量的TNF-α的合成直接导致肝窦内皮细胞肿胀，肝血窦微循环障碍，反过来又可激发库普弗细胞产生氧自由基，从而引起肝细胞的大量坏死；TNF-α还能诱导细胞黏附分子的合成，增强了中性粒细胞和内皮细胞的黏附；Ferdinand等的研究发现，复流5min后活化库普弗细胞释放的TNF-α开始增加，并协同IL-8增加黏附分子和整合素的表达，增强了中性粒细胞和血管内皮细胞的黏附，使肝血窦直径变小，提高了肝窦阻力；同时诱导产生中性粒细胞蛋白-78，从而激活中性粒细胞，活化的中性粒细胞通过增高肝窦内阻力和损伤肝细胞，进一步加重肝微循环障碍。

（3）氧自由基：氧自由基作为一种含一个未配对的化学物质，几乎可以损伤体内所有的活性物质，包括蛋白质、核酸及某些大分子物质。库普弗细胞被激活后能够产生大量的氧自由基，不但能够直接损伤肝细胞，还能引起内皮细胞和库普弗细胞肿胀，从而导致微循环障碍。主要有3种机制：①氧自由基通过氧化细胞膜双层磷脂结构中的重要脂类，从而产生多种脂质过氧化物，直接损伤肝细胞。②氧自由基可引起血小板和中性粒细胞在毛细血管内黏附及聚集，进一步造成微循环障碍。③氧自由基可直接氧化细胞核内 DNA 双螺旋结构，最终造成细胞结构和功能改变甚至破坏。上述几方面协同作用，进一步造成肝严重的微循环障碍。

（4）一氧化碳（Carbon Monoxide，CO）：CO 作为一种新的细胞信使，参与体内诸多生理和病理生理过程的调节。CO 主要通过激活可溶性鸟苷酸环化酶（SGC）的活性扩张肝窦，以此维持肝微循环的相对稳定。研究表明单独应用 CO 及胆红素均能减轻缺血再灌注后的肝细胞损伤和微循环障碍。使用 HO 抑制剂锌原卟啉 -9（Zn PP-9），抑制内源性 CO 的产生，发现可以增加门脉阻力和引起肝窦收缩，肝窦灌注下降，而加入 CO 可逆转上述现象，使升高的血管阻力下降，肝窦收缩减轻，提示 CO 在肝微循环中的作用。CO 的主要来源是血红素在血红素氧合酶（Heme Oxygenase，HO）催化下氧化，生成 CO 及胆绿素。HO 主要有 3 种亚型：HO-1，为诱导型，即热休克蛋白 -32；HO-2 为保守型；HO-3 至今还未完全明确。Lai IR 等在研究肝缺氧预处理时发现，HO-l mRNA 和蛋白水平显著升高，而再灌注后 ALT 和 AST 指标下降，其可能机制是活化 HO 可降低肝缺血缺氧后产生的再灌注损伤，提示 HO-1 可能是 CO 生成的主要催化酶。但也有研究发现在肝硬化门脉血管中，HO-2 表达是降低的，并且 CO 水平降低，提示 CO 水平的减低可增加肝窦的阻力，表明 HO-2 可能参与 CO 的合成，而且 Goda N 认为 HO-2 能够催化胆红素产生 CO 并能松弛窦周，扩张肝窦，减低微循环阻力。

有研究表明 HO 系统具有复杂的细胞保护和免疫调节功能。在 I/R 后，大量的红细胞因缺氧及代谢废物堆积而裂解，红细胞裂解后的碎片淤滞在肝窦内，直接增加了肝窦内的阻力，使微循环血流灌注锐减，同时红细胞裂解后产生的血红素不但能直接损伤细胞，而且能产生氧自由基，进一步加重肝细胞的损伤程度。HO 能够降解血红素，并能消耗游离氧，减少了氧自由基的形成，同时还能通过抑制血小板聚集，抑制细胞凋亡等途径保护肝组织，减轻微循环障碍。

（5）基因组学研究：随着基因组学的发展，对于疾病的研究已经从细胞水平深入到分子水平，从疾病治疗转移到疾病的预防。Savransky 等的研究发现从基因的启动阶段寻找治疗靶点具有可行性。利用 RNA 干扰技术，基因转染技术等将目的 DNA 转入组织细胞中，从而达到清除有害基因或下调关键基因的表达，从根本上减轻炎症反应程度，减少氧自由基的产生，抑制库普弗细胞的活化及肝细胞的凋亡。

一些原癌基因 c-fos，c-jun 等在正常组织中微量表达，但是对于维持细胞的正常生理功能起着重要的作用。这些基因因调控细胞正常生长、分化及胞内信息传递、能量代谢，生物效应发挥迅速而短暂，也被称为早期基因。当机体遭受缺血再灌注、手术创伤等外界刺激时，c-fos，c-jun 等表达上升，并产生相应的生物学效应。而 Debonera 等通过 IL-6 上调 c-fos，c-jun 等基因表达后发现，其表达产物能明显加快损伤后的肝重建。

bcl-2 是一种多功能蛋白编码基因，其转录产物能阻止细胞的凋亡和死亡，从而延长细胞的生存期。在细胞遭受缺血再灌注，手术等刺激时，bcl-2 的转录蛋白产物能有效地拮抗细胞凋亡，并且发现 bcl-2 基因也是细胞保护性治疗的关键靶点。bcl-2 通过组织细胞凋亡信号的传递，组织相关基因产物发挥生物学效应，抑制内质网释放钙离子，减少氧自由基及其衍生物的产生发挥抗凋亡作用。Bilbao 等在研究肝缺血再灌注模型是发现，通过腺病毒转染bcl-2基因的高表达模型降低了肝细胞的凋亡，显著改善肝功能，延长了移植鼠的生存期。

总之，肝缺血再灌注所致的微循环障碍和肝细胞损伤是一个多细胞多因子参与的复杂的病理生理过程，活化后的库普弗细胞通过释放生物活性因子及影响肝微循环介导肝缺血再灌注损伤，但引起损伤的确切机制有待进一步明确，所以我们可以从抑制库普弗细胞的角度出发，探究其改善微循环和肝细胞损伤的机制，为提高肝外科手术的预后、成功率及生存率提供理论支持。

二、公民身后捐献肝的分类及特点

（一）质量评价标准

供体器官的质量评价指标包括：供体年龄、性别、种族、体重、ABO血型、死亡原因、住院时间、血管活性药物使用、肝脂肪变性程度、血清钠浓度、血流动力学稳定程度、冷及热缺血时间、肝功能、肝保存温度、供体细菌及病毒感染情况及是否有恶性肿瘤。

1.理想供体肝评价标准　根据最近相关报道，我们总结归纳出以下标准：年龄低于40岁，由颅脑损伤所致脑死亡，血流动力学稳定，无传染病，没有提示慢性肝疾病的肝硬化或其他证据，无院内感染征象，无严重的腹部创伤或癌症，尿量＞50ml/h，肌酐水平正常及多巴胺需要量＜10μg/（kg·min），国际标准化比值（INR）＜2.0，清蛋白＞3.5g/L，冷缺血时间＜20min。在众多供体肝中，脑死亡器官捐献供体较符合理想供体肝评价标准。

脑死亡器官捐献（donation after brain death，DBD）供体是指包括脑干在内全脑功能完全、不可逆转地死亡后进行的器官捐献。

脑死亡判定标准：判定的先决条件：昏迷原因明确；排除了各种原因的可逆性昏迷。

（1）临床判定：深昏迷；脑干反射消失；无自主呼吸，靠呼吸机维持通气，自主呼吸激发试验证实无自主呼吸。以上3项临床判定需全部具备。

（2）确认试验：短潜伏期体感诱发电位（SLSEP），正中神经SLSEP显示双侧N9和（或）N13存在，P14、P18和P20消失；脑电图显示电静息；经颅多普勒超声（TED）显示颅内前循环和后循环血流呈振荡波、尖小收缩波或血流信号消失。以上3项确认试验至少具备2项。

（3）判定时间：临床判定和确认试验结果均符合脑死亡判定标准者，可首次判定为脑死亡。首次判定12h后再次复查，结果仍符合脑死亡判定标准者，方可最终确认为脑死亡。

2.扩大标准的供体（ECD）/边缘供肝　ECD及不符合理想标准的供肝，指肝移植术后容易发生肝移植原发性无功能（primary nonfunction，PNF）或原发性功能低下（primary disfunction，PDF），以及迟发性移植物功能丧失（primary graft dysfunction，PGD）的肝。包括老年供肝、脂肪变性肝和心脏死亡供体（donation after cardiac death，DCD）等。ECD肝在移植之前常遭受严重的缺血缺氧性损伤，致使移植后移植物存活率显著下降及并发症显著增加。

扩大标准供肝也称为边缘供肝，边缘供肝大致可分为两种类型，一是技术性并发症和功能障碍发生率较高的供肝，如脂肪肝供肝、无心搏供肝、老年供肝、肝功能损害较重的供肝及缺血时间较长的供肝等；二是可能将供体的疾病传播给受体的供肝，如血清学病毒标志物阳性的供肝、伴有恶性肿瘤或严重感染的供肝等。

（1）评价标准：心脏停搏超过15min或持续低血压［低于60mmHg（1mmHg＝0.133kPa）］超过1h；供体年龄大于60岁；多巴胺需要量＞10μg/（kg·min）或需联合使用升压药；血钠＞155mmol/L；ICU治疗时间超过4d；转氨酶升高（AST＞170U/L或ALT＞140U/L）；胆红素＞2.0g/L；冷缺血时间超过13h；热缺血时间超过40min；大泡型肝脂肪变性范围大于30%。同时具备以上因素中3个及以上则被判定为极限边缘化供体（extremely marginal liver grafts，EMLG）。

（2）边缘供体的选择

①老年供肝：年龄是供肝评估需要考量的重要因素，但老年供肝不应被列为器官移植的绝对禁忌。移植器官供需矛盾成为制约器官移植事业的瓶颈，因而也促进了移植界对老年供肝的利用和探索。2015年，美国年龄≥50岁的供体肝使用率达到了32.31%；西班牙≥60岁的供体肝的使用率则高达50.78%，相关临床数据证实：接受老年供肝的受体移植术后血管、胆道并发症的发生率及再次手术率较标准供肝无显著差异，但合适的供、受体选择及恰当的移植术后管理是保证老年供肝移植术后良好疗效的关键。Chedid等发现丙型肝炎病毒（HCV）阳性的老年供体比年轻供体肝纤维化演变进程更为迅速，接受老年供肝的HCV阳性受体肝移植术后移植物无功能发生率及死亡率均显著升高，但接受老年供肝的HCV阴性受体移植术后移植物及受体远期生存率较普通供肝无明显差别。

②脂肪供肝：轻度（＜30%）大泡性脂肪变性的供肝移植相对安全，中度大泡性脂肪变性的肝（30%～60%）可以在紧急情况下有选择性的使用；重度大泡性脂肪变性（＞60%）的供体肝不建议用于移植；由于对脂肪变性严重程度的大体观难以准确评判，一旦怀疑存在明显脂肪变性，应进行病理学评估测定其体积百分比。DCD供体BMI＞25kg/m²时，可行肝冷冻切片活组织病理学检查，以明确脂肪变性的类型和程度。

③供肝缺血时间：目前认为，当供体收缩压持续（至少2min）＜50mmHg和（或）氧分压＜70mmHg时，即可开始进行器官"功能性热缺血"时间统计，供肝热缺血时间应确保在30min之内。冷缺血时间是指从器官获取开始用冰灌注液灌洗器官到该器官在受体内再灌注结束的这段时间。研究表明：冷缺血时间大于12h是影响受体器官生存率及移植术后疗效的独立风险因素。目前认为，理想的供肝冷保存时间应不超过8h，临床实践中供肝的保存时限一般不超过12～15h。

④供体感染：人类免疫缺陷病毒（HIV）、丁型肝炎病毒、朊病毒阳性患者及肝包虫病患者均是器官移植供体的绝对禁忌证；巨细胞病毒、人类疱疹病毒、弓形虫感染患者可作为器官移植供体来源。局部感染（比如肺炎、尿路感染、软组织感染）不属于捐献禁忌证，但是感染的器官不能进行器官移植。在器官获取前建议对可获取的体液进行培养，如血培养、尿培养、支气管分泌物培养等。有肺结核史或胸部X线证实存在陈旧性肺结核病灶及结核性损伤的患者均不是器官移植供体的禁忌证，但需进行相关的微生

物检测（痰、支气管分泌物培养）排除活动性肺结核。如供体近期存在活动性感染，必须完成治疗并且微生物测试结果阴性才能纳入器官捐献。选择性细菌感染的供体可应用于器官移植，但在供体器官获取前和受体移植后需给予恰当的治疗。孤立的真菌感染供体可以常规应用。有病毒或寄生虫病供体的移植物应根据感染的类型和受体肝病的严重程度来使用。存在由多种耐药细菌、急性真菌或微生物引起的无法控制感染（无论血流动力学是否稳定）的患者不能作为供体。

⑤恶性肿瘤史：既往患有恶性肿瘤的供体需根据既往肿瘤的部位和分期来决定供体肝是否可用；原发性颅内恶性肿瘤极少浸润播散至中枢神经系统之外，故患有原发性颅内肿瘤的供体供肝可谨慎使用，但既往进行过颅骨切开术、脑室腹腔分流术及中枢神经系统的放疗或化疗的供体，因可能存在血脑屏障的破坏，不建议使用；此外，恶性胶质瘤、多形性细胞瘤、绒毛膜癌、黑素瘤及肺癌均是供体肝捐献的绝对禁忌证。

⑥HCV感染：HCV（＋）的供肝可用于HCV（＋）受体，但应避免用于HCV（－）受体。自2010年以来，美国已成功利用了2065例HCV（＋）供体肝，相关的临床结果表明：接受了HCV（＋）供肝的HCV（＋）受体移植术后移植物及受体近远期生存率较接受了HCV（－）供肝的HCV（－）受体无显著差异。血清学检测技术一直是判断供体是否存在HCV感染的主要方法。近年来，随着核酸检测技术（nucleic acid testing，NAT）的发展及应用，HCV检测技术更加精确而高效。HCV抗病毒药物及相关检测技术的发展将进一步促进HCV（＋）供体的临床应用。

（二）公民身后器官捐献分类（donation after citizen death，DCD）

1.国际标准化DCD分类　按1995年荷兰马斯特里赫特（Maastricht，M）标准分为五大类：M-Ⅰ，入院前已经宣告死亡，但时间不超过45min；M-Ⅱ，于医院外发生心脏停搏，急诊入院后经心肺复苏10min无效，宣告死亡；M-Ⅲ，受到严重的不可救治性损伤，通常为毁灭性脑外伤，但尚未完全达到或完全满足脑死亡的全套医学标准，同时生前有意愿捐献器官，经家属申请或同意，在ICU中有计划地撤除生命支持和治疗，主要手段为终止呼吸机人工通气给氧，使心脏缺氧而停搏及残余脑细胞彻底失活，等待死亡的发生；M-Ⅳ，脑死亡判定成立后、器官捐献手术之前所发生的非计划性、非预见性心脏停搏；M-Ⅴ，住院患者的心脏停搏（2003年新增标准），主要为ICU抢救过程中发生的非计划性、非预见性心脏停搏。

2.中国DCD分类　原国家卫生部根据前期探索经验并参照国际分类，将我国现阶段公民逝世后器官捐献分为三大类：中国一类（C-Ⅰ）：国际标准化脑死亡器官捐献（donation after brain death，DBD），即：脑死亡案例，经过严格医学检查后，各项指标符合脑死亡国际现行标准和国内最新脑死亡标准，由通过原国家卫生部委托机构培训认证的脑死亡专家明确判定为脑死亡；家属完全理解并选择按脑死亡标准停止治疗、捐献器官；同时获得案例所在医院和相关领导部门的同意和支持。中国二类（C-Ⅱ）：国际标准化心脏死亡器官捐献（DCD），即包括Maastricht标准分类中的M-Ⅰ～M-Ⅴ类案例。中国三类（C-Ⅲ）：中国过渡时期脑-心双死亡标准器官捐献（donation after brain death plus cardiac death，DBCD），即：虽已完全符合DBD标准，但鉴于对脑死亡的法律支持框架缺位，现依严格程序按DCD实施。这样做，实际上是将C-Ⅰ类案例按C-Ⅱ

类实施，与 M-Ⅳ类有所类似但又有不同（M-Ⅳ类为脑死亡后非计划性、非预见性的心脏停搏）。现阶段 C-Ⅲ类为国内公民逝世后器官捐献的主要方式之一。

目前 C-Ⅲ最符合中国国情，它使 DBD 和 DCD 能很好地有机结合，既兼顾了两者的长处，又弱化和规避了传统文化认同中的冲突，并使捐赠程序在临床工作中更具有可操作性。

3.DCD供体的筛选标准　目前符合 DCD 供体的适应证主要包括：①发生毁灭性脑损伤；②治疗小组判断已无生存希望；③家属放弃治疗并签署知情同意书；④拟捐献器官功能良好；⑤预计撤除生命支持治疗 60min 内发生心脏停搏。绝对禁忌证包括：①人类免疫缺陷病毒（human immunodeficiency virus，HIV）呈阳性或存在 HIV 高危活动，如静脉注射毒品史、血友病等凝血机制异常；②药物滥用史；③暴发性感染，药物治疗无效；④恶性肿瘤，脑部原发性肿瘤除外。

美国匹兹堡移植中心 1995 年提出 DCD 可分为可控型和不可控型两大类，可控型 DCD 移植肝和受体存活率均显著高于不可控型 DCD，PNF 发生率较低。Maastricht Ⅲ类供体属可控型 DCD，Maastricht Ⅰ、Ⅱ和Ⅳ类供体属不可控型 DCD。可控型和不可控型 DCD 概念促进了 DCD 肝移植的开展，对提高 DCD 供肝利用率和肝移植成功率起到了十分重要的推动作用。

DCD 新概念很好地解决了国外移植专家对我国大力推动心死亡器官捐献（DCD）的疑惑与不解，很好地诠释了我国 DCD 概念上的差异，有利于今后 DCD 概念的推广。

三、供体肝的保存方法

（一）静态低温保存

静态低温保存技术是目前临床应用最广泛的器官保存方式，是肝保存的金标准，可以在一定程度上延长供体器官寿命。利用低温器官保存液置换供体器官中的血液，使器官迅速降温（0～4℃），细胞代谢速率及酶活性降低，使器官维持较低的新陈代谢水平，增加器官对缺血、缺氧的耐受性，可离体保存较长时间。静态低温保存法具有简便易行、价格低廉、无须特殊设备等优点。但存在以下几种缺陷。

1.供肝代谢仅仅减慢而未停止。

2.无氧运输造成代谢产物堆积。

3.低温的直接损伤。

4.无法评估供肝的活力。

5.供肝的废弃率较高。

（二）低温机械灌注

1.概念　低温机械灌注（hypothermic machine perfusion，HMP）是目前最为成熟的机械灌注方案，并已在肾移植领域广泛应用。HMP 通过机器提供动力形成闭合回路进而持续向供肝中泵入灌注液，提供代谢底物的同时清除代谢废物，从而减轻获取及保存供肝过程中的损伤，改善供肝质量，延长离体肝的保存时间。HMP 继承了单纯低温保存在 0～10℃对器官进行保存的特点，具备很好的安全性，一旦机械灌注设备失常，离体器官仍可以在传统的低温下得到妥善保存。

2.**灌注方法**　低温机械灌注具有设备简易、成本较低等优势。合理的灌注压力及流速对于低温机械灌注过程至关重要，压力过低时肝灌注不充分，影响肝功能，压力过高时机械力则会导致肝窦内皮细胞受损。Hart等使用不同压力灌注小鼠肝动脉及门静脉，发现25%生理压力既能较充分灌注肝又能避免肝窦内皮细胞受损。灌注通路的方式包括肝动脉单独灌注、门静脉单独灌注及双重灌注，其中肝动脉单独灌注可以保证微循环畅通，但其压力过高会损伤到动脉内膜，进而影响血管的吻合。门静脉单独灌注可给肝细胞提供营养，确保有比肝动脉单独灌注更加理想的流量，但这并不是给氧的生理途径，其可能影响胆道的供应。双重灌注可减轻术后胆道并发症，但肝血管存在着流量竞争，双重灌注时可能会增加肝血窦的压力。目前还没有明确的灌注的最佳途径，大多数低温机械灌注以双重灌注为主。

（1）灌注液：目前常用的灌注液虽然能较好地保存正常供体肝，但是由于边缘供肝缺血损伤较重，对于保存液的要求也就更高。对于保存液的研究也有不少新的进展，但具体哪种保存液效果更好并没有统一的标准。目前常有的仍然是UW液、HTK液等经典保存液，许多研究也是在此基础上进行适当的加减。在低温条件下，葡萄糖、氨基酸和维生素等营养物质同样被消耗。基于此，Bessems等研究了新型的灌注保存液polysol来满足器官持续的代谢需求。Stegemann等通过无心搏供肝大鼠实验证明改良HTK液能够增加器官保持效果，而且提出对于持续机械灌注亲油性螯合剂LK614的用量应该低于单纯低温保存。Minor等通过DCD大鼠实验指出多巴胺能够提高氧合低温机械灌注保存的有效性，限制血管副反应的发生，提高早期再灌注损伤功能的恢复。

（2）温度：从供体心脏停止泵血开始，肝缺血性损伤也随之开始，取肝过程中，细胞及组织的缺血及缺氧是不可避免的，目前标准的操作是使用冷保存液经肝动脉灌注，是否同时经门脉灌注意见尚不统一。已有研究证明低温是所有有效保护和保存细胞和组织的基础，低温可以有效对抗缺血性损伤，但是降温不仅仅有益，同样会有其害处，降温与否就取决于两种效果的平衡，目前大部分认可的仍是低温保存，低温已经被应用于降低移植器官的损伤几十年了，目前临床标准供肝保存仍是低温保存。

（3）氧气：尽管在低温的条件下组织对于氧气需求是很低的，但是仍有许多人认为持续的氧气和腺苷的供应能够使保存组织维持较高的ATP水平，降低组织氧化损伤和代谢应激。有关氧合机械灌注保存研究也表明，恢复需氧组织的自稳态能够增加低温机械灌注保存器官的完整性。Lüer等通过大鼠实验表明，使用100%氧平衡灌注液能够明显降低灌注期间转氨酶的释放，而且能够明显增加腺苷酸活化蛋白激酶（AMPK）补救合成通路和上游蛋白激酶A的激活。而't Hart等则提出20%氧合的UW液能提供最佳的保存效果。目前的研究普遍认为，氧合灌注可以明显提高肝保存的功能和结果的完整性，而灌注液的氧合程度及低温条件下氧能否得到有效利用仍有待进一步研究。

3.**评估指标**　用于评估机械灌注保存应用效果的指标，在动物模型中，一是通过评估缺血/再灌注损伤的程度来反映机械灌注保存的效果，二是测定肝移植术后肝功能及并发症的发生情况来评估机械灌注保存效果。目前还没有特定的检查可以明确肝移植术中及术后肝的损伤，需要通过多种指标共同评估肝的损伤程度。

（1）生化指标：生化指标主要包括谷丙转氨酶（ALT）、谷草转氨酶（AST）、乳酸脱氢酶（LDH）、乳酸等，通过测定灌注保存开始、保存之后和再灌注之后的指标变化情况来评估保存效果。也有人使用谷氨酸脱氢酶（GLDH）作为评估指标，并通过测定氧的利用来评估肝的代谢活动。血清中AST、ALT、LDH的活性是监测肝功能最直接的指标。Uygun等通过缺血/再灌注大鼠模型指出，仅仅根据再灌注期间ALT的定量能够预测受体的存活情况；该实验同时指出，AST同样可以预测肝的可用性，但是，由于AST的释放也主要是因为肝细胞损伤引起，所以AST和ALT是可以相互交换的指标。而且，他们指出特定时间点的检测指标对于移植物的可用性提供了更好的指示作用。

（2）胆汁：正常情况下胆汁中仅含有少量葡萄糖。当胆管上皮损伤时，重吸收减少，胆汁中葡萄糖含量相应升高。另外 γ-谷氨酰转肽酶（GGT）是胆管的标志性酶，且大部分酶分布在胆管上皮细胞腔面的胞膜上。当胆管细胞受损伤时，进入胆道的GGT必然增加。故胆汁中的葡萄糖含量及GGT水平可反映胆管上皮受损情况。肝移植后大鼠胆汁分泌量的多少是评价移植肝术后肝功能好坏的一个重要指标，胆汁分泌量的减少可能预示着肝功能的损害，大部分实验都将胆汁的测定作为评估肝再灌注损伤过程中肝功能及细胞损伤的程度。

（3）肝组织活检：在动物实验中肝组织活检可以更直观地观察到肝组织的损伤程度，肝组织活检虽然是一种有效的评估方法，但其评价不够全面和及时。

（4）低温机械灌注研究进展

①低温机械灌注在动物实验中的研究：肝的机械灌注研究同样取得了很大的进展，但是大部分的研究成果仍然是通过动物实验获得的。有人曾试图单纯地利用肾低温机械灌注保存模型保存肝，结果证明并没有获得较好的保存效果。所以对于肝的机械灌注保存并不能照搬肾的保存模型，而需要一套相对独立的机械灌注保存模型，在大鼠等小动物模型实验中已经证实低温机械灌注保存与单纯低温灌注保存相比具有更好的保存效果，可以明显降低缺血/再灌注损伤之后肝细胞的坏死及ALT和AST的释放，增加胆汁的产生。

在大动物实验中同样证实了低温机械灌注的优越性。Vekemans等通过猪实验模型证明，在各种低温机械灌注条件下，低流量氧合低温机械灌注是最佳的，在低流量灌注条件下ATP水平是最高的，单纯低温保存条件下ATP水平最低，从而证明低温机械灌注保存对保护肝有更好的潜力。

而且值得一提的是，无论是小动物模型还是大动物模型，均证明机械灌注保存对于边缘供肝尤其是DCD供肝具有更好的保存效果，并且认为氧合机械灌注对于边缘供肝具有更好的修复及保存作用。Manekeller等将心源性死亡的Wistar大鼠的肝在死亡30min后取出，用HTK液进行单纯低温保存18h，一部分保存16h后进行2h的氧合机械灌注保存，使用HTK液，或是混有腺苷、磷酸盐和葡萄糖的HTK液，或者Williams-E液灌注，再灌注之后发现，单纯使用HTK液灌注效果最佳，因此他们提出，通过短时间低温氧合机械灌注可以逆转已经受损的肝，并且不依赖于能量的支持或者营养的供给。de Rougemont等在猪实验模型中同样证明了低温氧合机械灌注能够有效挽救经历严重缺血损伤等打击的DCD供肝。

②机械灌注在临床应用中的研究：在2009年，Guarrera JV教授团队开始了第一个应用于临床肝移植的HMP研究。在这项研究中，20例成人接受了经过3～7h机械灌注后的肝移植，并与SCS组进行对比。结果显示：HMP组EAD发生率为5%，SCS组为

25%。HMP在这项预实验中表现出较高的安全性和可靠性。在随后的5年里，该研究团队进行了目前开始最早，同时也是唯一已经完成的针对临床肝机械灌注保存的随机对照研究。最终的结果显示：HMP组EAD发生率为19%，SCS组为30%（$P=0.384$）；1年术后生存率分别为85%和80%（无统计学差异）；但术后胆道并发症发病率HMP组明显低于SCS组（$P=0.016$），术后住院日HMP组也明显低于SCS组（$P=0.001$）。虽然这项研究仅容纳了30对患者，但却证实了HMP对于肝可靠的保护功能，以及可以降低术后胆道并发症的优势。

Henry等通过分析对比低温机械灌注保存组和静态冷保存组受体的肝组织及血清，结果发现低温机械灌注保存组的炎症反应及肝损伤均明显弱于静态冷保存组。

Dutkowski P教授团队则首次证实了机械灌注对于DCD供肝的保护作用。在这项研究中，DCD供体肝首先经过常规的4℃低温保存，随后在移植前1～2h经门静脉进行低温氧合机械灌注，这项方案也被称为HOPE方案（hypothermic oxygenated perfusion，HOPE），基于荷兰Organ Assist系列的ECOPS系统。这项研究证实经过机械灌注保存后DCD供体肝在肝功能、肾功能、住院日及术后并发症方面都与DBD供体表现相当甚至更好。在中位随访8.5个月里，无肝内胆道狭窄并发症发生。进一步研究提示低温氧合机械灌注还显示出对DCD肝胆道血供的保护作用。

Guarrera等对31例扩大标准供肝行低温机械灌注保存，结果显示与静态冷保存组比较，低温机械灌注保存组早期移植物功能障碍发生率、胆管并发症发生率明显降低，术后1年存活率明显升高，平均住院时间明显缩短，说明低温机械灌注对于边缘供肝可提供安全、有效的保存。

（5）小结：低温机器灌注保存方法具有以下优点①更大的保存范围：无热缺血肝、心脏停搏肝、脂肪肝等，尤其是对于心脏停搏供肝的保存显示了较好的保存效果；②更长的保存时间：保存时间可达几天；③更好的肝功能及微循环状况：术后原发性肝无功能及微循环障碍等并发症的发生率较低；④机器灌注保存对于微循环的改善更佳：在灌注过程中可以给予供氧、能量供给、ATP的补充，并可以及时进行有毒物质的清除，及时评估肝的可用性等。低温机器灌注保存方法的优势决定其很可能较目前低温保存方法有更强的生命力。但是，目前机械灌注保存的研究仍然许多实际问题需要解决，如设备的便携性、灌注液的氧合问题及营养物质添加与否，仍需要更多更广泛的临床试验来证明其应用效果。

（三）亚常温机械灌注

亚常温机械灌注（SNMP）是介于低温和常温之间的一种机械灌注方式，保存温度一般为21℃左右，灌注期间给予充分的营养物质和氧气，使肝能够维持一定的生理功能从而促进供肝功能恢复，改善供肝质量。

1.SNMP系统　作为机械灌注的一种，SNMP系统主要由动力单元、循环单元、器官单元、温控单元、氧合单元组成。动为单元指的离心泵或者蠕动泵，泵的数量各个中心不一样，牛津大学MP系统采用的单离心泵，而克利夫兰、荷兰等中心采用的是离心泵结合蠕动泵；循环单元包括了连接各个设备的管道、灌注液、微泵，目前各中心大多采用的是肝动脉（搏动血流）和门静脉（持续血流）联合灌注的管路方案，常规连有微泵用于给药或其他干预，而灌注液有许多种；器官单元指的是盛放器官的容器，主要有网垫和水浴等区别；而温控和氧合单元则可稳定温度及提供充足的氧气。需要注意的是尽管SNMP旨在室温下运行，但是温度变化仍需温控单元来调控。

2.SNMP的参数设置　SNMP的研究报道相对较少，关于灌注通路、灌注压力、流量、供氧等参数的设定尚无定论，且个别研究未在文献中提及以上参数设定。大鼠模型常采用的使门静脉单独灌注，猪肝模型采用的是肝动脉/门静脉双灌注模式。由于过高的灌注压力可能对肝血管内皮细胞的完整性产生影响，而灌注压力过低无法达到充分灌注的目的，因此，通过调节流量来使压力稳定在一定范围是相对比较安全有效的方法，但是这个范围还没有达成共识。Vairetti最早在大鼠肝SNMP研究种采用重力灌注来控制灌注压力；Berendsen等通过调节流量使门静脉压力控制在50～100 mmH$_2$O；Knaak等对猪肝的SNMP则控制肝动脉和门静脉的流量分别为：250 ml/min和500～600 ml/min，压力分别为40mmHg和3～5mmHg。在对人废弃供肝的SNMP研究中，Bruinsma等则在温度达到21℃时调节流量使肝动脉和门静脉的压力维持在50～80mmHg和4～7mmHg。尽管SNMP可避免携氧载体的使用，但亚常温下肝仍有一定的代谢功能，需要充足的氧气维持肝功能，因此，目前大多数研究供氧提供较高的氧分压，大鼠模型中氧分压设定为500～650mmHg，人废弃供肝研究中氧分压在700mmHg以上。但是这种氧分压设定是为了确保提供充足的溶解氧来维持肝代谢，对于较低氧分压的SNMP的对照研究尚缺乏，因此无法定论最佳的供氧标准。

3.SNMP的肝评估指标　机械灌注的一大优点在于可以提供监测器官功能和活力的一个平台，如何利用灌注期间的数据来评价供肝质量可以避免潜在的失活肝用于肝移植，同时也可使更多边缘性供肝有望经灌注修复后用于临床。灌注过程所产生的指标目前主要有实时观察数据、实时检测数据和灌注后检测数据。实时观察数据包括压力、流量、胆汁、肝形态等。胆汁分泌量是目前比较公认的反映肝功能的一个可靠指标，同时在灌注期间可直接观测，因此SNMP研究多将胆汁分泌量纳入评估肝活力的一个依据。另外，根据压力、流量计算产生的血管阻力指数也有研究在使用，Bruinsma等对SNMP的CIT时限研究中发现，随着WIT时间延长，SNMP中血管阻力指数增加，而血管阻力指数越高，移植后受体生存率越低。实时测量数据包括了灌注液血气、血糖、渗透压等，血气分析主要包括pH，氧分压（pO$_2$），氧饱和度（sO$_2$）、二氧化碳分压（pCO$_2$），碳酸盐浓度（HCO$_3^-$）、碱剩余（BE）、乳酸等。有学者认为酸碱平衡是肝功能良好的反映，而酸碱度则是肝损伤的一个敏感的预测因素。灌注后检测数据包括了肝功能、胆汁检测、能量储备指标和病理，肝功能是最常见的检测指标，ALT和AST可反映肝损伤程度，LDH和ALP可反映胆管细胞的功能，也有一些研究测量胆汁的ALP、pH、碳酸氢根浓度来反映胆管破坏程度和活力。线粒体功能障碍和ATP耗竭是再灌注损伤发展的重要因素，这反映了细胞能量储备对肝活力的重要性，Bruinsma等进行SNMP保存人废弃供肝实验，病理结果提示灌注后没有进一步肝损伤，他们发现ALT反映了热缺血损伤程度，而ATP反映了肝的能量储备，认为ATP水平最能反映供肝功能是否恢复。肝灌注前后的病理变化可比较准确的判断肝损伤的变化，但目前尚未有文献报道SNMP后肝损伤明显改善，这可能和目前尚缺乏有效逆转肝损伤的方法或者灌注时间有关。我们期待未来在全世界研究人员的努力下，能发现最能反映肝活力的有效、安全、实时、简便的灌注指标。

4.肝 SNMP 的动物实验研究 SNMP 的肝保存研究大多为动物模型的实验研究，以大鼠和猪模型为主。意大利帕维亚大学的 Vairetti 团队比较早的开始研究 SNMP 保存肝的研究。大鼠肝经 6h SNMP（20℃）或 SCS 保存后再行 2h 的 37℃再灌注，SNMP 保存后肝再灌注后 ALT、AST、LDH 明显低于 SCS 保存的肝，而前者 ATP 水平明显高于后者。随后他们进行脂肪肝的 SNMP 研究，肥胖 Zucker 大鼠肝作为脂肪肝模型，瘦 Zucker 大鼠肝作为正常肝模型，分别使用 SCS，MP（20℃），MP（8℃）、MP（40℃）进行保存，然后同样行再灌注实验。再灌注后脂肪肝组的肝酶水平和非脂肪肝组无统计学差异；和 SCS 组相比，MP（20℃）组的 ATP/ADP 比率和胆汁分泌量明显较高，且氧化应激反应和胆汁酶学均较低。在脂肪肝实验中，SCS 组的 TNF-α 水平和 caspase-3 活性是 MP（20℃）组的 2 倍。该研究也是首次证明了亚常温机械灌注保存脂肪肝供肝的有效性。该团队在大鼠 DCD 模型的 SNMP 实验也揭示了 SNMP 改善 DCD 供肝细胞活力和更好的保存效果。

美国哈佛大学 Berendsen 等首次进行 SNMP 保存 DCD 供肝的研究，他们使用 60min 34℃热缺血处理的 Lewis 大鼠肝作为 DCD 模型，实验分为四组：①SCS 保存 3h 后肝移植；②热缺血处理后肝移植；③无热缺血经 3h SNMP 保存后肝移植；④热缺血处理经 3h SNMP 保存后肝移植。以上四组的大鼠术后 1 个月生存率分别为 100%，0，100% 和 83.3%。该研究了首次使用肝原位肝移植模型证明了 SNMP 可较好的保存 DCD 供肝，有望逆转 DCD 供肝损伤。Vairetti M 等在 2012 年报道了 SNMP 在大动物 DCD 肝模型的研究，60min 热缺血猪肝经不同方法保存后行再灌注实验，SNMP 组的 AST、LDH 和乳酸明显低于 SCS 组，SNMP 组的肝细胞空泡化和坏死程度明显较轻，这一结果说明了 SNMP 可有效保存大动物肝，甚至修复其 DCD 供肝的损伤。

美国哈佛大学学者利用大鼠模型研究冷缺血时间和 SNMP 保存效果的关系，不同冷缺血时间（0h，24h，48h，72h，120h）的肝经 SNMP 灌注 3h，然后进行同种原位肝移植，灌注期间除了 CIT120h 组的肝 ATP 没有升高，其余组肝灌注后 ATP 水平均较前升高，CIT 72h 的肝其 ATP 水平恢复程度开始不如 CIT0h 的肝。而对于血管阻力指数，CIT0/24h 组稍有下降，随 CIT 时间延迟，灌注期间阻力指数逐渐上升，CIT72/120h 组显著高于 CIT 48h（$P < 0.01$）。CIT 48h 组移植术后 30d 生存率因机械灌注后明显改善，而 CIT 72h 即便进行 SNMP，其术后生存也不超过 2d。该研究不仅表明了 SNMP 的 CIT 时间为 48h，同时也表明了灌注期间 ATP 水平和血管阻力指数可以预测移植后供肝活力。

Olschewski 等研究表明大鼠肝在遭受 1h 的热缺血后（DCD）在 21℃下进行 6h 的门静脉灌注优于在 4℃或者 12℃温度下。结果表明门静脉压力减少，更好的胆汁产出及缺血指标的改善。Selzner1M 教授团队通过离体猪肝亚常温机械灌注证实其可以有效保护胆管及胆管上皮细胞，减少保存期损伤。

Qiang Liu 等对大鼠脂肪肝进行 SNMP 灌注，灌注液内加入 6 种脱脂物质（脱脂鸡尾酒），经 6h SNMP 后脱脂灌注液内极低密度脂蛋白（VLDL）和三酰甘油（TG）明显较高，而组织学及细胞内三酰甘油成分却变化不大，该研究说明了 SNMP 虽然能较好的保存边缘性供肝，但其用于脱脂效果还并不满意。该文作者认为 SNMP 进行脱脂鸡尾酒灌注其脱脂效果不佳的主要原因在于灌注温度。首先脱脂成分产生作用的受体功能较代谢率更对温度敏感，其次可能由于SNMP供氧能力欠佳，无法充分支持脂肪β氧化所需。

加拿大Knaak等进行SNMP保存DCD供肝的研究，DCD供肝为45min的WIT和4h的GIT，SNMP 2h后静脉pO_2下降随后稳定，胆汁开始分泌，AST仅轻度升高，HE染色发现肝细胞坏死小于5%，肝小叶及肝窦内皮细胞结构完整，PAS染色表明，相对于SCS肝的糖原耗竭，SNMP后肝细胞内糖原逐渐合成增多。

Tarantola等利用二肽基肽酶-IV（DPP-IV）比较SNMP或SCS保存脂肪肝胆管效果，DPP-IV可灭活肠促胰岛素和神经肽，并且和非酒精性脂肪肝、非酒精性脂肪肝肝炎、2型糖尿病的发病有关，其激活和表达可预测肝内胆管树的损伤，该研究发现脂肪肝供肝经SCS保存后产生了严重的实质细胞损伤，而SNMP保存后的肝和正常肝无明显差别，进一步展现了SNMP对脂肪肝供肝的保存能力。

Okamura等研究SNMP对重度脂肪变性（超过50%大泡性脂肪变性）供肝的保存效果，经不同方式保存4h，SNMP保存的肝其再灌注后肝实质ALT，线粒体谷氨酸脱氢酶明显下降，且和SCS相比，门静脉压力、组织ATP水平、胆汁分泌量、高迁移率族蛋白-1、脂质过氧化作用、组织谷胱甘肽水平均明显改善，并减轻肝窦微血管和肝细胞线粒体进一步破坏，该研究认为SNMP可有效保护超过50%大泡性脂肪变的供肝，减轻保存过程及再灌注后的损伤。

5.肝SNMP的临床研究　B.G Bruinsma等使用SNMP灌注了7例人废弃供肝，时间为3h，灌注1h逐渐达到室温［（20.8±1.0）℃］，门静脉阻力指数稳定，肝动脉阻力指数上升，30min后逐渐下降，灌注前后肝重量无明显改变，氧气摄取持续上升，2h后稳定，达6.74［4.15～8.16］ml O_2/（min·kg）liver-1，pH恢复至正常范围，碳酸氢根逐渐升高，血糖在短暂升高后逐渐稳定，灌注30min后乳酸水平达顶峰，随后降至正常范围，尿酸产生稳定，20min后ALT不再继续上升，结束时为1062.1（750.61～1062.4）U/L，而ALP和LDH仅稍有升高，肝HE染色显示灌注前后肝无明显组织学改变，SCS后的ATP含量和WIT时间呈负相关，MP后可见3.7倍的ATP增长，他们尝试利用ATP水平研究其他指标的替代性，发现高ATP肝其摄氧率显著升高，而ALT、LDH、ALP、乳酸和WIT时间虽低于ATP较低的肝，但两者无统计学差异，研究还发现灌注结束时的ATP和最终的ALT呈负相关。胆汁在灌注30min后就开始分泌，第1小时内胆汁总量为2.25（0.9～2.5）ml，最后1小时胆汁总量为3.9（2.4～5.1）ml，由于胆汁的肠肝循环缺少，导致了第1小时胆汁内胆盐浓度下降，而总磷脂浓度持续上升，因而胆盐/磷脂比例下降，胆汁内细胞保护性碳酸氢盐分泌增加，使得灌注后胆汁pH恢复碱性。该研究首次揭示了SNMP可有效维持人供肝功能，减轻缺血损伤，维持或改善肝胆汁相关功能指标。B.G Bruinsma等后续进一步对21例人废弃供肝进行SNMP研究和分析，其中DCD供肝18例，DBD供肝3例，SNMP 3h，对21例肝进行分组，其中DCD对照组定义为无脂肪变性且WIT＜30min，无脂肪变性而WIT＞30min为一组，中度以上脂肪变性且WIT＜30min为严重损伤组。摄氧率和ICG清除率作为肝功能的决定因素，动态研究灌注期间ATP/ADP/AMP，NADH/NAD＋，NADPH/NADP，FAD和GSH/GSSG等代谢物的水平变化，结果发现SNMP期间可见能量辅酶改善及氧化还原反应的转化，同时也发现了包括乳酸代谢和三羧酸循环中间产物的增加在内的选择性通路内肝缺血性改变的逆转，同时还发现了损伤的肝能量恢复较弱的多种机制，该研究认为SNMP结合能量代谢分析对评估供肝活力具有很大的临床意义。

6.逐步复温法SNMP的研究 鉴于损伤的供肝对温度的急剧变化比较敏感，有部分学者提出了逐步复温法的SNMP（RMP）研究，也有称控制性复温SNMP（COR-SNMP）。比传统的SNMP相比，逐步复温法在灌注开始一定时间内采用人为控制的方法使灌注温度从4℃缓慢升高到室温，以期肝更能耐受温度的提升，这在肾机械灌注研究中已显现满意的效果。Obara等较早的报道了控制性复温的SNMP，他们对WIT 60min，CIT 120min的猪肝机械灌注，灌注温度从4～8℃缓慢升高到23℃，肝动脉压力及LDH下降显示了该复温法机械灌注的有效性。Andrie CW等比较不同温度的机械灌注对大鼠胆管的保护效果，研究发现MP组的肝其再灌注后胆汁分泌量、胆汁碳酸氢盐浓度、pH均较SCS组高，而GGT和LDH均较SCS低，胆管内皮细胞损伤更轻，该研究人为机械灌注较冷保存可以更高的保护胆管内皮细胞，且和灌注温度无关。Furukoril等研究猪肝模型的复温法SNMP，组1为WIT 0min＋HMP4h，组2为WIT 60min＋HMP4h，组3为WIT60min＋RMP4h，结果发现RMP肝的AST和LDH较热缺血HMP肝低，但两组ATP均无提升，三组肝均可见轻微脂肪变性和肝细胞水肿，肝细胞、胆管和窦内皮细胞均保存良好，Furukori等认为复温法SNMP仍有望逆转DCD供肝，他们认为机械灌注组的ATP没有恢复水平可能是由于灌注液成分有关，需要进一步的研究。

Shigeta比较HMP（8℃），SNMP（25℃）和RMP（4～25℃）三者对DCD猪肝的保存效果，机械灌注2h后行肝移植，RMP组的AST，LDH和透明质酸（HA）最低，肝细胞水肿和坏死程度最轻。值得注意的是该研究设定SNMP组的肝在机械灌注之前进行2h的25℃保存，因此其关于SNMP和RMP的比较结果有待进一步控制性实验研究。Matsuno等比较RMP和HMP及SCS对猪DCD供肝的保存效果，灌注期间RMP组肝ALT水平最低，移植后其AST水平最低，肝坏死程度最轻，术后生存率最高。Hoyer等首次使用机械灌注对6例人供肝进行移植前复温处理，复温结束后经HTK液（1L，4℃）灌洗再行肝移植，并且和106例无复温处理的移植案例进行对比，复温处理的肝移植后AST峰值近乎是未复温处理肝的1/2，前者6个月生存率为100%，后者仅为80.9%，初步证明了控制性复温在临床上进行移植前处理的可行性及安全性。

7.SNMP的拓展研究 Gringeri等利用SNMP支持对5例Landrace猪行自体肝移植，术后均存活，术中B超发现肝动脉、门静脉和肝静脉血流通畅，肝组织病理未见明显坏死和淤血性改变。众所周知，自体肝移植可用来切除传统体内无法切除的肝肿瘤，但对外科水平要求很高，且存在肝缺血损伤及缺血再灌注损伤的风险，该研究结果进一步拓展了自体肝移植的优势。

Bruinsma等在2015年报道了超低温联合SNMP保存肝的实验研究。该团队之前研究得出SNMP的冷保存时限为48h，他们使用一种聚乙二醇和葡萄糖衍生物使肝在−6℃下冷冻保存却不形成细胞内结晶，再利用SNMP进行复温，使CIT72h的供肝移植后长期存活增至100%，CIT 96h的供肝移植后长期存活增至58%。尽管该方法尚未用于DCD模型和脂肪肝模型，但该项研究提供了一种有效并可显著延长保存供肝的新思路。

8.小结 亚常温机械灌注（SNMP）可有效保存离体肝甚至人边缘性供肝，且避免了携氧载体的使用，温度调控相对简单，可行性较强，有望用于临床肝保存、拓宽供肝来源。但仍需大量研究尤其是临床试验进一步扩充目前研究结果。

尽管 SNMP 已在动物模型甚至人肝的保存显示出了不少的优势，但是总体研究数量偏少，尤其缺乏临床试验研究，期待更多的研究来扩充目前的研究结果。目前对于边缘性供肝缺乏有效的逆转方法，许多肝的基础研究结果可利用机械灌注平台进一步验证，同时也可探索逆转边缘性供肝的方法，包括药物、细胞干预、物理干预等在内的多种方法，修复边缘性供肝，拓宽供肝来源。

（四）常温机械灌注

1.概念　常温机械灌注（normothermic machine perfusion，NMP）是模拟生理状态下肝的灌注过程，确保灌注温度与机体基本一致，通过持续补充营养物质及氧气来维持肝活性，尽可能减少对组织的损伤，对一些边缘供体起到一定的修复作用，同时灌注条件可以比拟体内灌注，因此也可作为评估的重要手段。

2.灌注装置

（1）常温机械灌注装置组成：常温机械灌注装置与人工心肺机类似，一般由泵、氧合器、热交换器、器官容器、连接管路等部件组成。在小动物模型，常温机械灌注装置由一个主要的肝灌注通路和一个次要的透析通路组成。主要通路包括蠕动泵、灌注容器、膜肺氧合器、热交换器和除泡器。灌注通路通过门脉以恒定流速灌注肝。在大动物模型，灌注装置采用的是双重再循环通路，主要包括离心泵、热交换器、膜肺氧合器、除泡器和器官容器。灌注通路分成两条：动脉通路和门脉通路，肝动脉是通过离心泵直接灌注，呈脉冲流速，而门脉则通过将灌注液置于一定高度利用重力进行灌注，为恒定流速。灌注开始时肝动脉、门脉的灌注压力分别控制在生理范围内。一般而言，离心泵由于其使红细胞溶解更少及灌注压力和流速更合适而作为首选。一些装置将下腔静脉的血液自由引入一个开放的容器中，而其他则使用完全的插管回路，二者孰优孰劣仍存在争议。

（2）常温机械灌注的相关参数设置：灌注参数主要包括温度、压力、流速、氧分压。常温机械灌注的温度一般维持在 37℃，Monbaliu D 等则将温度控制在 32 ～ 37℃范围。Tolboom 等对 20℃、30℃或 37℃机械灌注能否修复缺血鼠肝进行了研究，术后胆汁的产生随温度的增长及肝功能的恢复而增加，并且在 37℃保存的肝中效果最好。

常温机械灌注压力通常与动物的生理值接近。在大动物模型中，门静脉压力一般为 7 ～ 10mmHg 范围，肝动脉压力为 90 ～ 100mmHg 范围。大鼠实验表明，门静脉压力 4mmHg，肝动脉压力约 25mmHg 能够保证充分灌注并且较少引起细胞损伤。

目前的文献对常温机械灌注时门静脉和肝动脉的灌注压力报道各不相同，波动较大，肝动脉灌注压力选择在 40 ～ 100mmHg，门静脉的灌注压力选择在 5 ～ 29.5mmHg；而对常温机械灌注时的肝动脉流量及门静脉流量的控制波也较大，肝动脉流量一般控制在 100 ～ 400ml/min，门静脉流量一般控制在 250 ～ 1750ml/min。

目前，对灌注流速的认识还没有达成共识，差异较大。Tullius SG 等在大鼠实验中表明，灌注过程中肝动脉持续式恒定流速是血管内皮细胞损伤的独立危险因素，而脉冲式流速符合生理灌注，因而效果更佳。van der Plaats 等通过数字模拟研究得出：对门静脉采取持续灌注，肝动脉采取脉冲式灌注可能效果更好。常温机械灌注装置提供额外氧气可增加抗氧化物产物、清除自由基、恢复线粒体功能，氧分压应该根据灌注液流量和灌注温度而定，灌注液流量越大，最低氧分压越低。在NMP模式中，氧分压在 14～20kPa，但也有研究认为应维持氧分压为55.0kPa，但最佳参数仍需进一步研究。

（3）灌注液：合适的灌注液应能够为肝代谢供应适当的氧气、营养物质和保护性物质，并维持适当的胶体渗透压，避免因灌注而造成的间质水肿。关于理想的灌注液目前仍有许多探讨，灌注液的成分及比例目前尚未统一。

尽管利用高压供氧理论上可能使足够的氧气溶解在灌注液中，但大多数研究中心认为仍有必要安装一个专门的氧合器进行氧合。以全血为基础的灌注液成为目前大部分公开发表文献的共识，而且是稀释的、肝素化的、pH平衡的血液。它不仅具有极好的运输氧气和其他营养物质的能力并且具有适当的胶体渗透压，能够避免机械灌注期间间质水肿的进展。同样，一些文献分享了关于在灌注过程中利用添加剂维持代谢功能的经验，其灌注液成分包括营养物质（氨基酸、胰岛素、葡萄糖），预防血栓形成和微循环衰竭的药物（肝素、环前列腺素），抗生素及减轻细胞水肿、胆汁淤积和自由基损伤的因子。经过约10h的常温机械灌注的猪肝灌注液从胆汁淤积的组织学证据证实了胆汁量的下降，其归因于由于肝内循环障碍导致的胆盐损耗，而在灌注液中加入牛磺胆酸盐将解决这个问题。牛津大学的研究团队则使用了肝素、胰岛素、环前列腺素和一种胆盐（牛磺脱氧胆酸）的混合物。营养物质的必需性缺乏证据支持，但是基于一种争论：如果灌注液中24h内没有营养物质（糖类和蛋白质的混合物，没有脂类）输入，功能肝有可能消耗能量底物，从而造成一系列不可逆的损伤。多项动物实验发现MP同时加入硫化氢、一氧化氮等氧自由基清除剂能进一步减少IRI、改善移植后肝功能。另外，有研究表明在NMP过程中加入特定药物可促进脂肪肝供肝脂肪代谢，减轻肝细胞内脂质蓄积。如果应用成功，对边缘肝的利用，扩大供体池缓解供肝短缺问题具有重大的现实意义。

在猪DCD肝模型，Xu等使用的灌注液中包含全血、血浆、激素、胰岛素、抗生素及肝素，但未提及营养物质和其他一些必需物质的添加。最近，Nassar等研究发现，灌注液中加入依前列醇钠后可改善肝微循环，从而促进胆汁分泌及降低灌注后血清中酶学水平。然而，这些研究并没有提到生理状态下肝所需的全部营养物质、各种物质所占的比例及确切的用量。在临床实践中，Op den Dries等在灌注液中加入亲水性胆汁酸盐可减轻胆道缺血再灌注损伤从而降低术后胆道并发症的发生率，并首次提出了明确的灌注液的成分和各种成分所占的比例，旨在满足一个正常肝代谢所需的全部营养物质、氧气和保护性物质，这是一个突破性的进展，但有效性仍需多中心的进一步研究佐证。另外，Chung等建立的体外肝-肾灌注模型可长时间维持灌注液酸碱平衡及代谢产物在基线水平，可见多器官常温机械灌注保存有利于灌注液的有效稳定。

3. 肝的功能评价 机械灌注为移植前保持在生理代谢状态的供肝提供了一个评估其可行性的平台。许多研究机构已经证实了有能力评估离体肝的质量。在灌注保存期间，可以实时动态监测移植物功能，为评价供肝质量提供窗口期。如生化指标、胆汁生成量、氧气消耗速率、血气分析、血流动力学和组织形态学等。观察这些指标的变化可以判断离体肝是否适用于移植，从而降低移植术后并发症的发生率，提高器官的利用率。

生化指标主要包括谷丙转氨酶（ALT）、谷草转氨酶（AST）、γ-谷氨酰转肽酶（GGT）、乳酸脱氢酶（LDH）、胆红素、电解质、血脂等，通过测定灌注保存开始、保存期间、保存之后和再灌注之后的指标变化情况来评估保存效果。血清中AST、ALT、LDH的活性是监测肝功能最直接的指标。Uygun等通过缺血再灌注大鼠模型指出，仅仅根据再灌注期间ALT的定量能够预测受体的存活情况；该实验同时指出，AST同样可以预测肝的可用性。而且，他们指出特定时间点的检测指标对于移植物的可用性提供了更好的指示作用。也有学者认为使用谷氨酸脱氢酶（GLDH）作为评估指标更好，并通过测定氧的利用来评估肝的代谢活动。另外监测血脂可以评价脂肪肝供肝经NMP后脂肪变性减轻程度，从而改善脂肪肝等边缘供肝质量。

肝移植后大鼠胆汁分泌量的多少是评价移植肝术后肝功能好坏的一个重要指标，胆汁分泌量的减少可能预示着肝功能的损害，在大部分临床和动物实验中，通过测定胆汁产量及胆汁中肝酶学水平的变化来评估肝在IRI过程中肝功能及细胞损伤的程度。Sutton等对废弃肝的灌注研究表明，胆汁引流量和其他代谢参数能够区分供肝是否可行，但仍有赖进行大规模的临床研究进一步证实。另外，GGT是胆管的标志性酶，也可通过测定胆汁中LDH、GGT含量判断胆道上皮细胞的受损程度。测定NMP过程中胆汁酸、总磷脂、碳酸氢根的含量也可判断胆道上皮细胞的功能活性。边缘肝血清中ALT、AST、β-半乳糖苷酶、透明质酸可反映肝细胞的破坏程度。肝缺血再灌注损伤过程中会产生大量活性氧族（reactive oxygen species，ROS），ROS是生物体内一些氧化反应中形成的氧自由基，可对细胞膜结构、核酸和蛋白分子产生氧化作用，引起其结构和功能障碍。ROS增多导致机体氧化应激反应（oxidative stress）造成细胞损伤。在体外供肝修复过程中可通过电子顺磁共振波谱法实时定量测定供肝中ROS含量，从而可作为判断供肝损伤程度的指标之一。

另外，肝动脉和门静脉的流量、压力参数可反映肝微循环状态。Obara等发现机械灌注期间通过监测肝动脉血压下降率可评价供肝术前质量，Perk等运用代谢组学方法证实灌注液中代谢组分的变化可以作为DCD供肝质量评价的理想参数。在动物实验中肝组织活检可以更直观地观察到肝组织的损伤程度。根据各参数、检验指标变化随时对"病肝"进行"治疗"，以期达到适合移植状态。

4. 常温机械灌注的优势和不足　　常温机械灌注是在器官获得之后通过持续的灌注来模拟器官的生理状态，是在正常体温的条件下保存供体器官，创造一个能保持器官活性、代谢甚至逆转损伤的最佳环境。常温机械灌注的目的是恢复体外肝的正常生理环境。与单纯低温保存不同，常温机械灌注保存的根本原则是在整个保存过程中在生理环境下维持细胞的新陈代谢。通过使用含氧丰富的媒介灌注器官来阻止缺血损伤，持续的代谢底物的循环和废物的去除为ATP的生成提供了基础。从而达到逆转热缺血过程中ATP供应中断引起的损伤的目的，而且还可以达到避免保存过程中肝细胞进一步损伤的目的。先前的研究表明组织中ATP水平是决定移植物存活最重要的决定因素，实验上已经证明常温机械灌注能够达到逆转缺血后ATP丢失的目的，从而逆转持续性的损伤。

相对单纯低温保存而言，NMP保存具有以下优势和不足。

（1）避免冷缺血损伤：目前，临床常采用4℃的HTK（histidine-tryptophan-ketoglutarate solution）液或UW（the University of Wisconsin solution）液对供肝进行保存。有研究表明，当温度每降低10℃时，细胞代谢率会降低1.5～2倍。然而，低温环境虽然降低了微生物的生长风险、细胞代谢速率及组织对氧的需求量，但同时也加速了ATP降解，导致Na^+泵、Ca^{2+}泵失活，加剧了有害代谢产物蓄积。同时，冷缺血更易损伤肝窦内皮细胞，还会影响细胞骨架肌动蛋白的活性并激活基质金属蛋白酶。常温灌注通过持续携氧灌注不仅能避免无氧代谢的有害产物堆积、防止冷缺血及复温带来的细胞损伤，同时也减少了ATP的大量消耗，明显提高了供肝质量。

（2）延长保存时间：延长供肝保存时间有利于供肝匹配的优化，有利于为合适的移植受体带来更大的生存效益，同时能将肝移植手术由半择期手术变为择期手术，从而完善术前评估及术前准备。不仅如此，长时间保存可使供肝在不同地区、不同移植中心之间转运，有利于更合理分配供肝。

传统冷保存的安全时限为12～18h，这不仅严重限制了供肝转运，也使供受体的配型吻合率降低。Brockmann等将猪DCD肝常温机械灌注的保存时间延长到了24h。研究表明，保存时间越长，肝的修复情况越好。从理论上来讲，常温机械灌注应该能够无限期地对器官进行保存，这给了器官恢复足够的时间，并且避免了冷保存法在时间上具有限制性的弊端。

（3）活性评估：在灌注保存的过程中，可以通过测量与器官功能有关的重要指标，包括生化参数、血气参数、氧气消耗速率、胆汁生成速率等，从而对该器官的功能状态进行正确评估，此过程可以有效降低移植术后并发症的发生率并提高器官的利用率。如肝动脉和肝门静脉的流量、压力参数可反映肝的微循环状态；而胆汁分泌量、氧耗率、尿素氮与V因子的合成情况则直接反映了肝功能活性。肝在缺血再灌注损伤过程中会产生大量活性氧（reactive oxygen species，ROS），体外供肝的修复过程中可以采用电子顺磁共振波法定量、实时地检测供肝中ROS含量，将其作为评估供肝损伤程度的指标之一。同时，常温携氧灌注过程中还可以通过测定胆汁中碳酸氢根、胆汁酸、总磷脂的含量来判断胆道上皮细胞的功能活性，另外还可以通过测定胆汁中γ-GT及乳酸脱氢酶（LDH）的含量来评估胆道上皮细胞的受损情况。

（4）保存期间的干预：在肝体外灌注过程中可以对器官进行干预，即在灌注期间给予药物或基因干预等其他措施来修复受损的器官，从而改善供肝功能。op den Dries等发现，在灌注液中添加亲水性胆汁酸盐可以减轻胆道缺血再灌注损伤进而减少术后胆道并发症发生的风险，而Valero等的研究表明，向灌注液中添加L-精氨酸能显著减少肝细胞及胆道上皮细胞的损伤。最近，Nassar等研究发现，灌注液中加入依前列醇钠后能够改善肝微循环，从而促进胆汁的分泌及降低灌注完成后血清中ALT、AST及LDH的水平。

离体器官的基因干预更有利于目的基因转染，并且可降低病毒载体对人致病的潜在风险。因常温机械灌注是通过模拟生理条件保存供肝，所以更有利于保护性基因的转染和表达，Balogun等认为，温度为37℃时更有利于HO-1基因的转染和表达。

保存期间的干预措施可与多种潜在目标密切相关，这些目标包括早期纤维化基因表达的减少、免疫应答机制的变化及缺血-再灌注损伤的修复等，这些都为移植器官的选择、干预治疗及预处理开辟了新的路径。

（5）常温灌注的不足之处：与静态冷保存和低温机械灌注相比较，常温机械灌注装置的缺陷在于它不易携带、成本较高、操作复杂，并且技术不够成熟。常温机械灌注最大程度地模拟了肝生理状态，其能有效扩大供肝池、挽救边缘供肝，是较有前景的器官保存技术，但其仍存在一些不足。

①灌注液血源的紧缺：血液供应的短缺也使常温下稀释血液的灌注在临床应用时受到限制，而其他携氧物质（人造血红蛋白液等）的作用还有待评估。

②保存中感染的控制：在常温条件下，灌注液中加入的营养物质虽然满足了细胞代谢的需求，但也同时增加了微生物生长的风险，向灌注液中添加抗生素也不能完全避免感染。

③设备复杂笨重，不易携带：目前人体器官分配与共享计算机系统稳定运行，供受体异地移植越来越多，供体的长途保存及转运安全问题成为关键。实验数据表明在机械灌注前冷缺血时间的延长对不利于受体预后，故将机械灌注装置转运至供体医院或单位仍是一个技术上的难题，装置的便携性意味着尽可能缩短冷却血时间。Organ Ox Metra是一个可移动的常温机械灌注装置，这个系统是全自动的，可以对肝进行长达24h的持续灌注，可运至供体所在医院。但目前的常温机械灌注多过于笨重，不利于转运，不断添加的设置如膜肺氧合器、血气分析等使其便携性面临更大的挑战。

④主要技术参数未得到全球统一标准化，常温机械灌注的灌注液成分及各成分所占比例尚处于研究阶段，目前还未达成一致的标准。灌注装置的复杂性使常温机械灌注极易发生故障造成肝代谢紊乱。

⑤尚无大量临床证据支持。

5.常温机械灌注的临床应用　随着大动物模型实验研究的蓬勃发展，常温机械灌注也转而应用于废弃人肝的研究。2013年，荷兰格罗宁根大学移植中心探讨了NMP修复人类DCD供肝的可行性。4个不适合进行移植的DCD供肝（热缺血时间12～17min，冷缺血时间4～9h）6h常温体外修复过程中，酶学标记物（ALT、GGT）可维持在较低的恒定水平，乳酸水平下降到正常值，胆汁产量也维持在生理范围之内，NMP 6h后组织病理活检中并未见明显肝细胞缺血性改变及胆道损伤的发生，证明NMP保存人类供肝技术上的可行性。

Sutton等于2014年通过对废弃人肝体外NMP的实验研究，发现了NMP保存期间分泌胆汁的质和量与供肝质量存在相关性，认为经过2.5h的NMP就足以评估供肝潜在的可移植性。边缘供肝机械灌注保存已经进入临床应用阶段。

2014年，牛津大学团队在伦敦举行的国际肝移植学会大会上首次报道了20个患者接受NMP保存的供肝肝移植的临床研究结果，这些供肝在移植前平均NMP保存12h，期间供肝展现出较佳的外观形态，约10ml/h的胆汁分泌量及稳定的灌注液pH。所有的患者术后恢复良好，IPF和PNF发生率分别为0和15%。由于受限于仅3个月的术后随访，故没有报道其中远期的并发症。因此，该研究结果还有待多中心、大样本量、随机、前瞻性的研究结果进一步证实。

2015年，英国剑桥大学移植中心报道了1例热缺血时间长达150min的供肝经过NMP复苏后成功移植的案例，受体预后良好。

2016年加拿大中心临床初期试验，对10例人体肝进行了常温机械灌注，其中4例为DCD供肝，由于1例因为技术原因未成功移植，其余9例均被成功移植，存活良好，两组肝功能指标及术后未见明显差别。此项校样本单中心的初期临床试验再次证明

NMP的安全可行性。同时也对大样本多中心的临床试验提出了迫切的需求。

2017年，中山大学附属第一医院器官移植中心移植团队通过Liver Assist常温灌注系统实现了首例临床无缺血肝移植，成功将1例严重大泡性脂肪肝供肝移植给受体。

2018年，Nasralla D等在一项220例肝移植的随机试验中，将NMP保存的肝与SCS比较，肝酶释放量的结果显示，NMP移植物损伤等级比SCS低50%。尽管NMP的器官丢弃率比SCS低50%，平均保存时间比SCS长54%，二者的胆管并发症、移植物存活或生存率无显著差异。如果转化为临床实践，这些结果将对肝移植的结果和等待名单死亡率产生重大影响。

6.常温机械灌注的挑战及未来展望　迄今为止，静态冷保存技术仍是离体肝保存的金标准。然而，随着不断增长的供肝需求及扩大标准的边缘肝的利用，传统的静态冷保存局限性越来越显现。常温机械灌注作为一种最理想的器官保存方式，有其优越性：①更长的保存时间，使半急症的移植手术变为择期手术，将使受体全面获益。②更大的保存范围，利用边缘供肝，扩大供体池。众所周知，脂肪肝供肝对缺血再灌注损伤更加敏感，NMP能大大减轻缺血再灌注损伤，使脂肪肝供肝显著获益。③对肝功能及微循环的改善更佳，显著改善供肝质量。④及时有效地评估供肝可行性，最大限度减少受体移植后风险。当然，常温机械灌注要想取代静态冷保存，全面应用于临床，仍面临许多挑战：①血源紧缺，费用昂贵；②保存中感染风险控制；③常温机械灌注众多参数尚处于实验探索研究阶段，仍未取得共识；④机械装置转运问题，应使其更便捷、稳定。常温机械灌注早期的动物实验和临床经验固然令人鼓舞，但与传统的静态冷保存相比未来仍需要依靠大量的临床随机对照实验证据。同时也要权衡不断增长的开支、设备的复杂性与实际获益之间的利害关系。

随着常温机械灌注装置的逐渐改进与不断完善，灌注参数和灌注液的不断优化，其优势逐渐显现出来，为边缘供肝的应用提供更多机会进而起到缓解器官短缺的作用。

（五）超低温肝保存

1.概念　超低温肝保存是一种基于超低温（即0℃下不结冰）和SNMP的保存技术。可在比SCS保存温度更低的条件下，使肝代谢进一步降低，从而减缓了肝质量的恶化，保障了能量储备和细胞内稳态。通常将肝保存在−6℃的条件下3～4d，之后在室温下对肝进行亚常温机械灌注。

2.超低温的前提　对于超低温肝保存来说，冰的形成已被证明是阻碍器官在0℃下低温保存的重要限制因素，目前的技术试图通过使用冷冻保护剂，以及高度控制的冷却方案来控制或防止结冰。因此，器官0℃下低温保存需要在超低温方案中使用适合的冷冻保护剂，控制冷冻和复温的速率以减轻低温伤害。

冰晶形成过程中产生的机械损伤及渗透压力共同导致了冻融过程组织损伤和膜的损伤。为此，Bruinsma BG等探索了更多成功的替代方法来完全避免冰的形成。如玻璃化，使溶液达到0℃下低温而不形成冰晶，或者说，器官可以在保存低于其冰点的超低温条件下。只要可以阻止冰晶形成，溶液也可以在0℃下低温状态下保持液态，从而大幅度降低器官的代谢。而玻璃化和超低温在很大程度上都依赖于冷冻保护剂。玻璃化是一种不形成冰晶就能使器官降温的方法。使用各种可以降低冰点及进行快速冷却方案的冷冻保护剂，可以将器官的温度降低到玻璃化转变温度，在这种温度下，液体呈无定形状态，或者说像玻璃状的状态，分子运动有效地停止了。根据来自自然中的耐冻和避免冻结的机制，衍生出了很多低分子量的添加剂，它们在低温保护中具有良好的效果。如甘油、山梨醇、2,3-丁二醇、1,4-丁二醇可用于促进超低温及减轻低温损伤，但是它们的使用也受到其毒性的限制。另外，一些抗冻蛋白可以通过调整冰的结构来减少其伤害，它们直接与晶体结合来阻止冰的传播。此外，还发现有些蛋白通过降低冰点和延缓冰的形成，或减少膜损伤来直接保护组织细胞。

为了达到冷冻保护的目的，选择了35kDa聚乙二醇（PEG）和3-OMG分别作为细胞外和细胞内的冷冻保护剂。35kDa PEG已被证明能够保护上皮细胞膜，由于PEG不穿过细胞膜，其保护作用仅限于胞外介质，所以还使用了一种冷冻保护剂来保护细胞内部。受耐冻物种的启发，他们首先选用了一种不代谢的葡萄糖衍生物（3-O-甲基-d-葡萄糖，3-OMG）用于超低温保存。3-OMG由肝细胞通过葡萄糖转运蛋白（GLUT-1和GLUT-2）自然地吸收，并在细胞内积累，且3-OMG是无毒的，且已经在临床中应用于葡萄糖摄取研究。

3.灌注技术在超低温肝中的应用

（1）加载阶段：首先，对肝进行1h的亚常温机械灌注，在灌注同时使用氧合的Williams' E培养液，其中添加了750U/L胰岛素和0.2mol/L的葡萄糖衍生物3-OMG，使灌注液的最终渗透压为290～310 mOsm/L。其中3-OMG作为抗冻剂，加载阶段的原理部分基于使用了葡萄糖衍生物3-OMG的离体工作。

（2）超低温阶段：SNMP系统配备有配套部件（灌注室、氧合器、气泡捕捉器和灌注液池），这允许在单独的环路中通过系统进行防冻循环，从而在机械灌注过程中实现精确的温度调节。通过把热电偶插入肝内下腔静脉来测量肝温度。在1h的3-OMG加载阶段后，使温度降低（1℃/min）至4℃。接着，用10ml UW溶液和聚乙二醇（35kDa PEG，5%）（UW-PEG）灌注肝，使其充分分布于肝血窦中，并用3-OMG冲洗掉肝上的冰。然后，将肝转移到无菌袋内，袋内装有4℃的UW-PEG液。为了防止热电偶引起的冰核，在不同的实验中进行了温度校准；并保持对防冻剂和UW-PEG溶液的温度独立监测。在超低温用10ml的UW-PEG冲洗肝，以确保肝窦的保存液分布。由于是在低温条件下冲洗，应该尽可能减少3-OMG的残留，如果不能将SNMP灌注液都冲洗出肝，可能会导致在超低温过程中形成冰。无菌袋密封，沉浸在冰冷的防冻剂中，将其转移到可控降温速度的冰箱中冷却至-6℃（0.1℃/min）最终肝内温度在-6～-5.5℃，肝可在此条件下保存72～96h。

（3）复苏阶段：缓慢将温度提高到4℃（0.1℃/min）；用Williams' E培养液冲洗肝，进行3h的SNMP复苏，在灌注恢复期间受体老鼠做好手术准备。结束灌注，将肝与灌注系统分离，用21℃乳酸林格液灌注。最后，进行大鼠的原位肝移植。

4.超低温肝保存基础研究进展　Bruinsma BG等通过联合超低温保存和机械灌注，显著提高了大鼠肝的保存质量，延长了保存时间。他们通过使用冷冻保护剂，防止细胞内外的冰形成及低温损伤，在此条件下，肝可以冷却至-6℃却并不结冰，肝的保存时间长达96h。这种超低温保存技术是通过SNMP加载冷冻保护剂，控制温度逐渐下降至超低温状态，在保存结束后进行SNMP复苏，然后再进行原位肝移植的。

这种超低温保存技术的实现基于以下三点：一是最主要的一点是将器官降至超低温。二是应用各种冷冻保护剂来防止肝在降低到−6℃的过程中结冰。由于细胞内和细胞外基质都可能结冰，因此选择了35kDa PEG和3-OMG分别作为细胞外和细胞内冷冻保护剂。实验结果显示，35kDa PEG与3-OMG联用可以保证大鼠肝在−6℃非结冰状态保存3～4d。三是机械灌注在该超低温方案中也不可缺少，是最后一个重要的步骤。在超低温保存的前后，都需要在21℃下对肝进行亚低温机械灌注［subnormothermic（±21℃）machine perfusion，SNMP］，21℃有利于3-OMG的加载和功能测试。使用SNMP系统，可以通过灌注富含营养物质的氧合灌注液来修复受到冷/热缺血的大鼠肝。在预超低温过程中，通过SNMP灌注3-OMG 1h有助于冷冻保护剂的加载。此外，SNMP还被用于冷保存末期肝的恢复，可显著改善移植后的生存率。因此，这次实验中，超低温保存结束后，使用SNMP系统对肝进行3h的灌注，提供移植前肝恢复期。

根据该方案，经过72h超低温保存的受体大鼠的存活率为100%（随访时间3个月），是在普通4℃ UW液中保存时间的3倍在超低温保存96h后，利用SNMP的恢复，肝的ATP含量可恢复接近新鲜肝50%的程度，这相当于在4℃ UW液中保存48h。这种ATP的相关性也可转化为存活率，96h超低温保存的受体大鼠的存活率为58%，相比而言4℃低温保存2d的受体大鼠存活率为50%。

除此之外，还有一些其他尝试实现肝超低温的方法。Takahashi等使用10MPa的压力使肝在−2℃的低温下保存了5h，受体大鼠随后存活了2周。然而，对压力的控制要求较高，稍高的压力似乎是有害的，一些器官甚至在稍低的温度下结冰。Monzen等使用了100～500 V的静电场来实现肝、心脏、肾在−4℃的UW液中的保存。但其对于超低温保存后的结果的评估是有限的。（钟）Berendsen等结合超低温保存和机械灌注，在−6℃成功地将大鼠的肝保存了72h。

5.超低温肝保存临床意义　根据我们目前所掌握的资料，超低温（不结冰）的肝保存技术，与体外机械灌注相结合，可在移植前保存大鼠肝长达3～4d，与临床现有有效保存肝12h相比，显著延长有效肝保存时间3～4倍。其临床意义在于，短期保存时间限制了许多可以防止在供体和受体之间传播感染性疾病的匹配筛选程序。保存时间的延长使得移植的窗口时间延长，允许我们使用更多、更好的匹配分析方法进行供体和受体的匹配；此外，这使得我们有充足的时间扩大移植匹配的地理区域，进而提高供受体间的匹配程度。匹配程度高意味着移植排斥反应的发生率低，这不仅有助于增加移植器官的预计寿命，还可降低免疫抑制药的使用，降低了移植的成本和风险。另外，我们可以在器官移植前就启动促进供体特异性耐受诱导方案，提高目前免疫耐受性方案的适用性和有效性。

超低温（不结冰）肝的保存还可以降低器官移植的成本。在加强边缘器官的保存和利用，缓解全球器官短缺的同时，减少治疗终末期器官疾病的负担及移植后的治疗负担：通过使器官移植变得更加安全、有效，并通过减少并发症、排斥和再次移植的需要来减少器官移植的成本。除了经济负担以外，对于终末期肾病透析患者来说，其生活质量通常比肾移植术后要低。通过延长器官的保存时间而允许更严格的匹配，使得器官移植更加安全和有效，并通过减少并发症、排斥和再次移植的需要，减少了昂贵治疗的需求。

　　总体来说，延长器官保存时间的最终目标有助于全球器官共享和增加器官供应。

　　6. 展望　超低温肝脏保存实验随后的研究方向应是将该实验纳入一个接近于人类肝移植的动物模型中，该模型具有人类肝移植胆道并发症的可能性，且其解剖学与生理学与人类相似。这些亚临床移植模型的研究可进一步优化储存温度及冷冻保护剂，特别是对于远期安全性方面。

　　细胞损伤、应激反应和细胞死亡的研究提供了许多机会去揭示靶向治疗在极端温度转变过程中损害的组织的机制。基因组学、蛋白质组学、代谢组学和其他系统生物学方法可用于揭示复杂组织中低温损伤及耐受的机制。许多实验方法，如通过气体灌注来促进热传递，控制组织体积和环境压力，从而在冷却过程中尽量减少冰晶的形成，进一步发展的冰点抑制剂和冷冻保护剂可以使保存时间进一步延长，以及对冷冻保护剂输送的时间控制，都已经展示了实验的前景。

　　此外，其他未被开发的应用最先进技术的机会也有很多。约翰·比肖夫教授在第一次复杂组织冷冻保存全球峰会中提到，纳米技术已经被用于快速、均匀的组织复温；纳米粒子具有巨大的组织低温生物学潜力。三维工程组织模型可用于研究组织系统的低温保存。计算模型可以用来克服许多器官保存的挑战，从了解冰晶形成的动力学过程到模拟冷冻保护剂的扩散。

（俞亦飞　焦兴元　霍　枫　胡安斌　高　毅　潘明新）

第二节　器　官　簇

一、基本概念

　　器官簇（cluster）是指3个或以上解剖和功能相互关联的器官组成的一组脏器群体，如肝、胰腺、十二指肠及部分小肠等。腹腔多器官簇移植是指腹腔内或腹膜外3个或以上在解剖和功能相互关联的脏器以整块多器官簇的形式移植，其原则是移植的整块腹腔多个脏器拥有共同的动脉供血通道和静脉流出通道，具有器官功能替代全面、保持移植器官间正常解剖生理结构、手术方式简化等优点。

　　目前为止，腹腔多器官簇移植的命名及概念仍较混乱。根据最新ITA定义，腹腔多器官移植主要分为全腹腔多器官移植（移植脏器包括肝、胃、十二指肠、胰腺和小肠）和改良腹腔多器官簇移植（移植脏器包括胃、十二指肠、胰腺和小肠，不包含肝）。

二、背景及现状

　　器官簇移植的发展经历了漫长的过程。美国Pittsburgh大学的Starzl等在犬的实验中证实了器官簇移植的可行性，并于1989年报道了第一例器官簇移植成功病例，标志着器官簇移植进入临床探索阶段。随着手术相关技术的提高、免疫抑制药物的研发及各种强效抗生素的应用，目前国际上各大移植中心均有开展器官簇移植。

　　器官簇的保存是常规器官移植成功的关键。如何保证最大限度利用器官，延长保存时限，满足临床需求，在器官运输、组织配型、术前准备等过程中，充分保证移植物术后功能恢复，减少移植术后并发症，确保移植物术后的长期存活，这些在器官簇保存中具有重要意义。然而，与单一器官的保存不同，由于器官簇结构复杂（既有实质脏器又有空腔脏器），各器官对冷热缺血时间及再灌注损伤耐受程度不一，对保存条件要求高，安全时限短，术后并发症尤其是严重感染，极大地制约了腹部多器官簇移植的发展。据2013年ITR公布资料显示：在2001～2013年，全球82个移植中心共完成器官簇移植575例，患者长期生存率在移植术后5～13年稳定在40%左右。

三、移植器官簇的损伤

供体器官在切取、低温保存和移植后重新开放血流的过程中，不可避免地会对移植器官簇产生相应的损伤，包括保存前损伤、冷保存损伤、温缺血损伤和缺血再灌注损伤。

其中以缺血再灌注损伤显得尤为重要。缺血再灌注损伤是一个复杂的多环节、多因素参与的病理生理过程；主要是由于供体器官在较长时间的保存期间，由于氧气、营养物质供应的中断，引起细胞内能量储备急剧下降及代谢产物蓄积；ATP产生不足可导致细胞内外电解质浓度梯度失衡及线粒体内钙超载等，而钙离子则可进一步激活磷脂酶、蛋白酶、核酸酶等，这些结果共同导致细胞凋亡和坏死。由于钙依赖性蛋白酶的激活导致黄嘌呤脱氢酶转变为黄嘌呤氧化酶，再灌注后大量次黄嘌呤在黄嘌呤氧化酶作用下形成尿酸，期间释放大量氧自由基，进一步加重供体器官损伤。

（一）肝缺血再灌注损伤

肝缺血再灌注机制的研究详见第8章第一节。

（二）胰腺缺血再灌注损伤

胰腺是一个很容易受到缺血再灌注损伤的器官，导致移植术后胰腺炎等术后并发症的发生。其缺血再灌注损伤机制主要为以下几方面。

1.氧自由基的产生 胰腺组织缺血和缺氧导致腺苷三磷酸（ATP）储备（反映细胞能量水平）显著降低，使能量依赖型钠泵（Na^+/K^+ ATP酶）失效，导致了急性细胞肿胀（细胞水肿），这是缺血性损伤中最早的事件之一。然后钠和钙迅速在细胞内积累。与此同时，胰腺中含有大量存在的黄嘌呤脱氢酶（D型），它将黄嘌呤转化为尿酸。在缺血期间，胰腺细胞内钙的增加激活细胞内的蛋白酶，这些蛋白酶将黄嘌呤脱氢酶（D型）转化为黄嘌呤氧化酶（O型），即所谓的DO转化，使次黄嘌呤不断积累。随着组织再灌注和氧的重新引入，积累的次黄嘌呤在黄嘌呤氧化酶的作用下通过黄嘌呤途径迅速分解为尿酸，同时产生大量的氧自由基超氧化物（O_2^-）。在铁的作用下，毒性强大的氢氧根（OH·）形成。在缺血再灌注过程中，氧自由基的产生速率超过了组织的抗氧化能力，出现了氧化应激，自由基损伤细胞膜、细胞内溶酶体、线粒体和DNA。

2.多形核白细胞的活化 在缺血再灌注早期，白细胞附着在毛细血管后小静脉壁上，这些小静脉几乎完全被黏附的白细胞所覆盖，并通过多种特异性黏附分子，包括选择素、β_2整合蛋白、细胞间黏附分子ICAM-1和ICAM-2等，与内皮细胞相互作用；最终中性粒细胞释放出含有多种活性物质的颗粒，包括蛋白酶解溶酶体酶（弹性酶、胶原酶、明胶酶）、花生四烯酸代谢物和活性氧中间体。这些物质攻击细胞外基质，从而破坏微血管和周围细胞的结构。此外，在再灌注期间，黏附的白细胞离开毛细血管后静脉，通过移出、渗出等过程渗入邻近组织。

3.微血管灌注失败　以往实验研究中证实，在缺血2h和再灌注2h后，最初灌注的毛细血管中只有30%重新灌注了红细胞。功能性毛细血管的减少与毛细血管灌注的异质性认识不足有关。再灌注时毛细血管内无流动是一种典型的后体征现象，称为非回流现象，可能导致某些区域组织缺氧的延长。与受伤的内皮一起，血管内凝血可能进一步降低血液流动性。胰腺微创出血引起的间质红细胞进入并阻塞了淋巴毛细血管，从而增加了间质压力，进一步降低了由静脉流出损伤引起的胰腺微灌注。

4.细胞酸中毒　为了通过从糖原中生成ATP来维持能量来源，在厌氧糖酵解过程中，细胞内的pH随着磷酸酯水解后乳酸和无机磷酸盐的积累而降低。这种细胞酸中毒增加了组织蛋白酶B激活细胞内胰蛋白酶原的可能性，组织蛋白酶B的pH最优为3.8。在缺血期间，针对腺泡细胞内变化的研究表明细胞内存在明显的空泡化，溶酶体大小和脆性增加，细胞裂解。除了这些细胞损伤机制外，细胞内酸中毒还会导致核内核酶的激活，导致染色质碎裂、细胞损伤及诱导细胞凋亡。此外，再灌注时从酸性水平返回到生理水平可能加速细胞杀伤（pH悖论）。

5.细胞内游离钙的作用　缺血时能量依赖性Na^+/K^+泵的破坏导致Ca^{2+}不受控制地流入细胞，并从线粒体和内质网中不断释放Ca^{2+}。在再灌注过程中，大量Ca^{2+}通过氧源自由基过氧化引起的细胞膜磷脂丧失所造成的膜缺陷而进入。这一效应，再加上血液中钙的进一步输送，通过激活细胞内磷脂酶和局部产生有毒游离脂肪酸，加剧了细胞内钙浓度的异常，并进一步损害细胞膜。由于钙是胰蛋白酶原自身活化的重要辅助因子，而钙浓度的增加已被证明会增加体外的自身消化，缺血诱导的游离胞浆钙的增加可能有利于胰蛋白酶原在腺泡细胞内的自我活化（如细胞内蛋白酶活化）。因此，在再灌注过程中发生的钙摄取增强（钙悖论）似乎是腺泡细胞死亡的重要致病机制。

6.缓激肽的作用　在缺血再灌注期间，胰内缓激肽的激活导致血管扩张、低血压、毛细血管通透性增加和多形核白细胞的积累。此外，缓激肽作为激活磷脂酶A2的关键酶，通过产生前列腺素和白三烯，促进动脉收缩，大分子渗漏，白细胞黏附和迁移通过内皮壁。通过开放内皮细胞间的间隙连接，激肽释放素的作用增加了血浆成分的外溢和白细胞的组织积累，增加了跨血管迁移。这些发现提示，激肽释放酶-激肽系统参与了胰腺的整体缺血再灌注损伤过程。

（三）肠缺血再灌注损伤

小肠是对缺血再灌注损伤最为敏感的腹腔脏器，其损伤机制如下。

1.肠上皮屏障破裂　肠上皮细胞有助于抗菌宿主防御和维持黏膜稳态。对动物和人类的研究表明，长时间缺血再灌注损伤了肠上皮的细胞屏障，促进细菌产物（即所谓的病原体相关分子模式（PAMPs）进入循环。在移植过程中，内毒素脂多糖（LPS）是革兰阴性菌外膜的主要组成部分，在肠缺血再灌注和排斥反应发生后立即发生易位。LPS与Toll样受体4结合，激活各种免疫反应，导致单核/巨噬细胞释放炎性细胞因子。此外，缺血再灌注会干扰肠细胞的细胞完整性，导致细胞成分的释放，包括核酸、热休克蛋白和高迁移率的组蛋白1（HMGB1）。这些损伤相关的分子模式（DAMPs）及PAMPs与免疫细胞表面的膜受体相互作用，从而引发炎症反应加剧组织损伤。

2.肠固有炎症细胞的激活 一旦上皮屏障被突破，循环中性粒细胞迅速渗入受伤组织，接近受损的上皮细胞，参与吞噬和产生自由基，杀死细菌，通过消毒伤口控制感染。在大鼠中，通过全身缺氧暴露引起的中性粒细胞启动已被证明可以防止肠缺血再灌注引起的屏障破坏和细菌易位。此外，肥大细胞是肠壁中最丰富的先天免疫细胞，在激活后（如肠缺血再灌注时）脱颗粒，导致炎症介质和蛋白酶的多面体谱的释放，从而触发白细胞募集和组织损伤。肥大细胞的稳定已被证明可以增加大鼠肠缺血再灌注的存活率。由于血小板具有促炎性物质，其活化导致许多不同分子的释放，包括趋化因子血小板因子-4（PF-4）等，已被证明与肠缺血再灌注损伤密切相关。最后，在缺血再灌注过程中观察到的抗原呈递细胞（如树突状细胞）的活性增加是一种潜在的机制，通过这种机制，肠道移植物的先天免疫激活可以增加供体抗原的敏感性。

3.先天性免疫蛋白 涉及肠内稳态的模式识别受体（PRRs）的一个重要类别是Toll样受体（TLRs），它们能识别PAMPs（如内毒素）和DAMPs（损伤相关的分子模式），并有能力触发信号级联，激活先天和适应性免疫。TLR依赖性信号通路的激活在肠缺血再灌注损伤的发病机制中起着重要作用。TLR4缺乏可改善有害炎症反应，保护肠缺血再灌注引起的肠损伤。重要的是白细胞介素1受体相关激酶1（IRAK1）蛋白最近被鉴定为TLR4介导的先天免疫超反应性和肠上皮细胞损伤的阳性调节剂。此外，研究表明，诱导mRNA 146a可以防止IRAK1上调，从而保护肠缺血再灌注损伤。作为先天免疫反应的一部分，补体蛋白执行一系列的任务。小肠补体介导的再灌注损伤被认为特别依赖于凝集素通路。缺乏凝集素相关丝氨酸蛋白酶-2（MASP-2），以及使用基于抗体的抑制剂MASP-2，可以减少肠缺血再灌注损伤。很明显，移植器官中补体蛋白的局部产生是补体介导的组织损伤的关键。然而，补体成分的中央、血管内池的确切作用仍未确定。β_2-糖蛋白I是先天免疫系统的血浆蛋白，与缺血细胞膜结合。这种结合允许识别自然产生的抗体，需要随后的补体激活和炎症。最近，有证据表明，β_2-糖蛋白I源肽可以以剂量依赖性的方式减轻肠缺血再灌注损伤和炎症，即使在再灌注期间使用，也可能通过与细胞表面结合的天然β_2-糖蛋白I的竞争。因此，补体激活（已知发生于天然IgM抗体结合时）被规避，补体成分C3沉积减少，导致肠缺血再灌注损伤减少。

4.腔内微环境的变化 肠道微生物群直接与肠道上皮相互作用，参与黏膜免疫系统的成熟。肠道菌群的变化与小肠移植后排斥反应有关。在大鼠中，肠缺血再灌注影响结肠细菌组成，导致潜在致病菌大肠埃希菌在缺血30min后再灌注1h后积累。在类似的研究中，厌氧菌的盲肠菌落计数减少，而在再灌注期间，厌氧菌的数量增加。此外，结肠的重要能量来源——短链脂肪酸的盲肠浓度降低，细菌易位增加，对肠道屏障完整性有负面影响。手术前2周服用益生双歧杆菌可以消除这些影响。最近研究发现，人类结肠缺血再灌注可迅速诱导杯状细胞复合胞吐，在此过程中，杯状细胞将其黏液迅速排出管腔。在大鼠中，这与黏液层的干扰有关，促进细菌附着到上皮层，并渗透到结肠隐窝。在长时间的再灌注过程中，杯状细胞能够恢复黏液屏障，清除细菌的隐窝；然而，随着中性粒细胞的流入和细胞因子表达的增加，开始出现炎症反应。综上所述，这些发现表明缺血再灌注会导致一个更不利的腔内微环境，这可能会刺激免疫反应。

四、器官簇的保存

与单一器官的保存不同，由于器官簇结构复杂（既有实质脏器又有空腔脏器），静态冷藏至今仍是器官簇保存的唯一方法。因此，保存液的选择对器官簇保存来说至关重要。目前，尚没有任何一种保存液能够使器官簇中各器官的保存效果达到最佳；各种器官保存液对不同器官的保存优劣不一。

（一）肝

单纯静态冷藏仍然是移植供肝的主要保存策略，理论上大多数保存液可使供肝冷藏时间达到24h左右，但理想的供肝冷藏时间不超过8h，临床上供肝的冷藏时限一般不超过12～15h。

一项涉及214例患者的欧洲多中心试验表明，HTK液用于肝移植是安全有效的，1年移植物存活率为80%，1年患者存活率为83%，原发性移植物无功能率为2.3%。因此，人们对HTK液和UW液的比较很感兴趣。UW液与HTK液的前瞻性研究发现，1个月、6个月和12个月移植物存活率（分别为UW液91.7%、86.2%、81.7%，HTK液92.0%、85.5%、80.8%）和患者生存率（UW分别为93.1%、87.7%、84.6%与HTK93.1%、86.2%、82.1%）均无显著差异。在术后第1天肝功能测试的差异，在7d内可以恢复正常。因此，这种影响并没有任何临床意义。一项包含60例接受HTK或UW治疗患者的随机对照试验结果，等效的患者生存率（UW液74%，HTK液77%，$P = 0.347$）和初始移植物生存率（UW液80%，HTK液87%，$P = 0.213$）均支持这些发现。许多其他的研究也发现UW液和HTK液在移植物和患者生存方面没有明显的差异。Feng等进行了一项针对这一问题的最大规模的研究，他们对1200名患者进行了Meta分析，证明两种方案之间没有显著差异。UW与HTK的效用在扩大标准供体中也进行了研究，Mangus等发现术后1年移植物存活（RR = 1.01；95%CI：$0.92 \sim 1.11$；$P = 0.86$）和患者生存率（RR = 1.01；95%CI：$0.92 \sim 1.10$；$P = 0.87$）之间无统计学差异。

从成本角度出发，有许多研究都支持使用HTK液而非UW液。与相同的UW液相比，HTK液的成本要低33%～50%。早期使用HTK液时，肝移植通常需要10～20L保存液，但后来发现，用不到4L的HTK液就可以安全地进行肝移植。Chan和Testa等使用的HTK液的量大约比UW高1.5倍；尽管存在这一差异，但从总体成本上看，HTK液的使用仍有相当的经济优势。Mangus等发现使用HTK液替代UW液可使每例患者节省422美元，这与Ringer等的建议估计数类似。在过去的一年中，一家大机构通过使用HTK液替代UW液大约可节省67 520美元。

CEL作为一种可行的肝移植替代方案，在多项研究中得到了广泛的研究。Lopez-Andujar等的一项包括196例患者（UW液104例和CEL液92例）的前瞻性研究中，术后1年移植物存活率（UW液80% vs CEL液81%，$P < 0.01$）和术后1年患者生存率（UW液83% vs CEL液83%，$P < 0.01$）无统计学差异（$P > 0.05$），这与Pedotti等的发现相一致。类似于Cavallari等的研究，García-Gil等同样发现术后1年移植物生存率（UW

液75.5%和CEL液78%，$P<0.01$）和1年患者生存率（UW液88% vs CEL液85.7%，$P<0.01$）仍无显著差异。考虑到在这些研究中CEL液的非劣势，也将CEL液与其他主流的器官保存液如HTK液等进行比较，并再次发现它们效果相当。

Duca等采用了联合入路，主动脉采用EC液，门静脉采用UW液或CEL液。在72例患者的样本中（36例在UW EC ARM，36例在CEL EC ARM）。两组具有相近的患者生存率（$P=0.55$），原发性无功能率。

较低黏度的器官保存液，如CEL液和HTK液，已被推荐用于预防与UW相关的胆道并发症。对256例肝移植的回顾性研究发现HTK液在预防胆管吻合口狭窄形成方面优于UW液（$OR=0.40$，$P=0.005$）。Mangus等发现使用HTK液的胆汁淤积发生率较低于UW液（$P=0.001$）。这些发现被Canelo等重复，他发现与UW液相比，使用HTK液胆道并发症减少了。相反，Rayya、Erhar和Moench等的研究发现UW液和HTK液在胆道并发症方面没有差别。CEL液和HTK液是UW液的一种有效的替代保存液。HTK液的适度节约成本及在某些临床情况下（如心脏死亡后捐献者）减少胆道并发症的潜在可能性促使我们在肝移植中使用HTK液。

总之，UW液仍然是最主流的肝静态存储的保存液，而CEL液作为效果相当的替代保存液。与UW液相比，HTK液虽然具有快速冲洗胆道系统微小血管的优势，但在美国的登记数据表明HTK有增加移植物丢失的风险，故在临床应用中更加谨慎。

（二）胰腺

胰腺获取后保存通常采用4℃下的纯静态冷藏，其冷保存时间尽可能小于12h以保障移植胰腺的功能。已有多项研究比较了UW液和HTK液在胰腺移植中的应用。Potdar等对33例患者进行了比较，发现术后1个月移植物存活率（UW 100%和HTK 94%，$P=0.49$）和患者生存率（两组均为100%）差异无统计学意义。Englesbe等对75例患者进行比较，发现HTK液在术后90d移植物存活率（UW 90.2%，HTK 86%）与患者生存率（两组均为100%）不显著低于UW液。长期随访的研究表明，在6个月到1年期间这种关系是一致的。

使用HTK液进行的胰腺移植被报道移植物血栓形成和胰腺炎发生的风险较高。从UW液转为HTK液后，87例胰腺移植出现3例移植物血栓形成（除外移植失败的5例）。在同一机构对152例患者进行随访研究，发现移植失败的10例中有7例是因血栓形成导致的（静脉6例，动脉1例）。在一项97例患者的对比研究中，可以直观的发现，使用HTK液时，胰腺炎的发生率（UW液23%，HTK液56%，$P=0.01$）和移植物血栓形成率（UW液4%，HTK液19%，$P=0.05$）较高。该发现与Fridell等所做的更大系列的结果大相径庭，后者发现使用UW液和HTK液的308例胰腺移植的结果没有差异，并提出：其他研究的差异可能是由于缺血时间过长和大量冲洗所导致的。

与肝和肾移植一样，一项成本分析表明HTK液比UW液更便宜，并且考虑到这种经济优势，可以优先使用HTK液。尽管所需HTK液更多，但用HTK液而不是UW液保存移植物，仍可以节省43%的花费。与HTK液相似，CEL液在胰腺移植中已被证明是与UW液相媲美的可行选择。Manrique等对72例患者进行比较，发现两年后移植物存活率无差异（UW液74.6%，CEL液77.4%）。血栓形成无显著性差异，但接受UW液的患者的血栓发生率有上升趋势。这是由于与CEL液组相比，UW液组的门腔吻合次数较少。在Boggi等的一项研究中，对100胰腺移植患者进行比较，CEL液和UW液的术后1年移植物生存率（UW 95.8%，CEL 95.9%）和术后1年患者生存率（均为98.0%）均无显著性差异。这些研究表明对于患者的生存预后，CEL液和UW液之间等效。

总的来说，UW液和CEL液仍然适合于胰腺移植，因为大多数研究没有显示死亡率或移植物存活的差异。有限的证据表明HTK与胰腺炎和移植物血栓形成相关，因此，在进行更大规模的研究以解决这一问题之前，要尽量避免HTK液的使用，因为它具有更安全的替代品。

（三）小肠

尽管肠道移植有许多改进，但这仍然是一项具有挑战性的工作，移植物缺血时间被限制在6～10h。目前肠道保存方法是先进行原位血管灌注，然后静态冷藏。

在临床实践中UW液一直被认为是器官冷保存的金标准，但在过去的10年里，HTK液的使用越来越多。虽然它们的组成有很大的不同，并且对使用HTK液进行长时间保存的结果有些不足，但这两种溶液在肠移植物组织学和功能评估方面没有进行系统的比较。目前对两种方案进行回顾性比较的一项临床研究发现，两组患者在平均冷藏时间8.5h后早期临床结果（90d患者存活率）相似。Mangus等对2003～2007年的肠移植进行了回顾性图表审查（UW液组22例，HTK液组37例），未发现移植物的初始功能、内镜表现和排斥反应次数等方面的差异；术后30d和90d的移植物存活率和患者生存率也无显著差异。

在Olson等的一项研究中发现，使UW液对人肠道保存损伤的发展进行了系统的评估。在冷藏4h内就可以见到早期肠道上皮水肿；12h后上皮下裂逐渐增多，并沿绒毛全长均匀延伸至肠细胞层几乎完全脱离，伴随有黏膜下水肿；有趣的是12h后肠道形态学损伤没有加重。最近，Roskott等评估了与供体类型有关的肠道保存损伤的结构和分子模式。符合OPTN标准的供体肠道中的几种分子模式（Claudin-3，热休克蛋白70）与组织学完整性有关。不符合OPTN标准的供体空肠中Claudin-3的染色较差，Claudin-3是一种关键的紧密连接蛋白。

以往研究已经证明冷藏时间与再灌注损伤评分之间的正相关。因此，肠在UW液冷藏8h后再灌注，可以导致肠道充血和出血、中性粒细胞炎症、上皮脱离、糜烂甚至隐窝丢失。在文献中报道的最长的冷藏时间是UW液的17h和HTK液的14h，而后者似乎在移植后早期存活，前者的结果尚不清楚。

此外，许多研究还探索了肠移植的替代方案，如Celsior和Polysol。尽管组织学效果通常与UW液或HTK液相当，但超微结构或分子水平的结果常常是矛盾的，并且当冷藏时间低于12h时，没有显示出任何明显的优越性。

与人类相比，啮齿类动物的肠道保存损伤似乎发展得更快。大多数研究报告说，无论使用何种溶液，冷藏8h后，上皮下水肿已经进展。此外，啮齿动物的研究似乎依赖于许多其他因素，包括灌注压或大鼠的种类。因此，应谨慎地将啮齿动物研究的结果推断为临床情景。然而，所有这些研究明确地证实了肠道对缺血再灌注损伤的易感性，当前方法的局限性，并要求为肠道开发更有效的保存溶液或策略。

鉴于其对缺血的敏感性，肠道需要良好的保存才能获得成功的移植。除了细胞内和细胞外的间隙外，肠腔也是保存过程中的一个重要空间。随着渗透性的增加，肠易膨胀。考虑到这些因素，最佳的保存冲洗技术和肠储存方案仍在发展之中；然而，UW液原位冲洗和静态冷藏仍然是大多数中心的选择。Oltean等发现，在UW液保存前，用低钠的PGE溶液进行腔内保存，与高钠的UW溶液相比，其形态更好，水肿更少。Roskott等报道，腔内保存保持了较好的ATP水平和组织学完整性。

总之，肠道保存的局限性主要来自于方法（血管灌注和静态储存），而不是使用的保存溶液。最近的报告表明，含有各种氨基酸和大分子的几种定制的管腔溶液可能延缓肠道损伤的发展。此外，对保存溶液或腔内进行气体干预似乎可进一步减少缺血再灌注损伤并安全地延长保存时间。这些策略有望延长冷藏时间并减少其对移植肠的影响，值得在大型动物和临床研究中进一步探索。

五、展望

目前对器官簇移植的最佳保存策略的研究尚不多见。现有的文献表明UW液仍是全球各移植中心器官簇移植的首选静态冷藏液；国内有关器官簇移植的动物实验也有采用高渗枸橼酸盐嘌呤（HCA）液来保存器官簇的报道。UW液的替代方案，如HTK液及CEL液，虽然在某些方面存在许多不足，但在大多数研究中，尤其在短时间的静态冷藏时具有相同的效果。期待在今后的研究中，能更进一步的将静态冷保存溶液和添加剂的进展与机械灌注等新兴手段更好的结合，寻找到更好的器官簇保存方案。

（李益虎　焦兴元　黄颖滨　李小刚　张　鹏　高　毅　潘明新）

参 考 文 献

［1］Brandlhuber M. A Novel and Sensitive Approach for the Evaluation of Liver Ischemia-Reperfusion Injury After Liver Transplantation. Investigative Radiology, 2016, 51: 170-176.

［2］Wijermars LG, Schaapherder AF, Kostidis S, et al. Succinate accumulation and ischemia-reperfusion injury: of Mice but not men, a Study in renal ischemia-reperfusion. Americ a J Transplant, 2016, 16: 2741-2746.

［3］Yan J. The role of 1,25-dyhydroxyvitamin D3 in mouse liver ischemia reperfusion injury: regulation of autophagy through activation of MEK/ERK signaling and PTEN/PI3K/Akt/mTORC1 signaling. America J Translational Research, 2015, 7: 2630-2645.

［4］Bjornsson B, Bojmar L, Olsson H. A novel method to decrease ischemia/reperfusion injury in the rat liver. World J Gastroen, 2015, 21: 1775-1783.

［5］Pala S. Investigation of short-and long-term effects of ovarian hyperstimulation syndrome on ovarian reserve: an experimental study. Clinical Experimental Obstetrics & Gynecology, 2015, 42: 95-100.

［6］Liu CW. Luteolin inhibits viral-induced inflammatory response in RAW264. 7 cells via suppression of STAT1/3 dependent NF-kappaB and activation of HO-1. Free Radical Biology & Medicine, 2016, 95: 180-189.

［7］Samatiwat P, Prawan A, Senggunprai L. Nrf2 inhibition sensitizes cholangiocarcinoma cells to cytotoxic and antiproliferative activities of chemotherapeutic agents. Tumour Biol, 2016, 37: 11495-11507.

［8］Palipoch S. Heme oxygenase-1 alleviates alcoholic liver steatosis：histopatho-logical study. J Toxicol Pathol，2016，29：7-15.

［9］Zhang G. Protective Effect of Tempol on Acute Kidney Injury Through PI3K/Akt/Nrf2 Signaling Pathway. Kidney Blood Press Res，2016，41：129-138.

［10］Detsika M，Atsaves V，Papalois A. Presence of an HO-1 expression threshold in renal glomeruli. Data Brief，2015，5：921-925.

［11］范林，李弦，张秋艳，等. 脑死亡供体肝脏质量影响因素. 中华肝胆外科杂志，2015：637-641.

［12］王伟，叶啟发，肖琦，等. 脑死亡供体肝脏生理功能改变及维护措施的探讨. 中华肝胆外科杂志，2016：493-496.

［13］Croome KP，Lee DD，Keaveny AP. Noneligible Donors as a Strategy to Decrease the Organ Shortage. American J Transplantation，2017，17：1649-1655.

［14］Chedid MF，Rosen CB，Nyberg SL. Excellent long-term patient and graft survival are possible with appropriate use of livers from deceased septuagenarian and octogenarian donors. HPB，2014，16：852-858.

［15］Morris MI. Diagnosis and management of tuberculosis in transplant donors：a donor-derived infections consensus conference report. American J Transplantation，2012，12：2288-2300.

［16］Ison MG，Grossi P. Donor-derived infections in solid organ transplantation. American J Transplantation，2013，13 Suppl 4：22-30.

［17］Fishman JA，Forns X. HCV-Positive Donor Organs in Solid Organ Transplantation："Mind the Gap！". American J Transplantation，2017，17：2755-2756.

［18］Kling CE，Perkins JD，Landis CS. Utilization of Organs From Donors According to Hepatitis C Antibody and Nucleic Acid Testing Status：Time for Change. American J Transplantation，2017，17：2863-2868.

［19］国家卫生和计划生育委员会脑损伤质控评价中心，脑死亡判定标准与技术规范（成人质控版）. 中国现代神经疾病杂志，2015：935-939.

第一节　肝的外科应用解剖

一、肝的表面剖析

1.肝的基本形态　　肝是人体内最大的实质性器官，成人肝约相当于体重的2%，平均重达1.5kg，为一红棕色的V字形腹腔器官，质软，易破裂。其大部分位于右季肋区和腹上区，小部分位于左季肋区，其体表投影可用三点标志：第一点为右锁骨中线与第5肋交界处，第二点为右腋中线与第10肋下1.5cm交界处，第三点为前正中线左侧5cm与第6肋软骨交界处，此三点的连线分别相当于肝右缘、肝下缘及肝上界。

肝有膈面、脏面及前后左右四缘。肝上面隆凸，称为膈面，朝向前上方，此处由镰状韧带、左右冠状韧带、左右三角韧带及肝圆韧带将肝固定在膈肌和腹壁上，能随呼吸运动而上下移动；下面凹凸不平，称为脏面，朝向后下方，与腹腔器官相邻，该面有特征性的"H"形的两条纵沟和一条横沟，连接两纵沟之间的横沟即为第一肝门。右侧的纵沟由胆囊窝和腔静脉沟组成，其后上端是肝静脉进入下腔静脉处，为第2肝门，左纵沟则由脐静脉窝和静脉韧带组成。另外肝与膈肌、后腹膜相接处，右冠状韧带前后层之间的部分没有包膜，称为肝裸区（图9-1）。

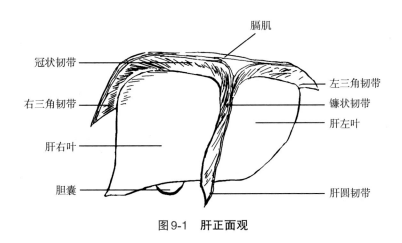

图9-1　肝正面观

2.肝的韧带

（1）镰状韧带：是位于膈与肝上面之间的双层腹膜结构，由肝上面走行至脐，位于前正中线右侧，上端向后上方并向左右展为冠状韧带，向前下方游离有肝圆韧带，前缘与腹壁和横膈相连接。

（2）冠状韧带：是位于膈下及肝上面之间的双层腹膜，上层向前与镰状韧带右层相延续，下层起于小网膜后层。呈"U"字形，上端分别与肝背缘的左、右三角韧带相连续，沿肝后腔静脉沟内的后腔静脉两侧向下，在膈的腔静脉孔下方互相汇合成襻状绕过下腔静脉。

（3）肝圆韧带：是脐静脉闭锁后的残留结构，由脐移行至脐切迹，经镰状韧带游离缘的两层腹膜间达脐静脉窝，止于门静脉左支的囊部，与静脉韧带相连。

（4）右三角韧带：是冠状韧带的右端，为一短小的V形腹膜皱襞，连接于肝右叶的外后面及膈之间。

（5）左三角韧带：是冠状韧带的左端，连接于肝左叶的上面及膈之间。

（6）肝胃韧带：是小网膜的一部分，为连接肝门及胃小弯的双层腹膜。

（7）肝十二指肠韧带：是小网膜的一部分，为连接肝门及十二指肠上部的双层腹膜。

（8）肝肾韧带：是右冠状韧带的后层在肝后方与右肾上腺相连，在右肾前方折叠而成。

（9）肝结肠韧带：位于右肝下缘与横结肠肝曲之间。

3.肝的毗邻　肝的顶部圆钝与膈穹窿相依靠，左叶边缘较为扁薄，指向脾。右半部分与右肺毗邻，右侧膈面与右侧第7～11肋骨对应并紧贴膈肌。肝的左侧膈面与膈、心包、心脏及左肺底的小部分相邻，故在肝左侧膈面可见心脏压迹。肝的右侧脏面与十二指肠、胆囊、横结肠和右肾等器官毗邻，在其表面有相应的压迹；左侧脏面与食管腹段、胃和胰腺等相毗邻。在左外叶后面则有食管压迹和胃压迹。肝的尾状叶与第10～11胸椎相对应。尾状叶的左后方为腹主动脉，两者间隔以右膈下动脉和右膈肌脚。在腔静脉窝处有下腔静脉经过，下腔静脉右侧倚靠于肝裸区，并被韧带和肝右叶/尾状叶间的肝实质固定于肝。在肝裸区稍下方，右下肝与右肾上腺相毗邻。

二、肝的分叶与分段

多年以来，中国与西方国家曾使用不同的肝解剖命名规则，随着肝外科理论和技术不断进步，原先分离的命名规则已不能满足学术和临床的要求。鉴于此，中华医学会外科学分会肝脏外科学组组织相关专家进行讨论，并于2017年统一意见，形成了最新肝解剖命名的原则，具体有如下4条。

（1）为了兼顾中国学术界的传统和国际上大多数学者的意见，中文可采用国内传统的解剖分区法和Couinaud分段法，应用时必须注明是哪一种分区法。

（2）国际学术交流时或发表英文文章时一律采用Couinaud分段法及其英文名称。

（3）英文表述中的"section（区）""sector（扇区）"统一翻译为"叶"。如"right anterior section"译为"右前叶"，"left lateral sector"译为"左外叶"，即保留传统的中文名称。

（4）肝段采用阿拉伯数字表述，如"肝1段"，"segment 1，S1"。

鉴于2017年我国肝外科学专家形成的以上新共识，本书在分叶方面主要介绍传统的解剖分区法，分段方面主要介绍Couinaud分段法。

1.肝的分叶　根据传统的解剖分区法，肝的分叶通常可分为四叶，分别为肝左叶、肝右叶、肝方叶及肝尾状叶，应从肝的膈面及脏面综合观察。肝的膈面上有镰状韧带附着，并向下延伸为肝圆韧带。由此两条韧带可将肝膈面分为肝左叶及肝右叶。肝的脏面有呈H形的三条沟，右侧的沟较宽较浅，前部称胆囊窝，容纳胆囊。后部称腔静脉沟，容纳下腔静脉。左侧的沟较窄较深，前部称肝圆韧带裂，内有肝圆韧带通过；后部称静脉韧带裂，内有静脉韧带通过。中部的横沟称第一肝门，内有肝左右管、肝固有动脉左右支、肝门静脉左右支及神经、淋巴管通过。由此H的三条沟可将肝面分为肝左叶、肝右叶、肝方叶及肝尾状叶：胆囊窝及腔静脉沟右侧为肝右叶，肝圆韧带裂及静脉韧带裂左侧为肝左叶，肝圆韧带裂、胆囊窝及第一肝门之间为肝方叶，静脉韧带、腔静脉沟及第一肝门之间为肝尾状叶。

2.肝的分段

（1）Couinaud分段法概述：Couinaud分段法于1957年由Couinaud根据离体肝研究提出。其基本的方案是依据Glisson系统在肝内的分布情况将肝分为左右半肝，再进一步分为5个叶和8个段。Glisson系统是肝门静脉、肝固有动脉和肝管的各级支在肝内一致走行所形成的系统，由Glisson囊包绕。Couinaud以Glisson系统走行为根据，以门静脉走行为基础，以肝静脉的3个主要分支为分区界线，首先将肝分成4个扇区：左外、左内、右前、右后，每个扇区以门静脉左、右支的水平切面分成上、下两段，由于尾状叶的特殊性，将其定义为单独的1段（图9-2）。

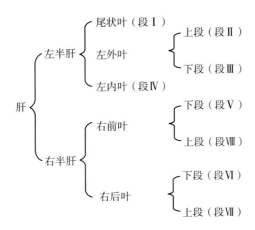

图9-2　Couinaud分段法

（2）Couinaud分段法解剖依据：在肝内各管道铸形标本中，可以发现由于各管道系统的走行特点，Glisson系统分支末端可呈团块状分布。因此，在肝的各肝段及肝叶之间有一些肝组织中缺少Glisson系统，形似裂隙状分布，这些裂隙称为肝裂，是肝叶之间及肝段之间的分界。其主要的肝裂包括：正中裂、背裂、左叶间裂、左段间裂、右叶间裂及右段间裂（图9-2）。

①正中裂：在肝膈面为下腔静脉左壁至胆囊切迹中点的连线，在肝脏面与胆囊窝中线及腔静脉沟中线重合。正中裂把肝为左右半肝，是肝左内叶和右前叶的分界线，其内

有肝中间静脉走行。

②背裂：为肝左静脉、肝中间静脉、肝右静脉出肝处至第一肝门的弧形连线，位于尾状叶前方，将尾状叶与左内叶和右前叶分开。

③左叶间裂：在肝膈面为下腔静脉左壁开始沿肝镰状韧带附着线左侧走行的一条直线，在肝面与肝圆韧带裂和静脉韧带裂重合。其将肝左内叶（段Ⅳ）和左外叶（段Ⅱ和段Ⅲ）分开，其内有左叶静脉和肝门静脉左支矢状部走行。

④左段间裂：在肝膈面为下腔静脉左壁至肝左下缘上、外1/3交点的连线，在肝面延伸至左纵沟中点稍后上方处。其将肝左外叶分为上段（段Ⅱ）和下段（段Ⅲ），其内有肝左静脉走行。

⑤右叶间裂：在肝膈面为下降静脉右壁至胆囊切迹中点右侧的肝下缘外、中1/3交点的连线，在肝面延伸至肝门右端。其将右前叶（段Ⅴ、段Ⅷ）与右后叶（段Ⅵ、段Ⅶ）分开，其内有肝右静脉走行。

⑥右段间裂：在肝面为肝门右端至肝右缘中点的连线，在肝膈面延伸至正中裂中点。其将右前叶及右后叶的上段与下段分开。其内相当于肝门静脉右支主干平面。

（3）肝解剖分区及命名的研究进展（图9-3）

自Couinaud分段法广泛使用以来，世界上不乏对肝分区及命名的新方法及新理念，如1957年Goldsmith和Woodburne提出的Goldsmith分段法、1960年吴孟超提出的五叶四段法、1986年Takasaki提出的Takasaki K分段法和1999年Cho等提出的7段分段法和2010年Fasel等提出的1-2-20肝段分段法等。全世界存在多种类型的肝分段法，各地采用的分段法也不尽相同。目前我国肝胆外科专家已于2017年达成分区分段标准的新共识。但值得注意的是随着今天影像学技术和计算机技术等高新技术的进一步推进，三维可视化系统和器官内结构重建技术的出现，可以精准地将肝解剖的影像学二维图像转化为重建三维图像，实现肝解剖的个体化分类。同时肝胆外科技术的发展，特别是活体肝移植技术的成熟，对于肝分段解剖的要求进一步提高，临床实践中发现前期研究中的肝解剖分段过于粗糙且不够个体化，不能适应目前精准肝切除及肝移植的目的。因此，有研究提出对肝的解剖分区应对应临床使用的需求可分为3种层面：第一层面：传统层面，仍然沿用Couinaud八段法，作为不同领域临床医师之间交流的基本共同语言。第二层面：外科层面，根据术前影像学和三维可视化的肝实际的解剖学分段进行精准外科操作，应独立于Couinaud八段。第三层面：学术层面，面向于解剖学家，立足于1-2-20分段法的概念，结合并包含Couinaud等其他分段方法，描述出实际的肝血管树的复杂变

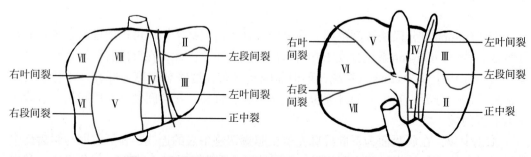

图9-3 肝膈面观（左）及脏面观（右）的肝裂及肝段

化。相信未来的肝分段必将个体化、数字化和精准化，为临床工作奠定更加坚实的理论基础。

三、肝的血管和胆管解剖

肝由肝实质和一系列管道结构组成，血液供应非常丰富。肝内有两个不同的管道系统，一个是Glisson系统，另一个是肝静脉系统，前者包含门静脉、肝动脉和肝胆管三者被包于一结缔组织鞘内，称Glisson鞘，经第一肝门处出入肝实质内，此三者不论在肝内和肝门附近都是平行走行的。门静脉与肝动脉进入肝后反复分支，在肝小叶周围形成小叶间静脉和小叶间动脉，进入肝血窦中，再经中央静脉注入肝静脉。肝静脉系统是肝内血液输出道，单独构成一个系统。肝静脉的主干及其属支位于Glisson系统的叶间裂和段间裂内，经第2肝门进入下腔静脉，从而回流至心脏。下面将由血管和胆管两方面进行阐述。

1.肝的血管解剖　肝具有两套血供，即门静脉与肝动脉。其中门静脉收集消化道、脾、胰等处的静脉血，血流量可达肝血供的70%～80%，但供氧量仅占肝需求的20%～40%，主要起运送营养和代谢物质的功能。相应的，肝动脉血流量仅占肝血供的20%～30%，供氧量可达肝需求的60%～80%。此两者的血液均由肝静脉回收，经下腔静脉回流心脏。

门静脉由肠系膜上静脉和脾静脉在胰腺颈部的后方汇合而成，相当于第2腰椎水平，收集绝大部分消化系统的血液。上述静脉汇合后走向右上方，经十二指肠第一段之后到达肝十二指肠韧带内，在网膜孔前方，胆总管和肝动脉的深面，上升到肝门处，在肝门横沟处进一步分成左右两干进入肝实质。进入肝实质后，门静脉左干分为横部、角部、矢状部和囊部，并进一步由横部后缘发出分支供应尾状叶左部，由角部及囊部外侧缘发出分支供应左外叶上下段，由矢状部内侧缘发出分支供应左内叶；门静脉右干后缘发出分支供应尾状叶右部，之后分出两支分支供应肝右前叶和右后叶，后者再分为上下两支供应右后叶上下段（图9-4）。

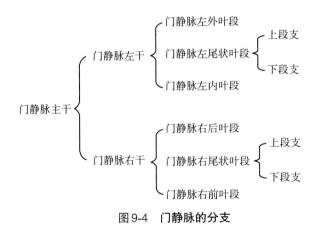

图9-4　门静脉的分支

肝动脉从腹腔动脉发出后称肝总动脉，沿胰腺上缘向右行走，随即转往前上方，到达十二指肠第一部的上方，先分出胃右动脉和胃十二指肠动脉，此后本干即称肝固有动脉，在肝十二指肠韧带内与门静脉、胆总管共同上行。肝固有动脉位于胆总管内侧，门静脉前方，未入肝门前分为肝左右动脉。肝动脉在肝内的分布与门静脉的分布大体相一致，肝左动脉向左侧走行，分出左内、外叶动脉，左外叶动脉进一步分出左外上、下动脉，供应左外叶上、下段，左内叶动脉则走向肝左内叶并供应相应肝（又称肝中动脉）；肝右动脉向右侧走行，分出右前、后叶动脉，并分别发出上下段支，分别供应右前叶上、下段和右后叶上、下段。

肝静脉系统一般包含肝左静脉、肝右静脉、肝中静脉和一些肝短静脉，起源于肝小叶中央静脉，收集肝小叶内肝窦的血液，进入小叶下静脉，并最终汇合成上述静脉，与肝内的Glisson系统相互交叉走行。其中，肝右静脉位于肝右叶间裂中，收集右后叶全部和右前叶一部分的血液；肝中静脉位于正中裂中，收集右前叶大部分和左内叶全部的血液；肝左静脉位于左段间裂中，收集左外叶全部血液；肝短静脉数量不等，可包括肝右后静脉、尾状叶静脉等，收集尾状叶和右后叶血液。

下腔静脉是体内（图9-5）最大的静脉干，收集下肢、盆腔和腹腔的静脉血，其在肝面的长度为7～9cm，走行经过腔静脉窝，右侧倚靠于肝裸区，并被韧带和肝右叶/尾状叶间的肝实质固定于肝，最上方为肝静脉系统的入口，回收肝的血液。

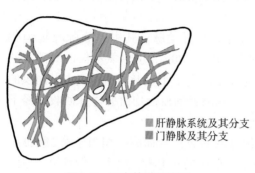

■ 肝静脉系统及其分支
■ 门静脉及其分支

图9-5　肝内管道及肝裂

2.肝的胆道解剖　肝的胆道可分为肝外胆道和肝内胆道。其中，肝外胆道由肝左管、肝右管、肝总管、胆囊和胆总管组成；肝内胆道包括各级肝内胆管，遍布全肝。

（1）肝内胆道：肝内胆道是胆汁引流的最初管道，是Glisson系统的组成部分，其肝内走行与门静脉及肝动脉类似。根据胆汁的生成及走向来看，胆道系统起源自肝内毛细胆管，并进一步走向各级肝管。

肝左外叶产生的胆汁进入左外上、下段肝管，大部分左外下段肝管上行至角部深面，与左外上段肝管汇合形成左外叶肝管。左内叶产生的胆汁进入左内叶肝管，沿Glisson系统走行上升。左外叶肝管和左内叶肝管在肝门静脉左支角部凹侧或深面汇合成肝左管。

肝右前外叶产生的胆汁进入右前上、下段肝管，大部分位于肝门静脉右前支根部左侧或深面，并进一步汇合形成右前叶肝管。肝右后外叶产生的胆汁进入右后上、下段肝管，大部分位于肝门静脉右后支上方，并进一步汇合形成右后叶肝管。右前叶肝管和右后叶肝管在肝门静脉右支的前上方汇合形成肝右管。

尾状叶产生的胆汁可能汇入肝左管、肝右管或肝左右管汇合处，以汇入肝左管为主。

（2）肝外胆道：肝外胆道由肝左管、肝右管、肝总管、胆囊和胆总管组成。其中肝左管主要引流左半肝的胆汁，肝右管主要引流右半肝的胆汁，二者于肝门横沟处汇合形成肝总管，并沿肝十二指肠韧带右侧缘下行，进一步与胆囊管汇合形成胆总管，下行至肝胰壶腹从而进入十二指肠。

①肝左管、肝右管：肝左管、肝右管分别为左半肝、右半肝内的毛细肝管逐渐汇合而成，并引流相应部位的胆汁。

②肝总管：肝左管、肝右管走出肝门后，即在肝门横沟处汇合成肝总管。肝总管长约3cm，于肝十二指肠韧带右侧缘下行。

③胆囊、胆囊管：胆囊是储存和浓缩胆汁的梨形囊状器官，一般位于肝右叶脏面的胆囊窝内，长8～12cm，宽3～5cm，容量40～60ml，可分为底、体、颈三部分。其底端可稍微突出于肝下缘，由底至颈逐渐变细，并弯曲向后下方前行成为胆囊管，进一步与肝总管汇合。

④胆总管：肝总管与胆囊管于肝十二指肠韧带内以锐角结合为胆总管，并继续于肝十二指肠韧带内下行，层次位于肝固有动脉右侧、肝门静脉前方，经十二指肠上部的后方，降至胰头后方，再转向十二指肠降部中份。大部分情况下胆总管于十二指肠后内侧壁内与胰管汇合，形成一膨大的肝胰壶腹（又称Vater壶腹/法特壶腹），并开口于十二指肠大乳头；少数情况下胆总管与胰管分别开口于十二指肠腔。胆总管长度由肝总管及胆囊管结合部位决定，一般长4～8cm，直径0.6～0.8cm，其壁内含大量弹性纤维。肝胰壶腹周围有肝胰壶腹括约肌包绕，胆总管末端及胰管末端也有少量平滑肌包绕，此三者共称Oddi括约肌，平时保持收缩状态，进食后可舒张使储藏于胆囊的胆汁排出至十二指肠协助消化。

⑤迷走肝管：除上述管道外，尚可能存在肝门区和胆囊窝部位以外的肝外肝管，一般位于肝纤维膜下或各韧带中，同样也由肝内毛细肝管延续而来，在肝管分级上与肝左、右管同级，引流的肝区域不定，称迷走肝管。在临床中应格外注意，避免意外切断导致胆漏。

四、肝周围间隙

肝周围间隙（图9-6）是膈下间隙被肝及其韧带分成的不同间隙，位置均处于膈肌与横结肠及其系膜之间。按分隔的顺序来看，膈下间隙被肝分为肝上间隙和肝下间隙；肝上间隙被镰状韧带和左三角韧带分为右肝上间隙、左肝上前间隙和左肝上后间隙；肝下间隙被肝圆韧带、小网膜和胃分为右肝下间隙、左肝下前间隙和左肝下后间隙。除此之外，还有左右膈下腹膜外间隙。

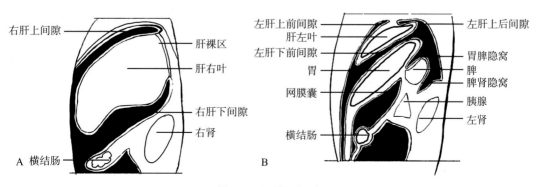

图9-6　肝周围间隙

1.**右肝上间隙** 镰状韧带右侧的肝上间隙称右肝上间隙，其左界为镰状韧带，后方为冠状韧带，右下方与右结肠旁沟交通。

2.**左肝上前间隙** 镰状韧带左侧的肝上间隙称左肝上间隙，左肝上间隙再次被左三角韧带分为前后两个间隙。左肝上前间隙右界为镰状韧带，后方为左三角韧带。

3.**左肝上后间隙** 镰状韧带左侧的肝上间隙称左肝上间隙，左肝上间隙再次被左三角韧带分为前后两个间隙。左肝上后间隙前方为左三角韧带，上方为膈肌，下方为肝左叶。

4.**右肝下间隙** 肝圆韧带右侧的肝下间隙称右肝下间隙，其左界为肝圆韧带，上方为肝右叶脏面，下界为横结肠及其系膜。肝肾隐窝即是右肝下间隙上部。

5.**左肝下前间隙** 肝圆韧带左侧的肝下间隙称左肝下间隙，左肝下间隙再次被小网膜和胃分为前后两个间隙。左肝下前间隙上为肝左叶脏面，下为横结肠及其系膜，右为肝圆韧带，后为胃和小网膜。

6.**左肝下后间隙** 肝圆韧带左侧的肝下间隙称左肝下间隙，左肝下间隙再次被小网膜和胃分为前后两个间隙。左肝下后间隙又称网膜囊，前为小网膜、胃后壁腹膜和大网膜，后为大网膜、横结肠、横结肠系膜及覆盖胰、左肾、左肾上腺等处的腹膜，上为膈肌下面的腹膜，下为大网膜前后两层的反折。其左界是胃脾韧带、脾和脾胃韧带，右界是网膜孔。网膜孔是网膜囊与腹膜腔其余部分相通的唯一通道。

7.**膈下腹膜外间隙** 左膈下腹膜外间隙位于膈肌与胃裸区之间，右膈下腹膜外间隙位于膈肌与肝裸区之间。

五、肝的解剖变异

需要注意肝及周围血管、胆管等结构解剖变异，对手术造成影响和困难。肝的解剖变异大致可分为肝实质变异、门静脉变异、肝动脉变异及胆道变异。

1.**肝实质变异**

（1）肝的大小比例并非固定，临床中可能出现某一叶增大或缩小。

（2）肝可能出现副叶或多叶，且均有相应的血管和胆管，偶尔可能凸向不同方位，临床中易误诊为其他疾病。

（3）肝组织异位，可出现于胆囊、脾、肾上腺及腹腔内各处。

2.**肝动脉变异** 肝动脉的变异情况较多，一般将直接起自腹腔干及胃肠道供血动脉的变异肝动脉称之为迷走肝动脉。肝动脉的Hiatt解剖分型可分为以下几型。

（1）正常型：肝总动脉起自腹腔干，分出肝固有动脉和胃十二指肠动脉，肝固有动脉再次分出肝左动脉、肝右动脉。

（2）迷走肝左动脉或副肝左动脉。

（3）迷走肝右动脉或副肝右动脉。

（4）双替代型，迷走或副肝右动脉和迷走或副肝左动脉。

（5）肝总动脉起自肠系膜上动脉。

（6）肝总动脉直接起自腹主动脉。

除此之外，临床中仍发现有少量其他变异案例，包括但不限于以下情况。

（1）胆囊动脉直接起自肠系膜上动脉，单独发出或者作为4个独立肝段动脉支之一。

（2）肝右动脉或者肝总动脉由胃左动脉发出。

（3）右肾动脉发出肝总动脉。

3.肝静脉变异　肝静脉的变异国际上研究较少，包括但不限于以下情况。

（1）存在肝右后静脉、副肝右静脉或两条肝右静脉。

（2）存在前裂静脉或脐裂静脉。

（3）特定肝段回流到其他肝静脉。

4.胆管变异　胆管变异包括肝内胆管变异、肝外胆管变异及胆囊变异。

肝内胆管变异较为常见，Morita等将其常见类型分为以下类型。

（1）肝右后支胆管汇入左肝管。

（2）肝右后支胆管汇入左、右肝管分叉部。

（3）肝右后支胆管汇入肝总管。

（4）肝右后支胆管汇入胆囊管。

（5）右肝管汇入胆囊管。

（6）肝左叶Ⅱ、Ⅲ段胆管并行分别汇入右肝管。

（7）副右肝管汇入肝总管。

（8）副右肝管汇入右肝管。

同时，Morita也将肝外胆管变异分为以下类型。

（1）胆囊管中位汇入肝总管右侧壁。

（2）胆囊管中位汇入肝总管左侧壁。

（3）胆囊管低位汇入肝总管右侧壁。

（4）胆囊管低位汇入肝总管左侧壁。

（5）胆囊管高位汇入肝总管右侧壁。

除此之外，临床中仍发现有少量其他变异案例，包括但不限于以下情况。

（1）胆囊管缺失，哈特曼囊直接开口于右肝管或肝总管。

（2）胆囊管开口于右肝管。

（3）胆囊管引流肝段或者亚段的胆管。

（4）肝某叶或段存在冗余的肝管，并直接与肝外胆管汇合，即副肝管变异。

胆囊的变异相对少见，临床中偶然可见，包括但不限于以下情况。

（1）胆囊缺失：先天性胆囊缺失或后天胆囊切除/闭锁，临床可无症状。

（2）双胆囊：可有共同的胆囊颈，然后胆囊裂分为2叶，或分别有胆囊体和胆囊管。

（3）胆囊包埋：胆囊包埋在肝实质里，在肝表面看不到胆囊，但解剖中仍有正常的胆囊和胆囊管结构。

5.门静脉变异　门静脉管径较粗，分支较恒定，其变异较以上三者为少。但临床中仍发现有少量变异案例，包括但不限于以下情况。

（1）门静脉主干在肝门处呈三叉状直接分为左支、右前支和右后支。

（2）门静脉主干先发出右后支，继续向右上行分为左支和右前支。

（3）门静脉右支缺如。

（4）门静脉左支水平段缺如。

（5）十二指肠前方门静脉：可能是双门静脉、多脾综合征和肝后下腔静脉缺失。

（6）双门静脉：即肠系膜上静脉与脾静脉分别走行，于肝内再汇合成门静脉。

（7）门静脉缺失：先天性门静脉缺失非常罕见，同时会伴有肝异常。门静脉栓塞可以导致获得性门静脉缺失，这也可能是先天性门静脉缺失的原因。

（何　睿　焦兴元　李卓远　张　鹏）

第二节　肝的生理学特点

肝是人体中最大的实质性器官、腺体、代谢器官，同时也是非常重要的储血器官和免疫器官及造血器官。为满足以上要求，肝具有特殊的血循环路径和复杂的超微结构，从而与全身其他组织和器官建立起完整的功能通路。

一、肝的组织结构

肝的显微结构单位是肝小叶。对肝小叶的认识目前分为3种：经典肝小叶学说、门小叶学说和肝腺泡学说。以上3种学说对肝显微结构的认识互相统一，因此本书仅详细介绍国际范围内普遍认同的经典肝小叶学说。

经典肝小叶学说由Kiernan于1833年提出，成人肝内约有100万个肝小叶。肝小叶（图9-7）为多角形棱柱体，单个肝小叶直径约1mm，高约2mm。小叶中央是中央静脉，围绕此中央有放射状排列的单层肝细胞板，于横面上观察肝细胞呈索状排列，因此称肝索。肝索之间为肝窦，即肝的毛细血管网。肝窦之间通过肝索中的孔形成网状连接，一端与肝动脉和门静脉的小分支相连，收集肝回流的静脉血液，汇流进入另一端的中央静脉，并进一步进入肝静脉系统。数个肝小叶之间可有结缔组织组成的门管区，其中包含小叶间动脉、小叶间静脉和小叶间胆管，是肝动脉、门静脉和胆管的终末段分支。

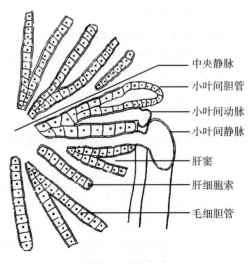

中央静脉
小叶间胆管
小叶间动脉
小叶间静脉
肝窦
肝细胞索
毛细胆管

图9-7　肝小叶

在电子显微镜下观察，可见相邻的肝细胞间存在毛细胆管，由肝细胞膜凹陷形成。毛细胆管数量众多，环绕每个肝细胞，在肝板内构成网格状细管，汇聚形成的上一级胆管在肝板内呈放射状走向小叶周边，汇合成若干短小的管道，称闰管或Herning管。闰管与小叶间胆管相连，肝细胞分泌的胆汁即从此进入胆管内。

二、肝血液供应及血流动力学

肝是人体中最重要的代谢器官，其血液供应丰富，每分钟血流量可达1500～2000ml，占心脏搏出量的30%～40%，与物质代谢密切相关。一般将肝的血液供应分为功能性血管和营养性血管。其血液供应主要来源于肝动脉和门静脉，其中门静脉收集消化道、脾、胰等处的静脉血，血流量可达肝血供的70%～80%，但供氧量仅占肝需求的20%～40%，主要起运送营养和代谢物质的功能，属于功能性血管。相应的，肝动脉血流量仅占肝血供的20%～30%，供氧量可达肝需求的60%～80%，属于营养性血管。

肝的大体血液供应在前文的肝解剖中已详细描述，此处不再赘述。门静脉与肝动脉在肝中反复分支并相互伴行，最终于小叶间形成终末门微静脉和终末肝微动脉，将混合血液由门管区注入肝窦。肝窦的血液则进一步从小叶周边流向中央，并汇入中央静脉，若干中央静脉可汇合成小叶下静脉，单独走行于小叶间结缔组织内，进而汇合为上级肝静脉，最终汇入下腔静脉。

三、肝的生理功能

肝具有多种重要的生理功能，其功能涵盖内分泌、代谢、消化、凝血、造血等多方面，其中具有重要临床意义且已被临床证实的包括以下方面。

1.分泌胆汁　肝每日持续不断分泌胆汁，总量可达600～1000ml，于胆囊储存，并经胆道系统流入肠道，协助脂肪消化及脂溶性维生素A、维生素D、维生素E、维生素K的吸收。

2.营养物质及激素的代谢　各类营养物质经胃肠道分解吸收后进入血液，并由门静脉系统进入肝，从而进行一系列复杂而又重要的代谢。

在糖类代谢中，肝可将各类营养物质转化为肝糖原，当血糖不足时，肝糖原可分解为葡萄糖进入血液，保持血糖的稳定。

在蛋白质代谢中，肝是合成蛋白质、脱氨基和转氨基的主要场所。合成蛋白质时，肠道将蛋白质分解为氨基酸后进入肝，肝则利用吸收的氨基酸合成多种人体所需的重要蛋白质，如清蛋白、纤维蛋白原、凝血酶原等。脱氨基时，肝可将脱下的氨基转化为尿素并经肾排出，减少体内氨的含量。转氨基时，肝可利用转氨酶将一种氨基酸转化为另一种非必需氨基酸，从而适应各种不同饮食结构。因此当肝细胞大量损伤时，可出现低蛋白血症、凝血功能障碍、肝性脑病、转氨酶升高、营养不良等症状。

在脂肪代谢中，肝参与多种脂类的运输和调节，从而保证脂蛋白的合成及机体内各种脂质的浓度和比例稳定。因此当肝受损时，可出现脂质代谢紊乱及脂肪肝。

在激素代谢中，肝参与肾上腺皮质激素的大部分代谢过程，同时参与雌激素和抗利尿的灭活作用。因此，当肝受损时，可因皮质激素增多和抗利尿激素灭活减少而导致水钠潴留和腹水形成，因雌激素灭活减少而导致肝掌、蜘蛛痣及男性乳房发育等症状。

除此之外，肝还参与各类维生素的代谢及储存，包括维生素A、维生素B、维生素C、维生素D、维生素E、维生素K，以满足机体的不时之需。

3.合成凝血物质　除合成纤维蛋白原、凝血酶原外，肝还生产凝血因子Ⅴ、Ⅶ、Ⅷ、Ⅸ、Ⅹ、Ⅺ和Ⅻ。

4.解毒作用　肝可通过分解、氧化及结合等多种方式参与有毒物质的代谢，其最主要的方式是利用葡糖醛酸或甘氨酸等与毒物结合后使之失去毒性或排出体外。因此，肝受损时解毒作用减退，机体将更容易受到有毒物质的毒害。

5.吞噬和免疫作用　肝具有一定量的Kupffer细胞（库普弗细胞），可通过单核吞噬细胞系统的吞噬作用将细菌、废物等排出。

6.造血和储血　肝中具有铁、铜、维生素B_{12}及叶酸等造血原料和必需物质，是参与造血的重要器官。肝中有丰富的血窦，血流量100～1800ml/min，因而不仅具有大量储血，也是循环的重要路径。

四、肝功能的监测

1.肝功能实验室检查项目

（1）肝酶学：包括谷丙转氨酶（ALT）、谷草转氨酶（AST）、碱性磷酸酶（ALP）、γ-谷氨酰转肽酶（γ-GT）等。以上指标升高一定程度上可以反映肝细胞是否损伤及损伤程度，以ALT及AST最为敏感。需要注意的是患者可能存在慢性肝炎及肝癌等慢性疾病，以及包括肝挫裂伤在内的全身性的复合伤，病程较长时可能肝酶已降至正常，所以需要结合患者病史，做出综合而全面的判断。

（2）肝储备功能：包括前清蛋白（PA）、清蛋白（ALB）、胆碱酯酶（CHE）和凝血酶原时间（PT）等。以上指标通过体现肝的合成功能来反映其储备功能。一般认为PA及ALB降低提示肝合成蛋白质的能力减弱，CHE降低提示可能有肝疾病，CHE升高常见于甲状腺功能亢进、糖尿病、肾病综合征及脂肪肝，PT延长提示肝合成凝血因子的能力降低。

（3）胆红素：包括总胆红素（TBIL）和结合胆红素（DBIL）等，以上指标反映肝的分泌和排泄功能，各种类型的肝炎、溶血性黄疸、恶性贫血、阵发性夜间血红蛋白尿、内出血等疾病都可以导致TBIL的升高，而DBIL占TBIL的比例则可用来鉴别梗阻性黄疸、肝细胞性黄疸及溶血性黄疸。需要注意的是有多种因素可导致胆红素的升高，如腹腔内出血后大量输血、血肿吸收、DIC等，因此临床上需要结合患者病史进一步鉴别诊断。

（4）肝纤维化：包括清蛋白（ALB）、总胆红素（TBIL）、单胺氧化酶（MAO）、γ球蛋白、透明质酸（HA）、层粘连蛋白（LN）、Ⅲ型前胶原肽和Ⅳ型胶原等。ALB、TBIL降低，γ球蛋白、MAO、HA、LN、Ⅲ型前胶原肽和Ⅳ型胶原升高提示有肝纤维化可能。

（5）甲胎蛋白：即AFP检测，为肝癌诊断的较为可靠的标准，如有升高应高度怀疑肿瘤可能，可结合影像学检查以排除肝癌诊断。

（6）代谢功能：以乳酸为主，为代谢水平提供观察指标，也可通过该指标判断是否合并有酸中毒、液体量不足等情况。

2.凝血功能检查　肝是凝血因子及抗凝蛋白的合成器官，肝细胞损伤时产生较少，因此会引起各种凝血功能的异常。临床上可通过检测凝血六项，包括凝血酶原时间（PT）、凝血酶原时间活动度（PA）、APTT（活化部分凝血酶原时间）、FIB（纤维蛋白原）、TT（凝血酶时间）、国际标准化比率（INR）以判断患者凝血功能，其中PA与患者预后情况相关，可针对其行动态观察。

3.肝影像学检查　实验室检查具有一定的局限性，外科医师在临床工作中需要对肝隐匿性的器质性病变、肝挫裂伤、肝血管分布及运行情况做一定的了解，一般需要使用影像学辅助检查。其中B超检查可以了解肝的大小、质地、有无囊肿、肿瘤、结石、脂肪变性及血肿；X线可以了解患者是否合并骨折等外伤及肺部感染；CT可以对肝内部结构做出精密的了解，尤其血管的三维构筑及各肝段体积的评估，对精准肝切除及劈离式肝移植具有决定性的指导意义；MRI对于肝深部的病变有极高的检出率，并且可以结合肝胆特异性对比剂评价肝储备功能，进一步指导肝功能评估。

4.吲哚菁绿（ICG）清除试验　吲哚菁绿是一种体内应用染料，进入人体后不产生任何化学反应，无肝外排泄途径，会被肝细胞迅速完全摄入，之后分泌至胆道排出。经过训练的人员可以通过患者的身高、体重及血红蛋白浓度精确计算出所需ICG用量，静脉注射至人体内，并通过无创探头检测体内ICG浓度变化梯度，从而判断肝功能及储备情况。一般情况下认为15min内ICG清除90%以上为肝功能良好。但需要注意的是任何影响肝血流的因素（包括门静脉癌栓及局部血管变异等）都会影响ICG清除率，而胆道梗阻也会因堵塞排泄通道而影响ICG清除率，因此应结合患者病史及其他检查一并作出判断。

5.病理学检查　肝病理学检查可分为术前穿刺检查及术中冷冻切片，其目的在于检查肝是否有未发现的病变，或检查病变的类型及病变的范围（通常是脂肪变性的检查），有助于术中在眼观察不甚理想时判断是否使用，以及术前避免不必要的剖腹术。

（何　睿　焦兴元　李卓远　周　健）

参 考 文 献

［1］焦兴元，邬强.公民身后器官捐献供体评估与维护.北京：人民卫生出版社，2017：221-224.

［2］吴阶平，裘法祖.黄家驷外科学.北京：人民卫生出版社，2008：378-379.

［3］中华医学会外科学分会肝脏外科学组.肝脏解剖和肝切除手术命名及肝切除术中控制出血方法和选择原则（2017年第1次修订，第2版）.腹部外科，2017，30（2）：75-78.

［4］马毅.供肝动脉变异的术中处理.中华器官移植杂志，2008，29（3）：144-147.

［5］Panagouli E，Venieratos D．Right accessory hepatic artery arising from the left gastric artery：A case report．Rom J MorpholEmbryol，2011，52（3 Suppl）：1143-1145.

［6］Wang K，Hu S，Jiang X，et al．Liver transplantation for patient with variant hepatic artery arising from right renal artery：A case report．Transplant Proc，2007，39（5）：1716-1717.

［7］Nakamura T，Tanaka K，Kiuchi T，et al．Anatomical variations and surgical strategies in right lobe living donor liver transplantation：Lesions from 120 cases．Transplantation．2002，73（12）：

1896-1903.

[8] Hjortsjo CH. The topography of the intrahepatic duct systems. ActaAnat（Basel）, 1951, 11
（4）: 599-615.

[9] Morita, Saito, Suzuki, et al. Biillary Anatomy on 3D MRCP: Comparison of Volume-Rendering
and Maximum-Intensity-Projection Algorithms. J Magn Reson, 2009, 29（3）: 601-606.

[10] Haffajee MR. The fetal gallbladder: Morphology and morphometry by microdissection. Surg
Radiol Anat, 2000, 22（5-6）: 261-270.

[11] De Filippo M, CalabreseM, QuintoS, et al. Congenital anomalies and variations of the bile and
pancreatic ducts: Magnetic resonance cholangiopancreatography findings, epidemiology and clinical
significance. Radiol Med, 2008, 113（6）: 841-859.

[12] Couinaud C. Surgical Anatomy of the Liver Revisited［M］. Paris, 1989: 541-543.

[13] DigheM, Vaidya S. Case report. Duplication of the portal vein: A rare congenital anomaly. Br J
Radiol, 2009, 82（974）: e32-34.

[14] 何晓顺，焦兴元. 公民身后器官捐献理论与实践. 北京：人民卫生出版社，2015：228-229.

[15] Sjöstrand NO. The medical illustration as the expression of illusion and imagination-the liver as an
exampel from history. Sven Med Tidskr, 2007, 11（1）: 17-51.

[16] 李严严，郝运伟，姜颖，等. 肝脏细胞在生物活性物质代谢调控中的协作作用. 中国科学，
2014, 44（2）: 175-184.

[17] Fenkel JM, Halegoua-De Marzio DL. Management of the liver transplant recipient: approach to
allograft dysfunction. Med Clin North Am, 2016, 100（3）: 477-486.

移植排斥反应是反映由移植抗原诱导的免疫应答所致的移植物功能丧失或者受体的机体损害的一种免疫损伤。主要是供受体中组织相容性抗原（MHC antigens）激活免疫系统，使免疫细胞增殖、活化。在肝或其他器官移植后，免疫系统识别不匹配的供体HLA导致细胞和体液免疫的激活和同种异体移植物排斥反应。移植排斥反应一般分为两种类型：宿主抗移植物反应（host versus-graft rejection，HVGR）、移植物抗宿主反应（graft versus-host rejection，GVHR），其中前者多见于各种实体器官的移植，后者多见于骨髓移植。另外根据发生的机制及速度的不同，HVGR又分为：超急性排斥反应、急性排斥反应及慢性排斥反应。

一、参与排斥反应的细胞及分子基础

（一）免疫相关概念

抗原（antigen，Ag）是指能够刺激机体产生特异性免疫应答，并能够与免疫应答产物抗体和致敏淋巴细胞在体内外结合，发生特异性免疫反应的物质。抗体（antibody，Ab）是指机体的免疫系统在抗原刺激下，由B淋巴细胞或者记忆细胞增殖分化成浆细胞所产生的、可与相应抗原发生特异性结合的免疫球蛋白。在器官移植时，移植物在受体内可作为抗原刺激受体，使其免疫系统识别异己、产生抗体并清除抗原，产生免疫应答，即为移植排斥反应。免疫应答通常分为固有免疫和适应性免疫两种类型。

1.固有免疫　又称先天性免疫或非特异性免疫，其特点为：①先天就具备；②作用广泛，无选择性；③免疫应答出现早，反应强度相对稳定。固有免疫由机体本身的屏障结构、补体系统、吞噬细胞系统等构成。

2.适应性免疫　又称获得性免疫或特异性免疫。一般免疫应答就是指适应性免疫，其特点为①特异性：特定的抗原刺激可引起特定的淋巴细胞活化、增殖；②记忆性：淋巴细胞在初次免疫应答过程中都会产生记忆细胞，当再次遇到相同抗原时，可出现快速、强烈的免疫应答；③自我耐受：机体对自身存在的抗原不产生免疫应答，主要为自身反应性淋巴细胞功能失去活性等；④自我限制：机体免疫应答水平随着抗原的清除而逐渐减弱。参与适应性免疫应答的成分主要为淋巴细胞及其产物。根据其参与成分及功能，适应性免疫应答可分为体液免疫（humoral immunity）和细胞免疫（cellular immunity）两种类型。体液免疫主要由抗体介导，细胞免疫应答主要由T细胞介导。

（二）免疫细胞及分子的组成

免疫细胞由干细胞系、淋巴细胞、单核吞噬细胞、其他抗原提呈细胞（antigen-presenting cell，APC）包括树突状细胞、内皮细胞等和其他免疫细胞（粒细胞、肥大细胞、血小板、红细胞）组成；免疫分子主要包括CD分子、黏附分子、主要组织相容性复合体（MHC）、分泌型分子（免疫球蛋白、补体分子、细胞因子）等。免疫细胞（immune cell）俗称白细胞，包括淋巴细胞和各种吞噬细胞等，也特指能识别抗原、产生特异性免疫应答的淋巴细胞等。淋巴细胞是免疫系统的基本成分，在体内分布很广泛，主要是T淋巴细胞、B淋巴细胞受抗原刺激而被活化（activation），分裂增殖、发生特异性免疫应答。除T淋巴细胞和B淋巴细胞外，还有K淋巴细胞和NK淋巴细胞，共4种类型。T淋巴细胞是一个多功能的细胞群。除淋巴细胞外，参与免疫应答的细胞还有浆细胞、粒细胞、肥大细胞、抗原呈递细胞及单核吞噬细胞系统的细胞。

1.淋巴细胞

（1）淋巴细胞分类：主要包括T淋巴细胞、B淋巴细胞、K淋巴细胞、NK淋巴细胞。

①T淋巴细胞：来源于骨髓中的淋巴样干细胞，在胸腺中发育成熟。主要定居在外周淋巴器官的胸腺依赖区。T细胞表面具有多种表面标志，TCR-CD3复合分子为T细胞的特有标志。根据功能的不同可分为几个不同亚群，如辅助性T细胞、杀伤性T细胞和调节性T细胞。

②B淋巴细胞：由哺乳动物骨髓或鸟类法氏囊中的淋巴样干细胞分化发育而来。成熟的B细胞主要定居在外周淋巴器官的淋巴小结内。B细胞约占外周淋巴细胞总数的20%。其主要功能是产生抗体介导体液免疫应答和提呈可溶性抗原。

③K淋巴细胞：K淋巴细胞又称抗体依赖淋巴细胞，直接从骨髓的多能干细胞衍化而来，表面无抗原标志，但有抗体IgG的受体。发挥杀伤靶细胞的功能时必须有靶细胞的相应抗体存在。K细胞占人外周血中淋巴细胞总数的5% ～ 10%，但杀伤效应却很高。当体内仅有微量特异性抗体，虽可与抗原结合，但不足以激活补体系统破坏靶细胞时，K细胞即可发挥其杀伤作用。

④NK淋巴细胞：NK细胞（natural killer cell，自然杀伤细胞）是与T、B细胞并列的第三类群淋巴细胞。NK细胞数量较少，在外周血中约占淋巴细胞总数的15%，在脾内有3% ～ 4%，也可出现在肺、肝和肠黏膜，但在胸腺、淋巴结和胸导管中罕见。NK细胞可非特异直接杀伤靶细胞，这种天然杀伤活性既不需要预先由抗原致敏，也不需要抗体参与，且无MHC限制。NK细胞表面受体（NKR）可以识别被病毒感染的细胞表面表达的多糖分子。NK细胞的杀伤效应是由其活化后释放出的毒性分子介导，如穿孔素、颗粒酶和肿瘤坏死因子（TNF-α）等。

（2）淋巴细胞存在的意义

①使体内淋巴细胞在外周免疫器官和组织的分布更趋合理，有助于增强整个机体的免疫功能。

②增加与抗原接触机会，有利于产生初次或再次免疫应答。

③使机体所有免疫器官和组织联系成为一个有机整体。

④传递免疫信息到全身，有利于免疫细胞的动员和效应细胞的迁移。

2.固有免疫细胞

（1）组成：主要包括中性粒细胞、单核吞噬细胞、树突状细胞、肥大细胞、嗜碱性粒细胞、嗜酸性粒细胞、B-1细胞、γδT细胞等。

（2）功能：固有免疫细胞主要是发挥非特异性抗感染效应，是机体在长期进化中形成的防御细胞，能对侵入的病原体迅速产生免疫应答，亦有清除体内损伤、衰老或畸变的细胞。

3.单核吞噬细胞系统　人类的吞噬细胞有大、小两种。小吞噬细胞是外周血中的中性粒细胞。大吞噬细胞是血中的单核细胞和多种器官、组织中的巨噬细胞，两者构成单核吞噬细胞系统。单核吞噬细胞系统（mononuclear phagocyte system）亦称巨噬细胞系统（macrophage system），是体内具有强烈吞噬及防御功能的细胞系统。包括分散在全身各器官组织中的巨噬细胞、单核细胞及幼稚单核细胞。共同起源于造血干细胞，在骨髓中分化发育，经幼单核细胞发育成为单核细胞，在血液内停留12～102h后，循血流进入结缔组织和其他器官，转变成巨噬细胞。

细胞质内含丰富溶酶体、线粒体及粗糙内质网，细胞表面形成小突起和胞膜皱褶。静止时称固着巨噬细胞，有趋化因子时便成为游走巨噬细胞，能进行变形运动及吞噬活动。人的巨噬细胞能生活数月至数年。许多疾病能引起单核吞噬细胞系统大量增生，表现为肝、脾淋巴结肿大。功能为吞噬清除体内病菌异物及衰老伤亡细胞；活化T、B淋巴细胞免疫反应。在细菌或其他因子刺激下能分泌酸性水解酶、中性蛋白酶、溶菌酶和其他内源性热原等。

4.免疫分子

（1）膜型分子：TCR、BCR、CD分子、黏附分子、MHC分子、细胞因子受体。

（2）分泌型分子：免疫球蛋白、补体、细胞因子。

5.免疫球蛋白

（1）概念：具有抗体活性或化学结构与抗体相似的球蛋白称之为免疫球蛋白。

（2）分类：①分泌型球蛋白。主要存在于血液及症状液中，具有抗体的各种功能。②膜型球蛋白。主要构成B细胞膜上的抗原受体。

（3）功能：①识别并特异性结合抗原；②激活补体；③穿过胎盘和黏膜；④对免疫应答的调节作用；⑤结合Fc段受体：IgG、IgA和IgE抗体可通过其Fc段与表面具有相应受体的细胞结合，产生不同的生物学作用：a.调理作用；b.抗体依赖的细胞介导的细胞毒作用；c.介导Ⅰ型超敏反应。

6.补体

（1）概念：补体是一个具有精密调节机制的蛋白质反应系统，是体内重要的免疫效应放大系统。其广泛存在于血清、组织液和细胞膜表面，包括30余种成分。

（2）组成：①补体固有成分；②补体调节蛋白；③补体受体。

（3）功能：①溶菌、溶解病毒和细胞的细胞毒作用；②调理作用；③免疫黏附；④炎症介质作用。

（4）激活途径：①经典途径；②MBL途径；③旁路途径。

7.细胞分子

（1）概念：细胞分子是由免疫原、丝裂原或其他因子刺激细胞所产生的低分子量可溶性蛋白质，为生物信息分子，具有调节固有免疫和适应性免疫应答，促进造血，以及刺激细胞活化、增殖和分化等功能。

（2）分类：①白细胞介素；②趋化因子；③肿瘤坏死因子；④集落刺激因子；⑤干扰素家族：包括IFN-α、IFN-β、IFN-ε、IFN-ω、IFN-κ、IFN-γ；⑥其他细胞因子：如转化生长因子-β、血管内皮细胞生长因子等。

8.黏附分子

（1）概念：黏附分子是众多介导细胞间或细胞与细胞外基质间相互接触和结合分子的统称。

（2）分类：①免疫球蛋白超家族；②整合素家族；③选择素家族；④黏蛋白样血管地址素；⑤钙黏蛋白家族。

（3）常见黏附分子：如CD4、CD8、CD22、CD28、CTLA-4、ICOS等。

（4）功能：①淋巴细胞归巢；②炎症过程中白细胞与血管内皮细胞黏附；③免疫细胞识别中的辅助受体和协同刺激或抑制信号。

（三）移植中免疫排斥的机制

移植排斥反应的杀伤过程涉及一系列的效应机制，主要包括细胞免疫、体液免疫等，其中，最主要的是$CD4^+$T细胞介导的迟发型超敏反应和CTL细胞介导的细胞毒反应，其他的还包括抗体介导的细胞毒反应等。

1.细胞免疫反应介导移植物损伤　在临床的器官移植中，通过清除受体外周血白细胞，可有效减轻急性排斥反应，延长移植物存活时间。当受体体内没有预存抗体时，受体针对移植物首先出现的是适应性免疫反应，即T细胞识别同种抗原。T细胞活化，导致其激活、增殖和分化为效应细胞的过程受多种信号的激发和调节，主要有抗原识别信号（第一信号）、激活信号（第二信号）和增值信号（第三信号）。T细胞可与主要组织相容性复合物（major histocompatibility complex，MHC）结合从而出现免疫反应。虽然MHC分子是引发移植排斥反应最主要的抗原，但同胞之间MHC分子相同移植后也出现排斥反应，这些排斥反应是T细胞与其他非MHC分子作用所导致的。

抗原识别与提呈是个复杂的过程。对于移植物抗原，APC首先通过胞饮、溶酶体内降解、消化为较小的抗原片段即免疫原性肽，并与内质网合成的MHC-Ⅱ类分子组成稳定复合物输送到细胞表面。经APC加工后的MHC-肽复合物和T细胞表面的受体（T cell receptor，TCR）结合从而激活T细胞内的信号传导通路，引发T细胞活化与免疫应答反应的产生。受体T细胞不仅仅接受自身APC的激活，同时也接受供体APC的刺激。目前受体T细胞主要通过3种不同的途径识别抗原：直接途径、间接途径和部分直接途径。直接识别是指供体来源抗原提呈细胞将同种基因MHC肽类复合体直接提呈给T细胞进行识别，无须受体APC对同种MHC分子进行处理，也无须自身MHC分子参与提呈。移植物一般表达MHC-Ⅰ类抗原，但由于移植物内可能存在残留的供体白细胞，其表面可能高表达MHC-Ⅱ类抗原，而这些供体的MHC-Ⅱ类分子可以不经过受体APC提呈，而直接被受体T细胞所识别，从而诱发急性免疫反应。同样的，受体T细胞也可直接进入移植物中，参与反应。直接识别的特点是移植排斥反应非常强烈，哪怕供受体MHC分子仅仅有微小的差别，也有可能导致急性排斥反应的发生。另外，由于直接提呈的过程不经过APC的胞内加工过程，这使得T细胞能够迅速地被激活，从而在短时间内就可以发生急性免疫应答。因此，直接识别途径在移植物急性反应早期发挥重要的作用。另外，当来源于供体的肽类或miH抗原被抗原处理系统降解时，可以被受体的抗原提呈细胞摄取，由其表面的受体MHC分子提呈给受体T细胞，使之活化激活，即所谓的间接识别。间接途径提呈的抗原肽主要是结合于同种基因MHC分子且高度可变的肽类；部分直接识别是受体抗原提呈细胞摄取供体MHC肽类复合体。在MHC不相容的同种异体移植中，直接途径抗原提呈在触发适应性免疫反应中起主要作用。然而，由于移植器官所带来的供体白细胞数量有限，间接识别成为长期同种识别的主要途径。而部分直接途径在同种移植中的作用还有待于进一步来阐明。

T细胞活化后，在微环境作用下会出现分化。CD4$^+$T细胞常分化为辅助性T细胞（Th）（包括Th1、Th2、Th9、Th17和Tfh）。研究发现在IL-17作用下可产生CD8T，该细胞也可被分为不同亚型，如Tc1和Tc2。许多因素可影响活化T细胞分化，如移植后受体的免疫状况、缺血再灌注损伤程度、受体-供体之间匹配程度及免疫抑制药的使用情况。研究还发现，脂多糖活化单核细胞可诱发Th17的分化。研究表明IL-17和IL-17诱导产生的CD8$^+$T在移植排斥反应中发挥重要作用，尤其是当缺乏Th1反应时这种作用更加明显，而且Th1/Th17的比例可以较为准确的反映移植物抗宿主病的程度。T细胞除了具有促进免疫反应作用之外，还有部分T细胞具有调节和控制免疫反应的作用，这部分T细胞称为调节性或抑制性T细胞。近期研究发现，CD4$^+$CD25$^+$Foxp3Treg具有保护移植物的作用，可应用于器官移植。

2. 共刺激活化途径　抗原识别的结果是抗原特异性信号通过TCR-CD3将信号提呈给T细胞，T细胞的活化与增殖依赖于双信号，第一个基本的信号是T细胞受体（TCR）识别信号，此信号对T细胞活化是必需的，但不引起T细胞增生和分泌细胞因子，而此途径还不足以完全活化T细胞；第二个基本的信号需要通过共刺激分子和其配体相互作用来完成，为T细胞抗原特异性激活所必需，启动、维持并调节活化级联反应，决定了T细胞是活化增殖、抑或转变为无反应状态甚至凋亡。共刺激分子分为两大家族：以表达T细胞共刺激分子CD28和CD152（CTLA-4）为特征的B7家族和以表达CD40和CD154（CD40L）为特征的TNF/TNF受体（TNFR）家族。T细胞表面的CD28可与B7家族成员相结合，抗原提呈细胞表达CD80和CD86，其中CD80表达水平较低，是CD28的最主要配体，在免疫反应中可通过诱导而迅速表达。CD28信号途径可以降低T细胞活化的阈值，提高了IL-2mRNA表达，IL-2表达上升从而促进T细胞增生。在移植免疫反应过程中，活化的T细胞表达CD152（CTLA-4）上调，该分子和CD28同源，也可以结合于CD80和CD86，但是结合的紧密性比CD28要强10～20倍。当T细胞表达CD152后，该分子可以和CD28竞争结合CD80和CD86，从而可以减轻免疫反应。

其中CD28/CTLA4与B7，CD40与CD40L（CD154）分子间的相互作用是T细胞免疫中两个最重要的刺激通路。现已发现的其他共刺激分子还有ICAM-1（CD54）/LFA-1（CD11a/CD18）、ICAM-3（CD50）/DC-SIGN、CD2/LFA-3（CD58）、CD24/CD24L、4-1BB（CD137/ILA）等，其中4-1BB既能协同CD28对T细胞的共刺激作用，也能不依赖于CD28通过双信号转导促进单核细胞活化、黏附、增殖等。近年来的研究已经证实，B7-CD28产生的协同刺激信号可促进T细胞的激活，包括上调CD154的表达，而B7-CTLA4的相互作用则显示负调节信号，抑制T细胞的活化，其中CTLA4-Ig基因转染可延长移植物的存活并诱导供体特异性的耐受已在许多实验模型中得到了证实。根据目前对B7家族的研究，B7-1（CD80）、B7-2（CD86）、B7-H1、B7-H2、B7-H3均可能在机体免疫过程中作为共刺激因子参与T、B细胞活化和免疫应答，且B7-H2/ICOS这对诱导性免疫共刺激分子还对 Th 亚群分化起重要的调节作用。通过对临床 42 例肾移植急性排斥反应标本进行活检，证实了在肾小管上皮细胞及间质细胞上均有 B7-1 的充分表达，这为共刺激信号学说在肾移植急性排斥中的作用提供了重要依据。值得一提的是，近期的研究表明共刺激信号还可由除呈递抗原的 APC 外的另一个 APC 提供，即共刺激信号的反式模式，它可看作是依赖于 APC 呈递抗原肽的直接和间接途径的结合。在此Sayegh 等用敲除 B7-1/B7-2 的小鼠为心脏供体，敲除 MHC-Ⅱ 的小鼠为心脏受体，进行心脏移植动物实验，供体的 APC 可以直接呈递 MHC 抗原给宿主 T 细胞而不通过共刺激分子 B7-1/B7-2，同时宿主的 APC 也不能间接呈递 MHC 抗原肽但能提供共刺激分子。结果显示，供心很快受到了排斥，与受体未处理的小鼠对照组比较，排斥发生时间上无明显差异，提示共刺激信号的反式模式（in trans）和经典的顺式模式（in cis）一样重要。

3. 体液免疫反应介导移植物损伤　　肝移植术后排斥反应一般分为超急性排斥反应、急性排斥反应和慢性排斥反应。根据肝及肾移植的经验看，超急性排斥反应一般为由受体体内抗 ABO 抗体、抗 HLA 抗体介导，补体参与的不可逆性体液免疫排斥反应。移植肝细胞膜表面的抗原与受体体内的特异性抗体结合，激活受体的补体系统，促进血小板的黏附、聚集，促进移植肝血管系统内血栓形成。超急性排斥反应一般在移植器官血流恢复后数分钟或数小时，甚至术后 1 ～ 2d 发生，移植器官迅速缺血坏死、功能衰竭，最终导致移植失败。超急性排斥反应在肾移植、心脏移植、肺移植中比较常见。肝具有大量库普弗（Kupffer）细胞，具有肝动脉及门静脉双重血供、细胞 - 血液之间交换面积巨大。一些学者认为这些因素能帮助移植受体及时稀释、清除抗体或抗原抗体复合物，使肝成为一个免疫特惠器官，在器官移植方面具有良好的免疫耐受能力，故超急性排斥反应在肝移植中非常罕见。临床上早期也有在抗供体细胞毒抗体交叉配型试验阳性时进行肝移植手术并获得成功的报道。但是，亦有越来越多的文献报道肝移植也可以发生超急性排斥反应，并且超急性排斥反应的发生可能与供受两者血型不符或术中大量输血相关。肝移植术后急性排斥反应的发生率各家报道不一。有中心对移植肝定期活检结果显示移植后 1 周急性排斥发生率高达 80% 左右，但具有临床表现的急性排斥的发生率仅为20% ～ 50%。虽然体液免疫在急性排斥反应中的机制并没有研究清楚，但是越来越多的证据表明体液免疫参与了急性排斥反应。B 细胞及由 B 细胞分化而来的浆细胞是体液免疫的核心。

B 细胞不仅具有分泌抗体功能，还可作为 APC 表达 MHC 和共刺激分子（包括CD40），同时也可表达补体受体诱导细胞凋亡，还可调节适应性免疫反应等。大部分 B 细胞需要 T 细胞帮助才能活化、产生抗体及在外周淋巴组织中识别抗原。在临床器官移植中已经证实了抗体可介导移植排斥反应，B 细胞在排斥反应中可发挥作用，然而受体体内的 B 细胞对移植耐受也有有利的一面，在免疫耐受患者体内的 B 细胞可能具有免疫调节作用。虽然同种抗体与靶抗原 MHC 分子不匹配，但是抗体可以识别 miH 抗原、内皮细胞、血型抗原和自身抗原，从而也可引起移植排斥反应。在肾移植中发现抗体介导的排斥反应常发生在移植数天之后，因此也被认为是慢性移植物功能丧失的原因。尽管现在的检测技术使得白细胞抗原所致的超急性排斥反应已经非常少见，但是体液排斥反应在急性和慢性排斥反应中越来越引起人们的注意。

体液免疫强调抗体的作用，因为抗体极可能是引发其他连锁反应的关键因素，包括抗原抗体复合物形成及激发细胞免疫反应。抗供体特异性抗体（donor specific antibody，DSA）包括抗 HIA 抗体、抗 ABO 血型抗原抗体、抗 MHC I 类相关 A 链或 MHC I 类相关 B 链（MICA/B 抗体）、抗血管紧张素受体的抗体及抗血管内皮细胞抗体等。

　　近年来，有关抗 HLA 抗体与肝移植排斥反应、移植物存活、受体长期生存情况的研究逐渐增多，但两者的关系仍然存在争议。据报道肝移植术后抗 HLA 抗体的检出率为 20% ～ 24%。有单中心研究报道术后抗 HLA 抗体阳性者 1 年、5 年、8 年存活率均为 56.3%，而阴性者分别为 82.1%、79.1%、77.6%（$P < 0.05$），提示抗 HLA 抗体对活体肝移植预后有不良影响。Jacqueline 的研究显示，术前 HLA 抗体平均荧光强度大于 5000A.U 是患者术后死亡的独立危险因素，抗 HLA-II 抗体平均荧光强度大于 5000A.U 与术后早期急性排斥反应有显著关系。另外，在国内已经有器官移植中心观察到高滴度抗 HLA-I 类和 HLA-II 类抗原抗体在肝移植术后患者介导超急性排斥反应的病例，并且他们认为，抗 HLA 抗体参与肝移植的排斥反应的证据已经越来越充足，HLA 配型也必与肝移植的排斥反应相关。虽然目前还没有统一的结论，但是可以预见：随着研究的深入，抗 HLA 抗体及 HLA 配型在肝移植排斥反应中的作用将逐渐明确。

　　A 和 B 抗原是血型抗原最重要的一种，广泛表达于血管内皮细胞和胆管上皮细胞等。当血型不合的供体器官种植后，受体体内的天然抗体——A、B 凝集素与移植物血管内皮细胞上的抗原结合，形成抗原抗体复合物，激活补体系统，迅速破坏移植物血管网，引起广泛血管栓塞（超急性排斥反应），或引发一系列的急性和慢性排斥反应，最终导致移植物功能的丧失。这是典型的急性排斥反应。所以供体与受体之间 ABO 血型相符是目前实施器官移植的公认的基本条件。早在 20 世纪 80 年代末关于 ABO 血型不符肝移植（ABO-incompatibleliver transplantation，ABO-ILT）临床试验就开始进行了。尽管 ABO-ILT 术后严重排斥反应、动脉血栓形成、胆道损伤等的发生使得临床结果并不理想，但是由于器官来源短缺、肝的免疫特殊性加之免疫抑制治疗的发展，世界范围内还是开展了许多例 ABO-ILT，众多研究中心报告预后情况差异也很大。

　　其他非 HLA 抗体包括 MICA/B、抗血管紧张素 I 类受体抗体（AT1R-Ab）及抗血管内皮细胞抗体在肾移植中的重要性已经逐渐被学者认识。它们可能导致免疫系统二次激活，产生体液排斥反应。但是其在肝移植中的作用现在研究并不深入，现有研究结论也存在争议。Ciszek 关于抗 MICA 抗体的研究表明阳性组移植物长期生存率与阴性组并无统计学差异（$P > 0.05$）。Ge 等于肝移植术前进行抗胆道上皮抗体进行筛查，结果提示术前抗胆道上皮细胞抗体阳性组急性排斥反应的发生率明显高于阴性组（$P < 0.05$）。有研究表明肾移植术后 AT1R-Ab 阳性提示可能发生血管或微血管的急性排斥反应，但 AT1R-Ab 在肝移植方面的影响目前仍在研究。补体激活是体液因素活化的标志之一，而 C4 则是补体经典激活途径的重要组成部分。当体液免疫介导的排斥反应发生时，C4 通过经典补体激活途径被裂解为 C4a、C4b，C4b 再次被裂解为水溶性的 C4c 和 C4d。已有很多文献报道肝移植急性排斥发生后在汇管区间质或门脉毛细血管有 C4d 沉积，但敏感度仅仅有 33% ～ 67.7%。C4d 并不是急性排斥反应的特异性表现，在其他情况下也可能出现 C4d 染色阳性，如细胞免疫介导的急性排斥反应，肝移植术后 HBV、HCV 的复发及自身免疫性肝炎。对于肝 C4d 的染色方法、形式及分布仍有争论至今尚无统一的判定标准，所以 C4d 染色阳性目前仅作为移植肝急性排斥反应的辅助诊断标准。

4.固有免疫反应介导移植物损伤　固有免疫（Innate Immunity），是机体在种系发育过程和进化过程中形成的天然免疫防御功能。其结构由遗传决定，个体出生时即具备；作用范围广，并非针对特定抗原，属于非特异性免疫，同时也参与特异性免疫应答；无免疫记忆性。固有免疫是构成机体抵御病原微生物感染的第一道防线，在参与免疫应答启动过程中决定适应性免疫应答的强度和方向。随着对移植免疫机制的深入研究，人们逐渐意识到在移植排斥反应过程中，固有免疫并不仅仅发挥非特异吞噬、清除作用，与适应性免疫一样也能够正确区分"自己"与"异己"，并进一步调控适应性免疫。因此，研究其在移植排斥过程中的影响对深入阐明移植排斥反应的分子机制，指导临床监测排异反应，防治移植排斥具有重要的理论和实际意义。

宿主抵抗外来异物时首先会通过固有免疫系统的模式介导移植免疫反应，其特点为：移植早期巨噬细胞和其亚群通过模式识别受体（PRR）、识别病原相关分子模式（PAMP）而进行活化反应。这些同有免疫细胞可活化T细胞，结合抗体，从而可进一步加强细胞的活化、扩大抗体介导的细胞毒作用、结合免疫复合物、结合补体受体发挥调理作用。PRRs模式的种类主要包括Toll样受体（TLRs）、视黄酸诱导基因1样受体（RLRs）、核苷酸寡聚结合域样受体（NLRs）等。目前在固有免疫中研究最早及最多的是关于Toll样受体，其介导的信号通路在移植免疫中起重要作用。

Toll样受体（TLRs）家族是人体固有免疫系统的重要组成部分，目前共有13种蛋白家族成员。TLRs通过识别病原相关分子模式，在固有免疫应答中发挥着重要的作用，被认为是连接人体固有免疫与获得性免疫的桥梁。目前发现的Toll受体均参与机体的固有免疫。TLR2可以与TLRI、TLR6结合成异源二聚体，识别多种糖脂。TLR4可以形成同源二聚体，识别多种内外源性配体后被激活，进而募集MyD88，并引起下游一系列因子活化，最终使NF-κB活化，从而启动由淋巴因子、细胞因子、补体等参与的复杂的移植排斥反应。TLR3形成同源二聚体，识别病毒双链RNA。近年来，关于TLRs家族和移植后相关疾病的研究（如排斥反应、移植物功能丧失及感染等）取得了较大的进展。表达TLRs的天然免疫细胞如树突状细胞在移植排斥中具有重要作用。TLR的信号转导根据接头分子分为MyD88依赖性和MyD88非依赖性的。

（1）在MyD88依赖性的信号转导通路中，NF-κB丛复合物被释放出，迁移入细胞核内，导致细胞核内炎症相关基因的转录，促进炎症因子及促炎因子的释放，激活免疫系统，导致急性炎症反应的发生。

（2）在非MyD88依赖性得信号传导途径中，TLRs主要是激活TRIF信号通路，通过TRIF活化相应激酶受体，直至NF-κB被活化激活。移植排斥仍是影响移植物存活的主要原因。

移植免疫包括MHC的抗原呈递及共刺激信号的诱导表达。Schanare等认为，APC上的TLRs能够通过调节共刺激信号，进而调节抗原特异性的适应性免疫。LPS首先和LPS结合蛋白、CD14形成复合物，再通过跨膜分子TLR4浆细胞转导至细胞内。表达于DC细胞表面的TLRs是机体感知微生物病原体并激活细胞直接产生免疫防御的天然免疫受体，在调控DC的成熟过程中起重要作用。在小鼠心脏移植模型研究中发现，TNF-α、IL-12及IFN-γ等细胞因子的表达与排斥反应的严重程度成正比。在动物模型实验中探讨了TLRs及其信号途径的表达在移植排斥中的作用。Coldstein等在MyD88缺陷鼠的同种异体皮肤移植模型中发现，次要抗原错配的同种移植物不发生排斥反应。Tesar等在MHC不匹配的小鼠皮肤及心脏移植中发现，缺失MyD88的小鼠心脏移植排斥反应发生较晚，而皮肤移植不受影响。Wang等将野生型肾移植给缺乏TLR2、TLR4、MyD88、TRIF的小鼠中发现，移植小鼠的肾功能明显改善，慢性移植物损伤的病理征象也显著减轻。有研究表明，在敲除myD88后仅用CD154单克隆抗体即可诱导皮肤移植免疫耐受。TLI2/4激动剂或配体介导急性免疫移植排斥，或打破已建立的移植耐受。移植排斥反应中TLR2/4可能由树突状细胞或受损细胞产生的内源性配体激活，通过下游MyD88分子传递信号，促使树突状细胞成熟和多种细胞因子分泌，从而激活T细胞，介导移植排斥反应发生。

自然杀伤细胞（Naturalkillercell，NK）不仅具有杀伤病毒或变异自身细胞的功能，而且可释放一系列炎性介质。NK细胞具有独特的识别系统（活化和抑制受体），可以识别是己或非己物质并进行反应。研究发现，NK细胞也可以对骨髓来源表达低水平的MHC-Ⅰ细胞产生排斥反应，在移植物中也可发现该细胞参与排斥反应，可见NK细胞在移植后的急性和慢性排斥反应中有重要作用。

中性粒细胞也参与了组织损伤过程，在移植后早期，T细胞活化之后，中性粒细胞开始出现在移植物中，在此过程中可分泌趋化因子CXCL1、CXCL2、CXCL3和CXCL8，也可通过黏附分子、B2整合素与内皮细胞表面的ICAM-1结合，结合后的中性粒细胞可脱颗粒和分泌肝素结合蛋白，从而达到损伤靶细胞的目的。近期还发现中性粒细胞和T细胞作用可参与抗体的形成。在移植之后巨噬细胞发挥促炎症因子（IL-1和IL-6）的趋化作用，进而浸润移植物，到达移植物之后巨噬细胞可产生活性氧和降解能力强的酶类损伤血管内皮细胞，移植物出现大量巨噬细胞也是晚期器官功能衰退的标志。

二、移植肝排斥反应

1.超急性排斥反应 超急性排斥反应（Hyperacute rejection，HAR）主要由受体体内预存的抗α-1,3-半乳糖（α-1,3-Ga1）的异种反应性天然抗体（Xenoreactive natural antibodies，XNA）所引发。大部分动物（包括猪）体内都有α-1,3-Ga1抗原表达，但人、狒狒等灵长类动物体内无该抗原。在生物进化过程中，灵长类动物持续与α-1,3-Ga1抗原接触，造成其体内预存相应XNA（IgM和IgG），在行异种移植后，可直接识别广泛表达于猪血管内皮细胞上的α-1,3-Ga1抗原，激活补体和内皮细胞，导致凝血级联反应，在数分钟到数小时内出现以间质出血、水肿和小血管内血栓形成为主要表现的严重排斥反应，这就是超急性排斥反应。同时，除Gal抗原外，动物细胞膜的其他糖基也可能引发免疫排斥。①Hanganutziu-Deicher（HD）抗原：广泛存在于猪和狒狒组织器官细胞膜；人类由于催化该结构的羟化酶基因点突变而不表达这种糖基结构，但在少数肿瘤患者体内检测到HD抗原；小于4%的健康人群具有抗HD抗体。②Forssman抗原：虽然存在于鸡、马、羊等动物体内，但有限证据认为猪和人为Forssman抗原阴性，故在猪-人移植中作用不很重要。以基因修饰技术敲除猪体内的α-1,3-半乳糖苷转移酶（α-1,3-galactosyltransferase，α-1,3-GT）基因表达，或以α-1,3-Ga1抗原吸收、清除、中和受体体内的XNA，并清除补体、抑制补体激活，可有效防止超急性排斥反应发生。

　　补体激活是发生超急性排斥反应的关键。关于补体激活途径意见不一。可能与供受动物的不同搭配有关，在猪-人肝移植中，移植物血管内有clq、c3、c4、B因子、D因子沉着，提示补体激活的经典途径和旁路途径均介入了超急性排斥反应。但在豚鼠-大鼠移植模型中，由于缺乏XNA或XNA水平很低，不足以激活补体经典途径，则以旁路途径激活补体为主。血管内皮细胞（EC）XNA与Gal表位结合，通过两种途径激活补体，形成膜攻击复合物，引起EC活化损伤发生超急性排斥反应，称为Ⅰ型EC活化。其发生于数分钟内，无基因转录上调和蛋白质合成。EC活化后相互间隙增大，血液成分外渗并在血管内凝血，与超急性排斥反应的病理表现密切相关。

　　2.急性体液免疫排斥反应　体液免疫中抗体介导的急性排斥反应发挥重要作用。在超急性排斥反应被抑制后的数天到数周内，残留低浓度XNA可继续引发异种急性体液免疫排斥反应（Acute humoral xenograft rejection，AHXR）。血栓性微血管病和DIC是急性体液免疫排斥反应的主要病理特征之一。急性体液免疫排斥反应可发生于接受α-1,3-GT基因敲除猪器官的灵长类动物体内，也可发生于协调性异种移植动物模型体内（不存在α-1,3-Gal的抗原抗体反应），这表明，急性体液免疫排斥反应也可能是由非α-1,3-Gal抗原引发的。最近一项研究表明，将补体调节蛋白-衰变加速因子CD55基因敲除小鼠的心脏，种植α-1,3-Gal基因敲除受体小鼠体内后，受体小鼠出现急性体液免疫排斥反应。这说明，在补体失去负性调节的情况下，受体体内残留的低浓度XNA也能引发急性体液免疫排斥反应。因此，在猪-灵长类动物移植模型体内有非α-1,3-Gal抗体和（或）低浓度α-1,3-Gal抗体存在的情况下，受体补体激活的负性调节功能不全，会引起急性体液免疫排斥反应。但也有研究表明，清除补体并不能完全阻断急性体液免疫排斥反应，这说明可能还有非补体依赖机制的参与。除α-1,3-GT外，啮齿类动物和猪体内的异球形三酰神经酰胺（Isoglobotrihexosylceramide，iGb$_3$）合成酶也能催化底物生成α-1,3-Gal抗原。Milland等将转染iGb$_3$合成酶基因的人肾细胞注入α-1,3-GT基因敲除小鼠体内，发现产生了特异性α-1,3-Gal抗体，这表明由iGb$_3$合成酶催化合成的α-1,3-Gal抗原具有免疫源性。但随后实验动物并未出现针对α-1,3-Gal抗原的自身免疫反应，这说明由iGb$_3$合成酶催化合成的α-1,3-Gal抗原量较少，还不足以诱导特异性免疫耐受或引发自身免疫反应。此外，将α-1,3-GT基因敲除猪的器官种植非灵长类动物体内后，未发现与iGb$_3$合成酶相关的免疫排斥反应。人体内是否表达iGb$_3$合成酶仍不清楚。有研究显示，iGb$_3$糖脂是人类和鼠的NK细胞识别的配体，但也有学者发现人体内缺乏iGb$_3$合成酶mRNA的表达。目前，还需要更多的研究来确定清除iGb$_3$合成酶是否能有利于提高异种移植的成功率。另外，异种移植术后受体体内凝血途径的激活与AHXR有密切联系，其主要病理机制是内皮细胞的激活和损伤导致抗凝功能失调；其次，异种移植物内皮细胞表面的凝血途径调节因子与受体循环血液内的可溶性靶分子之间不相兼容，如猪的组织途径抑制因子不能中和人凝血因子Xa，这会放大凝血途径的激活程度及血管内血栓形成范围。包括猪胰岛在内的异种移植，这种早期由体液免疫介导的排斥反应被称为血液介导的快速炎症反应（Instant blood mediated inflammatory reaction，IBMIR），其中包括有凝血激活、补体活化及血栓形成等过程。

　　3.急性细胞免疫排斥反应　由于阻断超急性排斥反应和急性体液免疫排斥反应很困难，所以对细胞免疫介导的异种移植排斥还未得到深入研究。Dorling等首先采用体外有限稀释法分析表明，人 T 细胞可对猪抗原产生间接免疫应答，其反应强度甚至高于同种抗原。Davila 等首先以 α-1,3-Gal 抗原多聚体吸收清除狒狒体内的天然抗体，再以单克隆抗体删除外周 B 细胞，然后种植转染人补体调节蛋白（CD46）猪的心脏，发现术后依旧出现了排斥反应；这表明 T 细胞很有可能在其中发挥重要作用。很多证据都表明，阻断 XNA 介导的免疫排斥后，如果继续抑制 T 细胞功能则能显著延长种植非灵长类动物体内的猪器官的存活时间。在种植猪肾的狒狒体内，抑制 T 细胞免疫排斥反应对于阻断 T 细胞依赖的非 α-1,3-Gal 抗原诱导的急性体液免疫排斥反应尤为重要。猪 - 狒狒的胰岛移植模型里，T 细胞与免疫排斥反应关系十分密切，发挥着重要作用。猪的胰岛可刺激 γ-IFN 产生，引起间接 T 细胞反应，抗 T 细胞治疗可显著延长非灵长类动物体内异种胰岛移植物的存活时。除了激活细胞毒性 T 细胞发挥直接杀伤效应外，异种免疫排斥还可经过间接的 T 细胞介导机制，包括产生细胞因子，募集和活化其他细胞毒性细胞（如巨噬细胞、中性粒细胞等）等发挥细胞杀伤效应。细胞免疫还能辅助 B 细胞产生异种抗体，发挥免疫排斥效应。

　　4. 固有免疫细胞介导的异种移植排斥反应　　固有免疫细胞，包括 NK 细胞、巨噬细胞和中性粒细胞等。异种移植时，由于不同物种间的糖基化模式不同，可导致受体的固有免疫系统识别异种抗原，激活固有免疫细胞，并对其失去负性调节能力。目前已有较多研究确定固有免疫系统参与了异种移植后的细胞免疫排斥反应。由于异种间 MHC 分子的差异性远大于同种，因此 NK 细胞接受异种抗原 -MHC 复合物介导的抑制性信号的能力显著弱于同种抗原。将编码人 HLA 分子的基因预先转入猪内皮细胞后，再行移植，即可显著减弱 NK 细胞介导的异种细胞黏附和细胞毒效应。然而，一些抑制性受体，如杀伤细胞凝集素样类似物表面受体 G1（KLRG1）可识别异种细胞上的配体，如 E 钙黏蛋白。此外，由于不能接受异种 MHC 分子介导的抑制性信号，NK 细胞可能通过异种细胞表面活化受体与配体的相互作用而激活。如自然杀伤细胞受体 G2D（NKG2D）或 NKp44 可与猪内皮细胞表面相应的配体结合而激活人 NK 细胞。最近一项研究表明，猪 UL16 结合蛋白 1（ULBPI）是人 NKG2D 的活性配体，两者结合后可刺激人 NK 细胞活化。其他研究也证明刺激性 NK 细胞受体可结合猪的糖类抗原决定簇。就目前的研究结果来看，异种 NK 细胞与靶细胞之间的相互作用更多是刺激性的，而不是抑制性的。事实上，在接受异种骨髓移植的受体体内，NK 细胞活性要显著高于同种骨髓移植受体。NK 细胞还参与了 AHXR 和异种皮肤移植排斥反应。正如 NK 细胞参与抗体依赖细胞介导的细胞毒效应（Antibody-dependent cell-mediated cytotoxcity，ADCC），XNA 和诱导产生的 IgG 也在 NK 细胞介导的排斥反应中发挥关键作用。NK 细胞也能释放细胞因子，如 γ-IFN、TNF 等，激活巨噬细胞和内皮细胞，并诱导炎性介质反应。人巨噬细胞可通过非抗体、非补体依赖的方式吞噬猪源细胞。活化的巨噬细胞能够发挥强大的功能，主要与异种移植物存在特异性受体及缺失负性调控因素有关。如 Jin 等报道人单核细胞表面的半乳凝集素 -3 是 α-1,3-Gal 抗原的受体，两者结合后可激活人单核细胞。巨噬细胞也可被 T 细胞释放的细胞因子激活，在异种细胞移植，如胰岛细胞移植后发挥重要的作用。信号调节蛋白 -α（SIRP α，CD172a）是一种重要的巨噬细胞抑制性受体，它的特异性配体是广泛存在于细胞表面的 CD47，两者相互作用可阻止同种细胞间的吞噬作用。近来的研究表明，不同物种间的 SIRP α 和 CD47 不相兼容，无法发挥抑制性作用，这可能促进巨噬细胞对异种细胞的吞噬作用。猪的CD47分子不能与鼠的巨噬细胞SIRPα信号相互作用，但在猪体内转入鼠源SIRPα分子可显著抑制鼠源巨噬细胞的吞噬作用。同样，转染人CD47的猪源细胞可免遭人巨噬细胞的吞噬。此外，在缺乏异种反应性抗体或补体的体外环境里，NK细胞、巨噬细胞和中性粒细胞也能够激活异种内皮细胞。

令人失望的是虽然以上研究结果均提示固有免疫细胞在异种排斥中扮演重要角色，但清除或抑制这些细胞并不能在灵长类动物体内诱导出异种移植免疫耐受。尽管NK细胞和巨噬细胞可发挥细胞毒效应，但仍需要在非灵长类异种移植动物模型中进行更多的探索，以明确这些固有免疫细胞是否在异种实体器官移植排斥反应中发挥重要作用。

5.慢性排斥反应　慢性排斥反应以体液免疫为主，是由于循环中特异性抗体低水平的免疫应答导致血管周围炎症，使移植物血管持续低程度的损害伴有血管平滑肌细胞增生阻塞血管，导致移植物功能逐渐下降。内皮细胞损伤机制主要有以下几个方面。

（1）急性排斥反应反复发作。

（2）CD4$^+$T细胞间断活化。

（3）同种异体抗体的产生。

针对慢性排斥的研究大多为体外实验，缺乏临床和体内研究证据。但根据目前同种异体移植的临床经验，可以预见在克服了异种移植超急性排斥、急性体液免疫排斥、急性细胞免疫排斥后，会出现慢性排斥。同种异体移植后的慢性排斥与细胞及体液免疫有着密切的关系，异种慢性排斥是否同样如此呢？异种慢性排斥是否还有其他的诱发因素呢？这些问题均有待于进一步研究。

三、组织配型与血型

组织配型学是指包括人类主要组织相容性基因（即是ABO血型系统和HLA）与人体器官移植的相容性的研究。

（一）HLA组织配型

1.HLA 实验技术演变过程

（1）血清学方法：利用补体细胞毒实验进行HLA抗原及抗体分析，1974年由Terasaki教授创建，经美国国立卫生院认定为NIH技术。

（2）ELISA：20世纪90年代被用于HLA抗体分析和基因分型。

（3）流式细胞仪方法：20世纪80年代引进HLA抗体分析实验，2000年与PCR技术联合用于HLA基因分型。

（4）分子生物学方法：20世纪90年代后标准化、电子化的进行HLA基因分型的技术。

（5）其他：ELISA与流式细胞仪方法联合研发的技术进HLA基因分型。

2.群体反应性抗体（panel reaction antigen，PRA）实验　用于分析受体不可接受的HLA基因。临床移植中进行HLA抗体识别，采用的技术方法越多越好，不可一次实验定"终身"，术后应监测：①NIH-PRA；②ELISA-PRA；③Flow-PRA。

3.HLA 分型实验　有 Serology，PCR-SSCP（单链构象多态性），PCR-RFIP（限制性片段长度多态性），PCR-RSSO（系列特异性寡核苷酸），PCR-SSP（系列特异性引物），

Flow-DNA 杂交等方法，其中实体器官移植组织配型推荐 PCR-SSP 技术（快速、准确、适宜分散样本），造血干细胞移植组织配型推荐 PCR-RSSO 技术（高通量、原始数据电子化、准确，适宜大量的集中样本），建立器官或组织库推荐 PCR-FLOW 技术（高通量、网络化管理、准确，适宜高分辨水平大量的集中样本）。

4. 补体依赖的细胞毒性试验（complement dependent cytotoxicity，CDC）　又称为微量淋巴细胞毒试验。目前统一使用改良的微量淋巴细胞毒试验，主要用于 HLA 血清学分型试验。基本方法是取 HLA 分型血清，加入被检者淋巴细胞，在补体的参与下可以使携带与分型血清型相同抗原的淋巴细胞死亡，根据实验结果分析供受体间 HLA 型别的一致性，或确定各自携带的 HLA 型别。HLA 型别的一致性基本决定了受体移植器官存活的可能性。

5. HLA-MisMatch（MM）的评估　以预期移植物有功能的半数存活时间（half-life）≥15 年为标准：①PRA 基础上进行 MM 评估。②PRA 阴性的初次移植受体，选择≥HLA-3MM。③PRA 阳性的移植受体，选择≥HLA-2MM。

（二）人类白细胞抗原（HLA）与同种肝移植

原位同种肝移植（orthotopic liver transplantatin，OLT）治疗终末期肝衰竭和急性暴发性肝衰竭已被广泛接受，据 UNOS 报道，全世界约有 16 万受体接受了 OLT，大多数供受体均进行了人类白细胞抗原（HLA）配型。对于 HLA 配型的作用，有学者认为，肝是免疫特惠器官，无须根据配型选择供受体，交叉配型（crossmatching）阳性的肝移植并没有发生排斥反应，这种观点的理由是：①大量供体树突状细胞可以持续存在受体体内作为嵌合细胞维持受体免疫系统的无反应性。②大量的供体可溶性 HLA（solubleHLA，sHLA）可以下调受体的同种免疫反应性。③供体细胞可导致受体同种反应性 T 淋巴细胞的凋亡。但是，随着对 HLA 分子和功能结构的深入了解和肝移植病例急剧上升，HLA 对肝移植效果具有正面影响逐渐成为研究的热点。

1. HLA 分子在肝前后的表达差异　肝移植前，HLA-Ⅰ类抗原在肝的胆管上皮细胞、静脉上皮细胞及间质上皮细胞上抗原表达的密度高，在肝细胞上密度低；而 HLA-Ⅱ类抗原仅表达于肝门静脉上皮细胞、间质细胞及血窦细胞；健康人的血清中存在游离状态的 sHLA 分子，肝细胞是这些 sHLA 的主要来源。

肝移植后，HLA 抗原表达出现变化。在急性排斥期，受体移植肝细胞上的 HLA-Ⅰ类抗原、胆管上皮细胞和门静脉上皮细胞的 HLA-Ⅱ类抗原表达快速增加，排斥反应被抑制后 HLA 抗原表达随即减弱。Minguela 等观察到肝移植后发生急性排斥时，肝细胞和外周淋巴细胞上的 HLA-Ⅰ类抗原表达均增加，提示 HLA 表达增加诱导排斥反应或排斥反应导致 HLA 表达升高，Menteiro 等报道，移植后受体血清中存在游离状态的 sHLA 分子的数量也伴随临床排斥反应的发生而显著升高。

2. 供受体 HLA 抗原配合与肝移植的排斥反应　肝移植后排斥反应是不是与供、受体 HLA 的配合程度有关？源自国际器官移植登记处数据显示，肝移植的人/移植物 1 年存活率（60%）明显低于肾移植的（85%），说明肝并非移植免疫反应的"豁免"器官，急、慢排斥反应仍是影响肝移植存活率主要因素。

Oetel 等 2000 年报道，采用聚合酶链反应（PCR-SSP）方法对 35 例肝移植供、受体进行HLA配合分析，13例发生急性排斥受体中有7例移植物HLA-DR*13阳性，22例未发生排斥的受体中只有1例移植物HLA-DRB1*13阳性，作者推测供体HLA-DR*13表达可能反映了增加了急性排斥反应的可能。Nikaein等认为，HLA相合得越好越能增加肝移植的存活率。Yamamoto等研究显示，42例活体亲属肝移植受体中7例HLA-Ⅱ类抗原相合者发生了排斥反应。Moya-Quiles等2003年报道，调查1993～1999年100例原位肝移植，通过HLA-c位点基因分析研究HLA-c多态性对肝移植的急性排斥反应的影响，发现供、受体中HLA-c位点不相合的肝移植中急性排斥反应发生率为46.3%，1-2HLA-c抗原相合的急性排斥反应率分别为33.3%和16.6%（$P=0.12$），虽然没有统计学上的显著意义，但是表明HLA-C相容有助于减少肝移植后的急性排斥反应。

Menteiro等采用流式细胞技术检测45例原位肝移植受体术前、术后血清中sHLA水平的变化，其中术后sHLA水平升高的24例受体中有14例（53%）出现排斥及免疫相关的并发症，而21例sHLA未升高的受体中只有3例发生细胞性排斥反应。此外还发现，移植后3个月内sHLA保持高水平的受体发生慢性排斥反应和（或）复发丙型感染的概率明显要高于sHLA水平低受体。检测血清sHLA水平可以用于监测肝移植受体，但不能确定sHLA是来自受体自身还是供肝来源，因此不能特异性识别肝移植后的排斥反应。但是，研究者们仍然认为，sHLA分子在移植中发挥免疫调节的作用，能够促进抗原特异的T细胞克隆的凋亡，因此建议将sHLA作为监测移植后排斥反应标志物。

2002年Langrehr等报道，回顾性分析了多个移植中心924例肝移植病例中HLA相容的影响，没有发现供体或者受体的HLA基因明显影响OLT效果，供受体HLA配合程度对移植物的存活率没有相关性。

再次肝移植中HLA的关联研究文献很少，这可能与再次肝移植病例较少有关。Terence等研究78例再次肝移植受体，发现HLA-A、HLA-B和HLA-DR不相合的再次移植受体的移植效果会更好；其中HLA-B位点不相合的存活率为79%，而HLA-B位点相合的存活率为43%，有显著差异（$P<0.5$）；HLA-A和HLA-DR位点不相合的再次移植受体的术后2个月的存活率也明显升高。

Opelz等认为，大样本病例分析未能获得统计数据支持HLA配型有益的结果的原因可能是：①强大的免疫抑制治疗掩盖了HLA配型可能带来的差异；②移植肝本身能诱导免疫耐受的特殊性急性排斥反应依旧是肝移植后很重要的问题；③慢性排斥可由多种病因引起和多种表现形式，使得慢性排斥与HLA相合的关系未被清楚阐述。

3.HLA与移植后病毒性肝病复发　肝移植受体在移植前后的病毒感染直接影响移植远期生存率，HLA与病毒感染的免疫作用近年来被重视。

匹兹堡移植中心Manez等在20世纪90年代的研究资料显示，31例乙型肝炎病毒（HBV）感染的肝移植受体中有14例移植后复发，53例丙型肝炎病毒（HCV）感染的受体中术后有27例复发。复发病毒感染受体中42%为与供体的HLA-B相容，而没有复发的受体中与供体HLA-B的相容率只有20%，研究同时观察到，肝炎的HLA-A、HLA-DR和HLA-DQ的相容与否无显著相关性。作者认为，供体HLA配合对受体移植后的巨细胞病毒性肝炎、HBV和HCV肝炎的复发有影响。供受体HLA配合可能会降低了排斥反应却增加了病毒感染的机会，其机制可能与HLA介导的细胞免疫反应相关，主要组织相容性复合体（MHC）对淋巴细胞抑制反应却造成受体肝移植后CMV、HBV和HCV

易感性提高，使受体易感病毒，并因病毒再次感染而引起移植肝损伤。从长远来看，虽然 HLA 配合降低了受体的急性细胞性排斥，但是，病毒再次感染复发可引起同种移植肝损伤。因此，供受体的 HLA 配合程度高与移植物存活率低有关。

Neumann 等于 2002 年报道，他们分析了 84 例 HBV 至肝硬化晚期而接受肝移植的受体和完整的配型数据，受体和移植肝的 1 年和 5 年存活率分别为 90.5% 和 80.4%；20 例 OLD 失败中有 15 例归咎于 HBV 复发。作者观察到的 HLA-A 和 HLA-B 相容数大的受体移植物的存活率显著提高，而 HLA-DR 相容程度并不影响移植预后或病毒感染的转归。在供受体 HLA-A 和 HLA-B 配合的肝移植中发生再次感染的概率明显降低（$P < 0.05$）。与 HLA-B 不相合的而且再次感染受体相比较，1 个或 2 个 HLA-B 位点相容且再次感染的受体中同时移植物存活时间延长。他们的研究结论认为，HLA 相容降低了 HBV 再次感染的概率并且提高了移植物的存活率。因此，可以认为在 HBV 感染晚期肝移植受体中，HLA-A 和 HLA-B 相容程度与移植物存活率提高有关联。

4.HLA 与肝移植移植物抗宿主病　　移植物抗宿主病（graft versus host disease，GVHD）是在近年肝移植中被提出的临床并发症。2004 年，英国 Cambrige 医学院肝移植中心 Taylor 等报道，肝移植发生 GVHD 的受体死亡率超过 85%；肝移植后 GVHD 发生的机制是受体不能识别作为外源性供体抗原，而供体却具有识别、应答和排斥受体的免疫反应。即供肝来源的免疫活性细胞经肝移植进入免疫抑制低下的受体造血系统并且种植和生长，与受体组织抗原发生细胞性免疫反应的一系列严重临床并发症由此而来。当供肝为 HLA-A、HLA-B、HLA-DR 纯合子时肝移植后 GVHD 发生率较高，也见于供受体之间 HLA 全相同的 OLT。研究提出，移植前进行的 HLA 分型对于预防 GVHD 的发生有重要临床指导意义。

同年，法国巴黎大学 Cochin 医院肝移植中心 Calmus 亦报道活体供肝移植物（living donor liver transplantation，LDLT）后发生致死性 GVHD 的病例受体，并讨论 HLA 纯合子供体移植给予其 HLA-A、HIA-B、HLA-DR 单倍型相同受体的可行性。该例肝移植的供体与受体是父子关系（儿子捐献给父亲），供体 HLA 分型 HLA-A、HLA-B、HLA-DR 位点均为纯合子，并与受体有一条单倍型相同；肝移植移植后 35d 发生急性 GVHD。另外还分析了 LDLT 后发生 GVHD 的 4 例日本受体和 1 例美国受体，这些受体与供体之间均为 HLA-A、HLA-B、HLA-DR 纯合子的单倍型相同。研究提示，HLA 纯合子供体易与移植受体之间 HLA 出现 HLA-A、HLA-B、HLA-DR 半相合，导致 LDLT 后 GVFID 发生的风险极高。因此，移植前供受体的 HLA 分型工作变得非常重要，LDT 应尽可能排除 HLA-A、HLA-B、HLA-DR 纯合子的供体。

2004 年，Key 等回顾性分析 1995～2003 年 453 例有完整 HLA 配型数据的尸体肝移植，从中探讨 HLA 相容对 OLT 后 GVHD 发病率的关系。研究发现，453 例受体中接受了 HLA-B 相同供肝的 14 例中有 3 例（21%）发生急性 GVHD，而接受 HLA-B 不相容的 262 例受体中仅有 1 例（0.4%）术后发生了 GVHD（$P < 0.001$）。研究还发现，供体与受体之间 HLA-B 相同而 HLA-A 和 HLA-DR 不相合是肝移植术后发生 GVHD 的一个明显的高危因素（$P < 0.001$），显然供受体之间 HLA-B 相容有可能使肝移植后发生急性 GVHD 的概率升高。Smith 等也持同样观点，认为 HLA- I 类（HLA-A 和 HLA-B 位点）3～4 个抗原相同增加肝移植后 GVHD 的风险。

5.HLA抗体与肝移植　已知高度致敏受体血清中存在抗HLA抗体可直接杀死移植肾细胞引起超急性排斥反应，在肝移植中，部分研究显示，交叉配型（complement dependent cytotoxicity，CDC）阳性的肝移植受体没有发生排斥，也不影响移植物长期存活，因此CDC阳性不被认为是肝移植的禁忌证；这是由于许多因素影响肝移植物的长期存活，如肝释放sHLA抗原形成免疫复合物；库普弗（Kupffer）细胞对免疫复合物的吞噬作用；双重血液供应和独特的窦状隙血管；补体和靶细胞有共同来源时补体介导的溶解效率下降等。Chauhant等研究16例肝移植后受体，7例有针对抗HLA-Ⅰ类抗体的抗独特型抗体，4例有抗HLA-Ⅱ类抗体的抗独特型抗体，均没有发生移植后排斥反应；Chauhant等认为，在移植后立即产生抗独特型HLA抗体可能是有助于抑制HLA抗体介导的移植肝损伤。

2003年，Sugawara等则报道，观察到CDC阳性的肝移植受体发生早期排斥反应的概率增加，但是可以通过严格监护和介入处理等治疗逆转，作者分析连续123例LDLT病例以讨论CDC对肝移植后排斥反应和受体存活率的影响。研究发现，T淋巴细胞CDC阳性受体（$n=12$）在LDLT后6周内发生排斥的概率高（67%），使用大剂量甲泼尼龙或者抗T细胞单克隆抗体治疗可以抑制排斥反应，因此提出CDC阳性对肝移植受体的存活率没有明显影响，CDC阳性不应该作为LDLT禁忌证。

有学者研究发现，如果HLA抗体滴度很高就能够引发肝移植后的严重排斥反应，并在动物实验中和临床肝移植受体中得到证实。2002年Ratner等报道了1例肝移植受体血清中含有抗供体HLA-B17的抗体，抗体滴度为1:32 768。在肝移植后发生超急性排斥反应。Suh等调查汉城大学2001年LDLT43例，采用微量淋巴细胞毒和流式细胞两种技术CDC实验，以及移植物体积对肝移植的影响；其中4例CDC阳性受体死于移植后早期排斥反应并发多器官功能衰竭。作者的研究结论认为，淋巴毒和流式细胞仪CDC强阳性受体LDLT时应慎重考虑。

综上所述，一方面，HLA影响肝移植排斥反应。另外，HLA也影响肝移植后肝炎病毒复发和再次感染，并还能影响肝移植后GVHD的发生。另一方面，肝移植导致移植肝及受体血清中的sHLA表达有普遍变化的趋势，导致HLA抗体产生。因此，在肝移植中开展HLA配型也是十分有必要的，对于供肝选择、降低和预防排斥反应、预防GVHD的发生，降低移植后病毒感染及其引起的细胞性移植肝损伤是十分有益的。

（三）ABO血型与肝移植

ABO抗原在血管内皮细胞内是一种重要的移植抗原。由于人类ABO抗原不仅存在于红细胞表面，也存在于移植肝的血管内皮、胆管上皮和肝窦内皮细胞表面，当ABO-I的供肝种植受体体内后，受体血液中A或B凝集素可直接与移植物血管内皮细胞上的抗原结合形成抗原-抗体复合物，迅速激活补体系统，攻击上述的靶细胞并引起肝细胞坏死及胆道、血管并发症，甚至导致移植物失去功能。肝作为一个免疫特惠器官，与其他实质器官移植相比有较好的免疫耐受能力，极少发生超急性排异反应。然而，在早期ABO-I肝移植的术后并发症较多，尤其是容易发生急性排斥反应及胆道、血管并发症，且受体及移植物存活率也较低。因此，当时国内外绝大多数器官移植中心对ABO-I肝移植持反对意见。近年来，随着肝移植相关技术的发展，尤其是各种防治AMR策略的临床运用，如血浆置换、免疫吸附、利妥昔单抗、脾切除、IVIG和移植物局部灌注等，使得ABO-I肝移植成功案例的报道逐渐增多，其中选择性的ABO-I肝移植受体及移植物的存活率可与血型相合肝移植相媲美。目前，在紧急或供肝紧缺的情况下，ABO-I肝移植已逐渐被多数国内外移植中心广泛接受。此外，针对原发性肝癌患者行ABO-I肝移植的报道也越来越多。

自从1963年Starzl成功完成第1例人类肝移植以来，迄今全世界累计实施肝移植超过10万余例，并以8000～10 000例/年的速度快速增长。目前肝移植已成为治愈终末期肝病患者的最佳手段，通常情况下，肝移植供受体主要的配型条件是供体与受体血型一致或符合输血原则。器官移植供受体血型相同是最佳选择，供受体ABO血型相合也允许。血型相合即O型供肝可给其他血型，但不能接受其他血型供肝；A型或B型供肝可给AB型，但不能接受非同血型的供肝。在肝衰竭、原发性肝无功能和术后早期肝动脉血栓形成等紧急情况下，血型不合（ABO-incompatible，ABO-I）移植法律上也允许。由于全球性的器官供体短缺，绝大多数重症肝衰竭患者难以获得与其血型相合的供肝，而在等待过程中因病情恶化而失去最佳手术时机甚至死亡。于是，长期以来被认为是移植障碍的ABO血型不合（ABO incompatible，ABO-I）肝移植也就成为挽救他们濒危生命最佳的选择。

ABO-I肝移植在2000年首次被提出，之后便在世界各地的移植中心开始临床运用。但与血型相合肝移植相比，ABO-I肝移植术后更容易发生严重急性排斥反应、胆道并发症、肝动脉栓塞及感染等并发症，且患者生存率和移植物存活率不佳，2年移植物存活率甚至低于20%，使得ABO-I肝移植的临床应用受到很大的限制。究其原因，ABO-I肝移植患者的预后不良主要是由与凝集素相关的抗体介导的排斥反应（antibody-mediated rejection，AMR）所致。近年来，通过采用血浆置换、免疫吸附、利妥昔单抗、脾切除、静脉注射免疫球蛋白（intravenous immunoglobulin，IVIG）和移植物局部灌注等多种防治策略，有效地防治ABO-I肝移植术后AMR的发生，使得ABO-I肝移植的临床疗效获得明显改善。

目前，AMR仍是ABO-I肝移植所面临的首要问题与挑战。AMR是由抗体-抗原-补体反应所致的内皮损伤而引起的循环紊乱。一旦受体体内的抗A/B血型抗体与移植物血型抗原结合黏附于血管内皮细胞上，便会损伤内皮细胞，伴随着血小板及补体的活化、血栓形成、粒细胞及巨噬细胞游走吞噬，产生细胞因子、趋化因子、自由基等，引起肝细胞坏死和肝内胆管并发症，甚至导致移植物失功或受体死亡。AMR常发生在肝移植术后2～3周，并且预后较差，临床上典型的AMR表现为肝细胞坏死和弥漫性肝内胆管狭窄。目前，组织病理活检是诊断ABO-I肝移植术后AMR的唯一手段，若组织病理发现肝门区毛细血管存在弥散的补体C4d阳性则意味着发生了AMR。为了兼顾预防ABO-I肝移植术后AMR的发生与减少术后并发症，既要采取充分的免疫抑制方案又要降低术后感染的风险，目前多采用在常规三联免疫抑制药（他克莫司或环孢素＋吗替麦考酚酯＋肾上腺皮质激素）的基础上，加用白介素（interleukin，IL）-2受体拮抗药或CD3单克隆抗体。此外，还需运用血浆置换、免疫吸附、利妥昔单抗、脾切除、IVIG和移植物局部灌注等综合防治策略，进一步降低术后AMR的发生率。

1.血浆置换和免疫吸附　高滴度的抗血型抗体与ABO-I肝移植术后AMR发生密切相关。Gelas等发现对于＜1岁的患儿，ABO-I与血型相合肝移植的疗效是相当的，但年龄稍大的患儿则无法获得相似的疗效，这可能是由于儿童免疫力低下，几乎不表达或低表达A/B型血凝集素所致。因此，术前降低预存的抗血型抗体滴度是预防术后AMR发生的关键所在。运用血浆置换和免疫吸附等血液净化措施，能够有效地清除抗血型抗体，降低移植ABO-I肝移植术后AMR的发生，Kim等对22例ABO-I活体肝移植受体进行从术前开始的2周以上的血浆置换治疗，始终将抗血型抗体滴度水平维持在低于1∶32，结果发现所有受体和移植物均存活，并且无1例发生AMR。目前，多数学者认为血浆置换仍是防治ABO-I肝移植术后AMR最为有效的手段之一，并且建议抗体滴度水平维持在1∶16以下更为安全。

免疫吸附高选择性清除血浆内预存抗血型抗体而保留其他成分，同样能够有效预防ABO-I肝移植术后AMR的发生。Makroo等报道3例ABO-I肝移植患者在接受利妥昔单抗、他克莫司、霉酚酸酯和皮质类固醇联合免疫方案的同时运用免疫吸附，结果发现所有肝移植患者均未发生术后AMR。此外，ABO-I肝移植可产生大量的免疫介导的细胞因子释放，这也是导致移植物丢失的重要因素之一。免疫吸附在减少肝移植患者术后并发症中也有不俗的成绩。Tomescu等报道1例因原发性移植物无功能而紧急行ABO-I肝移植的患者，术前表现为严重的全身炎症反应，术中和术后联合运用血液吸附与连续静脉血液滤过CVVH，结果发现患者血浆促炎和抗炎因子（如IL-6、IL-10和单核细胞趋化蛋白1等）水平显著降低，肝功能也有明显改善。

2.利妥昔单抗　利妥昔单抗是一种嵌合鼠和（或）人的抗CD20单克隆抗体，其特异性靶点为B淋巴细胞表面的CD20抗原，通过补体依赖性细胞毒性、药物诱导的凋亡及抗体依赖性细胞毒性等作用，选择性清除受体体内的B淋巴细胞，从而降低ABO-I肝移植术后AMR的发生率。Egawa等比较33例接受了利妥昔单抗、局部灌注、脾切除、预防性IVIG、术前他克莫司、术前抗代谢药及血浆置换等多种预防措施的ABO-I活体肝移植患者，结果发现只有利妥昔单抗对预防ABO-I肝移植术后AMR的发生最为有利。Song等报道了235例ABO-I活体肝移植患者接受利妥昔单抗和血浆置换治疗后，其3年受体和移植物生存率分别为92.3%和89.2%，与另外1301例血型相合肝移植受体和移植物的生存率相当。有研究报道早期预防性使用利妥昔单抗能够有效地减少受体体内的B淋巴细胞，包括脾中的记忆B淋巴细胞，以降低ABO-I肝移植术后AMR的发生率。此外，由于利妥昔单抗只清除来自脾的抗CD20阳性B淋巴细胞，而脾切除则将体内抗CD20阴性的B淋巴细胞一并清除，可能造成的长期感染风险，因此多数学者推荐可应用利妥昔单抗诱导治疗替代脾切除。

3. IVIG　IVIG是预防ABO-I肝移植术后AMR发生的一种非常有效的手段。IVIG能够下调ABO-I肝移植术后AMR，具有潜在的免疫调节功能。Ikegami等采用大剂量IVIG治疗ABO-I肝移植术后AMR，结果显示移植物的短期存活率超过90%。此外，IVIG常与血浆置换联合使用，主要针对ABO-I肝移植术后AMR进行挽救性治疗。Ikegami等报道1例ABO-I活体肝移植患者在给予利妥昔单抗、脾切除及血浆置换等措施后，仍出现抗体滴度水平持续升高及胆道并发症，立即给予大剂量IVIG（0.6g/kg）治疗后肝功能得到显著改善，抗体滴度水平也未再上升。

4.移植物局部灌注　移植物局部灌注是通过留置在移植物肝动脉或门静脉中的导管在术后连续灌入前列腺素E_1、甲泼尼龙和甲磺酸加贝酯等药物，以达到预防和治疗

ABO-I 肝移植术后 AMR 发生的目的。然而，由于导管相关并发症和胆管并发症发生率高，目前在临床上逐渐减少使用。Tanabe 等报道 2 例血型不合肝移植，在围术期多次血浆置换、脾切除术联合三联免疫抑制药的常规方案之外，还通过门静脉置管灌注甲泼尼龙、前列腺素 E_1 和甲磺酸加贝酯，2 例受体分别存活 30 个月和 12 个月，无排斥反应和血管并发症发生，肝功能良好。Nakamura 等报道 1 例 ABO 血型不合肝移植病例，除常规预防排斥反应发生外，受体还接受了肝动脉内前列腺素 E_1 灌注治疗，术后未发生排斥反应，效果良好。

5. 脾切除术　脾是体内最大的免疫器官，也是 B 细胞成熟的器官。行脾切除术可有效降低血浆中抗 A 抗 B 凝集素水平，降低产生抗体的 B 细胞数量，利于移植物存活。Shimazu 等报道 4 例血型不符的活体肝移植受体脾切除后，效果良好，未发生排斥反应。Matsuno 等报道 4 例血型不合肝移植受体脾切除后效果良好。

Usui 等在血型不合活体肝移植中应用同时脾切除及利妥昔单抗等手段来预防排斥反应。然而，脾只占外周淋巴组织的 25%。脾切除对骨髓中存在大量记忆性 B 淋巴细胞无效，并且脾切除术还会弱化脾其他的免疫功能，增加受体发生重症感染及败血症的风险，此外更可能合并血小板增多和高凝状态。而利妥昔单抗的应用使得脾切除术的应用变得更有争议。利妥昔单抗清除来自脾的抗 CD20 阳性 B 细胞，而脾切除术则将抗 CD20 阴性的 B 细胞也除去了。因此有学者推荐应用利妥昔单抗诱导治疗替代脾切除，将该治疗视为临时性脾切除，以避免脾切除所造成的长期感染风险。Kozaki 等即在血型不合活体肝移植中应用利妥昔单抗代替脾切除术来清除 B 细胞。Raut 等研究显示在脾切除组与非脾切除组之间，在抗 ABO 抗体反应方面差异无统计学意义，且在术前已行利妥昔单抗治疗的血型不合肝移植受体中行脾切除术无任何免疫方面的益处。而意大利和韩国的治疗方案中也不包括脾切除术。Kim 等报道 3 例保留脾而使用利妥昔单抗的病例，受体发生了感染及迟发的抗体介导排斥反应（AMR）。并且在肝移植中，要做到提前应用利妥昔单抗操作上存在客观困难，因而脾切除手术也不会被完全替代。脾切除在 ABO 血型不合肝移植中的价值需进一步研究。

6. 血型搭配　研究发现，一些有选择性的供、受体 ABO 血型配对，其肝移植的远期疗效与 ABO 血型相合的肝移植相当。Fishbein 等报道了 6 例 O 型受体接受 A2 亚型肝移植的报道，受体在术前不采取加强的免疫抑制治疗，也不采取其他限制血清凝集素的措施，结果证明 A2 亚型供肝移植给 O 型受体是相对安全的，并且与抗 A 凝集素滴度水平无关。Skogsherg 等报道 12 例 O 型成年受体接受血型不合供肝（10 例是 A2 亚型，2 例是 B 非分泌亚型）；术前不采取血浆置换或免疫吸附及脾切除术，术后 2 例接受 B 非分泌亚型移植物的受体死于多器官功能衰竭，但是作者认为这 2 例受体死亡与血型不合不相关；接受 A2 移植物的受体及移植物存活率分别为 10/10 和 8/10，随访的中位数时间是 6.5 个月。

由此认为，在非急诊状况下可以考虑将 A2 亚型供肝移植给 O 型受体，在这种血型组合中，抗 A 抗 B 凝集素水平似乎没有显著影响。Toso 等与 Kluger 等统计也有类似发现，即受体为 O 型，供体为 A2 型时，受体及移植物存活率更高。Lo 等分析了 30 例血型不合肝移植，发现 O 型受体的移植物及自身生存不受 ABO 血型不合所影响，所有血型受体 1 年存活率为 48.4%，远高于非 O 型血 13.3%。这些都提示我们，在必须行血型不合肝移植时应尽量优先考虑A2供体与O型受体这种搭配，非分泌B型供体移植物仍有待研究。若能常规检测A2血型，对扩大肝池，发展活体肝移植有重要意义。

7.经门静脉供体特异性白细胞输注（DSLT）　Sato等和Oya等报道，通过门静脉反复行DSLT可在减少免疫抑制药使用的同时降低受体排斥反应发生的风险。他们研究了10例血型不合活体肝移植受体，分别在术后1d、4d、7d和10d给予DSLT，并联合血浆置换、脾切除、四联免疫抑制药预防排斥反应，所有受体均未见体液或细胞排斥反应发生，5年存活率为70%，效果较好。他们认为，经门静脉DSLT可降低AMR的发生风险，提高血型不合肝移植受体存活率，并作为辅助疗法，改善血型不合肝移植的预后。

8.其他　移植前采用酶处理法，去除供体移植物上的A/B抗原，作为辅助治疗，可降低对抗体去除治疗及免疫抑制治疗的需求，但目前仍处于动物实验阶段。光分离置换疗法是通过诱导靶细胞的凋亡，促使单核细胞转化为未成熟树突状细胞达到抑制移植术后免疫排斥反应的疗法。Urba-ni等报道了体外光分离置换疗法联合血浆置换及大剂量IVIG治疗血型不合肝移植受体，效果良好。

总而言之，ABO血型不合肝移植预后的改善对扩大供肝来源，缓解供肝紧缺的矛盾非常有利，有文献表明，解决血型不合问题可使供肝数量扩大25%～35%。这意味着对于血型不合肝移植相关新技术的应用和最优化的方案具有十分重要的临床意义。

四、肝移植与免疫耐受

（一）移植免疫耐受的定义

移植免疫耐受的定义繁多且不统一。目前在临床较为普遍接受的概念是操作性免疫耐受，指免疫系统成熟的受体在没有免疫抑制药作用下，不会对供体器官移植物进行免疫攻击的状态，又称为功能性免疫耐受。而当移植受体仅在低剂量免疫抑制药维持治疗下，即可避免急性排斥反应和慢性移植物失功的状态称为几乎免疫耐受（又称为部分免疫耐受），目前认为这是免疫耐受诱导失败的一种特殊状态。自发性免疫耐受指在移植术后任何时期内未经过特殊的诱导手段而自发形成的免疫耐受状态。

（二）肝移植免疫耐受的机制

1967年，Thomas Starzl完成了世界上第1例成功的肝移植术，被认为是医学史上重要的里程碑。经过数十年的不断探索，20世纪80年代以来，免疫抑制药的发展，尤其是钙神经蛋白抑制药环孢素和他克莫司的应用，使得移植物排斥反应发生率较前显著减少，肝移植手术取得了良好的近期、远期生存效果，从而被确立为治疗各类型急、慢性终末期肝病的有效手段。然而，肝移植患者的远期可预期生存寿命仍低于正常人群。目前认为，造成这一结果很大程度上归因于应用免疫抑制药的远期并发症，并且现有免疫抑制药的作用选择性不强，不可避免地造成受体免疫系统广泛性抑制，在减少移植器官排斥反应的同时，还会诱发感染和肿瘤；同时，免疫抑制药的不良反应，包括肾功能损伤、糖尿病、心血管疾病、代谢综合征等，也是造成受体生活质量下降乃至死亡的重要原因。此外，现有的免疫抑制策略并不能有效防治慢性排斥反应，这也是导致晚期移植物失功的重要原因。由此可见，供体特异性免疫耐受能使受体减少甚至摆脱免疫抑制药的使用，将极大地改善移植患者的远期预后，因而被认为是解决移植物排斥反应的"圣杯"。肝作为"免疫特惠器官"，表现出了与众不同的移植免疫特性。肝移植术后的排斥反应明显较其他器官移植为轻，且容易逆转，由于排斥反应所致肝功能完全失代偿的发生率很低，术后移植物抗宿主病（GVHD）的发生也较为罕见。更有学者认为，移植术后减少免疫抑制药的应用，甚至完全撤销免疫抑制药仍可诱导免疫耐受的形成，使得受体稳定生存。在肝肾、肝胰等多器官联合移植中，肝的移植可以有效诱导受体对肾、胰免疫耐受的形成，从而对其他器官形成一定的保护作用。现今，许多移植中心和实验室都致力于对肝的天然免疫特性的研究，其形成机制可能与肝特有的解剖、生理学特点，可溶性MHC-Ⅰ类抗原（sMHC-I），微嵌合现象，树突状细胞（DC）和库普弗细胞（KC），调节性T细胞和克隆清除，巨噬细胞学说和40kDa特殊蛋白的产生有关。

1.肝特有的解剖、生理学特点 肝作为人体最大的实体性器官，其血供占据心排血总量的25%，其淋巴回流占据胸导管总回流的25%～50%。肝具有独特的双重血供，肝本身的再生能力也很强。成人肝还可作为造血器官，增殖和产生大量的淋巴细胞。肝血管的结构也十分特殊，肝实质细胞和内皮细胞间没有基膜相分隔，上皮屏障由肝血窦内皮细胞（LSEC）所构成，该细胞连接不紧密，其间有孔隙。以上结构使得T细胞易与肝实质细胞相接触、并相互作用。此外，肝血窦的横面较大，加之KC入血窦后遭遇T细胞，因而可以降低血流速度，间接加强了T细胞与LSEC的作用。肝的这些特殊解剖、生理学特点对肝移植免疫耐受的形成可能具有一定的作用，但这种作用并非主导，而且其具体作用机制尚待阐明。

2.sMHC-I在肝移植免疫中的作用 肝移植术后，供体肝可以产生大量的sMHC-I，且体内、外实验研究均表明，sMHC-I可以有效诱导CTL的凋亡，从而延长移植物的存活时间。由此可见，sMHC-I在诱导肝移植免疫耐受中起着积极的作用。肝细胞常规表达的MHC分子可以分为膜型和分泌型两种，其免疫特性不同。膜型的MHC利于诱导CTL的活化，而分泌型的MHC则可抑制其作用、诱导其凋亡。肝细胞高表达的sMHG I类抗原，主要通过产生抗原特异性无能和抑制CTL的作用而诱导耐受的形成。

3.微嵌合现象 嵌合现象最早发现于1969年，Buhler等对长期存活的肝移植患者研究发现，当供肝种植受体后，其肝细胞和肝主要血管内皮保留了供体特征，而整个巨噬细胞系统则被受体细胞所取代。即移植术后，供受体间大量的过客淋巴细胞游走形成微嵌合，最终导致了移植物被受体接受。微嵌合的形成是供受体间双向免疫作用的结果，移植物抗宿主和宿主抗移植物的共同作用，使得移植肝的免疫状态趋于平衡，有利于移植物的长期存活，当这一平衡被打破时，排斥反应随即发生。在移植术后双向移动的过客淋巴细胞中，最主要的是DC。供受体间DC形成微嵌合，主要基于以下两种途径：①以其他方式表达外来抗原使得受体被接受；②抑制参与排斥反应的效应性T细胞。微嵌合现象可发生于一切大器官移植术后，并非为肝移植所特有。但是肝作为人体最大的实体性器官，较之其他器官拥有更多的过客淋巴细胞，如鼠肝中DC含量高于其他器官（心、肾）5～10倍，这可能是肝具有特殊免疫耐受性的一大原因。

4.各类抗原提呈细胞（APC）在诱导肝移植耐受中的作用 APC在肝移植免疫反应中发挥着重要的作用，获得"危险信号"的APC可以活化初始T细胞，而未能获得"危险信号"的APC会使得初始T细胞失活，诱导免疫耐受的产生。在肝DC作为最主要的APC，在诱导肝移植免疫耐受中起着重要的作用。此外，肝所特有的KC/LSEC及肝细胞，也可作为APC发挥特定功效。

（1）DC的特殊作用：DC可分为髓系（MDC）和淋巴系（LDC）两种，MDC按其发育阶段又可分为前体期、未成熟期（imDC）、迁移期和成熟期。按来源不同，DC又可以分为外周血单核细胞来源的DC1和浆细胞样细胞来源的DC2。DC在维系免疫排斥和耐受这一平衡状态上，有着重要的作用，它既可以引导T细胞识别其捕获的抗原并攻击之，从而诱发排斥，也可以提示T细胞忽略其捕获的抗原而诱导耐受。

DC诱发肝移植排斥机制是：①在移植早期，供体DC与受体淋巴细胞形成聚集体，诱发MHC-Ⅱ类分子的同种致敏，活化T细胞，发生排斥反应；②供体的巨噬细胞和DC被受体相应细胞所取代；③在移植后炎症反应产生的细胞因子的募集下，宿主DC进入外周血并迁移至淋巴组织，提呈抗原活化T细胞。而DC诱导肝移植耐受的主要机制是：①克隆清除效应性T细胞；②诱导调节性T细胞的产生；③诱导T细胞无能；④产生免疫偏移，这其中imDC发挥了重要作用。

人们在体外实验研究中发现，经IL-10预处理的DC可以诱发效应性T细胞反应能力的下降。IL-10是通过阻碍DC的成熟，从而诱导移植耐受的形成。那么imDC在肝移植免疫耐受中的具体作用方式又是如何呢？①imDC只表达有MHC等第一信号，而不表达CD40、B7等第二信号，因而造成了第二信号缺失，共刺激通路受阻，最终导致T细胞无能。②imDC主要分泌IL-10，从而诱导了Th2类细胞的产生。而在Th细胞中，Th1主要与排斥反应相关，Th2、Th3主要与耐受形成相关。③imDC可以诱导特异性的T细胞凋亡，而这主要是通过Fas/FasL途径实现的，同时凋亡蛋白Bim的产生也起到了一定的作用。④imDC可通过分泌IL-10诱导调节性$CD4^+CD25^+$T细胞和$CD8^+CD28^+$T细胞的产生，并募集该调节性T细胞到局部淋巴组织。

此外，DC1可以诱导Th0向Th1的转化，而DC2则利于诱导Th0向Th2的转化。Th2类细胞分泌的IL-10又可以阻碍DC的成熟，而imDC又可分泌IL-10。这一良性循环所造成的Th1/Th2向Th2的免疫偏移，对诱导肝移植的免疫耐受是十分有意义的。

（2）KC、LSEC和肝细胞的作用：人体的巨噬细胞中有80%～90%为KC，KC大量来自骨髓，少量来源于肝细胞。肝血窦内的KC可以直接与血液中的T细胞相互作用，并且抑制T细胞的增殖。进一步研究发现，KC还表达有功能型FasL，可以通过Fas/FasL途径诱导效应性T细胞凋亡。此外，KC可以分泌IL-10，诱导Th2类细胞的产生。KC还可以通过分泌一氧化氮（NO）抑制效应性T细胞的增殖。KC表面低表达DC80、CD86等共刺激分子，对于诱导T细胞无能有一定的作用。

LSEC是人体仅有的具有抗原提呈功能的内皮细胞。其抗原提呈能力强于KC但弱于DC。其表面也低表达共刺激分子，作用特性与imDC相似。LSEC作为特殊的APC可以活化初始T细胞，抑制CINT细胞向Th1的分化，并诱导调节性T细胞的产生。

肝细胞的增殖能力很强，其增殖潜能近似于干细胞。较之其他器官的实质细胞，肝细胞具有独特的抗原提呈功能。静止期的肝细胞不表达MHC-Ⅱ、CD40L、CD80等分子，这十分有利于诱导肝移植免疫耐受的形成。

5.T细胞在诱导肝移植耐受中的作用　T细胞按其功能分为Th、Ts、CTL等亚群，

Th与Ts属于调节T细胞，发挥调节、抑制其他细胞群增殖的作用；CTL是重要的效应T细胞，主要通过Fas/FasL途径杀伤靶细胞，诱导细胞凋亡。抑制效应性T细胞的活化，或致其凋亡，为诱导移植免疫耐受提供了一个可行的途径。

（1）诱导T细胞无能：受体识别移植物MHC抗原主要通过两种途径：①直接识别，即受体T细胞直接识别移植物抗原；②间接识别，即移植物MHC被受体APC加工后，由受体APC表面MHC呈递给受体T细胞。T细胞活化需要双信号刺激，第一信号来自于TCR与抗原肽：MHC分子复合物的结合，第二信号来自于共刺激分子，如B7与CD28、CTLA-4的结合，CD40与CD40L的结合。如前所述，肝imDC、KC、LSEC等均可通过抑制共刺激通路来达到诱导耐受的效果。通常，共刺激信号的缺失可以诱发T细胞无能，这对于诱导移植免疫耐受是十分有意义的。

（2）调节性T细胞的产生：调节性T细胞是维系排斥与耐受这一平衡关系的主要因素。排斥与耐受的平衡取决于效应性T细胞和调节性T细胞之间的平衡。要想限制效应性T细胞的作用，就要诱使调节性T细胞积极发挥抑制效应。

调节性T细胞通过两种机制发挥抑制效应：①细胞接触发挥抑制。调节性T细胞活化后其膜表面的TGF-β与靶细胞表面的TGF-β受体结合，发挥抑制作用。而其表面表达的CTLA-4也可通过与CD80、CD86的结合来发挥抑制作用；②分泌细胞因子介导抑制。调节性T细胞释放IL-10、TGF-β等细胞因子，抑制APC的抗原提呈和效应性T细胞的活化。

多种免疫细胞具有在移植中免疫调节的特性，包括$CD4^+CD25^+$T细胞，$CD8^+CD28^+$T细胞，$CD3^+CD4^+CD8^+$T细胞及NKT细胞。$CD4^+CD25^+$T细胞来自胸腺，它可以抑制效应性T细胞的增殖及其细胞因子和抗体的产生，还可以使得一部分效应性T细胞转化为调节性T细胞。$CD8^+CD28^-$T细胞可以高表达单核细胞和DC表面的免疫球蛋白样转录物（ILT3、ILT4），从而致DC具有耐受性，并可抑制效应性T细胞的激活。$CD3^+CD4^+CD8^+$T细胞（DC）可以通过Fas/FasL途径诱导效应性T细胞的凋亡。而NKT细胞可以阻滞CD28/B7和LFA-1/ICAM-1等共刺激通路，发挥天然抑制作用。此外，人们发现IL-10在体外培养可以诱导产生调节性Tr1细胞，TGF-β则可在体内和体外同时诱导产生Th3类细胞，而Tr1和Th3在诱导移植耐受方面都有着积极的作用。

（3）T细胞的克隆清除：肝曾被戏称为细胞的坟墓，它可以通过特定机制清除、凋亡效应性T细胞。肝特有的KC、LSEC和肝细胞则可以强化这一机制。这一机制包含两种途径：①主动诱导T细胞凋亡（AICD），主要是通过Fas/FasL途径，以及TNF/TNF受体等死亡供受体的结合来诱导效应性T细胞的凋亡；②被动T细胞死亡（PCD），主要是因为抗原低表达，或是IL-10、TGF-β等生长因子分泌减少所致效应性T细胞克隆增殖障碍。

肝移植术后，移植肝被受体"接受"，主要是因为细胞凋亡使得向移植物浸润的T细胞被迅速清除。效应T细胞的凋亡同样基于这两种途径：①效应T细胞可以识别由移植肝LSEC、肝细胞及其致耐受DC亚群所表达的同种抗原，启动PCD途径；②当移植后发生组织损伤和炎症反应时，初始性T细胞被完全激活，则启动AICD途径。以上两种途径都可以迅速清除效应性T细胞，使得移植肝稳定存活。此外，T细胞在肝的克隆清除还可以诱导调节性T细胞的产生，同时阻碍的成熟。

6.其他机制　有学者提出了巨质量学说，认为肝作为人体最大的实体器官，富含更多的抗原，具有高量耐受的特性。另外，新近研究表明，一种分子量40kDa的特殊蛋白质——肝抑制因子（LSF-1），也在诱导肝移植免疫耐受中发挥了重要的作用。

（三）自发性移植免疫耐受与免疫抑制药停药

与其他实体脏器相比，肝不易发生排斥反应，需要的免疫抑制强度亦较低，是特殊的免疫豁免器官。目前认为，肝的这种免疫特点与其独特的免疫学微环境有关：一是肝有动脉和门静脉两套血供系统，其中门静脉系统接受来自胃肠道的血液回流，肝形成了一套行之有效的机制，以确保肝对来自胃肠道抗原的免疫耐受，因此，肝在一定程度上表现出"耐受"而非"排斥"的特性；二是微嵌合体的形成有利于诱导移植肝的免疫耐受；此外，越来越多的研究表明，淋巴细胞的激活诱导细胞死亡、肝未成熟树突状细胞和调节性T细胞（Treg）激活等机制也与肝特殊免疫耐受状态形成密切相关。

20世纪90年代，美国匹兹堡大学最早报道了自发性免疫耐受现象，他们发现一部分因无法耐受或依从免疫抑制药治疗的肝移植病患可成功完全停用免疫抑制药。随后，其他的单中心研究也有类似的报道。这一时期的研究结果表明，约20%的肝移植患者可以安全地彻底停用免疫抑制药；而在没有成功停药的患者当中，有相当比例的人能够降低免疫抑制药的使用量。另外，尽管临床资料显示急性排斥反应的发生率较前升高（12.0%～76.4%），但是排斥反应的程度较轻，可以通过调整免疫抑制药得到有效控制，文献报道的因排斥反应导致移植物失功的案例罕见。这些早期研究数据提示，相当一部分术后稳定的肝移植患者处于"过度"免疫抑制状态。

于是，近期有多个前瞻性多中心随机队列研究进一步开展了对肝移植术后免疫抑制药完全停药的研究。2012年，Feng等招募了20例术后稳定的儿童活体肝移植患者进行了免疫抑制药的停药试验，结果表明，高达60%的病例成功停药。进一步的研究分析提示，术后停药时机越晚（成功停药组的平均用药时间为术后100.6个月），达到操作性免疫耐受状态的可能性越高。而另一项关于102例成人肝移植的国际多中心研究结果表明，41.8%的随访超过5年的病例成功停用所有免疫抑制药。同样，多因素分析结果表明移植术后停药时机是影响停药成功率的重要因素，移植术后超过11年的患者停药成功率高达76%，而低于6年的病例成功率只有19%。

越来越多的研究数据表明，在肝移植患者当中，能够达到免疫耐受状态的比例可能远高于我们的原有预期。研究者们寄希望于免疫抑制药的停用能够减少相关并发症的发生，并减少移植患者的费用负担。然而，目前的研究尚存在一些问题亟须解决。首先，目前的研究样本大多排除了自身免疫性疾病患者和乙型肝炎病毒（HBV）、丙型肝炎病毒（HCV）阳性患者，而病毒性肝炎仍然是现阶段我国肝移植患者的主要原发病，停用免疫抑制药在这些特殊人群是否安全有效尚不得而知；其次，目前的研究结果表明自发性免疫耐受的发生率随着移植术后时间推移而增加。但研究者们普遍的忧虑在于，免疫抑制药不良反应造成的器官损害往往发生于术后早期而且为不可逆性，如何通过免疫监测早期识别"可耐受状态"，甚至通过人为干预措施诱导"免疫耐受"早期发生，是下一步的重要研究课题。

（四）免疫耐受的临床监测和相关预测指标

如前所述，目前的临床研究结果表明自发性免疫耐受的发生与移植术后时间密切相关。一项前瞻性随机临床研究的早期数据表明，在 18 例术后第 2 年进行免疫抑制药停药的肝移植患者中，只有 2 例成功停药。而随着移植术后时间的推移，一部分"排斥"倾向的患者会逐渐往"耐受"方向转变。因此，如何定期监测"免疫耐受"状态，在合适的节点选择停药时机，是现阶段重要的研究课题。为此，移植免疫学专家正在努力寻找能够反映机体"免疫耐受"状态的敏感指标，以筛选可能的自发性免疫耐受体。同时，免疫耐受生物学指标的研究也有助于我们更为深入地探究移植免疫耐受的形成机制。

目前研究较多、较深入的生物学指标为外周血单个核细胞（peripheral blood mononuclear cell，PBMC）。Mazariegos 等报道，与正常人群和需免疫抑制的非耐受体相比，免疫耐受患者的 PBMC 样树突状细胞和（或）浆细胞样树突状细胞（mDC/pDC）比例更高。另一些研究指出，免疫耐受受体的外周血 $CD4^+CD25^+Treg$ 和 $CD4^+CD25^+Foxp3^+T$ 细胞计数更多，以及 γδ1/γδ2T 细胞比例增高。这些初步的研究结果表明，与肾移植免疫耐受主要与 B 细胞相关不同，肝移植免疫耐受形成的机制可能与自然杀伤（natural killer，NK）细胞和 T 细胞关系更加紧密。

近年来兴起的各类新型检测技术为临床高通量检测提供了可能，大大提高了免疫耐受生物学指标的研究进展。通过对耐受和非耐受病例的 PBMC 标本进行寡义核苷酸芯片检测，Martinez-Llordella 等发现一些基因在外周 γδT 细胞和 NK 细胞当中高表达，进一步的研究从 13 个基因中筛选出 3 个基因组合，对区分耐受和非耐受患者有着惊人的准确率，文章提到其错误率只有 13% ～ 17%。然而，该研究采用了回顾性设计，并且没有提供移植肝的病理资料，使得研究结果的说服力打了折扣。随后不久，Bohne 等报道了首个前瞻性研究，并且分析了外周血和移植肝的病理资料。该研究发现，耐受组和非耐受组移植肝的基因转录产物存在显著差异，同时，移植肝和外周血的基因转录产物并不重合。因此，研究者认为移植肝本身的免疫特性比外周血对机体免疫耐受状态更具代表性。研究还发现肝内与铁代谢平衡相关的基因与免疫耐受状态相关，证明铁代谢可能参与调节机体对移植肝的免疫反应。

总体而言，目前临床上缺乏敏感的生物学指标供移植学家判断机体的免疫状态，从而难以选择正确的停药时机。因此，未来对于新的生物学指标的探索需求十分迫切。不断发展的各类型高通量检测技术能够为下一阶段研究提供很好的武器，蛋白组学、代谢组学和转录组学等学科与移植免疫的交叉应用也许能为我们在不久的将来筛选出更合适的生物学指标，从而建立移植免疫耐受的生物标记物指纹谱（biomarker signature profiles）。此外，目前生物学指标的来源主要为两类，一种是外周血液，另一种是肝病理活组织检查（活检）标本。目前主流观点认为肝本身的免疫病理状态能更准确地反映机体对移植物的"免疫接受状态"，但是肝病理活检为有创性检查，存在一系列的并发症和禁忌证。未来如何平衡肝穿刺风险和免疫监测获益，也需要进一步的临床数据验证。

（五）移植免疫耐受诱导方法

自发性免疫耐受大多发生在术后较长的时期后，而目前研究表明，免疫抑制药的不良反应，如钙神经蛋白抑制药对肾功能的损伤，主要发生在移植术后早期，而且这种损伤可能为不可逆性。因此，除了进行机体免疫监测、尽早识别免疫耐受人群，对术后移植患者进行人为干预，诱导免疫耐受状态提前形成，是减少免疫抑制药使用的另一种策略。目前肝移植免疫耐受诱导方法主要有以下几种，大部分尚处于临床试验或动物实验阶段。

异基因造血干细胞移植后形成嵌合体为目前免疫耐受诱导的主要方法。稳定的嵌合体建立后，能有效诱导形成供体特异性的永久性免疫耐受，是目前最有效的免疫诱导方法，也是唯一在各种实体脏器移植中都证明有效的方法。然而，非血液病患者移植术前进行清髓性异基因干细胞移植有巨大的伦理障碍，因此移植免疫学专家一直在探索非清髓性体系的可能性。然而，早期的实验证明非清髓造血干细胞移植诱导效果不佳。除此之外，肝移植患者术前可能合并三系血液细胞减少、凝血功能障碍、严重感染等复杂情况，尸肝移植手术时间存在随机性，术中可能出现大量出血或血制品输注，这些因素客观上限制了干细胞移植构建嵌合体策略在临床的实际应用。目前对这一策略的研究主要为单中心的小样本研究，临床上尚未形成统一有效的嵌合体构建体系。

Calne提出了的另一种免疫耐受诱导策略——移植术前应用淋巴细胞消除剂消除可能对供体来源产生活化的淋巴细胞，术后停用或仅以低剂量的免疫排斥药物维持。目前使用的淋巴细胞消除剂主要为单克隆抗体，包括阿来组单抗（Campath1H）。这一策略在肾移植领域取得了一定程度的成功，但是移植患者术后并不能成功诱导完全免疫耐受，需以低剂量免疫抑制药抑制记忆性T细胞活化。然而，目前有3个的临床试验检验该策略应用于肝移植患者的效果，均出现了较高的排斥反应发生率。

近年来兴起的另一种免疫耐受诱导策略即细胞治疗。其中，Treg治疗具有巨大的临床应用前景。一项基础研究表明，在体外CD80和CD86共刺激阻断条件下对受体淋巴细胞和受照射供体来源淋巴细胞进行共培养，成品回输入灵长类肾移植动物模型，可成功诱导免疫耐受。一项来自日本的研究团队对10例活体肝移植受体针对这项研究策略进行了临床试验，研究团队于2015年在布鲁塞尔的欧洲肝移植协会年会上报道了初步结果，共有7例成功实现了术后早期停药。与此同时，尚有两项临床试验（NCT02188719和NCT02474199）正在进行之中，关于Treg的研究结果有待进一步跟进。此外，既往文献报道间充质干细胞（mesenchymal stem cell，MSC）能够促进Treg功能，同时抑制效应性T细胞，也是诱导器官移植免疫耐受的理想靶点之一。动物实验证明MSC能够诱导Treg介导的特异性耐受。目前关于MSC诱导免疫耐受仅有的临床资料主要来自活体肾移植。一项中国的单中心随机试验对比了使用MSC和巴利昔单抗的免疫诱导效能，术后随访1年发现MSC治疗能够减少免疫抑制药的使用，同时减少急性排斥反应的发生（术后6个月）。关于MSC的诱导效能和安全性尚需更多实验数据的评估。

供体特异性的免疫耐受是一劳永逸解决移植排斥的终极方法。免疫耐受一方面能够有效防止免疫排斥造成的移植物丢失，另一方面能够有效减少免疫抑制药使用，减少相关的肾功能损伤、代谢综合征、感染等并发症发生。目前研究表明，相当一部分肝移植患者术后能够形成自发性免疫耐受，但目前临床上缺乏准确的免疫监测及筛选指标。如何准确评估受体发生免疫"排斥"向免疫"耐受"的转变时机，筛选潜在的停药人群，是下一阶段的重要研究方向。而目前主动诱导免疫耐受的策略并不成熟，临床上缺乏统一有效的嵌合体构建体系，未来的应用仍需进一步研究。以Treg和MSC为代表的细胞治疗则为免疫耐受诱导提供了新思路，具有广阔的研究前景。

（陈光宇　黄颖滨　李玉民　焦作义　焦兴元）

参 考 文 献

［1］Lim KB，Schiano TD. Long-term outcome after liver transplantation. Mt Sinai J Med，2012，79：169-189.

［2］Suri-Payer E，Amar AZ，Thornton AM，et al. CD4$^+$CD25$^+$ T cells inhibit both the induction and effector function of autoreactive T cells and represent a unique lineage of immunoregulatory cells. J Immunol，1998，160：1212-1218.

［3］Issa F，Robb RJ，Wood KJ. The where and when of T cell regulation in transplantation. Trends Immunol，2013，34：107-113.

［4］Gershon RK，Cohen P，Hencin R，et al. Suppressor T cells. J Immunol，1972，108：586-590.

［5］Kronenberg M，Steinmetz M，Kobori J，et al. RNA transcripts for I-J polypeptides are apparently not encoded between the I-A and I-E subregions of the murine major histocompatibility complex. Proc Natl Acad Sci USA，1983，80：5704-5708.

［6］Volpé R. Suppressor T lymphocyte dysfunction is important in the pathogenesis of autoimmune thyroid disease：a perspective. Thyroid，1993，3：345-352.

［7］Bloom BR，Salgame P，Diamond B. Revisiting and revising suppressor T cells. Immunol Today，1992，13：131-136.

［8］Sakaguchi S，Sakaguchi N，Asano M，et al. Immunologic self-tolerance maintained by activated T cells expressing IL-2 receptor alpha-chains（CD25）. Breakdown of a single mechanism of self-tolerance causes various autoimmune diseases. J Immunol，1995，155：1151-1164.

［9］Asano M，Toda M，Sakaguchi N，et al. Autoimmune disease as a consequence of developmental abnormality of a T cell subpopulation. J Exp Med，1996，184：387-396.

［10］Zheng SG，Gray JD，Ohtsuka K，et al. Generation ex vivo of TGF-beta-producing regulatory T cells from CD4$^+$CD25$^-$ precursors. J Immunol，2002，169：4183-4189.

［11］Hori S，Nomura T，Sakaguchi S. Control of regulatory T cell development by the transcription factor Foxp3. Science，2003，299：1057-1061.

［12］Fontenot JD，Gavin MA，Rudensky AY. Foxp3 programs the development and function of CD4$^+$CD25$^+$ regulatory T cells. Nat Immunol，2003，4：330-336.

［13］吴开胤，孙桂芝，周同，等. 协同刺激分子与疾病. 生命科学，2003，15：299-303.

［14］李颖，段德义，杨慧. 抑制移植免疫排斥反应的研究进展. 中国生物工程杂志，2003，23：28-31.

［15］张临友，李刚. 嵌合与移植. 国外医学：免疫学分册，2000，23：39-42.

［16］戴盛明，杨春旭. 树突状细胞异质性研究进展. 国外医学·生理、病理科学与临床分册，2001，21：325-327.

［17］宋予军，杨占宇，董家鸿. Th1/Th2细胞与移植免疫耐受. 世界华人消化杂志，2001，9：794-796.

［18］陈晋. 延长移植物存活分子策略的一些进展. 国外医学：免疫学分册，2002，25：117-119.

第一节　肝移植适应证及手术时机

一、成人肝移植适应证

1.慢性肝硬化

（1）坏死性肝硬化（病毒、药物有关）。

（2）酒精性肝硬化。

（3）原发性胆汁性肝硬化。

（4）隐源性肝硬化。

（5）继发性胆汁性肝硬化。

2.暴发性肝衰竭

（1）急性病毒性肝炎。

（2）药物中毒〔如对乙酰氨基酚（扑热息痛）、氟烷〕。

（3）妊娠期急性脂肪肝。

3.原发性肝恶性肿瘤

——选择性不能切除的肝细胞癌

4.代谢性肝病

（1）肝豆状核变性。

（2）糖原贮积症。

（3）血色素沉着症。

（4）α_1-抗胰蛋白酶缺乏症。

（5）高酪氨酸血症

5.静脉闭塞性疾病，Budd-Chiari综合征。

6.再次移植。

二、儿童肝移植适应证

1.胆道闭锁。

2.代谢性肝病。

3.急性肝衰竭。

4.慢性活动性肝炎。

5.先天性肝内胆管发育不良症。

6.家庭性胆汁淤积症。

7.新生儿肝炎。

8.再次移植。

三、肝移植手术时机

原位肝移植应视为终末期肝病长期治疗措施的组成部分,其预后与各器官功能、营养状况、凝血机制、腹水,黄疸和肝性脑病有关,因此大多数患者选择应为Child-Pugh分级的C级。

(焦兴元 王东平 马 毅 胡安斌)

第二节 受体术前的评估与准备

术前对肝移植受体主要系统和脏器进行专业的评估必不可少,评估期间所有受体在接受特殊和有创检查之前都需要进行一般状况评估,此步骤是从对肝移植受体进行细致的采集病史及体格检查开始的。一般状况评估包括①年龄:在无明显合并症时,老年受体已不是肝移植的禁忌。②体重:体重指数(BMI)$\geqslant 40kg/m^2$是肝移植的相对禁忌证;低BMI可影响肝移植预后。术前对超重的肝移植受体进行膳食及运动指导调整BMI是必要的。③吸烟:吸烟虽然不是肝移植禁忌证,但是肝移植受体应禁止吸烟。④酒精及药物滥用:可使肝功能进一步恶化,因此,对于所有肝移植受体来说,在肝移植术前戒除酒精和药物滥用是非常必要的。大多数移植中心需在患者被列入等待名单之前的半年完成戒酒。⑤社会心理学评估:是组成移植术前评估步骤的一个重要组成部分。这项评估是判定肝移植受体是否适宜接受肝移植、是否具备接受复杂的术后治疗的能力,以及有无良好的社会支持系统。⑥经济能力的评估:术前围术期和术后治疗费用是非常昂贵的,评估的目的是判定肝移植受体是否具有足够的经济承受力,来确保肝移植术后良好的预后。

一、术前心功能评估及准备

1.肝移植围术期血流动力学特点 终末期肝病患者通常表现为内脏和外周血管舒张,交感神经系统及肾素-血管紧张素-醛固酮系统的激活。这些改变共同导致了肺循环及体循环流量的增加,引起静息状态下右心室、肺动脉及左心房压力的升高,加之部分肝移植受体存在严重的腹水,体液大量流入第三间隙,将进一步加剧术前有效循环血量的降低。肝移植手术过程复杂,创伤较大,加之患者多因肝功能下降,凝血机制不全,出血量较多,无肝期过程中需将门静脉和下腔静脉阻断,导致回心血量急剧下降,将会发生严重的血流动力学紊乱,诱发低血压、休克、酸中毒等并发症。新肝期开放门静脉以后,新肝的再灌注过程中,大量的滞留K^+、氢离子、氧自由基及血管活性物质等迅速进入循环,加之输入大量库存血,由此引发肝缺血再灌注损伤,以出现酸中毒、高钾血症、凝血机制障碍等情况为表现,40%～50%的肝硬化患者术前即可出现肝硬化性心肌病,表现为心肌的收缩与舒张功能障碍,手术过程中心肌抑制进一步加剧,引起血压下降、心律失常甚至心搏骤停，此类情况临床上并不少见。

2.术前心功能的准备　在肝移植术前必须进行一系列辅助检查以评估心脏功能。常用的手段包括心电图、24h动态心电图，超声心动图、放射性核素。多层螺旋CT、MRI、冠状动脉造影等。目前公认的肝移植手术心脏禁忌证包括：心肌梗死急性期、严重的心力衰竭等。术前心功能准备常见情况如下。

（1）高血压患者的术前心功能准备：主要取决于是否合并继发性重要脏器损害，包括其程度和高血压控制状态，只要不并存冠状动脉改变、心力衰竭和肾功能减退，即使有左心室肥大和异常心电图，只要术前充分准备及恰当麻醉处理，耐受力尚可，凡舒张压持续大于90mmHg，均需抗高血压药物治疗，高血压药物可持续用至手术当日。

（2）心律失常患者的术前心功能准备：心房颤动、心房扑动患者、术前心室率控制在80次/分左右，二度以上房室传导阻滞或者慢性双束支传导阻滞，术前做好心脏起搏器准备，无症状的右或者左束支传导阻滞，一般不增加麻醉风险性，房性期前收缩或室性期前收缩，偶发者，在青年人多属功能性，一般不需要特殊处理。40岁以上的患者，如房、室性期前收缩的发生或消失与体力活动量有关时，应考虑器质性心脏病可能。频发（5次/分）、多源性或R波T波相重的室性期前收缩，易演变成心室颤动，术前必须用药控制，否则术中诱发严重的心律失常可能性极大。

（3）先天性心脏病患者的术前心功能准备：房缺或者室缺患者如心功能仍在1～2级或者以往无心力衰竭史者，能较好耐受一般手术；如同时伴有肺动脉高压者，则死亡率显著升高，除非急症，一般应暂缓手术；室缺或者法洛四联症患者行修补术后，仍存在残留的影响，术前需行UCG检查，以明确心功能、肺动脉压、心脏残留病变等情况。

（4）安装心脏起搏器患者的术前准备：安装时间在6周内，应注意中心静脉穿刺可能造成电极移位，起搏失败；手术前应请专科医师会诊，判断电池电能情况，并调整为非同步起搏状态，以防术中干扰信号诱发意外起搏；术后及时重新评估起搏器功能。

二、受体术前肺功能评估与准备

（一）受体肺功能的一般特点

终末期肝病的患者呼吸系统并发症是极其常见的，常以肺间质水肿、胸腔积液、低氧血症、肺内动静脉分流增加、纤维性肺泡炎及肝肺综合征（hepatopulmonary syndrome，HPS）等为表现。患者肺功能损害多病史较长，初、中期表现不明显，易被肝病情掩盖，临床医师普遍重视不足，多合并其他脏器功能损害，此外在围术期由于术中血流动力学和内环境的剧烈波动、较长的手术及麻醉时间、组织缺血再灌注损伤等原因，均会加重原有的肺功能损害，导致术后出现肺水肿、肺不张，气管插管无法短期拔除，继而进一步引发肺部并发症甚至呼吸衰竭，因此术前充分的受体肺功能评估和准备工作极其重要。

肝肺综合征是指患者没有原发或继发的肺病，考虑是由肝病所引起的肺部并发症的统称，为肺内毛细血管扩张引起肺泡对血液氧合障碍，并且多重体液因子参与的以气短、呼吸困难、肺水肿、间质性肺炎、肺不张、胸腔积液和低氧血症为临床表现的综合征，在终末期肝病的发生率为15%～20%。目前肝肺综合征的发病机制尚未完全清楚，现阶段主要考虑以下几点可能因素：①终末期肝病患者由于肝功能不全，致使肠源性肺血管扩张物质不能正常被肝细胞灭活，加之肺血管内皮对血管扩张物质的敏感性和NO产生增加，共同导致肺毛细血管异常扩张；②终末期肝病患者受体功能受损，导致交感神经及副交感神经的加压反应无法正常进行，进而导致肺毛细血管异常扩张，毛细血管的异常扩张是极其致命的，会造成通气血流比例失调、肺弥散功能障碍，从而导致患者通气功能减退、低氧血症，肺功能明显下降；③胸腹腔积液致使肺限制性通气功能障碍，导致肺血液氧合能力和通气功能下降。部分学者认为肝肺综合征是肺可逆性病变，肝移植术后该疾病得到明显缓解的病例时有报道，但目前学术界尚未达成一致，严重的肝肺综合征仍是目前肝移植手术的禁忌证。

终末期肝病中门静脉高压极其常见，可导致胸腔积液、腹水生成增多，引起或者加重肺限制性通气障碍，此外，门静脉高压越严重，从侧支循环流入体循环和肺循环的代谢产物也就越多，进而引起支气管平滑肌痉挛，进一步加重肺功能损害。在全身高血流动力学变化及全身血管扩张的情况下，肺动脉血流也会增加，引发肺血管收缩，继而引起肺动脉内皮细胞和平滑肌细胞增生，肺血管重塑，使血管阻力增加而产生肺动脉高压，这种在门静脉高压的基础上发生的肝动脉高压被称为门脉性肺动脉高压（Portopulmonary hypertension，POPH），发生率为2%～5%，临床上常被忽视。轻中度POPH患者一般无明显的症状和体征，重度POPH患者的病情会很快恶化，导致右侧心力衰竭，出现相应的病理生理表现，尚无特别有效的治疗办法。

（二）术前肺功能的评估与准备措施

肝移植术前，应充分了解和掌握受体的既往呼吸道病史，重视体格检查，是否存在呼吸系统相关危险因素，如吸烟史、肥胖、高龄等，是否存在哮喘、慢性阻塞性肺疾病、感染性肺部疾病等病史，相关治疗情况如何，术前有无咳嗽、咳痰、胸闷胸痛、喘鸣、呼吸困难等异常症状，过去4周是否存在发热、战栗、感冒等情况。体格检查应观察颈静脉及胸壁静脉是否充盈扩张，胸膜有无摩擦感。语音震颤是否出现减弱或者增强，这对鉴别肺部实变和肺不张及胸腔积液具有重要价值。肺部叩诊音如何，有无过清音、鼓音、浊音和实变音。支气管及肺泡呼吸音如何，是否存在病理性呼吸音，有无喘鸣，有无干、湿啰音等。

1. 实验室及辅助检查　①X线胸片及胸部CT：X线胸片可以清晰地判断肺部大体病变，包括肺部炎症、肿块、结核等，胸部CT具有较高的分辨率，可以对X线胸片发现的问题做出定性诊断，也可以检查出X线胸片未发现的隐性病源。②肺功能检查：是一项非侵袭性检查，可以检查出肺、呼吸道的早期病变，评估肺部疾病病情的严重程度，评价肺功能受损程度，手术耐受能力及术后发生并发症的可能性，可以指导麻醉选择和管理等，肺功能检查有着极其巨大的价值。常用指标包括肺活量（VC）、残气量（RV）、第一秒用力呼气量（FEV_1）、最大呼气中段量（MMEF）等。③动脉血气分析：可以准确判断机体是否存在酸碱平衡失调和缺氧及缺氧程度，是目前临床上诊治低氧血症和酸碱平衡失调必不可少的诊断项目，既可用来救治危重患者，也可以用来术前评估肺功能。④超声心动图：多用来检查肺动脉高压及肺动脉栓塞，评估受体心肺功能以评估麻醉及手术耐受力。⑤纤维支气管镜：既可用作检查，也可以用作治疗，高度怀疑肺部恶性病变者可行该方法检查以明确诊断，呼吸道分泌物较多或者咯血也可用该方法治疗。

2. 术前一般准备 ①戒烟：至少2个月，可降低碳氧血红蛋白，明显改善肺功能；②急性上呼吸道感染：易并发肺炎、肺不张、支气管痉挛，手术可在治疗好转1周后进行；③支气管痉挛发作期：近期不宜手术，积极治疗支气管痉挛，待情况好转后再行评估；④术前教育：鼓励痰多患者咳嗽，锻炼床上咳嗽，以预防术后长期卧床可能引起的肺部并发症。

三、受体肾功能评估与准备

肾功能损害在肝移植围术期发生率较高，为5%～50%，其中2%～10%的患者发展至终末期肾病。术后出现急性肾功能不全甚至衰竭是肝移植患者常见的并发症之一，也是肝移植患者术后死亡的主要原因，因此术前应对受体肾功能的进行评估及准备，尤其是受体术前就伴有重度至重度的肾功能不全，此类受体术后发生相关并发症的可能性较大。

肝移植围术期发生急性肾损伤是多因素共同作用的结果，涉及术前、术中、术后等多方面因素。其中术前致病因素包括：糖尿病、高血压、原有存在的肾小管或者肾小球病变、草酸盐沉积症、终末期肝病难治性腹水、亚急性细菌性腹膜炎、败血症、水电解质紊乱、肝肾综合征和循环容量不足或者超负荷等。术中致病因素包括：①肝移植手术术中出血量较多引起的血流动力学改变及缺血再灌注损伤对肾小管上皮细胞的损伤；②术中麻醉药、止血药或者升压药物等对肾细胞的直接损伤等。术后致病因素包括：①免疫抑制药如环孢素、他克莫司等或者抗生素等药物本身具有肾毒性，可进一步加重原有的肾功能损害；②术后再出血；③术后感染；④术后肝无功能或者功能恢复延迟等。

肝肾综合征（Hepatorenal Syndrome，HRS）是发生于严重肝功能障碍和（或）门静脉高压基础之上的功能性衰竭，常见于肝硬化晚期患者，亦可见于急性肝衰竭患者。其主要病理生理特点是内脏小动脉明显扩张的同时体循环血管阻力下降、动脉压降低和心排血量下降，促使肾血管强烈收缩导致肾小球滤过率下降。肝肾综合征的具体发病机制尚不明确，有学者研究认为，内脏血管扩张是肝肾综合征的关键致病因素之一，内脏血管扩张是因为肝硬化门静脉压力增加减少了门静脉血流，导致一氧化氮等多种血管舒张因子产生及释放增加，加之肝功能存在明显受损，导致相关舒血管物质清除能力下降，共同引起内脏血管舒张，有效循环血量下降，进而肾血管收缩，肾灌注减少，最终导致肾功能下降。另外有学者认为内脏血管扩张引起平均动脉压下降，同时门静脉高压伴腹水导致有效循环血量下降，反射性刺激压力感受器，激活肾素-血管紧张素-醛固酮系统和交感神经系统。在严重的失代偿期肝硬化，动脉充盈减少，交感神经系统兴奋导致肾血管收缩，肾血流量减少，肾功能受到损伤。肝肾综合征是临床上相对棘手的难题，诱因及机制比较复杂，临床表现繁多，肝移植是目前公认的有效治疗办法，大量研究发现，肝移植之后，大部分此类患者的肾功能得到明显改善，生存期得到明显延长，因此对于肝肾综合征患者应积极诊治，必要时行肝移植。

目前临床上评估肾功能的金标准仍然是肾小球滤过率，尤其是对于早期肾功能损害患者而言，此时多数患者血肌酐水平往往并未出现明显异常，肌酐清除率测定的是24h期间肾清除循环中肌酐至尿液中的能力，此项指标易于测定，但易受其他因素影响，目前临床上只是作为参考指标，当血肌酐浓度出现异常时，肾功能往往早已经出现了显著的肾损害。

术前肾功能的评估措施主要包括：

1. 实验室及辅助检查 ①肾B超：可检查肾的实质性和异位病变：如肾肿瘤、肾囊肿、肾脓肿、肾盂积水、肾结石、肾下垂等，可间接反映肾受损情况；②肾小球滤过率、血肌酐及尿素氮：目前临床上最常用的几个评估指标，可以评估患者肾小球滤过功能，其中肾小球滤过率为金标准，血肌酐及尿素氮水平易受其他多种因素影响；③尿视黄醇结合蛋白、β₂微球蛋白等，可以用来评估肾小管损伤情况；④肾穿刺活检：肾病诊断的金指标，可以用来对肾病明确诊断，指导治疗，评估预后；⑤尿蛋白定量及尿量测定评价肾功能也有着重大价值。

2. 术前一般准备 应充分了解和掌握受体的既往肾病史，有无高血压、糖尿病、难治性腹水、严重感染等相关危险因素，程度及治疗情况如何，既往是否患过肾小球肾炎及肾小管疾病，相关诊疗情况如何，过去或者目前有无使用肾毒性药物，是否怀疑存在肝肾综合征，是否进行过血液透析治疗，是否发生过大出血、低血压及使用升压药物等情况。术前注意防止低血压、大出血及升压药物使用不当所导致的肾灌注不足，适当使用利尿药和脱水药以维持尿量，严密监控血肌酐水平，如有血肌酐不明原因进行性上升，及时查找病因，必要时可进行血液透析治疗，此外积极有效控制感染，纠正水电解质紊乱，维持内环境稳态，如怀疑存在肝肾综合征，应在积极监控肝肾功能的前提下，早日施行肝移植术，以挽救患者生命。

四、受体营养学评估与准备

大多数慢性肝病等待肝移植的受体均有严重的营养不良，肌肉和储存的脂肪均有极度的耗竭，甚至大部分Child A硬化患者也表现出至少有一个以上的营养代谢池严重减小的情况。在急性肝衰竭（Acute liver failure，ALF）患者中也常常观察到营养储存的快速耗竭。导致这类患者营养不良的主要原因是厌食症且伴有能量摄入减少、糖原储存功能受损及蛋白质需要量增高。糖原储存功能受损使糖异生能力减低，其结果是机体利用脂肪和蛋白质作为替代的能量来源，导致脂肪组织和肌肉的分解。脂肪氧化反应增高几乎见于所有等待肝移植的肝硬化患者，这在禁食时更为明显。禁食时脂肪氧化反应提供的能量占总能量需要量的75%左右。肝硬化时，脂肪代谢还出现多不饱和脂肪酸的合成和代谢异常、血浆n-6和n-9脂肪酸水平增高及n-3脂肪酸水平减低的现象。由于营养不良与肝移植术后免疫抑制药的联合作用会促发并发症如脓毒症、伤口、呼吸功能减低及体力恢复延迟，对肝移植受体术前营养状态的评估和支持治疗尤为重要。

肝移植受体术前接受营养支持治疗方案目前国内外缺乏统一标准，对于肝硬化患者进行营养支持时常常需要预防肝性脑病及经常需要将膳食钠最大摄入量限制在2g/d以下，但是有越来越多的证据提示对于大多数营养不良的肝硬化等待肝移植的患者来说，满足其营养需要是有可能的。蛋白质来源应为植物蛋白，而不是动物蛋白，尤其对那些每日总蛋白摄入量低于1g/kg体重的患者。有研究认为提供植物蛋白可以限制氮平衡而不会诱发或加重肝性脑病。通过这种方法一般可以提供30～40g膳食蛋白质。添加支链氨基酸的氨基酸配方膳在改善营养不良的肝硬化患者氮平衡方面有特殊的效果，而且不会诱发肝性脑病的发生。其实大多数肝硬化患者可以耐受标准的人工合成氨基酸制品，通常这类制品中含有的支链氨基酸占总氨基酸的20%～25%。

支链氨基酸（BCAA），如缬氨酸、亮氨酸和异亮氨酸均为必需氨基酸。它们不在肝代谢，而是通过骨骼肌代谢。肝硬化患者血浆BCAA浓度是降低的，而芳香族氨基酸苯丙氨酸和酪氨酸及蛋氨酸的浓度是增高的。补充BCAA可能对肝性脑病有益，因为BCAA：①能增加骨骼肌肉和大脑谷氨酰胺合成，促进氨的解毒；②能减少与之竞争血脑屏障通道的过多芳香族氨基酸进入大脑。目前虽然支持证据较少，但日常分次口服BCAA补充剂，至少可为不能耐受蛋白的患者提供适当的氮摄入。长期口服BCAA补充剂可以增加肝硬化患者的营养，改善受体机体状况。

超重或者肥胖肝硬化受体的管理相当困难，原因是这些患者虽然超重或身体肥胖但仍可能存在营养不良。这些患者应遵守通用建议，应提倡超重/肥胖的代偿期肝硬化患者减肥，最佳方法是温和小心地减少能量和蛋白摄入，增加体力活动。失代偿肝硬化患者最好是减少糖类和脂肪的摄入，同时保持高蛋白饮食。减肥期间的蛋白质摄入可能会超过指南的推荐，有证据表明减肥时蛋白消耗是增加的。日常膳食蛋白摄入量维持在2g/kg体重，对肝性脑病是安全的。

对于已经出现肝性脑病的受体，能量摄入时机对于减少糖异生非常重要，白天均匀小餐和深夜复合热量的蛋糕将使机体蛋白质利用最小化。白天禁食时间不应超过3～6h，鼓励1d中均匀分配小餐。增加深夜进食有以下优点：①可纠正异常底物的利用模式；②比白天单独的能量补充更能有效地影响底物的利用率和氮潴留；③可以改善健康相关生命质量和生存率；④可以减少肝性脑病的发生频率和严重性。目前还不能确定深夜进食的热量含量和配方，但应该包含至少50g的复杂糖类。

对于肝移植受体尤其是肝硬化患者，营养状况的精确评估非常困难，影响因素众多，营养评估技术尚不理想，移植团队中需要一个受过良好教育、具有丰富经验的营养师，重视受体术前营养准备工作，才能增加肝移植成功率，最大程度改善受体预后。

五、受体术前输血评估与准备

肝移植手术作为外科超大型手术，术中出血难以避免且肝移植受体多存在各种终末期肝病，一般情况较差，常伴有严重的凝血机制障碍、出血倾向、贫血、低蛋白血症、门脉高压、侧支循环和腹水，手术易发生出血或渗血；手术中病肝分离可导致大量失血，无肝期则出现代谢紊乱和纤溶亢进；而手术后因移植肝静脉回流不同程度受阻致肝淤血，供肝功能恢复不良，凝血机制未能及时启动而导致胃肠道淤血，腹腔渗血。这就要求在整个肝移植前后不同阶段补充大量不同的血液制品。因此做好肝移植术前输血评估及准备已成为肝移植围术期不可缺少的一环。

输血的主要目的是：①通过提高血红蛋白含量增加血氧的输送量以维持组织氧供；②维护机体的止血、凝血功能；③维持有效的容量负荷。不同的目的有赖于不同的血液成分，肝移植受体依据不同的治疗目的进行成分输血是合理和必要的。

术前一般备红细胞制品4000ml，FFP2000ml，冷沉淀10U，血小板20U。适当准备部分48h以内的新鲜血。为了防止意外大出血，应多准备红细胞制品，特别是稀有血型，要与附近供血单位预约，做到随时保证供应。常规测定受体ABO血型和Rh血型，做直接抗球蛋白试验，红细胞抗体和抗巨细胞病毒抗体（CMV）检查。CMV阴性者应输注CMV阴性血。此外还要对受体的止、凝血功能进行全面的监测，终末期肝病患者凝血功能障碍的病理生理改变主要是凝血因子的减少，其中以Ⅱ、Ⅶ、Ⅸ、Ⅹ这四个因子最为明显，临床表现为凝血酶原时间（PT）、活化部分凝血活酶时间（APTT）、凝血酶时间（TT）延长，血小板数量减少和功能缺陷也是另一主要表现。根据这些病理生理改变的特点，可以结合术前临床检查结果酌情补充凝血物质，如新鲜冷冻血浆、冷沉淀、血小板、凝血酶原复合物、纤维蛋白原等。肝移植术围术期大量出血则须输血，但输血指征要严格掌握。一般输血指征：出血量＞20%血容量或Hb＜80g/L；对合并有严重系统疾病（肺气肿、缺血性心脏病）的患者，Hb＜100g/L应开始输血；无心肺功能障碍的患者，肝移植术中开始输血的血红蛋白标准可降低至60g/L。提出输血应依据以下指标进行控制：血细胞比容为（24±2）%，避免＞30%，血小板计数（30～50）×10⁹/L，凝血酶原时间为15～20s，激活的全血凝血时间为150～200s。此外输血科与手术组保持通畅的电话联络，以便随时掌握手术进展情况和用血情况。

（张　琪　李梅生　焦兴元　朱晓峰）

第三节　肝移植手术方式和步骤

肝移植是腹部外科中规模最大、技术难度最高的手术之一。目前，随着麻醉学、静脉-静脉转流、血管吻合等外科技术的改进与完善，世界上许多移植中心已经将肝移植作为常规手术开展。肝移植术已成为挽救急性肝衰竭患者的生命、延长终末期肝病患者的生存时间，以及改善其生活质量的唯一有效的治疗手段。按手术方式的不同，肝移植术主要分为以下几类。

一、经典原位全肝移植术

经典原位全肝移植术（Standard Orthotopic Liver Transplantation，OLT）自美国"肝移植之父"Starzl教授于1963年完成世界第一例肝移植手术，经过半个多世纪的发展，肝移植手术技术已日趋成熟。经典的原位肝移植手术分为以下几步。

（一）病肝切除

肝移植受体常合并有严重的肝硬化和（或）门静脉高压症、脾功能亢进，以及全身代谢紊乱等基础疾病，因此患者可伴有肝功能异常、凝血机制紊乱、水盐电解质等内环境不稳定的因素。此外，部分受体术前可能有其他手术史（包括胆囊切除术、脾切除、门腔分流术等），常有腹腔内的广泛组织粘连和丰富侧支循环形成。上述原因都是导致病肝切除过程中发生难以控制出血的主要危险因素。因此，术前对大出血的风险应有充分的评估和准备。我们的经验是术中少用电刀，尽量使用超声刀、Ligasure等进行组织分离，并妥善结扎所有血管，仔细止血。

　　具体步骤：患者取仰卧位，皮肤消毒范围从颈部直到大腿中上1/3，包括上臂和腋下。常采用双侧肋缘下斜切口，中间垂直向上延至剑突（人字形切口），一般不需要开胸术。右侧切口须一直延伸到腋中线，直至水平位置可看到下腔静脉。左侧切口至腹直肌外缘，伴有脾大时，左侧切口不应超出此范围，以免术中伤及脾。切口需严密止血，尤其是凝血功能极差的患者可用血管滑线连续缝合以止血。安置悬吊式腹腔拉钩，充分暴露手术视野。仔细探查腹腔器官情况，对有严重门静脉高压症、多次手术史、血小板低下、凝血功能异常者，应适当补充凝血酶原复合物、人纤维蛋白原和血小板等，纠正凝血功能。对肝恶性肿瘤患者应仔细检查肝外有无转移灶和血管癌栓等。

　　1.游离肝上下腔静脉　游离肝并离断肝圆韧带，缝扎两侧断端。电刀切断镰状韧带，直至接近肝上下腔静脉，离断左冠状韧带、左三角韧带，左三角韧带与左外叶顶端连接处静脉分支应妥善结扎。将左外叶向右侧翻转，显露肝胃韧带，如有副左肝动脉出现，应将其切断、结扎，继续离断右三角韧带、右冠状韧带、肝结肠韧带及肝肾韧带。病肝右侧后方与后腹膜的侧支循环注意仔细结扎止血。向下牵拉并左右翻转肝，分别显露左、右膈静脉并给予缝扎、切断。充分显露肝上、下腔静脉。仔细分离肝上下腔静脉前筋膜组织，逐步钝性分离其后壁，预置阻断带备用。经Winslow孔通过肝十二指肠韧带后方预置阻断带。向左侧牵引肝十二指肠韧带，显露其后方肝下下腔静脉，于肾静脉上方平面仔细分离后预置阻断带备用。至此，肝上、肝下下腔静脉及第一肝门阻断管预置完毕。

　　2.游离第一肝门　解剖肝十二指肠韧带，确认胆总管。胆管周围较大的侧支静脉包绕，或侧支静脉呈海绵样改变时，须小心缝扎。沿显露的胆总管向肝门分离，尽可能靠近肝结扎，因胆管的血供由下向上，避免损伤其远端血供。如无肝门部手术史，可在左、右肝管汇合部离断胆管。在胆总管左侧确认肝动脉，逆行解剖肝动脉，直至肝总动脉分出胃右动脉和胃十二指肠动脉远端。向肝门分离至左、右肝动脉分叉处，尽量靠近肝门结扎肝动脉。最后分离门静脉，向左牵开肝动脉后，显露门静脉并小心分离。游离门静脉3～5cm，准备在切除病肝时靠近肝门将其离断。

　　3.切除病肝　供肝修整完毕并确认可种植时，即可开始切除病肝。于胃右动脉和胃十二指肠动脉远端、门静脉和肝下下腔静脉尽量靠近肝分别置血管阻断钳并切断，每支血管至少保留1.5cm游离长度，以便做血管吻合用。至此受体进入无肝期。将下腔静脉后壁汇入该血管的腰静脉分支逐一离断、结扎。尽可能靠近肝游离肝上下腔静脉，靠近膈肌置无损伤血管钳横行阻断肝上、下腔静脉。远离血管钳切断肝上下腔静脉，获得足够长的腔静脉段。完全切除病肝后，病肝和胆汁分别送病理检查和细菌培养。为了防止无损伤血管钳移动或松开，应采用粗线反复固定血管钳。

　　4.肝床的处理　移除病肝后，是彻底处理肝床出血的最佳时机。肝床往往有丰富的血管，应给予3-0血管滑线连续缝合，粗糙面渗血可用氩气电刀凝血并将创面腹膜化。先缝合右三角韧带区，然后缝合左三角韧带和镰状韧带区，最后缝合下腔静脉剥离面。创面止血后，修整肝上、肝下下腔静脉以备供肝种植。肝上、下腔静脉应将肝左静脉、肝右静脉、肝中静脉之间的隔膜切开，以形成一个较大的开口。

（二）肝上下腔静脉吻合

获取供肝并行体外修剪后，将其原位放入受体肝床，首先吻合肝上、下腔静脉后壁。尽量将供肝肝上、下腔静脉与受体肝上、下腔静脉靠近，先在血管两侧分别用4-0 Prolene线固定，轻轻向外侧对称牵开，充分暴露血管后壁。从一端开始缝合后壁，缝针应从血管外进入血管内，U形褥式外翻连续缝合可使血管壁外翻、血管内膜对内膜，尤其对供、受体的肝上、下腔静脉口径不相匹配的血管吻合更有必要。后壁吻合须确实可靠，如缝合稀疏，一旦血管开放后漏血很难进行修补。前壁继续连续外翻缝合，同后壁缝线打结。吻合过程中应注意：供体、受体血管间不能扭转，否则易引起下腔静脉血流不畅，引起下腔静脉高压；吻合时缝线不应拉得过紧，避免损伤血管内膜。

（三）肝下下腔静脉吻合

最后进行肝下下腔静脉的吻合。吻合的方法和步骤与肝上、下腔静脉吻合相同。缝合后壁时注意避免损伤右肾动脉。肝下下腔静脉血管长度也不宜过长，以免扭曲。

肝下下腔静脉吻合后，开放血管阻断钳，下腔静脉完全开放，恢复全身血循环。此时应注意检测血流动力学和血气分析。

（四）门静脉吻合

门静脉相对较表浅，管径较粗，缝合较方便。如供受体的门静脉管径不匹配或小儿肝移植时，可将门静脉端修剪成斜口，以增加血管口径，防止吻合口狭窄。成人一般用5-0无损伤缝线做固定牵引后，采取吻合下腔静脉的方法，先缝合门静脉后壁，再吻合前壁，均采用连续外翻缝合。小儿门静脉吻合可应用7-0无损伤缝线做间断缝合。注意缝线不可牵拉过紧，以防吻合口狭窄。缝合前壁最后两针前，用肝素盐水冲洗门静脉管腔。如供肝门静脉较短、不足以与受体门静脉相吻合时，可用供体的髂静脉搭桥，端-端缝合在供、受体门静脉之间。供、受体门静脉血管长度也不宜过长，以免扭曲导致门静脉血栓形成。

（五）恢复移植肝血供

受体门静脉吻合完成后，即可开放门静脉阻断钳，恢复移植肝血供，结束无肝期。此时，暂不松开肝上、下腔静脉阻断钳，将移植肝内高钾的保存液及体内含有大量酸性代谢产物的血液，经供肝肝下下腔静脉放出250ml，然后用血管阻断钳再次阻断肝下下腔静脉。

开放肝上、下腔静脉，门静脉系统压力随之减轻，移植肝血供恢复约2/3，结束无肝期。立即经周围静脉注入环孢素（mg/kg），甲泼尼龙1000mg。

（六）肝动脉吻合

肝动脉的重建是血管重建过程中最关键的一步，直接影响移植肝的功能。由于肝动脉存在变异的可能性较大，术者必须根据具体的变异情况做血管整形，尽可能获得较大的动脉血管做吻合。肝动脉吻合常用6-0或7-0无损伤血管缝合线，做连续或间断缝合。常规重建方法。

1.供、受体肝动脉正常解剖时，一般行供、受体肝动脉端-端吻合。如两者动脉口径差别较大，可将较小的一支修剪成斜面或做一楔形切口，再做吻合。如供、受体肝动脉口径都较小，可将肝动脉与胃十二指肠动脉的分叉处劈开扩大口径后再做吻合。

2.受体肝动脉变异　如果受体肝右动脉直接来自肠系膜上动脉，可将供肝的腹腔动脉或肝动脉与受体肝右动脉做端-端吻合。

3.如受体肝动脉口径较小，可将供体腹腔动脉与受体腹腔动脉近端的腹主动脉直接行端-侧吻合，这也是小儿肝移植最常采用的术式。

4.当供肝有两支肝动脉　可用较小的一支肝动脉与受体肝动脉做端-侧吻合，较粗的一支与受体肝动脉做端-端吻合。

肝动脉吻合完成后，开放受体肝动脉阻断钳，移植肝恢复全部血供。正常情况下，移植肝色泽逐渐红润，组织张力正常，胆总管开始有金黄色胆汁流出。

（七）胆管的重建

胆管的重建有两种方式：供、受体胆总管端-端吻合和胆管空肠Roux-en-Y吻合。

1.胆总管端-端吻合　是肝移植最常用的胆管重建方式。切除供肝胆囊后，在胆囊管近端剪断胆总管，注意保留合适的肝总管长度，必须保证吻合时胆管保持无张力状态。采用6-0可吸收缝线（或PDS）做单层间断缝合（或行后壁连续缝合、前壁间断缝合），缝合时应黏膜对黏膜。如果供、受体胆总管口径相差过大，可将较小的胆总管一侧壁剪开后，再行缝合。在中山大学附属第一医院器官移植中心近10年的肝移植手术中一般不放置T形管。

2.胆管空肠Roux-en-Y吻合　常用于以下情况：胆总管吻合时张力过大；受体胆总管太细；受体远端胆总管血供差；受体胆总管病变如硬化性胆管炎；胆总管周围侧支静脉异常丰富，如门静脉血栓或巴德-吉亚利综合征，勉强游离胆总管时可能造成大出血。吻合前可在胆总管内安置T管，距胆肠吻合口10cm经空肠襻引出，术后便于观察胆汁性状及引流量。胆管空肠吻合时，一般在距Treitz韧带20～30cm处切断空肠，胆总管与切断空肠的远端Roux-en-Y肠襻做端侧吻合。胆肠吻可用4-0或5-0可吸收缝线行间断缝合，并关闭空肠断端。近端空肠与距离胆肠吻合口45cm以上的空肠襻行肠肠吻合。

（八）放置引流管

仔细检查腹腔内无活动性出血，分别在右膈下靠近下腔静脉右侧、肝门、左肝下放置三根引流管。逐层关腹。术后密切观察引流量及性状，并及时处理。

二、背驮式原位肝移植术

背驮式原位肝移植术（Piggy-back Liver Transplantation）又称保留下腔静脉的原位肝移植，由Tzakis于1989年首先报道，经过对下腔静脉的吻合方式进行不断改良，大大减少了肝静脉回流障碍的发生，已成为许多大的肝移植中心原位肝移植的主流术式。手术保留受体下腔静脉全长及肝静脉共干，将肝静脉干与供肝肝上、下腔静脉做吻合，供肝肝后下腔静脉端结扎或缝闭，其他管道重建与标准肝移植术式相同。

背驮式肝移植最早的适应证，是有门静脉-下腔静脉分流手术史、部分减体积肝移植及儿童肝移植。但目前，背驮式肝移植技术和经典的肝移植技术适应证方面基本相同。在国内外许多大的移植中心，该技术被广泛使用。相对于经典的肝移植技术，其优点有：受体无须分离下腔静脉，术中出血较少，尤其对于门静脉高压症患者，可以明显减少后腹膜侧支循环的大量出血；减少分离和阻断下腔静脉时造成的右侧肾上腺和膈神经的损伤概率；无须行肝下下腔静脉吻合和体外静脉转流，降低手术难度，节约时间；只需部分阻断或无须阻断下腔静脉，手术中受体血流动力学稳定，减少肾衰竭、心血管等并发症。但是，背驮式肝移植技术受到病肝切除技术的限制。当受体病肝尾状叶肥大（尤其在部分巴德-吉亚利综合征患者），下腔静脉被包围，保留下腔静脉异常困难，勉强保留容易造成大量出血。另外因病肝切除不够彻底，故不适用于某些肝恶性肿瘤，如肝恶性肿瘤已侵犯下腔静脉，或紧贴第2、第3肝门、无法从下腔静脉分离，以及尾状叶肿瘤已包绕部分下腔静脉且无法分离者。背驮式肝移植术手术步骤主要分为以下几步。

1.病肝切除 拟行背驮式原位肝移植病肝切除时，第1、2肝门的解剖和分离步骤与经典原位肝移植病肝切除相同。但难点在于如何正确的对第3肝门的肝短静脉及较粗的右副肝静脉的游离与可靠的结扎。特别是严重肝硬化伴有门静脉高压患者，在后腹膜及肝周韧带中有丰富的侧支循环和粘连，这种情况下保留下腔静脉，解剖第2肝门，对移植外科医师的技术要求较高。有时肝短静脉太短，尤其在尾状叶肝实质紧贴下腔静脉，不可能将其完全游离出来，所以往往连带部分肝实质在下腔静脉上，才能将病肝切除。

肝周韧带游离、第1肝门暴露详见经典原位肝移植手术。解剖第3肝门，将病肝先翻向左侧，从右往左，一一结扎汇入下腔静脉的各肝短静脉，直到暴露肝右静脉。这是整个手术的最难点和关键点。如果粘连比较严重且侧支循环比较多，这一过程可能非常困难。肝短静脉管壁薄，长度短，极易撕裂，造成出血，而且很难止血。分离切断肝短静脉，可用钛夹或丝线分别结扎其靠近肝后下腔静脉端和其靠近肝端，然后小心切断，并缝扎近下腔静脉端。稍粗的肝静脉分支必须用5-0无损伤血管缝线仔细缝闭。

解剖第2肝门。仔细分离包绕肝右静脉的下腔静脉韧带，牵引肝右静脉，阻断后用5-0无损伤血管缝线缝闭。充分暴露肝中静脉与肝左静脉后，紧贴下腔静脉用无损伤血管钳阻断其共同开口，于两肝静脉出肝处切断，备以后修剪扩大共同开口处作为受体静脉吻合口。注意肝中静脉和肝左静脉的残端长度过长，可能造成吻合口扭曲和压迫，最终导致静脉流出道障碍。如果显露分离肝静脉有困难，可直接纵行剖开下腔静脉前方的肝组织，在肝内显露肝静脉，并行阻断。迅速离断第1肝门后，切除病肝。无肝期开始后，迅速修整受体肝静脉及其共干。

2.下腔静脉吻合 将受体的肝左、肝中静脉汇合处修剪成一口径较大的肝静脉，与供肝肝上、下腔静脉做端端吻合。一般用5-0滑线从后壁开始连续吻合。除经典的吻合方式外，其他吻合方式包括：供、受体下腔静脉行侧侧吻合、供肝下腔静脉与肝左、肝中、肝右静脉合并开口吻合、供肝下腔静脉直接与受体下腔静脉端侧吻合。也有学者用供肝肝上、下腔静脉与右心房吻合。

3.门静脉吻合　门静脉吻合方式与经典肝移植相同。开放门静脉和肝上、下腔静脉吻合口恢复血供，结束无肝期。门静脉复流后，开放供肝肝下下腔静脉，放出富含高钾保存液和肝内酸性代谢产物的血液约250ml，然后夹闭，再缝合封闭供肝肝下下腔静脉远端。

4.肝动脉吻合和胆管重建　同经典原位肝移植术。

三、减体积肝移植

减体积肝移植（Reduced-size Liver Transplantation，RLT）当供体与受体的体重差异过大时，就会面临两者肝体积不匹配的问题。这样的问题往往出现在正常体型成人供肝提供给儿童或是一些体型较为瘦小的成人受体时。在这种情况下，如果仍然按照前面所述方式进行全肝移植手术，供肝体积就会大于受体所需体积。空间上，受体手术切口无法拉拢，出现无法关腹或关腹困难，被迫采取脾切除等应对措施，或是不能同期关腹而只能借助人工材料辅助暂时关腹；功能上，由于供肝体积过大，压迫受体入肝血管或是受到肋骨和腹壁压迫出现入肝血流受阻，导致供肝灌注不足、门静脉血栓等问题，抑或是供肝自身受压出现肝功能不全乃至于部分肝组织坏死。这些问题的出现，都会极大影响移植肝的存活，进而造成受体手术质量下降，受体生存时间缩短。

根据Couinaud的肝分段理论，每个肝段均有独立的流入及流出血管和独立的胆管引流。以此理论为基础，一些肝移植外科医师提出为了解决供体与受体肝体积不匹配（供肝体积过大）的问题，可在供肝获取后，将供肝在体外进行解剖性切除修剪，去除相对受体而言多余的肝段，再将剩余部分肝种植受体，这就是减体积肝移植的基本思路。对新生儿和儿童而言，种植的移植肝大小会随着儿童身体的发育而逐渐增大，并与其体重匹配。法国著名肝移植学家Bismuth首先于20世纪80年代在一名先天性胆道闭锁的儿童身上进行了减体积肝移植手术。之后，全球多家移植中心均逐步开展该术式，并逐步对手术细节进行改进。如今，减体积肝移植已发展成为全球范围内儿童肝移植手术的标准术式之一。临床上通过计算供体与受体体重比（Donor/Receptor Ratio，D/R）来决定供肝减体积的多少。临床工作中开展最多的减体积肝移植手术是使用成人供肝左半肝或左外叶移植给儿童受体，现以移植肝为不保留下腔静脉的左外叶为例讲述减体积肝移植的手术步骤。

1.病肝切除　同前面经典原位全肝移植术及背驮式原位肝移植术中所述。

2.体外供肝减体积手术　成人供肝的获取过程与经典肝移植中相同，之后将供肝置入加入UW液的冰水中进行体外供肝减体积手术，手术方式与常规仅保留左外叶的扩大右半肝切除类似（切除部分包括左内叶）。常规切除胆囊后于镰状韧带右侧以钳夹法或CUSA切开肝实质，将镰状韧带右侧所遇的Glisson蒂小分支逐一结扎或缝扎。由膈面逐步向第2肝门解剖离断肝实质，并在此过程中将Glisson蒂右侧分支在远离第1肝门分叉处进行处理，以防引起左侧分支内各结构的医源性损伤。离断肝实质至下腔静脉后，因多数时候肝中静脉与肝左静脉共干，应在尽可能远离两者共干处切断和缝合肝中静脉残端，并在尽可能贴近下腔静脉前壁处切断肝左静脉，甚至有时候可将部分下腔静脉前壁一并切除并整形为宽大的袖片，以保证之后肝左静脉吻合口的通畅。最后在移除修剪丢弃的部分肝后，对剩余需要保留的供肝进行精细修剪，应尽可能在肝外对Glisson蒂左侧分支各结构（即门静脉左支、肝左动脉及左肝管）进行解剖分离，以免造成各管道吻合后缺血，进而影响吻合效果，增加相关术后并发症。

3. 下腔静脉及肝静脉吻合　因供肝未保留下腔静脉，故受体手术需保留肝后下腔静脉以备吻合。在进行供肝种植手术时，宜先进行供体肝左静脉与受体的吻合。早期开展的该处吻合一般将供体肝左静脉与受体肝左静脉与肝中静脉共干进行端端吻合，或是与受体下腔静脉前壁开口进行端侧吻合。为了保证肝静脉流出道的通畅及吻合时操作的方便，通常会在供肝体外减体积手术时预留肝左静脉在肝外较长的游离血管段。但这样做也会同时造成负面影响，即吻合后冗长的肝左静脉也容易因供肝位置旋转导致肝左静脉扭转、折叠，从而造成供肝流出道不畅甚至梗阻，而这显然是与我们的预期目的相违背的。为了解决这一问题，需要同时避免移植肝位置的旋转及保证流出道通畅两个问题。在之后提出的一种新型吻合方法中，先在受体肝上、下腔静脉前壁三支肝静脉共同开口处进行切开，并整形为一个倒置三角形；然后供肝肝左静脉后壁同样进行纵向切开并整形为与受体肝上、下腔静脉前述开口大小匹配的三角形。由于三角形开口宽大，吻合操作方便，并可以保证吻合后流出道的通畅。同时，吻合后移植肝位置较前述吻合方式更加向右旋转，可以减轻移植肝位置不佳造成的肝左静脉扭转，从而降低继发流出道梗阻的发生率。实施这种吻合方式时，由于供肝位置更加靠上和贴近下腔静脉前壁，需要注意在体外减体积手术时将供肝待吻合的门静脉左支、肝左动脉及左肝管预留更长的长度，以减少之后吻合后带来的各吻合口的张力。

4. 门静脉吻合　由于供体与受体体重差异较大，双方门静脉口径之间的差异也需要通过对双方门静脉开口整形进行矫正。常用的方式有将口径较大方缝合缩小，或将口径较小方剪开整形扩大，或是将受体门静脉左、右支分叉处进行整形再与供体门静脉吻合，或是将供体门静脉吻合于受体肠系膜上静脉与脾静脉汇合处等。当发现吻合口张力太高或是双方血管长度不足无法拉拢时，常采用采自供体或受体其他位置的血管作为补片，或是采用人工血管进行搭桥。但同时需注意双方预留的门静脉也不可太长，以免吻合后出现门静脉冗长纤曲扭转，造成移植肝入肝血流梗阻。当受体因自身疾病出现门静脉广泛血栓形成，或是因原发病或先天因素出现门静脉海绵样变等异常时，无法采用常规方式进行门静脉吻合，应遵循使用正常血管进行吻合的原则重新选择合适的吻合方式和吻合位置。

如前面所述，随着肝移植手术中血管吻合技术的进步，吻合手术所需的时间缩短使其造成的无肝期时间缩短，故目前在技术成熟的肝移植中心一般不采用术中静脉转流。在门静脉吻合完成后即开放受体肝上、下腔静脉阻断钳，检查吻合口及肝断面无反流性肝静脉出血后，再按照受体肝下下腔静脉和受体门静脉的顺序依次解除相应阻断。

5. 肝动脉及胆管吻合　解除阻断后移植肝血供部分恢复，下肢及胃肠道淤血得到缓解。之后继续进行肝动脉吻合和胆管吻合。由于受体为儿童，动脉血管口径较成人更加纤细，肝动脉吻合现在普遍采用显微外科技术进行端端吻合。除了避免吻合口狭窄，还应尽可能减少吻合后肝动脉血栓形成的可能，故应避免在受体病肝切取、供肝采集及体外减体积修剪过程中对各处血管的暴力钳夹造成的动脉内膜撕脱。吻合时应根据实际血管口径匹配情况选择适合的吻合位置，供肝方一般直接采用肝总动脉或是带腹腔干的动脉袖片，受体方则可采用肝总动脉或是肝固有动脉主干，或是将肝总动脉、肝固有动脉与胃十二指肠动脉汇合处整形为一个宽大袖片进行吻合。动脉吻合完成后开放两侧动脉阻断钳，入肝血供进一步改善。

胆管的吻合亦遵循吻合口无张力的原则，但要避免胆管过于冗长形成扭转折叠而导致胆汁引流不畅。通常使用供体肝外胆管与受体胆总管进行端端吻合。吻合方式选择间断缝合或是连续缝合，是否常规放置T形管，各肝移植中心之间存在不同。目前证实，这些手术方式上的差异对肝移植术后胆道相关并发症的发生率无明显影响。在受体为先天性胆道闭锁的患儿时，受体肝外胆管缺如或是条件太差无法用作吻合，此时应选择将供体胆管与受体空肠进行胆肠Roux-en-Y吻合。

此外，成人供体的左半肝也常作为儿童受体的减体积移植供肝。在这种情况下进行体外减体积切除时，因为缺少活体肝切除时的缺血线作为指引，应选择Cantlie线作为肝实质预切线，手术过程类似于解剖性右半肝切除，与前述左外叶供肝减体积过程不同的地方主要有如下几点。

（1）减体积切除时需保留下腔静脉及肝中静脉在移植肝侧（即左侧）。在进行受体的供肝种植手术时，若受体未保留肝后下腔静脉，则分别进行肝上、下腔静脉及肝下下腔静脉的对应血管端端吻合，注意同样需要进行必要的修剪整形以确保对应吻合口径的匹配；若受体肝后下腔静脉切取困难不得不进行保留时，下腔静脉吻合过程类似经典背驮式肝移植术。

（2）当供肝尾状叶体积过于肥大时，需进行尾状叶修剪或切除，以保证吻合后移植肝位置理想，并降低因供肝尾状叶对受体门静脉或下腔静脉压迫而导致的移植肝流入道或流出道梗阻，轻则导致静脉血栓形成，重则可导致移植肝功能不全。

（3）切除尾状叶过程中，需特别小心处理各肝短静脉及Glisson蒂小分支，在解除阻断恢复肝灌注后也应重点观察该区域并进行及时处理，以减少术后出血及胆漏的发生。

四、劈离式肝移植

劈离式肝移植（Split Liver Transplantation，SLT）前述三种术式均为一肝一受，无法从手术方式上缓解供肝来源短缺这一全球范围内的难题。除了鼓励更多的人们能够意识到和参与到死后器官捐献中，移植学家也一直着眼于改良肝移植手术方式，使更多移植等待名单上患者等待时间缩短，能够从肝移植手术中获得新生。

减体积肝移植手术能够解决供肝体积与受体所需肝体积不匹配的问题，却仍无助于缓解供肝短缺的问题。在减体积手术过程中，有功能的部分肝被修剪丢弃，造成了本来就有限的供肝极大浪费。如何能将这部分被丢弃的肝有效地利用起来，合理分配，达到一肝两受，甚至一肝多受的目的，在供体有限的情况下，这对缓解供肝短缺及缩短受体在移植名单上的等待时间无疑是具有极大积极意义的。在这一想法的推动下，以减体积肝移植技术为基础，逐渐地继续发展出现了劈离式肝移植。

此方法最早于1988年由德国汉诺威大学Pichlmayr开展，并逐渐在全球各大肝移植中心进一步成熟完善。顾名思义，劈离式肝移植是将同一供肝劈分为两部分或两部分以上。其常用的劈肝方式有两种：一是将一个来源于正常体型成人的供肝分成左外叶与右三叶，左侧供肝移植给儿童或新生儿受体，右侧供肝移植给正常体型成人受体；二是将一个正常体型成人的供肝分成左半肝与右半肝，左侧供肝移植给体型瘦小的成人受体或儿童受体，右侧供肝移植给正常体型成人受体。因为需要同时确保两个或以上受体移植肝的功能，所以对劈离式肝移植中供肝质量的要求会比前面三类术式更高。不同肝移植中心总结出的供肝质量评价体系均对供体年龄、肝功能指标、血管活性药物使用情况、ICU住院天数及供肝脂肪化程度作出了规定和限制。不同中心之间依照各自经验，各小项标准之间略有差异。为了尽可能避免任一受体移植肝过小，造成移植术后小肝综合征（small for size syndrome，SFSS）的发生，还需要测定拟移植给各受体的供肝重量与受体体重的比值（graft to recipient weight ratio，GRWR）。通常认为，该比值至少需要达到1%以上才是可接受的安全范围，而当因脂肪化等原因而影响供肝质量时，该比值更是需要达到1.2%甚至是1.5%以上才是相对安全的。相反的，如前所述，当作为受体的儿童体重过小，或是受体为新生儿时，为了避免供肝体积过大造成关腹困难、移植肝受压或是移植肝血流灌注不足，需要将劈离后的左外叶供肝进行进一步的减体积后再进行移植，必要时采取单一肝段（Ⅱ段或Ⅲ段）的供肝移植方式。

此外，为了保证劈离式肝移植的顺利进行，除了需要确保劈离后各部分供肝的GRWR比值足够外，还需要确保各部分的供肝都能有独立而完整的门静脉、肝动脉、肝静脉及胆管系统。这样做除了保证移植肝功能上的考虑，也是为劈肝之后的供肝移植提供便利。所以，术前针对供体进行CT三维重建及胆道造影十分重要，根据检查结果，术前确定劈离后各部分移植肝血管及胆管的分割位置，测定按照预定方案劈离后各部分肝体积，并可发现一些少见的血管及胆管变异，作出及时的预案和调整，排除门静脉无分叉等有劈离式肝移植手术禁忌的供体。

实际临床观察中发现，在供肝-受体GRWR测值足够的情况下，仍有一些受体在移植术后出现小肝综合征在内的功能性并发症。所以，现在各肝移植中心除了术前保证GRWR的理论测值足够以外，日益重视真正能够在受体体内实际发挥作用的这部分移植肝体积，称为功能性移植肝体积（functional graft size，FGS）。FGS的大小除了与前述供肝质量大小、吻合后移植肝流出道是否通畅等因素相关外，还受到包括受体的实际病情状态、移植肝缺血再灌注损伤、吻合后门静脉高压状态等因素的影响。现在对于GRWR测值较临界的患者，若吻合后开放移植肝血流时门静脉测压值仍提示门静脉高压状态，推荐同期进行门腔分流术以减轻过大的入肝血流量所造成的移植肝过度灌注性损伤。下面讲述劈离式肝移植的手术过程。

1.体外劈离与原位劈离　劈离式肝移植供肝的获取由手术位置分为体外劈离（ex vivo）及原位劈离（in situ）两种。体外劈离手术类似前述的减体积肝移植中的供肝体外减体积和修剪过程，供肝全肝获取后在UW液冰水浴中按照前述术前预定分割方式对其进行劈离，体外可再次借助胆道造影、染色剂注入等方式对劈离平面进行确认。之后在活体肝移植技术逐渐成熟后，于欧美国家开始进行原位劈离。此项技术的开展需要供体为有心搏的"脑死亡"患者，优势在于：①缩短了体外劈离较长的后台手术造成的器官冷却时间，降低术后缺血再灌注损伤；②劈离术中能够确切观察到断面出血和胆漏并进行及时处理，降低移植术后受体血管和胆道相关并发症发生率；③在体劈离可以更容易观察肝缺血线，并用术中血管彩超对劈离平面进行再次确认，并可了解劈离后供肝的静脉回流情况。劣势在于：总的供体手术时间较传统的全肝获取方式延长，且特别是在进行多器官切取时，更加需要相关科室医师对器官获取的次序进行商议和协调。近年来，随着体外劈离相关技术的改进，国外多个肝移植中心回顾性分析显示两种劈离方式在术后并发症发生率及病死率上无明显统计学差异。目前在我国，公民身后器官捐献中国分类Ⅰ类捐献的供体，可以采取在体肝劈离方式。

2.体外劈离过程中劈离平面的选择　　劈离过程的核心是确定血管及胆管结构的分配问题，其目的仍是为了保证劈离后各部分移植肝的功能性肝体积足够。为了避免过度解剖第1肝门造成血管和胆管缺血，一般先离断肝实质，后离断第1肝门部的血管和胆管。为了缩短体外劈离时间，除了传统钳夹法外，一些肝移植中心常规采用CUSA进行肝实质分离，并联合连发钛夹的使用以简便快捷地处理劈离断面所遇管性结构。在将供肝劈分为左外叶和右三叶时，劈肝平面选择在肝中静脉平面与镰状韧带投影平面之间，目的是将肝中静脉保留在右侧，最大程度保证保留在右侧的Ⅳ段肝组织回流。而在将供肝劈分为左、右半肝时，劈离平面沿Cantlie线标记。

3.体外劈离过程中肝动脉、门静脉、肝静脉与胆管的分配　　在第1肝门的管性结构中，发生解剖变异率最高的是肝动脉。因肝右动脉直径比肝左动脉更粗，且肝外段较肝左动脉更长，故一般将肝动脉劈分点选择于肝动脉分叉肝右动脉发出处。这样，肝右动脉归右侧供肝，肝左动脉、肝总动脉及腹腔干归左侧供肝。当存在发自于腹腔干、肠系膜上动脉及胃左动脉等处的替代肝动脉时，应将其保留于相应侧供肝。特别需要指出的是肝中动脉的归属问题，因为肝中动脉主要提供Ⅳ段的动脉血流供应，故虽然其口径一般较细，盲目的断扎仍可能造成移植后Ⅳ段的缺血坏死，进而出现胆漏及FGS不足等。一般在进行左、右半肝劈离时，应将肝中动脉保留至左侧供肝，根据CT三维重建或动脉造影结果判断肝动脉各分支的汇合方式，选择动脉分割点。在进行左外叶/右三叶劈离时，肝中动脉的劈离不可盲目保留至右侧，而应该参考肝中动脉的发出情况、进入肝实质的位置及胆道分支的动脉血供等因素。

门静脉的变异较肝动脉相对少见。体外劈离时，应参考CT三维重建、血管造影结果或是直接使用胆道探条探查的方式判断门静脉的分支类型。因为门静脉右支较左支更短，为了吻合的方便，通常在门静脉分叉门静脉左支发出处进行分割，即门静脉左支归左侧，门静脉主干及右支归右侧。需要注意的是门静脉分叉处有多支供应尾状叶的小分支，在进行左外叶和（或）右三叶劈离时，因尾状叶被归入右侧供肝，分割门静脉时为避免Spiegel叶的缺血，应在尾状叶小分支发出位置的远侧切断门静脉左支；而当进行左和（或）右半肝劈离时，Spiegel叶被归于左侧供肝，故应将发出该处小分支的门静脉左支部分保留至左侧。

在进行肝静脉和肝后下腔静脉的分配时，如果将左外叶和（或）右三叶劈离，肝左静脉归左侧供肝，肝中静脉、肝右静脉及肝后下腔静脉归右侧供肝。当肝左静脉与肝中静脉共干时，于共干发出肝左静脉处切断即可；肝左静脉与肝中静脉分别从下腔静脉发出时，于根部切断肝左静脉即可；如有其他肝静脉变异，应根据引流区域灵活处理。如果进行左和（或）右半肝劈离，因一般左侧供肝移植后出现FGS不足或小肝综合征等并发症概率更高，故一般推荐将肝中静脉和肝后下腔静脉保留至左侧。这种分配方式下，为了保证右侧供肝的引流，应将引流Ⅴ、Ⅷ段的粗大肝静脉分支V5、V8及引流Ⅵ、Ⅶ段的粗大肝右后下静脉进行重建后吻合或单独吻合。

胆道的分割一般留在肝动脉和门静脉离断之后进行。可使用胆道造影的方式显示胆道树的整体图像，对左、右肝管及其分支的解剖结构进行再次确认，然后用狗头钳钳夹标记预定的胆道离断点，第二次进行胆道造影，便可在胆道整体层面上对胆道离断点进行调整，避免距离分叉处过近造成结扎后胆道狭窄，或是距离分叉处过远造成离断后断面多个胆道分支开口不便于之后胆道吻合。通常因右肝管较短且解剖变异较多，且其动脉血供主要来自于肝右动脉，在绝大多数情况下，在靠近左、右肝管分叉左肝管发出处离断左肝管，左肝管归左侧，右肝管及胆总管归右侧。前面已经提到，为了降低移植术后胆漏、胆管狭窄等胆道并发症的发生率，应避免对第1肝门解剖的过度解剖游离，通常在门静脉和肝动脉离断后，使用前述方式确定胆管离断位置，再直接锐性切断胆管和周围的肝门板组织，以最大程度保留胆道血供。

4.病肝切除与受体手术　为了尽可能缩短供肝劈离后的等待时间，应做好供体手术与受体手术的协调工作，力争使供肝劈离完成时间与受体病肝切除时间同步。病肝切除过程亦当注意避免对第1肝门的过度游离和解剖，避免影响受体侧胆管血供。劈离后保留肝后下腔静脉侧供肝需视受体下腔静脉的处理方式决定行经典肝移植术式吻合或是背驮式肝移植术式吻合。与前述减体积肝移植受体手术中要点相同，劈离式肝移植术中各血管与胆管在吻合过程中同样需要注意：①避免因两侧对应管道过短，出现吻合后吻合口张力过高，必要时需要使用同种异体血管进行架桥；②避免因两侧对应管道过长，出现吻合后管道冗长弯折扭曲，影响入肝/出肝血流或是胆汁引流；③避免因移植肝位置不正，出现吻合后肝静脉流出道不畅，处理方式可参考前面减体积肝移植中相关内容；④为降低移植术后胆道相关并发症的发生率，是否放置T形管或是否在胆肠吻合口放置支撑管目前尚无统一意见，宜根据具体情况或是各肝移植中心习惯及经验决定。

（黄孝伦　王　冠　姚豫桐）

第四节　肝移植术后管理

对于肝移植手术而言，不仅仅术前准备及术中麻醉操作重要，术后管理也有着极其重要的作用，随着肝移植方法与技术的逐渐完善，术后管理已经越来越规范化，大量的重症监护医师和临床医师投入到肝移植术后规范化管理的队伍中来。

肝移植的术后管理可大致分为短期管理和中长期管理。短期管理是从肝移植手术结束，麻醉复苏开始，在重症监护室（ICU）度过初期24～48h，随后转回至普通病房，继续接受相关治疗，直到康复出院结束，历时一般2～3周。中长期管理指的是患者出院以后的跟踪随访治疗，一般通过门诊复查，特殊情况也可以住院治疗，持续时间较长，数年至数十年不等。

一、短期管理

肝移植术后一般都会直接送至ICU进行监护，第一手的术后管理也会在ICU进行，因此ICU在肝移植术后短期管理中起着至关重要的作用。肝移植术后早期病情变化复杂，需要专业的设备及经验丰富的重症监护医师处理。至于何时转出ICU，转至普通病房并无时间限制，一般24～48h后待患者情况评估良好即可。转至普通病房以后，仍需要积极监护，及时发现并处理相关意外情况，待患者评估康复后，可安排出院等后续治疗。

1.一般情况的监测与管理　手术结束初期，大多数患者并不在手术室行麻醉复苏，而是直接送至ICU，到达ICU后，外科医师和麻醉医师应向重症监护医师详细汇报术中情况，积极监护并记录患者各项生命体征，如血压、心率、呼吸频率、血氧饱和度、中心静脉压等，各根腹腔引流管位置及作用必须分清，随后每30～60min观察一次并记录患者生命体征，以及腹腔引流液性状及数量。肝移植术后很多受体出现神经系统问题，表现为谵妄、忧郁、幻觉、幻听、昏迷等。仔细的神经系统检查可以帮助发现病变，必要时可借助头颅CT或MRI、脑电图等。症状明显者用抗焦虑药物如地西泮，同时进行病因治疗。

2.血流动力学的监测与管理　肝移植手术创伤大，失血较多，血流动力学波动较大，且患者术前凝血功能普遍较差，存在突发大血管意外可能。常规行床旁心电图、心率、血压等监测，此外中心静脉压、有创动脉血压及尿量的监测同样重要，可以及时反映机体血容量变化。根据监测情况，随时调整血管活性药物的输入速度。中心静脉压监测在重症监护是一个重要而经典的指标，是指腔静脉与右房交接处的压力，能够间接反映右心前负荷，同时是决定各器官静脉回流的重要下游指标，是器官静脉回流的后向压力，低中心静脉压往往反映机体血容量不足。肝是距离上腔静脉较近的器官之一，三支肝静脉直接回流至右心房入口，回流的顺畅与否直接决定了肝本身的血流动力学的优劣。有研究发现，高中心静脉压可造成肝淤血水肿，细胞缺氧甚至纤维化，同时显著影响凝血功能。临床工作中，一般将中心静脉压控制在4～8mmHg，合适的中心静脉压可以达到较好的血流动力学平稳性。

3.气道及呼吸功能的监测与管理　绝大多数患者常规带气管插管送至ICU，术后早期仍需要通过呼吸机辅助呼吸，以保证足够的氧合和术后平稳恢复。根据病情调整呼吸机的各项参数，同时保持呼吸道通畅，定时湿化，及时吸痰，动态监测动脉血气分析指标。在患者清醒、有自主呼吸，查血气分析正常后方可脱机和拔除气管插管，一般术后数小时即可脱机拔管。拔管后，鼓励患者有效咳嗽、咳痰及深呼吸，当患者有痰无力咳出时，可用双手压迫患者上腹或下腹部，增加膈肌反弹力量，或叩打患者的背部和胸廓帮助排痰，痰液黏稠者给予化痰药物雾化吸入，每天2次，同时指导和帮助患者做深呼吸和腹式呼吸，协助患者进行呼吸功能锻炼，尽快恢复呼吸肌功能。保持痰液有效引流的措施有：①吸入药物。通过气管滴药或雾化吸入，使患者将药物吸入到支气管和肺内，起到溶解、稀释干燥痰液及消炎作用，同时减轻呼吸道水肿。②勤翻身叩击胸背部，用拍打动法使痰液松动，使痰液易于咳出。翻身时佩戴颈托，保持颈部中立位，避免做屈曲或扭转的动作，叩背时注意力度不宜过猛，避免剧烈咳嗽、打喷嚏。③吸痰。患者咳嗽无力，呼吸肌麻痹，不能有效排痰，应给予吸痰，吸痰动作应轻快，防止损伤黏膜，吸痰前后给予加大吸氧浓度，同时密切监测心率、血压和血氧饱和度的情况。此外需积极控制医源性呼吸道感染，肝移植术后肺部感染是常见并发症。早期肺部感染由细菌引起，与机械通气及监护室停留有关，需氧革兰阴性杆菌是引起肺部感染的最常见病原体。具体措施：①ICU 呼吸道致病菌较为复杂，且环境封闭，不可控因素较多，转至普通病房后，应保持病室内空气流通，每天定时开窗通风，定期做空气培养，保持清洁安静，注意保暖。②加强口腔护理，每天 3 次，减少咽喉部分泌物流入气道。③在吸痰过程中严格遵守无菌操作，严防交叉感染，吸痰用具专用且为一次性。④定期痰培养及胸部影像学检查，如确定肺部存在感染情况，可适当加用抗生素，抗生素应选择广谱，能覆盖革兰阴性菌、阳性菌和厌氧菌，并且肝肾毒性小的药物。

如果患者脱机不良，应积极评估患者还需要多长时间的机械通气，如评估机械通气时间较长，可及早行气管切开术，这种有创性人工气道失去了正常气道温暖湿润气体和阻止细菌入侵的功能，且直接与下呼吸道相通，极易引起呼吸道并发症而加重病情，因此，呼吸道管理显得更为重要。

4.移植肝功能管理的监测与管理　肝功能异常是肝移植术后最常见的表现，绝大多数移植术后不良事件都可导致肝功能异常，可以出现在术后的任何阶段。肝移植术后肝功能异常通常可随其基础疾病的有效治疗而逆转，患者和移植肝能够长期存活；但少数情况下基础病变进行性发展，肝功能持续恶化，导致移植肝失功，最终不得不再次进行肝移植。

一般来说，每位肝移植患者术后都存在肝功能异常，通常在术后 9～13d 降至正常。如肝功能指标居高不下或下降缓慢，或下降到正常后再度升高均为异常现象。肝移植术后早期肝功能异常原因可有缺血-再灌注损伤、急性排异反应/胆道并发症、血管并发症、小肝综合征、移植物原发性无功能、药物性肝损害、静脉营养、感染、ABO 血型不合等。

术后肝功能的判断从术中即可开始，好的供肝柔软并且灌注恢复快，颜色红润，此类供肝术后预后一般较好，差的供肝灌注恢复慢，变得硬而肿胀，此类供肝术后预后相对较差，这些情况重症监护医师及临床医师都应掌握，以利于日后分析相关病情。

谷丙转氨酶（alanine aminotransferase，ALT）和谷草转氨酶（aspartate aminotransferase，AST）是临床上肝功能检查的常用指标，肝移植术后 ALT 和 AST 动态变化趋势相似，AST 的变化比 ALT 更敏感，两者都呈单峰变化，术后 1d 骤升，出现峰值，这可能与肝的损伤再灌注有关。术后 7d AST 迅速下降，ALT 下降速度稍慢于 AST。在肝组织受到损伤时，转氨酶即从细胞逸出进入血流，使血清转氨酶升高因此转氨酶能够直接反映肝细胞的生存、损伤和活性程度，尤其是 ALT 和 AST 为主要体现肝功能的血浆酶，因其受其他肝外因素干扰影响少，可以作为反映肝功能状态的敏感指标。

总胆红素（total bilirubin，TBIL）和直接胆红素（direct bilirubin，DBIL）动态变化趋势相似，术后 1d 开始下降，术后 30d 降至正常值范围，两者恢复时间比 AST 和 ALT 相对要长，是肝功能恢复的远期指标，是肝移植后是否存在并发症的重要生化标志物。胆道并发症是肝移植术后常见的并发症，可以出现在术后任何阶段，引起肝内外胆管的狭窄或者阻塞，出现高胆红素血症。因此，术后动态监测 TBIL 和 DBIL 的变化，对诊断胆道并发症有重要意义。对胆汁的性质的观察对术后肝功能的判断亦存在重大价值，移植术后如胆道畅通、胆汁分泌和排泄正常，即无任何并发症发生时，胆汁颜色应该呈金黄色或者墨绿色，且清亮无杂质，胆汁出现异常，如绿色浑浊等，往往提示移植肝功能恢复不佳。

此外相关的影像学检查在术后肝功能的监测也必不可少，常用的影像学诊断技术包括磁共振成像（MRI）、数字减影血管造影（DSA）、CT、内镜逆行胰胆管造影（ERCP）及彩色多普勒超声等，其中超声检查因价廉、无创、方便，一直作为首选的普查方法。超声可以显示肝动脉狭窄、门静脉血栓等血管并发症，也可以用来判断胆道并发症，便于临床工作者及时处理相关问题，但由于移植肝解剖生理状态改变、肠腔气体干扰等因素，普通超声及彩色多普勒超声在肝移植术后并发症的诊断方面也易出现假阳性或假阴性问题。

5.肾功能的监测与管理　肾功能不全肝移植患者中极其常见，急性肾损伤是肝移植术后常见并发症，是影响受体预后的重要因素。有研究结果显示，我国近年原位肝移植术后急性肾损伤发生率为4%～20%。

肝移植手术创伤大、时间长，术中需完全阻断下腔静脉，易导致全身血流动力学波动；受体术前凝血功能异常亦会加重术中手术创面渗血。大量失血造成的低血压导致肾低灌注缺血缺氧，以及由此触发的瀑布样炎症介质释放共同造成肾多重打击。失血后大量输血亦可导致稀释性血小板减少及稀释性凝血病，引起再出血，形成恶性循环。输血相关低体温、酸碱平衡紊乱、急性肺损伤等多种严重并发症均会使肾受累。

术后关于肾功能的保护，首先，保证充足的有效循环血量，保证肾灌流。严密监测血压、中心静脉压、尿量、血肌酐、电解质水平等。针对病因进行有效治疗，必要时可透析治疗。肝移植患者术后早期大量蛋白丢失及创面渗血导致胶体量不足，应早期补充蛋白等胶体并输注适量血液制品，若补液量足够大，但患者自身尿量并未增多，说明患者有可能存在肾功能受损，药物治疗应选取小剂量的多巴胺，联合利尿，尽量避免使用肾毒性药物。抗感染治疗时，要注意合理使用抗生素，万古霉素、恩替卡韦等药物对肾功能有着不同程度的影响，在肾功能存在损伤而没有明确相应感染的患者，应避免使用此类药物。

此外应监测水、电解质水平，维持酸碱及体液平衡，监测每小时尿量、引流量、补液量等并准确记录，评估24h出入水量，定时监测动脉血气分析及血电解质，以了解患者内环境状态。合理静脉补液，肝移植术后血浆和清蛋白等输注量大，应根据检验血结果及监测指标合理安排各类液体的输注顺序和速度，以维持体液平衡。

6.疼痛管理　肝移植为腹部外科巨大创伤手术，伤口为"人字形"切口，加之术后留置胃管、尿管及多条引流管刺激，存在引起患者疼痛的条件因素。肝移植手术一般配置镇痛泵，术后镇痛效果良好，如有需要，可加用弱阿片类药物，少部分对疼痛敏感的患者也可加用强阿片类药物。要注意镇痛药应用的个性化，药物的吸收、代谢速度因人而异，注意药物反应，避免药物滥用、上瘾等情况的发生。术后积极帮助患者早期下床活动，促进肠蠕动，减轻腹胀腹痛，指导患者学习一些降低疼痛的方法，如咳嗽时可用双手按压伤口，以达到减轻疼痛的目的。协助更换舒适体位，不仅可缓解疼痛，而且可促进血循环和呼吸功能。肝移植术后多采取半卧位，以减轻腹壁张力，腹带加压包扎可减轻疼痛。术中长时间压迫同一部位引起的疼痛可局部给予按摩。告知患者移动时，应保护好引流管，使其保持舒适体位，减少牵拉痛的发生。疼痛缓解有利于患者休息，减少急性应激反应及自主神经功能紊乱等不良反应，利于快速康复，临床工作中也要给予重视。

二、中长期管理

1.中长期管理的概念　肝移植术后的中长期管理是指受体出院后的门诊管理和患者的自行管理，持续时间数年至数十年均有可能。随着近半个世纪以来肝移植术技术和围术期处理的日趋成熟及新型免疫抑制药物的研发，肝移植患者术后的远期生存率和生活质量均已获得比较满意的效果，生存期10年以上的患者并不鲜见。随着长期存活患者的不断增加，患者中远期的并发症和生活质量越来越受到关注。因此加强和规范肝移植患者术后的中长期管理，关注和提高他们的生活质量是我们目前需要解决的一大难题。多数学者将移植术后出院的患者直接纳入中长期管理的范畴。即使不在医院，也应当强调保持肝移植受体与移植中心的密切联系，受体出现异常表现时能随时与移植中心进行咨询，必要时要回到移植中心进行检查、会诊。另外应强调肝移植受体应定期到医院进行检查。

2.中长期管理的内容　肝移植术后的中长期管理一个重要内容就是定期的门诊复查及健康咨询，这其中的内容相当繁杂，归纳起来大致有以下几方面。

（1）一般医疗检查：常规检查应包括有体重、血压的监测，血常规检查，血电解质检查，肝、肾功能检查及血药浓度检查，这些检查应至少每月检查一次。另外还要进行B超、CT等影像学检查及健康咨询等。

（2）恶性肿瘤的筛选、普查：肝移植后由于多种致癌因素的共同作用，有可能导致肿瘤的发生。长期的免疫可能导致皮肤癌、非霍奇金淋巴瘤、卡波西（Kaposi）肉瘤、宫颈癌、生殖器肿瘤及肛管癌等。因此，对受体进行随访时应留意这些肿瘤的早期表现，如不明原因的体重减轻等。对大于40岁的男性患者应每年行经直肠超声以排除前列腺肿瘤，对40岁以上的患者应每年行结肠镜检查及大便隐血检查以排除结直肠肿瘤。对一些高危人群，如术前有肿瘤史、有家族肿瘤史、患有长期感染性肠疾病等，应在更短的时间进行普查。

（3）常见医学问题的健康咨询及用药指导：常见的医学问题主要是指长期的肝移植受体可能发生的一些慢性系统性疾病，包括：肾功能不全、高血压、高脂血症、糖尿病、肥胖、神经症状及骨性疾病。在随访中，除注意以上问题外，还应对患者出现的一些临床症状，如发热、黄疸等进行健康咨询及相关的体检及实验室检查。在随访中还应对患者进行用药指导，包括免疫抑制药的使用及调整指导，预防性抗生素的应用指导，不同药物间相互作用的指导。

3.中长期管理的具体措施

（1）慢性移植物失功能：慢性移植肝失功能的一般定义为在移植后1年以上出现血清谷草转氨酶、谷丙转氨酶、碱性磷酸酶、胆红素的不断增加或持续增高（超出正常值上限2倍或2倍以上）。引起慢性移植肝失功的原因很多，包括慢性排斥反应、原有疾病的复发血管并发症、胆管并发症、心脑血管疾病、感染、代谢性并发症和新生肿瘤等。

①慢性排斥是移植肝慢性失功能的首要原因，近年来因对免疫抑制的深入认识，慢性排斥反应的发生有下降的趋势。下列因素与慢性排斥反应发病率增高有关：急性排斥反应的发病和发生次数、老年供体、以病毒性肝硬化、原发性胆汁性肝硬化和原发硬化

性胆管炎或自身免疫性肝炎为原发疾病的受体。慢性排斥反应早期无明显症状，只是出现转氨酶、胆红素等肝功能血液生化指标的异常。待出现明显排斥反应症状时，肝的损伤已经比较重了。因此宜采用预防为主的方针。根据以往的经验，对于移植术后长期生存患者，在抗排斥药物服药、检查及随访方面切不可掉以轻心。应加强肝移植术后健康教育，防止因患者自行停药或更改药物剂量而出现慢性排斥反应导致移植物功能丧失。一旦慢性排斥反应确诊，可以采取以下措施：a.立即给予激素冲击治疗；b.提高FK506的剂量或加用霉酚酸酯；c.如果无效，可给予抗胸腺细胞球蛋白（ATG）或加用OKT3。但当慢性排斥反应难以逆转或出现肝衰竭，应考虑行再次肝移植治疗。

②胆管并发症也是肝移植物慢性失功能的重要原因，肝移植术后中远期胆管并发症主要是胆管狭窄。可分为吻合口狭窄和非吻合口狭窄。大多数胆道并发症发生在移植术后半年内。有文献报道，移植手术1年后胆管狭窄的发生率在4%左右。胆管吻合口狭窄主要由于吻合胆管时胆道断端对合不好、吻合口局部血供不佳及纤维组织增生、瘢痕形成等多种原因导致，而非吻合口狭窄可能跟肝动脉血栓形成、巨细胞病毒感染、慢性排斥反应、反复发作的胆道感染、原发性硬化性胆管炎患者肝移植后原发病再发等有关。肝外胆管的局限性狭窄可通过介入方式（如球囊扩张或放置支架）解决。介入治疗失败可行胆肠吻合术。如果是弥漫性胆管缺血病变应在出现肝衰竭和全身感染之前及时行再移植治疗。

此外感染也可引起肝移植物慢性失功能，与过度免疫抑制药的应用有关。移植后免疫抑制药的长期使用而导致免疫功能低下，使用FK506引起的高血糖，大剂量激素治疗排斥反应同时预防性使用广谱抗生素，腹部手术破坏肠道运动和屏障功能，移植术后中长期患者自我防范意识松懈等。这些因素使肝移植后受体易发生细菌、病毒及真菌感染。从而导致肺部感染、腹腔感染及菌血症等。由于肝移植受体的免疫抑制状态，其临床表现可以不典型，许多非特异性症状不易与排斥反应、手术并发症区分。所以针对肝移植术后感染重点是分析并尽可能减少或避免感染的危险因素，同时加强感染的监测，力争早期诊断、早期治疗，对降低肝移植术后感染的发生率及病死率具有重要意义。总之，规避慢性移植物失功能的管理措施主要是重在预防，一旦发生应尽早治疗。

（2）复发性疾病：在肝移植的患者中，一部分受体的肝病属于代谢障碍性疾病，通过肝移植手术一般均可达到治愈的目的，不再出现旧病复发。而患有病毒性肝炎、自身免疫性肝病、原发性胆汁性肝硬化及原发性硬化性胆管炎等疾病进行肝移植的患者均存在旧病复发的可能。乙型及丙型肝炎复发会导致移植肝失功能。肝硬化移植肝发生乙型肝炎严重感染是移植失败的重要原因。HBeAg阴性/HBVDNA阴性者，术后约有58%出现乙型肝炎复发，而HBeAg阳性/HBVDNA阳性者，术后几乎100%的病例复发。复发常发生在肝移植术后1年，并可在2～3年发展为肝硬化，甚至发展为肝癌。肝移植后乙型肝炎复发的患者其预后尚难令人满意。目前认为，乙型肝炎病毒免疫球蛋白、干扰素及抗乙型肝炎病毒药可抑制HBV的复制、降低其复发或将HBVDNA转阴。乙型肝炎病毒免疫球蛋白使HBV再感染率和病死率下降。现长期联合应用乙型肝炎免疫球蛋白和拉米夫定可明显地提高移植物的功能和患者的长期生存率。另外影响乙型肝炎肝移植病疗效果的其他因素包括：复合感染、交叉感染及移植前的HBVDNA阳性且HBeAg阳性等因素。有报道早期撤除激素可减少乙型肝炎病毒的复发。对于丙型肝炎所致终末期肝病，肝移植是唯一有效的治疗措施。丙型肝炎失代偿性肝硬化5年率为50%，肝移植术后可提高到70%～80%。但术后复发率大于95%，主要为病毒血症，并不影响移植后5年率。目前尚无有效抗病毒疗法消除它的复发，虽有资料显示干扰素可能在某些患者中能灭其活性，但治疗前景尚不乐观。

其他的复发性疾病还包括恶性肿瘤的复发。在肝移植的早期阶段，人们对利用移植来治疗肝的恶性肿瘤抱以巨大的热情，但目前认为原位肝移植对无法手术切除的肝肿瘤疗效并不好，整体效果令人失望。有报道，肝移植后肝细胞癌的复发率为39%～67%，移植后3年存活率为15%～38%，造成不佳的主要原因是肝癌的复发。大部分肝癌的复发在肝移植后1～2年发现。常见的复发部位在肝及肺。对于肝癌患者而言，肝移植既可最大程度根治性切除肿瘤，消除残留肝再发肿瘤的可能，又恢复了良好的肝功能，是比较理想的治疗手段。但移植后肿瘤复发率高，长期生存率低，且移植后免疫抑制药的使用会使肝癌的复发率增加。因此总体来说肝癌患者肝移植术后长期生存率远低于良性病患者。国内外众多移植中心的经验表明，选择合适的适应证是预防肝癌肝移植术后肿瘤复发的最关键因素。符合Milan标准（单个肿瘤直径≤5cm或多发肿瘤数目≤3个，且最大直径≤3cm）的肝移植受体，术后肝癌复发率较低，取得了较好的疗效。我国则于近年提出了杭州标准：即肿瘤直径≤8cm，或肿瘤直径＞8cm，且术前血清甲胎蛋白（AFP）水平＜400ng/ml及肿瘤组织学分级为高、中分化。符合杭州标准术后生存率及无瘤生存率与Milan标准相近，且扩大了肝癌肝移植的适应证范围，能使更多的肝癌患者从肝移植中受益。移植术后使用免疫抑制药也是促进肝癌复发的危险因素。因此，对于肝癌移植患者，应在达到抗排斥效果的前提下尽量维持较低的免疫抑制药物血液浓度。激素类药物则是采用术中减半，术后尽早停用的策略。此外，雷帕霉素在体内外被证实具有抗肿瘤作用。可以考虑作为肝癌患者移植术后维持免疫抑制状态的主导药物。移植术后尽早实施辅助性化疗，有助于消灭手术后残留的亚临床肿瘤细胞。此外应定期监测AFP水平变化，对于预测肝癌患者肝移植预后也是非常重要的。

此外在发达国家，酒精性肝病是常见的终末期肝病，也是肝移植最主要的适应证，与其他非酒精性良性肝病相比移植效果较好。但酒精性肝病的复发也是一大问题，据推测有10%～15%的患者会重新沉溺于酗酒，对这一部分患者的术后管理需要整个社会的支持和帮助。

（3）肾功能不全：肾功能不全在肝移植长期存活的病例中极其常见，由此发生的慢性肾衰竭是患者长期生存率降低的重要原因。患者常有肾小球滤过能力的降低，血清肌酐水平的轻度升高，这种肾功能下降常在术后不久即可出现，但常常可维持多年，而且很少发展到终末期肾病。引起肾功能下降的具体病因尚未明确，其中高危因素有术后免疫抑制药的长期应用、年龄、术前术后的高血压、术前术后的糖尿病、术前的肾功能损害、术后的急慢性肾功能损害、术前术后的丙型肝炎病毒（HCV）感染、术后酒精的长期摄入。肝移植术后应积极重视管理患者的肾功能，尽量规避可能引起肾功能损害的因素。在对肾功能的长期管理中，术后应每月复查血清肌酐水平，在血清肌酐水平发生变化时，多数移植中心常调整免疫剂的血药浓度，以减轻免疫剂的肾毒性。同时对一些可能产生肾毒性的药物应尽可能避免。包括氨基糖苷类和非类固醇抗炎制剂可增加CsA、FK506的肾毒性，应避免使用。其他药物如氯霉素、两性霉素B

也应慎重使用。积极控制血压、血糖，避免饮酒等措施也可以对保护肾功能起到较大作用。

（4）高脂血症及心血管疾病：许多受体都有心血管疾病的高危因素，如大于45岁的男性和大于55岁的女性、高脂饮食、吸烟、肥胖、高血压和家族史等。约40%的受体术后可能产生高脂血症，其作为肝移植术后常见的一种并发症，高脂血症显著增加肝移植术后长期的心脑血管并发症的发生率及死亡率。肝移植术后较高的高脂血症发生率与术后免疫抑制药（包括类固醇激素、FK506、CsA）的使用有关。CsA通过阻断26-羟化酶来干扰胆汁酸的合成，从而影响胆固醇的代谢；还通过增强HMCa20A还原酶活性来刺激胆固醇的合成而影响血脂代谢。所有的他汀类降脂药对移植术后高脂血症有效。因此术后应定期进行常规性血脂检测，当发现血脂升高时，首先采取非药物治疗，包括加强体育锻炼、控制饮食、戒烟等。当患者出现较严重的高脂血症时他汀类可能是最佳的选择，但它也有可能会引起食欲的改变和生活习惯的变化。移植术后高血压治疗的一线药物一般为钙通道阻滞药如硝苯地平等。

（5）营养问题：40%～70%的肝移植患者术后1年后会出现超重或肥胖。术后较高的皮质激素累积用量和以CsA为基础的免疫抑制药均可使肝移植术后患者发生肥胖。虽然随着术后类固醇激素的减量及免疫抑制治疗方案的调整，肝移植患者体重增加的趋势会有所缓解，但肥胖症的逆转要比移植术后糖尿病及术后高脂血症的治疗困难得多，目前还没有较好的治疗和预防方法，目前主要主张在肝移植后应连续进行饮食测量及健康模式监测，及时饮食调节及加强体育锻炼，对过度肥胖者应减少皮质激素的血药浓度，甚至撤除激素。还有些患者移植术后会出现营养不良，尤其是使用FK506的患者，因为FK506会引起食欲下降。对体重下降的患者，在排除有恶性肿瘤的发生基础上，可适当增加营养。

（6）抑郁及其他问题：有一些受体，尤其在术后多次出现并发症的患者，有可能出现抑郁症。另外有些患者由于过于忧虑术后复发性肝病（如病毒性肝炎），而产生抑郁。抑郁症的产生常会导致酗酒及药物依赖。对怀疑患有抑郁症的患者，一旦排除器质性病变，应进行相关的抗抑郁治疗，包括定期随访，进行心理引导，有倾向者应进行心理咨询，并应用抗抑郁药物，但应注意药物间的相互作用。

（7）骨质疏松：肝移植术后常出现骨质疏松及其并发症，尤其酒精性肝病和胆汁淤积性肝病肝移植患者术后为多发。慢性肝病患者因肝功能受损，维生素D代谢异常，钙和维生素D摄入不足、吸收异常等因素引起肝性骨病。而肝移植术后1年骨质疏松加重，多为术后免疫抑制药的使用所致。肝移植术后5年的存活者中，由于肝功能相对正常和免疫抑制药尤其使糖皮质激素用量的明显减少，其骨质丢失有所减轻，骨质疏松发生率得以减少，骨代谢得以改善。肝移植术后发生骨性疾病最好的预测指标为移植前骨量减少的严重程度，肝移植术后6个月内骨总量持续减少而随后却逐渐改善。对这类患者，激素的用量应尽可能小，而钙元素和维生素D的及时补充常是必要的，尤其是患有胆汁淤积症的患者。另外，对绝经期后的肝移植患者来说，激素替代疗法是合理的而且是安全有效的。

（8）高尿酸血症：CsA和FK506可影响肾小管对尿酸的排泄，导致高尿酸血症，有时可导致痛风。其防治方法：①减少嘌呤类食物摄入；②碱化尿液；③呋塞米不宜长期使用，必要时应用不影响尿酸排泄的螺内酯。

4.肝移植术后中长期管理机制的建立 移植后中长期系统是否及时建立并长期有效地发挥作用，关系着患者术后的生活质量，因此应建立相应的术后中长期管理制度并且严格执行。监督肝移植患者养成良好的生活作息规律，不吸烟、不饮酒，保证充足的睡眠时间及维持平和心态。其次，对于从事肝移植工作的医务人员，应定期了解患者的健康状态，建立患者资料信息库，建立良好的终身性医患互动关系，一方面，肝移植患者可以得到及时专业的咨询和术后健康管理医学科普知识，提供健康卫生素养；另一方面，医师可以早期发现移植患者出现的异常情况，以便早期处置，并指导术后维持期的治疗。

（吕　毅）

第五节　肝移植术后并发症

随着肝移植手术临床工作的不断进展，肝移植受体存活率不断提高，但是肝移植术后患者往往伴随着诸多并发症。这些术后并发症主要包括术后感染、术后出血、术后排斥反应、胆管并发症和血管并发症等，不但会对患者的生存率带来负面影响，而且还会影响到患者正常的生活质量。近些年，随着移植界对肝移植术后并发症的重视及研究，关于并发症的诊治已经取得了较大的进展，如何更好地早期发现并干预并发症仍然是目前的研究热点。

一、肝移植术后感染

肝移植受体由于多数术前即存在营养不良，胆红素代谢异常，凝血功能障碍，甚至伴有上消化道大出血或者肝性脑病等终末期肝病表现，故肝移植受体围术期极易发生相关感染。肝移植术后感染的发生率为30%～70%，发生的部位常见于胆道、呼吸道、泌尿道、各种穿刺部位及引流部位、血液、腹腔等。病原体主要以细菌为主，其次为真菌和病毒感染。

1.感染的危险因素 肝移植术后感染的危险因素很多，取决于受体的免疫状态和感染危险因素的暴露强度，主要涉及供体、移植环境和受体3个方面。

（1）供体因素：①目前我国的器官来源主要来自于公民身后捐献，捐供体经历了重大外伤、手术、长时间滞留在重症监护病房、使用呼吸机、各种有创操作等打击，增加了器官捐献前供体发生感染的风险。②供体获取手术中肠道的破损及器官保存转运交接过程中的污染也是供体器官微生物定植的重要来源。由于供体来源的感染对移植后的影响巨大，供体相关危险因素日益受到重视。

（2）移植环镜因素：环境也是肝移植患者术后感染的重要因素，移植受体免疫力低下，环境中或其他患者携带的致病菌都可经医护人员、医疗器械、公用物品或空气等传播给移植受体，引起严重感染。

（3）受体因素：受体因素主要包括术前、术中和术后因素。术前患者为暴发性肝衰竭、再次移植、近期有感染、肝肾综合征、肝肺综合征、肝性脑病、重度腹水，有创机械通气，留置动静脉导管，有多种抗生素治疗史等均为术后感染的危险因素。术前合并的基础疾病包括肥胖、糖尿病、慢性肺部疾病等可降低受体机体抗感染能力。术中的肝动脉门静脉吻合不理想、胆肠吻合、无肝期时间长、手术时间长、大量输血等是术后感染的危险因素。术后神志恢复不佳，长时间卧床，机械通气时间长，长期肠外营养，长期胃肠道功能恢复不佳，留置动静脉导管，抗排斥治疗，术后出血，二次或多次腹部手术、误吸等是患者术后感染的危险因素。

2.感染的类型

（1）细菌感染：以往肝移植术后细菌感染中以革兰阳性球菌为主要菌种，近几年革兰阴性菌的感染率呈上升趋势，甚至已逐步超越革兰阳性菌，成为感染的主要病原体，这种变化可能与人们对肠道细菌移位认识的不断加深有关。细菌感染多数发生在术后2周内，胆管感染发生时间与胆管并发症出现时间一致。移植术后最常见的细菌感染部位在肺部和腹腔，多器官、多部位感染多见，多种细菌混合感染亦多见。有时可检出部分耐药菌株，如耐药肠球菌、耐甲氧西林的表皮葡萄球菌及对头孢菌素耐药的肠杆菌和假单胞菌等，处理较为棘手。

（2）真菌感染：条件致病性真菌广泛存在于自然界和人体各部位，毒力低，一般不具有致病性，但免疫功能低下者（因严重创伤或感染、慢性消耗性疾病和免疫缺陷等）、长期使用广谱抗生素者、长期使用糖皮质激素或免疫抑制药者、长期使用内脏导管或放置静脉插管者等易患真菌感染。真菌感染的发生与受体移植前基础疾病病情、移植后全身状况及真菌的种类密切相关。肝移植术后常见的条件致病菌以念珠菌最多，其次为曲霉菌、毛霉菌与隐球菌。肝移植后并发深部真菌感染的部位以肺部感染最常见，其次腹腔、泌尿道、肠道、胆管及中枢神经等全身各个系统均可发生。

（3）病毒感染：病毒感染的风险主要与供体和受体双方的血清学状态相关。病毒感染常见的类型有巨细胞病毒（cytomegalovirus，CMV）、EB病毒、水痘-带状疱疹病毒、单纯疱疹病毒、人类疱疹病毒等6型。其中巨细胞病毒感染最常见，对肝移植受体的影响也最大。巨细胞病毒感染多发生在肝移植术后第2～6个月，以第2个月和第3个月为高发期。一般认为肝移植术后发生CMV感染与下列因素有关：①CMV阴性受体接受CMV阳性供体的器官；②受体术前CMV阳性；③受体输入CMV阳性的血液；④因急性排斥反应而使用激素冲击治疗或采用单克隆或多克隆抗淋巴细胞抗体治疗的患者；⑤再次肝移植和暴发性肝衰竭患者的肝移植。

3.术后感染的处理　对于肝移植术后感染要有充分的重视，其直接关系着肝移植受体早期的存活率，肝移植术后感染的处理要做到防治结合，具体措施有：①DCD供体应及时留取痰、尿、血及器官灌注液标本送检，存在或可疑感染捐赠者应早期应用广谱抗生素，术后根据供体病原学检查结果指导受体的抗感染方案；②重视加强肺部护理及保持腹腔引流通畅等物理措施；③评估胃肠道动力，适当抑酸，建议经早期空肠管肠内营养，循序渐进，避免反流误吸，早期刺激肠道功能恢复，可有助于降低肠源性感染的风险；④改进手术技巧，尽量缩短手术时间及减少出血量，缩短供体冷、热缺血时间及无肝期时间也很重要；⑤密切监测并严格控制血糖，避免高血糖增减感染风险；⑥除完善病原学检测外，需重视降钙素原（PCT）、CRP、G试验、GM试验等检测，以早期提示可能存在的潜在感染，但也要考虑到如大手术后PCT、CRP、G试验易发生假阳性，实体器官移植后GM试验敏感性不高等特点，故应结合其他证据，综合判断；⑦完善各种免疫状态评价，并在能够控制排斥反应的前提下尽量减少免疫抑制药的使用，必要时可停用。

二、术后腹腔出血

肝移植手术复杂，创伤极大，术后腹腔出血并不鲜见，常常是肝移植受体术后早期死亡的主要原因之一。术后腹腔出血的发生时间多为术后3周以内，其中术后24h以内最为多见。24h以内的腹腔出血的主要原因多为术后凝血功能不全所致创面出血，以小血管和毛细血管出血为主，常见的出血部位是供肝活检处、腹壁肌层的小血管、腔静脉壁的小静脉支；发生在7d后的晚期出血往往见于肝动脉吻合口、胆管吻合口等处的较大血管或静脉出血，出血较为凶猛，易导致患者休克，需立刻输血和手术探查止血。

1.腹腔出血的原因主要包括两方面　①凝血功能紊乱：术后早期，新的移植肝功能尚未完全恢复，导致凝血因子合成障碍；原有的脾功能亢进及出血对血小板的消耗导致血小板减少，以及术后纤溶活性增强等因素影响了血凝状态，可导致创面渗血或小血管出血，这可能是出血的主要原因。②手术因素：主要是手术后受体或供肝的小血管结扎不全导致结扎线脱落、肝动脉痉挛解除后肝动脉吻合口再出血及术中难以发现的微小创面的出血、渗血和电凝焦痂脱落导致的出血等。其他因素，如胆汁漏或腹腔感染等产生的胆汁、渗出物和脓液等腐蚀血管，尤其是肝动脉、肝静脉等大血管导致出血；恢复期大幅度的运动或胃肠道的剧烈蠕动等可导致动脉和静脉吻合处撕破，也可引起出血。

2.肝移植术后腹腔出血的处理重点在于预防　术前应监测受体凝血功能，如发现凝血障碍情况，应积极给予纠正，术中病肝切除后，肝后下腔静脉周围、膈肌及后腹膜创面要确切止血，牢固结扎小动脉与小静脉。一旦肝移植术后腹腔出血诊断明确后，应立刻给予正规的非手术治疗，根据监测结果给予输注血小板、凝血因子、冷沉淀、凝血酶原等；如经上述治疗出血仍无法控制或控制后又恶化者，应尽快进行手术探查止血，切不可贻误最佳治疗时机。

三、肝移植术后胆管并发症

肝移植术后胆管并发症常常发生，严重影响患者的生存质量，其发生率高达10%～30%，与之相关的病死率同样高居不下。移植后胆管并发症主要包括吻合口胆管狭窄、胆漏、胆管结石或胆泥形成Oddis括约肌功能障碍等表现。在我国肝移植开展早期，主要关注患者的围术期处理和住院病死率，比较重视对术后急性排斥反应、肝动脉血栓形成、凝血功能障碍、感染等并发症发生的预防，对胆管并发症、肝炎或肝癌的复发、免疫抑制药长期应用引起的并发症等认识不足。近年来，胆管并发症已被移植界广泛重视，相关的机制研究和处理方法也都在大力发展。

1.胆管并发症的发病机制　热、冷缺血和缺血和（或）再灌注损伤机制在胆管并发症中起到了极其重要的作用。肝移植物不仅要经历热缺血过程，还要经历保存阶段冷缺血过程。热缺血阶段主要是库普弗（Kupffer）细胞衍生出的细胞毒性分子对肝及胆管细胞的损伤。在肝的冷保存阶段，缺血损伤微血管内皮并且导致胆管微血管血栓形成，阻止了有效的血供重建，使胆管上皮的缺血性损伤进一步恶化。最终结果是胆管树中上皮衬里的损失而导致溃疡形成，而此溃疡部位可以形成胆汁淤积的病灶。上皮衬里中的溃疡与下面基质上的肉芽组织增长相关，并且进行性纤维化最终导致胆道狭窄的形成。胆管细胞比肝细胞更易受缺血损伤的影响，由于产生氧自由基和低水平的内源性抗氧化剂而在再灌注时快速死亡。在生理情况下，氧自由基产生和清除处于动态平衡状态，而缺血/再灌注时氧自由基产生增加可直接或间接对胆管细胞造成损伤，且氧自由基能引起血小板、粒细胞在微血管中黏附和聚集，造成微循环障碍，加重胆道损伤形成胆道并发症。

排斥反应也可引起胆道并发症，最终导致于移植肝失功能。急性排斥反应是肝移植胆道并发症的独立危险因素之一。其机制可能是细胞毒性T淋巴细胞对胆管上皮细胞的直接攻击损害，以及对胆管周围血管的损害导致胆管缺血性损伤。而慢性排斥反应则可引起肝动脉细小分支慢性闭塞性改变，导致胆管周围血管丛的阻塞引起胆管缺血。

此外，巨细胞病毒感染和ABO血型不符也认为是肝内胆管弥漫性狭窄的原因之一。

2.胆管并发症的诊断　胆管并发症的临床表现差异非常大，可表现为无临床症状或是肝功能轻度异常，还可表现为致命性胆管炎或感染性休克。多普勒超声可以快速、无创地对胆管并发症做出诊断和鉴别诊断，对胆管梗阻的诊断敏感性为38%～68%；磁共振胰胆管成像（MRCP）对胆管狭窄的诊断敏感性超过90%，且可为进一步治疗方案提供影像学规划。胆管造影术是诊断胆管并发症的金标准，能准确显示胆道管径大小、形态、分布、狭窄和胆漏部位。经"T"管胆管造影术简单、方便且无创伤，是早期最佳诊断方法，可以确诊大多数的吻合口及肝门部胆管狭窄，为带管患者检查首选。

3.胆管并发症的防治　对于胆管并发症的处理首先应该着重于预防，规范获取质量高的供肝是预防肝移植后胆道并发症的重要保证，应尽可能缩短供肝的热、冷缺血时间，近年来大量关于获取肝后直接行机械灌注方法的研究证实了该方法可以明显减少胆管并发症，改善患者预后，以后的临床工作中可尝试使用该方法。在手术操作时，供肝切取时应最大程度保护胆管的血供，供肝胆管应于胆囊管及其以上的肝总管水平锐性切断，在保留的供肝胆管与肝动脉之间不做分离以免破坏胆管周围血管丛血供，同时要确保供肝胆管残端丰富的血流。胆管吻合方式应根据具体情况选择，胆肠Roux-en-Y吻合方式有胆管潜在污染的可能性，同时其可能延迟胃肠功能的恢复。胆管吻合时应采取精准的黏膜对黏膜吻合，研究表明，胆管吻合从胆总管的黏膜侧开始，则动脉血供良好，胆管狭窄和胆汁漏发生率低。此外要重视肝动脉的吻合，使供受体肝动脉管径匹配，吻合时对位良好，同时注意保护动脉内膜。在供肝修剪时必须保护变异的肝动脉，必要时进行供肝动脉的重建。

在胆管并发症术后治疗这一块，胆管吻合口狭窄是胆道并发症中最为常见的，现今首先考虑非手术治疗，大多数早期吻合口狭窄患者可通过ERCP（包括球囊扩张、放置各种支撑管、Oddi括约肌切开等）或经PTCD引流，而良好的长期疗效往往需要ERCP的多次介入，只要处理恰当，大多数患者可以得到满意的疗效。而对于弥漫性胆管树狭窄或继发于肝动脉血栓形成的移植物胆管树毁损等复杂胆道病变，即使手术治疗也十分困难，则应进行再次肝移植。

术后早期胆漏大多与技术有关，而移植后期胆漏往往与胆管血供障碍或拔T管有关。一旦发生胆漏，有T形管者，首先开放T形管，并行T形管周围引流；也可在B超或X线透视下置管引流，如胆汁漏出量大，可通过ERCP放置支架、鼻胆管引流及Oddi括约肌切开引流等处理，一般能够治愈；对于非手术治疗24～48h临床症状没有缓解，应积极转为手术治疗；对于胆管端端吻合胆漏患者，可改为胆总管空肠Roux-en-Y吻合。对于因较大范围的胆管组织坏死缺损所致难治性胆漏，应手术处理。胆漏是导致后期继发吻合口狭窄的重要原因，胆漏治疗的同时需预防后期吻合口狭窄，胆管内放置支架数周是一种较常采用的方法。

此外不仅需要预防胆管并发症的发生，同时必须加强肝移植的围术期处理，预防其他并发症发生。如积极防治巨细胞感染、对于急慢性排斥反应积极行免疫抑制治疗，这都有利于降低胆管并发症的发生率。

四、肝移植术后排斥反应

1.肝移植后排斥反应概述　肝是人体最大的免疫特惠器官，原因可能与它的结构有关：肝具有门脉和动脉双重血液供应系统；肝窦内皮细胞间隙大，有助于耐受宿主的免疫系统攻击；肝中的库普弗（Kupffer）细胞还可以吞噬抗原抗体复合物，因此肝具有一定程度的天然免疫耐受性。即便如此，免疫排斥反应仍然是肝移植的主要并发症，对于移植肝功能有着很大的影响。排斥反应按发生时间、免疫学机制和组织病理学特征分为超急性期排斥反应、急性排斥反应和慢性排斥反应，其中以急性排斥反应最为常见。近年来，随着人类对于器官移植免疫机制方面的研究越来越深入，免疫排斥的治疗也取得了很大进展，但是开发新药物新方法仍然任重而道远。

（1）超急性排斥反应：超急性排斥反应发生于肝移植后数小时至数天，此是当受体存在针对供体抗原的特异性抗体，如抗人类淋巴细胞抗原（HLA）抗体和抗ABO血型抗体，抗体介导及补体参与的体液免疫反应，主要表现为移植肝出血坏死，会即刻导致移植物丢失，预后极其凶险。因此，除非情况紧急，一般选用血型相配、细胞毒性试验阴性的供体，很少选用血型不配的患者作为供体。

（2）急性排斥反应：是肝移植中最重要和最常见的排斥反应，常发生在移植肝功能恢复后，它是由受体体内产生的杀伤细胞所介导的免疫反应。目前，在免疫抑制治疗下其发生率较以往已经明显下降。急性排斥反应多在术后30d内发生，一般在5～15d多见。临床表现无特异性，主要有发热、嗜睡、移植肝肿痛、白细胞增多、胆汁的颜色和量改变等。常规肝功能检查可表现为肝功能异常，血清转氨酶和胆红素升高，但其对急性排斥反应的诊断并无特异性。因此，只有肝穿刺活检能为排斥反应提供明确的证据。

（3）慢性排斥反应：慢性排斥反应多继发于急性排斥反应的反复发作，发生于移植术后数周、数月甚至数年。此是由细胞和体液共同介导的免疫反应，是由多种因素共同参与而引起的一种慢性肝移植物损伤。慢性排斥反应只是一种形态学概念，并非依据时间划分，可发生在肝移植后任何阶段，但多发生在肝移植1年以后，5年发生率为3%～5%。患者早期通常无明显临床症状，仅有AKP、γ-GT持续升高，并逐渐出现黄疸。病理学表现为进行性的血管结构破坏，如血管内膜增厚，甚至管壁纤维化、闭塞，随之出现小叶间胆管破坏或消失，典型汇管区炎性细胞浸润少见。在病变后期，移植肝内胆管消失又称为"胆管消失综合征"，此时，一般需再次肝移植。近年来，随着各种新型免疫抑制药的使用，部分慢性排斥反应病例得以逆转。

2.肝移植后排斥反应的诊断

（1）急性排斥反应：肝功能生化检查对于急性排斥反应的诊断有一定指导意义，如碱性磷酸酶、谷氨酸转肽酶、胆红素及转氨酶升高。肝穿刺活检目前仍是诊断的"金标准"。急性排斥反应的典型组织学三联征：①汇管区炎性细胞浸润，包括淋巴细胞、单核细胞和嗜酸性粒细胞；②小胆管上皮细胞炎症和损伤；③血管内皮炎，主要累及终末肝静脉和小叶间静脉，淋巴细胞附着于内皮表面或内皮下浸润，有时也累及肝动脉及其分支。病理诊断急性排斥反应至少需要符合以上三项中的两项。Banff方案时目前公认的肝移植后急性排斥反应组织病理学分级诊断标准，总分为9分，1～2分为无排斥反应；3分为交界性/不确定性排斥反应；4～5分为轻度急性排斥反应；6～7分为中度排斥反应；8～9分为重度排斥反应。

（2）慢性排斥反应：慢性排斥反应的临床表现为移植术后数月或数年后逐渐出现的移植肝功能减退甚至衰竭，是移植物功能丢失的主要原因之一。其组织病理学特点为：以小胆管退行性变（胆管萎缩、核固缩、胞质空泡化和基底膜缺失）、数量减少或消失，以及大、中动脉闭塞性动脉病变等为基本特点，部分病例可出现门管区小动脉数量减少，病程后期可出现小叶中央纤维化。小胆管增生是慢性排斥反应出现逆转或鉴别诊断的重要依据。慢性排斥反应病理诊断中应注明有小叶间胆管减少和退行性变的门管区占全部门管区的比例，通常应做细胞角蛋白（CK7/CK19）免疫组化染色加以确认，经过≥2次肝穿刺检查证实＞50%的门管区小胆管缺失时可诊断慢性排斥反应，但在肝穿刺组织门管区数量不足时需谨慎诊断。可采用Banff系统的RAI分级标准评估慢性排斥反应程度，即根据胆管损伤或缺失、肝纤维化和动脉病变，分别计3分，总分为9分，其中1～4分为早期慢性排斥反应，对抗排斥反应治疗仍可能有应答；5～9分为晚期慢性排斥反应，对抗排斥反应治疗的反应有限，常需要再次肝移植。

3.肝移植术后排斥反应的治疗

（1）急性排斥反应：治疗原则①首先要明确急性排异反应的诊断，以病理学诊断为金标准。②所选择的药物应是不需要经过被排斥或失去功能的肝激活才可产生疗效的制剂。③血浆有效浓度可以维持适当的时间，既可保证足够的抗排斥作用，又尽可能的减低激素类药物的不良反应。大剂量静脉注射甲泼尼龙是治疗急性排斥反应的标准方案，急性排斥反应一经诊断即调整FK506浓度至10ng/ml左右，并给予甲泼尼龙冲击治疗，即500～1000mg静脉滴注，连续3d后逐日递减，1周后降至口服量。但大剂量的肾上腺皮质激素类药物对机体细胞免疫系统有明显抑制作用，易引起骨髓抑制、机会性感染、消化道并发症等，故应注意防范激素治疗的不良反应。

（2）慢性排斥反应：慢性排斥反应发生机制复杂，对免疫抑制疗法不敏感，二次移植是最好的治疗办法。

五、药物性肝损伤

药物性肝损伤（drug-induced liver injury，DILI），国外报道肝移植后免疫抑制背景下DILI的发生率为2%，发生时间中位数为术后60d（15～965d）；国内报道发生率为12.5%，44%的病例发生在术后30d（5～1643d）。术后免疫抑制药长期应用、机会性感染时抗生素应用及少数肝癌肝移植术后继续应用抗肿瘤药物均可引起移植肝DILI。除了药物本身的肝毒性，肝移植患者药物相互作用也是引起肝移植术后DILI需考虑的重要因素。其病理学特点主要为肝细胞水样和（或）气球样变和胆汁淤积，其次较多见的是肝细胞脂肪变性及凋亡小体增多。药物性损伤的这些病理改变缺乏特异性，其在急性排异反应、缺血和（或）再灌注损伤及乙型肝炎病毒感染和（或）肝炎复发等并发症中均可出现。因此DILI的诊断很困难，肝穿刺活检可以提供一定的帮助，但仍需密切结合用药史、临床表现、组织学特点及相关实验室结果予以鉴别。药物性肝损伤的治疗原则为停用相关肝损伤药物，换成肝毒性较小的药物，动态监测肝功能，一般恢复较好，很少有因肝损伤导致再次肝移植或者死亡的病例发生。

六、肝移植术后血管并发症

1.动脉并发症　动脉并发症是肝移植术后最常见的血管并发症，包括肝动脉血栓形成、肝动脉狭窄和动脉瘤等，其中，肝动脉血栓形成是最严重的并发症。肝移植术后动脉并发症与肝动脉本身的病变及吻合技术有关，包括动脉内径细小、血管内膜损伤、动脉粥样硬化、畸形、吻合口狭窄、多次吻合、过长扭曲成角、介入治疗史、手术时间长、术中输血量大、术后动脉血流缓慢等，临床工作中对动脉并发症要有足够的认识。

（1）肝动脉血栓形成：肝动脉血栓形成是肝移植后最严重的血管并发症，其发生率为3%～5%，病死率高达20%～60%。一般早期肝动脉血栓形成的临床特征因动脉血栓发生的时间、速度及受体的个体差异而不同，主要有急性肝坏死、延迟胆漏及间隙性菌血症等临床表现。其他的临床表现包括上消化道出血、不明原因发热、凝血机制紊乱或不明原因的肝功能异常等。晚期肝动脉血栓形成文献报道较少，主要表现是发热、黄疸、胆管和（或）肝内脓肿及胆漏（胆管缺血坏死所致），此外，临床上也有少部分患者无症状或仅有肝功能异常。

肝动脉血栓形成的首选诊断手段为多普勒超声，其无创伤、费用低廉、操作简便，被认为是评价术后肝动脉血栓形成的一个非常有效且非侵入性的影像学方法，特异性及灵敏性均较高。彩色多普勒诊断肝动脉血栓形成的标准为：①无肝动脉信号。②肝外缺乏肝动脉信号，而肝动脉幅度较低。③延迟性的向上信号预示着动脉侧支循环的形成。④肝门处可见动脉侧支循环的形成。⑤肝实质梗死、肝内脓肿、多发性局灶性肝内胆管扩张或结石。在肝移植术后2周内每天常规行多普勒超声检查，可以在临床表现出现前发现肝动脉血栓形成，为治疗创造条件。血管造影仍然是确诊肝动脉血栓形成的金标准，常规检查包括腹主动脉造影，选择性腹腔肝动脉、肠系膜动脉造影等，应采用不同角度投照，以显示狭窄的真实长度，避免血管纡曲造成假象。

对于早期有症状型肝动脉血栓形成，部分移植中心建议首选急诊剖腹术，行肝动脉切开取栓、肝动脉重建或肝动脉-腹主动脉架桥实现血流再通，同时应积极准备急诊再移植。然而，急诊再移植通常由于肝源短缺而受到极大限制，故应严格把握手术指征：①取栓、动脉重建失败，肝功能仍持续恶化且其他治疗不能逆转者。②确诊移植肝已发生不可逆衰竭者。

（2）肝动脉狭窄：肝动脉狭窄主要相关因素为肝动脉吻合条件、吻合技术、取肝或移植肝时损伤，术后排斥反应等。根据狭窄程度，肝动脉狭窄可分为5级：Ⅰ级，正常；Ⅱ级，狭窄程度＜50%；Ⅲ级，狭窄程度在50%～75%；Ⅳ级，狭窄程度＞75%；

Ⅴ级，完全闭锁。因狭窄程度不同。对移植肝产生的影响大小不一，可表现为严重肝损害、肝坏死、胆管狭窄及胆漏等，也可表现为轻微的肝功能损害，甚至无明显的临床表现。此并发症若不治疗，约超过1/2的患者6个月内会进展为肝动脉栓塞。怀疑有肝动脉狭窄者，必须行血管造影证实，血管造影可以对肝动脉的狭窄程度做准确分级，用以指导治疗。一旦确诊，需根据动脉狭窄程度和对移植肝有无影响做正确处理，对狭窄程度＜50%，无临床表现者，可暂不处理，给予密切观察；若狭窄程度＞50%，或虽狭窄程度＜50%，有进行性肝损害、肝坏死、胆管狭窄及胆漏者，需行介入性球囊扩张或者血管内支架置入纠正。若不能奏效，需行再手术重建血管吻合。

（3）动脉瘤和假性动脉瘤：肝动脉动脉瘤和假性动脉瘤是肝移植术后非常罕见的并发症，远低于肝移植术后其他血管并发症的发生率，但病死率非常高，约大于50%。这类血管并发症通常没有症状，需要通过内脏血管造影或灌注成像来诊断。临床上一经发现，需提前干预治疗，外科开放手术及血管介入治疗均可，现一般主张血管介入治疗，具有创伤小，恢复快等优点。

2.静脉并发症　肝移植术后静脉并发症较动脉并发症少见，通常发生在肝静脉、门静脉系统和下腔静脉，包括门静脉血栓形成（portal vein thrombosis，PVT）、门静脉狭窄（portal vein stenosis，PVS）、肝静脉、下腔静脉狭窄或闭塞等。

（1）门静脉并发症：肝移植术后门静脉并发症主要包括门静脉血栓形成和门静脉狭窄，它们的临床表现缺乏特异性，轻者没有任何临床症状，重者出现肝功能异常或因门静脉高压而出现顽固性腹腔积液、上消化道大出血等。门静脉并发症的危险因素包括血管吻合技术、术前即已存在门静脉病变、管径小（＜5mm）门静脉血流减少、高凝状态或供受体门静脉管径不匹配及门静脉重建时使用移植血管等。对于门静脉血栓形成的处理，如果肝移植术后门静脉已建立广泛侧支循环或门静脉狭窄轻微、无伴随临床症状、肝功能无明显异常者可密切观察，不给予特殊处理，部分患者能获得长期生存。对于术后晚期出现的门静脉并发症，可考虑介入治疗，包括经皮经肝门静脉球囊扩张术、经皮经肝或经皮经脾门静脉支架置入术、门静脉置管溶栓等，但对出现移植物失功等情况患者需行再次移植。

（2）下腔静脉并发症：下腔静脉并发症发生概率极低，主要包括下腔静脉血栓形成和下腔静脉狭窄。经皮腔内血管成形术和支架置入是治疗下腔静脉狭窄的首选方法，当出现严重狭窄或血栓形成等并发症时，则需要手术进行血管重建以挽救移植物及受体生命。

（吕　毅）

第六节　肝移植术后免疫抑制治疗

一、免疫抑制药的发展史

众所周知，异体器官在植入受体以后会产生明显排斥反应，因此免疫抑制治疗在目前的器官移植中具有不可替代的作用。最近的数十年，随着对器官移植免疫生物学认识的加深，免疫抑制药的发展日新月异，对免疫抑制药的治疗选择也取得了重大进展，这使得移植器官能够存活并维持良好功能。

免疫抑制药过去发展过程主要分为3个时代：硫唑嘌呤时代、环孢素时代和FK506时代，不同时代都有特定的免疫抑制药，时代划分也并不局限，其实时至今日，这三类药物在临床上依然有着重要作用。

第一个时代为硫唑嘌呤时代。20世纪60年代，随着免疫抑制药的发现，器官移植进入了新的发展时期。1961年硫唑嘌呤的开发应用，导致了抗排斥反应治疗的第一次突破性进展，并因此被医学界认为是开启了药物免疫抑制治疗的新纪元。硫唑嘌呤主要通过阻断细胞DNA的合成来降低细胞的增生速度，从而导致细胞死亡。对细胞免疫和体液免疫均有抑制作用，可有效治疗移植术后发生的排斥反应。虽然硫唑嘌呤的单一疗法尚不足以完全控制排斥反应，但当它与糖皮质激素联合使用时，即可逆转已经产生的排斥反应。正是由于硫唑嘌呤和糖皮质激素的联合应用，移植受体长期存活才得以成功。这一时期的治疗方式是给予硫唑嘌呤作为基础免疫抑制药，再根据需要的免疫抑制程度，增加使用糖皮质激素，随后根据个体化的原则调整药物剂量。这一以硫唑嘌呤的出现和广泛应用为特征的时代持续了将近20年，尽管那时的观察结果还不够深入，但已为肾移植、肝移植、心肺移植甚至所有器官移植奠定了基础。硫唑嘌呤经过了长达50余年的临床考验，并将在今后继续发挥重要作用。

第二个时代为环孢素时代。免疫抑制治疗的第二个时代以环孢素开始在肾、胰腺和肝移植中使用为特征。环孢素A（CsA）的问世是现代器官移植的一个重要里程碑，CsA是1970年瑞士山德士公司从土壤里的真菌属中提取出来的，最初的目的是要筛选一种抗真菌药物。1972年，Borel在实验中发现CsA抗真菌活性有限，随后他在1976年发现CsA具有特异性抑制T淋巴细胞的作用。1978年，Calne首次报道CsA能显著提高肾移植和骨髓移植的存活率。随后欧美及世界各国相继应用，很快证实其是理想的免疫抑制药。在原先硫唑嘌呤和糖皮质激素二联用药方案的基础上加入CsA成为三联用药，移植效果得到大幅跃升。三联用药因而也成为移植免疫抑制治疗方案的金标准，并标志着环孢素时代的到来。随后各大移植项目包括肝移植、肾移植、心脏移植、心肺联合移植、胰腺移植等都取得取得了巨大成功。由此宣告免疫抑制及临床器官移植新时代的到来。20世纪80年代初开始，CsA在器官移植临床的广泛应用掀起了器官移植的热潮。从那时起，CsA一直是临床各类器官移植术后免疫抑制治疗的主导药物，直到今天相当一部分免疫抑制治疗都是以CsA为基础的。CsA的应用改变了传统免疫抑制治疗的效果，而且对其药理学作用机制的进一步研究又加深了人们对移植免疫排斥反应发生机制的理解，同时也促进了其他新型免疫抑制药的研制和开发。

第三个时代为FK506时代。FK506又称他克莫司，是日本Fujisawa制药公司的研究人员于1984年从"筑波链霉菌"肉汤发酵物中提取的大环内酯类药物。虽然其在结构上与CsA迥然不同，并且分别与不同的胞质蛋白结合，但它们在作用机制上有着相似的特点，只是FK506效力更强（较CsA强50～100倍）。1987年，美国著名移植专家Starzl首次将此药用于肝移植，收到了较好的效果。随后，北美、西欧和日本等国家都在对FK506的一些基本特性、作用机制及临床应用等方面进行深入探索，并不断获得新的认识，从而一致肯定其作用效果优于CsA免疫抑制药，确立了FK506在免疫抑制治疗的首选药物地位。这使得移植术后的免疫抑制治疗方案更加多样化，对临床医师来说有了更好的治疗选择。在器官移植术后应用FK506，排斥反应发生率大幅降低，即使出现排斥反应，其严重程度也显著下降。

FK506的使用对CsA治疗失败的患者来说是一种可能逆转其免疫排斥反应的新方法。应用CsA后仍出现的排斥反应中，有70%～80%可被FK506逆转。成功逆转CsA治疗无效的排斥反应可以大幅降低移植物的丢失，减少患者重新透析或再次移植所耗费的社会成本及个人经济损失。

另外目前人类还研制了一大批新型的免疫抑制药，如霉酚酸酯、西罗莫司等，由免疫抑制药的发展史可以看出，免疫抑制的发展对于器官移植的重大意义。每一次免疫抑制药的时代变化，都对器官移植的发展起到了巨大的推动作用。

二、免疫抑制药的分类

（一）免疫抑制药根据药理作用、制备来源、应用年代来分类

1.根据药理作用　激素类免疫抑制药：甲泼尼龙、泼尼龙；DNA或RNA合成抑制药：环磷酰胺、霉酚酸酯、硫唑嘌呤、布列奎钠、咪唑立宾、细胞因子（钙调素）；合成抑制药：他克莫司、环孢素；细胞因子作用抑制药：来氟米特、西罗莫司；生物学免疫抑制药：抗胸腺细胞球蛋白、抗淋巴细胞球蛋白、莫罗单抗-CD、达克力莫、巴斯力莫、抗白细胞间素-α受体抗体、抗白细胞间素-2抗体；中药及其有效成分：雷公藤多苷、冬虫夏草。

2.根据制备来源　微生物酵解产物：他克莫司、环孢素A类、咪唑立宾、西罗莫司等；完全有机合成物：硫唑嘌呤、激素类、布列奎钠、来氟米特等；半合成化合物：霉酚酸酯、脱氧精瓜素、SDZIMM125等；生物制剂：抗胸腺细胞球蛋白、抗淋巴细胞球蛋白、单克隆抗体等。

3.根据应用年代

第1代：以硫唑嘌呤、皮质激素、抗淋巴细胞球蛋白为代表，主要作用为阻断细胞的分化、溶解免疫活性细胞，其特点为广泛的、非特异性免疫抑制。

第2代：以他克莫司、环孢素A为代表，因其以淋巴细胞为主而具有相互特异性，可阻断免疫活性细胞的白细胞介素-2的效应环节。

第3代：以西罗莫司、单克隆抗体、霉酚酸酯为代表，与第2代制剂有协同作用，可作用于抗原呈递和分子间的相互作用。

第4代：以FTY20、抗白介素-2受体单克隆抗体等为代表，主要针对细胞因子环境的改变，如增强TH2，抑制TH1。

本章节重点介绍几种常见的免疫抑制药。

（二）免疫抑制药种类

1.钙调磷酸酶抑制药（calcineurin inhibitors，CNIs）　钙调磷酸酶属丝/苏氨酸蛋白磷酸酶家族成员，是迄今发现的唯一Ca离子调节的丝和（或）苏氨酸蛋白磷酸酶。目前认为钙调磷酸酶是一种广泛分布、参与多种细胞功能调节的多功能信号酶，在细胞

因子介导的T细胞活化中起到调节枢纽的作用。CNIs作为一种免疫抑制药，分为外源性抑制药和内源性抑制药，其中临床运用最多的为外源性抑制药，主要为环孢素A（cyclosporine-A，CsA）和他克莫司（tacrolimus，FK506）。

（1）环孢素：环孢素是由真菌中提取出来的代谢产物，是一种由11个氨基酸组成的环状多肽，分为9个亚型，目前运用最广泛的类型为环孢素A，最早由英国于1978年应用于临床，自此器官移植进入了环孢素时代。CsA作用机制为：一方面选择性地调节淋巴亚群的功能，主要移植T辅助细胞功能的表达，即合成、释放白细胞介素-2及某些淋巴因子的合成，如巨噬细胞移动抑制因子、γ-干扰素、转化因子β、淋巴细胞趋化因子及B细胞生长因子等。这些因子是细胞生长的主要条件，其产生的减少阻断了由抗原激活而发生的细胞增殖。另一方面CsA也抑制T毒性细胞的活化；还可通过阻断吞噬细胞中白细胞介素-2的释放，使T杀伤细胞和吞噬细胞的活力受到完全抑制；此外还抑制了T记忆细胞的形成或反应。其不良反应包括：①肾毒性。肾毒性是CsA最常见的严重不良反应，其发生率为70%～100%。可分急性肾毒性和慢性中毒性肾病两类。前者可在用药数日后出现，表现为肾血流量减少和肾小球滤过率下降；后者见于长期应用CsA患者，表现为肾功能逐渐减退，甚至出现慢性肾衰竭。病理组织学观察证明，急性期为小动脉、肾小球毛细血管血栓形成，肾小球硬化、局灶性近曲小管扩张，上皮细胞空泡变性、坏死，淋巴细胞浸润及间质水肿。慢性肾毒性表现为弥漫性间质纤维化、肾小管萎缩和肾小球局灶性坏死。为减少或避免肾毒性的发生，应控制最大剂量，并尽可能用最小有效量来维持疗效。用药期间要监测肾功能，通常血清肌酐超过用药前值的30%，即为减量或停药的指征。②肝毒性。肝毒性发生率为49%，多发生于用药早期，且与剂量过大有关。临床表现为高胆红素血症，转氨酶、乳酸脱氢酶、碱性磷酸酶升高，低蛋白血症等。部分患者可发生严重并发症如胆管结石、胰腺并发症、肠道穿孔等。80%肝毒性病例在减量后能改善，且有自限性。用药期间应定期检查肝功能。③神经系统毒性。神经系统毒性发生率为4%～50%。临床表现有震颤、惊厥、癫痫发作、神经痛、皮质盲、精神错乱、四肢瘫痪、昏迷、共济失调和类小脑综合征等。静脉注射较口服易致神经毒性，减量或停药症状可减轻。CsA药效的敏感性与耐受性有很大的个体差异，CsA在肝代谢，其剂量的90%以上经胆汁排泄，CsA在组织中浓度均比血中浓度高10倍，由于CsA药动学个体差异大，且"排异浓度"与"中毒浓度"均有不同程度的重叠。所以实际应用中应加强CsA血药浓度的检测，根据不同患者具体情况制订个体给药方案。儿童较成人清除率增加1.5～2.5倍，吸收少，在肝移植患者中平均生物利用度为27%。口服CsA 1～3h达峰，达峰时间最长有2.2h。肝功能对CsA吸收、代谢及排泄各个环节均有作用，故胃肠状况、食物、胆汁分泌与排泄，肝功能及合并用药等诸多因素均影响CsA血药浓度。因此，肝移植术后用CsA＋霉酚酸酯＋糖皮质激素免疫抑制治疗方案仍需监测CsA血药浓度。

（2）FK506：FK506为第2代免疫抑制药的代表性药物，是目前临床上应用最广泛的免疫抑制药，FK506是从链霉素菌属中分离出的发酵产物，其化学结构属于23元大环内酯类抗生素，作用比CsA强100倍，具有强药效、高移植存活率、低死亡率、低毒副作用、低治疗费用、低使用剂量、低急性排斥反应发生率、对类甾醇的相对非依赖性等优点，尤其是肝毒性明显低于CsA。FK506于1993年，首先在日本上市，1994年在美国和英国上市，1999年在中国上市，商品名为普乐可复。FK506与环孢素A作用机制相似，属钙调蛋白磷酸酶抑制药，抑制T细胞刺激后信号传递中的早期钙依赖现象，在体内与T淋巴细胞胞质内FK506受体结合蛋白-12（FKBP-12）结合，形成FK506-FKBP-12复合体，抑制钙调蛋白磷酸酶的磷酸化酶活性，抑制Ca离子内流，使T细胞核因子不能去磷酸化，并使白细胞介素-2（IL-2）及IL-2受体和γ干扰素（IFN-γ）等一系列淋巴因子基因转录受到阻遏，从而抑制IL-1、IL-2、IL-3、IL-4、IL-9、IL-10等多种细胞因子的产生、抑制细胞毒性CD8$^+$T淋巴细胞（CTL）的产生、抑制特异性CD4$^+$T辅助细胞活化及T辅助细胞依赖的B细胞增生，进而抑制抗宿主反应和迟发性变态反应。FK506因与转化生长因子-β_1（TGF-β_1）受体具有相同的结合部位，即FKBP-12，可选择性阻断TGF-β_1受体还可干扰TGF-β_1的表达。TGF-β_1可促进纤维蛋白形成和平滑肌细胞增生，而这些都与移植物慢性排斥反应密切相关。FK506的药物代谢在不同的个体间存在着显著差异。其在口服后在胃肠道吸收不完全，且个体差异很大。有些患者口服后迅速吸收，在0.5h可达最高血药浓度，有些患者在1～3h达到峰值，生物利用度为5%～67%。FK506吸收后可广泛分布在体内，在心、肝、肾等组织中血药浓度较高，主要经肝代谢，目前发现至少有9种代谢产物，其中缺甲基组被认为是肝微粒体的主要代谢产物，其代谢后主要由胆汁经粪便排出体外。FK506治疗窗窄，浓度低时易出现移植排斥反应，浓度高又会引起毒性反应，因此，必须监测他克莫司的血药浓度，并根据监测结果进行给药剂量的调整，从而在一定时间内尽快达到目标血药浓度，又尽可能降低毒性反应。FK506引起不良反应与CsA类似。主要有①糖尿病：有研究表明，FK506比环孢素A更易导致糖尿病，其机制尚不明确，可能是通过对人肝HL-7702细胞系胰岛素信号通路关键位点Akt（又称蛋白激酶B）表达的影响诱导血糖升高。②肾毒性：是最严重的不良反应之一，有文献报道环孢素引起肾毒性的原因可能与其导致肾小管细胞凋亡有关。他克莫司引起肾毒性是由于对钙调磷酸酶-NFAT通路的抑制作用还是其他机制，尚需进一步研究。③增加肿瘤及感染的风险：有学者认为器官移植后CD4/CD8比值低下的患者发生排异反应较多。而FK506作为免疫抑制药损害了T细胞的功能，增加肿瘤及感染的风险。④肝毒性：肝移植受体术后使用FK506可以引起原发性胆汁性肝硬化，伴有血清胆红素升高，组织病理学检查提示有胆管坏死和肉芽肿反应持续存在。⑤神经毒性：FK506相关的神经毒性的神经病理学改变为脱髓鞘，在未发生梗死和脱髓鞘的情况下，则为内皮损伤与白质血管性水肿。相关尸检结果表明，肝移植后脑桥中央髓鞘溶解的发生率高达17%。表现为失眠、心慌、头痛等症状，甚至引发癫痫等严重反应。FK506的应用也需要行血药浓度监测，基本上所有的移植外科中心都可以完成此监测，这种监测有助于排斥反应或者药物毒性的判断和药物剂量的调整。根据治疗目的和手段，FK506用于肝移植可分为两个类型：一类是将FK506作为常规免疫抑制药疗法的一部分，也称作基础治疗，另一类是将FK506用于移植后出现常规免疫抑制疗法无法控制的顽固性排斥反应，或者包括CsA在内的免疫抑制药所致的毒性反应，又称作抢救性治疗。FK506缓释胶囊目前国内已经上市，一天只需要服用一次，提高了移植受体的依从性，大大改善移植受体生活质量。

2.抗代谢类　目前临床上最常用的抗代谢类药物为硫唑嘌呤和霉酚酸（mycophenolic acid，MPA）类药物。

（1）硫唑嘌呤：硫唑嘌呤（Azathioprine，Aza）在器官移植早期就开始应用于临床，是最常见的免疫抑制药物之一。其有效活性成分为代谢产生的 6- 硫基鸟嘌呤三磷酸（6-TGTP），其主要作用机制包括：①通过抑制嘌呤核苷酸的生物合成，从而达到抑制 DNA、RNA 的合成，下调 B 细胞、T 细胞功能；② 6-TGTP 替代体内的 GTP 与 Rac1（Rac GTP 酶）结合，抑制 Vav 的鸟嘌呤转换活性，阻断 Rac1 活性，抑制 Rac1 下游靶基因（如 MEK、NF-κB，bcl-xL）表达，激活线粒体途径凋亡，从而引起激活的 T 细胞的凋亡，减轻炎症反应。Aza 胃肠道吸收良好，血浆放射性达峰时间为 1 ～ 2h，会迅速产生一系列大量的代谢产物，迅速断裂为 6- 巯基嘌呤和甲基硝基咪唑。6- 巯基嘌呤可迅速穿过细胞膜，并在细胞内转化为大量的嘌呤类似物，其中主要的活性物质为硫代次黄苷酸，转化速率根据个体差异而有不同。由于核苷不能穿过细胞膜，因而无法进入体液循环。6- 巯基嘌呤无论是直接使用或由咪唑硫嘌呤在体内转化而来，都主要是通过代谢为无活性的氧化代谢物 - 硫脲酸进行消除。该氧化作用经黄嘌呤氧化酶催化，而此酶可被别嘌呤醇阻断。硫唑嘌呤主要以 6- 硫脲酸随尿液排泄，在尿中同时还有少量的 1- 甲基 -4 硝基 -5-（硫代谷胱酰胺）- 咪唑 - 这一代谢途径，而且仅有少量的硫唑嘌呤以原型经尿排泄。

硫唑嘌呤的不良反应主要有①变态反应：非常罕见史蒂文斯 - 约翰逊综合征（Stevens-Johnson syndrome）和中毒性表皮坏死松解症。临床可观察到以下几种过敏反应，主要表现为：全身不适、头晕、恶心、呕吐、腹泻、发热、寒战、皮疹、脉管炎、肌痛、关节痛、低血压、肝肾功能失调和胆汁淤积。大多数不良反应在立即停止服用 Aza 并给予适宜的支持性循环治疗后消失。曾有报道极个别病例因明显病变而导致死亡。②致癌性：存在诱发良性和恶性肿瘤（包括囊肿和息肉）、罕见肿瘤的可能性，包括非霍奇金淋巴瘤和其他恶性肿瘤，尤其是皮肤癌（黑素瘤和非黑素瘤）、肉瘤（卡波西肉瘤和非卡波西肉瘤）及原位子宫颈癌，急性骨髓性白血病和骨髓发育不良。接受免疫抑制药的患者，其非霍奇金淋巴瘤和其他恶性肿瘤，尤其是皮肤癌（黑素瘤和非黑素瘤）、肉瘤（卡波西肉瘤和非卡波西肉瘤）和原位子宫颈癌发生的危险性增加，特别是接受冲击性治疗的移植患者，所以 Aza 治疗应维持在最低的有效剂量水平。③造血功能下降：Aza 可能与骨髓功能抑制作用有关，此作用呈剂量相关性，且通常可逆。最常见的是白细胞减少，有时为贫血和血小板减少，罕见粒细胞缺乏症、全血细胞减少和再生障碍性贫血的发生。平均红细胞容量和红细胞血红蛋白量增加与接受 Aza 治疗有关，这种改变是可逆转的，呈剂量依赖关系。也曾观察到有巨幼红细胞性骨髓改变，但严重的巨幼细胞贫血及红细胞发育不全较为罕见，鉴于硫唑嘌呤的使用对造血系统的损害是可逆的，在使用过程中及时停用或减少用量则可恢复正常。同时在用药过程中应紧密监测患者的造血系统损害而引发的不良反应，一旦发生异常，可及时进行处理其异常情况。④易感性：接受 Aza 单独治疗或与其他免疫抑制药联合用药，特别是皮质类固醇制剂，移植受体对病毒、真菌和细菌感染的易感性增加。⑤胃肠道反应：使用硫唑嘌呤过程中容易造成胃肠道损害，主要不良反应为恶心呕吐、腹痛、腹泻、感染、胰腺炎等。若患者在首次服用硫唑嘌呤时就发生呕吐、恶心等现象，那么在后期用药过程中只要餐后用药或分次用药，就会有效的缓解患者的不良反应。有些患者在首次使用硫唑嘌呤时发生严重腹泻、呕吐情况，那么对于这种患者就应该严密观察其不良反应，并及时进行处理。还有些患者在首次使用硫唑嘌呤时出现胰腺炎，并且有极少数患者在再次使用硫唑嘌呤时仍会发生胰腺炎，但是很多患者在治疗过程中会使用大量的药物，因此无法完全证明胰腺炎的发生与硫唑嘌呤的使用有关，但一旦出现这种不良反应，仍应立即停止用药。⑥肝毒性：器官移植患者接受Aza治疗后，偶尔会出现胆汁淤积和肝功能衰退的报告，一般情况下停药后可恢复。出现此种情况，可能与过敏反应的体征和症状有关。长期服用Aza可能会出现罕见、致命的肝受损。组织学检查包括窦状隙扩张、紫癜性肝炎、静脉闭塞疾病和小结再生性增生。有些病例停用硫唑嘌呤后可获得短期或长期的肝组织学、体征和症状改善，因此在临床运用时，应严密检测患者的肝酶变化，根据其变化规律及时调整用药方案。

Aza在临床中主要用于预防排斥反应的发生，一般与肾上腺皮质激素和环孢素A等免疫抑制药联合使用。剂量与所采用的免疫治疗方案有关，通常第1天的剂量为每日每千克体重最大达到5mg，维持剂量则要根据临床需要和血液系统的耐受情况而调整，一般为每日每千克体重1～4 mg。

（2）霉酚酸酯：MPA类的代表药物为霉酚酸酯（mycophenolate mofetil，MMF）。MPA是MMF在体内的活性成分，MPA是一种通过青霉菌发酵生成的有机弱酸，最初作为抗细菌和抗真菌药物开发，20世纪80年代，研究发现MPA可选择性抑制T、B淋巴细胞嘌呤的合成进而抑制细胞增殖，MPA作为免疫抑制药物开始应用于临床。20世纪90年代早期，MPA的前体药物MMF成功应用于临床，MMF可增加MPA的口服生物利用度及耐受性。自此以后，MMF一直与其他药物联合使用，以治疗急性排斥反应，用于急性排斥反应的抢救或作为辅助药物应用于临床治疗。MMF作用机制与T细胞和B细胞密切相关。它干扰DNA的合成，抑制淋巴细胞增殖。DNA的合成需要嘌呤核苷酸与嘧啶核苷酸作为原料，嘌呤核苷酸的合成有两种途径，即从头合成途径和补救合成途径。绝大多数体细胞同时具备通过上述两种途径合成嘌呤核苷酸的能力，而T、B淋巴细胞却高度依赖从头合成途径。MMF在体内代谢转化为MPA，MPA抑制鸟嘌呤从头合成途径的限速酶次黄嘌呤单核苷酸脱氢酶（IMPDH）的活性，阻断鸟嘌呤核苷酸的从头合成，使鸟嘌呤核苷酸耗竭，进而阻断DNA的合成。此外MMF尚可通过抑制淋巴细胞表面黏附分子形成而发挥免疫抑制作用。黏附分子能促使淋巴细胞黏附于内皮细胞和靶细胞上。许多黏附分子属于糖蛋白家族，糖蛋白合成过程中岩藻糖（fucose）和甘露糖（mannose）等寡糖向糖蛋白前体的转运需要GTP的参与。MMF抑制鸟嘌呤核苷酸合成后三磷酸鸟苷（GTP）量亦随之下降，从而使糖蛋白合成受阻。这就使属于糖蛋白家族的许多黏附分子如P-整合素、E-整合素、L-整合素、V CAM-1、V LA-4等细胞表面表达减少。在众多的黏附分子中，对V LA-4研究较多。MPA可抑制甘露糖向VLA-4前体转移，进而抑制VLA-4的合成，影响VLA-4与其配体VC AM-1之间的亲和力。通过这种机制，MM F可降低淋巴细胞在慢性炎症部位的聚集。MMF口服吸收完全，在体内迅速被水解脱酯为其活性代谢产物MPA，MMF在体内几乎测不到，约1h后MPA药物浓度达到高峰，由于肝肠循环作用，服药后6～12h将出现第2个血浆MPA高峰（峰值较第1次小）。在临床有效浓度下，血浆中MPA大多以结合的形式存在，血浆蛋白结合率高达97.5%，只有少量游离的MPA发挥生物学活性。MPA的生物半衰期为17.9 h，在肝内通过葡萄糖醛酸转移酶，代谢成霉酚酸葡萄糖醛酸酯（MPAG），失去药理活性。

87%的MMF以MPAG的形式通过肾小管排泌，6%从粪便排出，极少量（≤1%）以MMF原型从尿中排泄。MMF的吸收与肝功能有关，肝功能越差，吸收越少，两者呈正相关。MMF耐受性好，毒副作用少。与另一个抗代谢药物硫唑嘌呤相比，最大的特点是没有肝毒性、肾毒性和骨髓抑制作用，亦无致高血压、糖尿病、胰腺炎及骨质疏松等不良反应。与其他免疫抑制剂（CsA、FK506等）相比，MMF的肝、肾、骨髓毒性均低，感染机会也少。诱发肿瘤的机会明显小于CsA和FK506。MMF的主要不良反应是消化道症状、血液系统损伤、机会感染和诱发某些恶性肿瘤。消化道症状主要表现为有轻度的恶心、偶有呕吐、腹泻，严重的胃肠道不良反应是胰腺炎和出血性胃炎，不良反应为自限性，停药后可恢复，并与剂量有关。血液系统损害最常见的表现是贫血和白细胞减少。贫血常发生于MMF治疗后30d内，这期间可以发生较严重的贫血，但往往在1周后缓解。白细胞减少一般发生于治疗后30～180d，但是临床上有意义的粒细胞减少并不多见。常见的感染性并发症是尿路感染、系统感染、巨细胞病毒感染和疱疹病毒感染。偶见皮疹、高血尿酸、高血钾、肌痛或嗜睡。单独使用MPA类药物，相对CNIs排斥反应发生率明显增加，一般与CNIs联合使用，以用来减少CNIs用量。MPA单一疗法被建议用于肾功能不全的肝移植受体。在低剂量CNIs或无激素的方案中可起到核心作用。针对中国人的研究结果显示在联合应用时其推荐剂量不超过1.5g/d。当出现严重的骨髓造血抑制及不能耐受的消化道症状时需及时停药。

3.雷帕霉素靶点（mammalian target of rapamycin，mTOR）抑制药 mTOR是一种丝氨酸/苏氨酸蛋白激酶，参与调节细胞生长、增殖、代谢和血管生成等过程，以mTORC1和mTORC2的催化亚基形式存在。mTORC1接收免疫调节信号，通过调控蛋白质合成来促进细胞的增殖与生长，而mTORC2参与机体的能量代谢的各个方面。

肝移植临床目前可以获得两种mTOR抑制药西罗莫司（sirolimus）和依维莫司（everolimus）。依维莫司是西罗莫司的衍生物，选择作用于mTORC1，近几年被批准应用于肝移植，临床应用不多。西罗莫司，又名雷帕霉素，是mTORC1和mTORC2的非选择性抑制药，因为其肾毒性低和具有一定的抗肿瘤活性，目前在肝移植术后主要用于肾功能损害和肿瘤复发高风险的受体。西罗莫司的机制主要抑制由抗原和细胞因子［白介素（IL）-2、IL-4和IL-15］激发的T淋巴细胞的活化和增殖。在细胞中，西罗莫司与免疫嗜素，即FK结合蛋白-12（FKBP-12）结合，生成一个免疫抑制复合物。此西罗莫司FKBP-12复合物对钙调磷酸酶的活性无影响，但可以与mTOR结合，并抑制其活性。此种抑制阻遏了细胞因子驱动的T细胞的增殖，即抑制细胞周期中G1期向S期的发展，从而起到免疫抑制作用。西罗莫司常在不能耐受CNIs急性排斥反应激素冲击治疗无效及发生慢性排斥反应时作为转换药物使用，其免疫抑制强度与MMF相当。因西罗莫司引起的可逆性不良反应，如高脂血症、白细胞及血小板减少症、肺炎增加倾向等，在血药浓度由30μg/L降至15μg/L后均有好转，因此当器官移植后出现肝肾功能不全或他克莫司（FK506）、环孢素（csA）不能达到理想的药物浓度时，西罗莫司是作为替换治疗或辅助治疗的最佳选择之一。西罗莫司有效血药浓度范围窄，其口服生物利用度仅为14%～15%，且由于患者疾病状态、器官移植类型、年龄、剂量等因素在药物吸收和代谢上都可能存在个体差异，因此不易估计给药后的血药浓度。此外，治疗过程中的合并用药、影响细胞色素P4503A酶系的药物都能引起血药浓度的改变。对大部分患者而言，药物的疗效、毒副作用与血药浓度呈正相关，因此测定个体血药浓度以调整用药的剂量和次数、制订个体化治疗方案在临床上有着至关重要的意义。此外由于西罗莫司抑制转化生长因子 β_3 的活性从而影响伤口愈合，尽量避免术后早期应用。

4.糖皮质激素类　糖皮质激素是最早应用于肝移植术后免疫抑制药，作为曾经的核心免疫抑制药，其有着数十年的应用历史，临床上常用的类型有泼尼松（prednisone，Pred）、泼尼松龙（prednisolone）、氢化可的松（hydrocortisone）、甲泼尼龙（methylprednisolone，MP）等。由于其众所周知的不良反应，许多移植中心已成功尝试过糖皮质激素剂量最小化或早期糖皮质激素撤出的肝移植术后免疫抑制方案。但时至今日，糖皮质激素依然有着重要地位，大剂量糖皮质激素冲击治疗结合增加基线免疫抑制治疗是治疗中、重度急性排斥反应的标准方案。糖皮质激素免疫抑制作用主要通过以下几种方式完成：①抑制吞噬细胞对抗原的吞噬和处理；②抑制淋巴细胞的DNA、RNA和蛋白质的生物合成，减少淋巴细胞数量；③诱导淋巴细胞凋亡；④干扰淋巴细胞在抗原作用下的分裂和增殖；⑤干扰补体参与的免疫反应。随着分子免疫学和分子生物学的发展，有关糖皮质激素免疫抑制机制的研究特别是直接诱导淋巴细胞凋亡的研究取得了较大的进展。糖皮质激素可以影响树突状细胞的分化发育、表型特征、抗原摄取和抗原加工提呈等多种生物学功能，树突状细胞是体内功能最强的抗原提呈细胞，在机体免疫应答中有着极为重要的作用。树突状细胞通过影响糖皮质激素表面MHC Ⅱ类分子、黏附分子的表达和细胞因子的分泌，抑制树突状细胞激活T细胞的能力，使树突状细胞在功能上处于不成熟状态。不成熟树突状细胞可使与之接触的T细胞克隆无能或者凋亡，从而出现对特异性抗原的免疫耐受。

糖皮质激素长时间、大量应用可能会出现以下不良反应。

（1）皮肤病。可使皮肤变薄、变得脆弱易损，可出现轻度多毛、多汗、皮下出血，面部红斑、痤疮和伤口愈合困难。

（2）高血压。糖皮质激素使体内钠盐潴留、钾盐排泄增加、水分增多，增加血管压力，引起高血压。

（3）糖尿病。糖皮质激素有促进糖原异生，降低组织对葡萄糖的利用，抑制肾小管对葡萄糖的重吸收作用，因而长期应用超生理剂量者，会引起糖代谢的紊乱，可引起血糖和尿糖升高，从而使原有的糖尿病恶化，使隐性糖尿病变成显性。

（4）肌萎缩或骨质疏松。糖皮质激素使蛋白质分解代谢加速，合成代谢减慢，出现明显的负氮平衡，表现为肌无力、肌萎缩，骨质疏松。还能减少小肠对钙的吸收，干扰骨形成，在儿童、绝经妇女、低钙摄入或长期卧床的患者骨质疏松更为严重。

（5）诱发或加重感染。长期应用糖皮质激素，可减弱机体防御疾病的能力，有利于细菌及其他致病菌的生长、繁殖和扩展。可诱发新的感染或体内潜伏的感染病灶活动，甚至波及全身，年迈体弱者尤甚。长期应用较大剂量糖皮质激素，全身性严重感染包括严重的深部真菌感染发生率明显增高。

（6）诱发和加重溃疡病。糖皮质激素能刺激胃酸分泌，破坏胃黏膜，形成胃炎或胃溃疡，溃疡往往多发性。出血、穿孔的发生率较高，多发在胃窦部。若激素与阿司匹林合用则更易诱发溃疡。

（7）诱发精神症状。长期应用糖皮质的患者，普遍有一种欣快感，易兴奋，失眠，情绪不稳定，少数出现严重的精神症状包括幻觉、精神错乱，有精神病或精神病家族史更易诱发。

（8）下丘脑-垂体-肾上腺轴抑制。用糖皮质激素治疗1年以上者，停药后该轴的恢复约需半年的时间。停药后如遇应激，很容易出现肾上腺危象。另外，在撤药过程中，患者可出现严重乏力、关节肌肉酸痛，情绪低落、不思饮食，甚至恶心、呕吐，此为撤药综合征，系体内激素从高水平降至低水平，不能适应有关。如出现此情况可加大激素用量，待症状消失后再逐渐减量。

糖皮质激素在肝移植术中免疫诱导中使用量比较低，但存在着不可替代的作用，在术后免疫抑制治疗中，钙调酶抑制药（环孢素A/他克莫司/西罗莫司）＋霉酚酸酯＋糖皮质激素组成的三联疗法是目前权威的器官移植免疫抑制治疗用药方案，联用的各药作用于淋巴细胞激活的不同时期而发挥着协同作用，研究结果显示，停用糖皮质激素后的排斥反应发生率明显升高。其中糖皮质激素在肝移植围术期的使用，指导原则中推荐"肝移植术中甲泼尼龙500mg静脉注射，术后第1天240mg，后每日递减40mg。术后第7天改为泼尼松或甲泼尼龙口服给药。必要情况下，术后1个月后泼尼松5～10mg/d（或甲泼尼龙4～8mg/d）口服维持。"鉴于糖皮质激素的不良反应，目前多数学者主张将肝移植术后的免疫抑制维持方案中糖皮质激素类药物剂量逐步减小，非自身免疫性肝病的受体一般在3个月内撤除。

此外糖皮质激素还应用于急性排斥反应一线治疗，关于使用糖皮质激素冲击治疗急性排斥反应的标准治疗方案，目前各移植中心尚未统一。经典的激素冲击治疗方案是甲泼尼龙1000mg静脉给药，疗程3d，冲击结束后恢复三联免疫抑制药治疗，并适当调整钙调磷酸酶抑制药的浓度。鉴于临床情况的多样性，指导原则推荐"第1天甲泼尼龙500～1000mg静脉注射冲击，第2天开始剂量递减至5～7d改为口服泼尼松20mg/d维持，维持时间视病情而定"。

随着新型免疫抑制药的不断涌现，糖皮质激素在肝移植免疫抑制中的应用范围逐渐缩小，激素应用的剂量和范围越来越个体化。糖皮质激素的应用需要考虑到多方面因素，涉及患者的一般状况、年龄、原发病情况、免疫状况等。肝移植术后糖皮质激素应用的个体化，给移植医师提出了更高的要求，需要更详细地了解患者的背景资料。另外，在很多具体情况下应用激素是否使患者受益，仍是有争论的问题，需要更进一步研究。

5.抗淋巴细胞球蛋白　抗淋巴细胞球蛋白可分为两类：单克隆抗体：主要是抗CD3单克隆抗体（OKT$_3$）、抗CD25单克隆抗体（巴利昔单抗和达利珠单抗）、抗CD52单克隆抗体（阿仑单抗）；多克隆抗体，主要包括抗淋巴细胞球蛋白（antilymphocytic globulin，ALG）以及抗胸腺细胞球蛋白（antithymocyte globulin，ATG）。

多克隆抗体是用人淋巴细胞免疫动物而获得的抗血清或免疫球蛋白。免疫原取自胸腺导管淋巴细胞的制品为抗淋巴细胞血清（ALS）或ALG，取自胸腺者称抗胸腺细胞血清（ATS）或ATG。它们是T淋巴细胞的特异性抗体，针对性的破坏T细胞，抑制细胞免疫。使用后T细胞减少，辅助性T细胞减少，抑制性T细胞增加。不少学者认为ATG应用后可推迟第一次排斥反应出现的时间，同时也可以减少排斥反应复发。因此在临床上多克隆抗体可常规用于免疫抑制疗法开始前的诱导治疗，也可以作为常规免疫抑制治疗的一部分。多克隆抗体主要不良反应包括致热原释放导致的首剂反应，血小板减少，贫血，巨细胞病毒感染，移植后淋巴组织增生病，皮疹，血清病，过敏等。ALG、ATG在急性排斥反应激素治疗无效时，有着独特的作用，一般直接进行冲击治疗，越早使用效果越好。

单克隆抗体不良反应较少，没有首剂反应，机会性感染的风险低。相对于其他器官移植，肝移植应用生物免疫诱导剂较少，目前在临床中主要应用巴利昔单抗。巴利昔单抗是一种鼠和（或）人嵌合的单克隆抗体，定向阻断白介素-2（IL-2）的受体α链（CD25抗原），CD25抗原在机体对外来抗原刺激的反应中，表达于T-淋巴细胞表面。激活的T-淋巴细胞对IL-2具极高的亲和力。巴利昔单抗则能特异地与激活的T-淋巴细胞上的CD25抗原高亲和性地结合，从而阻断IL-2与IL-2受体结合，亦即阻断了T-细胞增殖信息的传导。其多用于术中诱导，可以延迟和减少术后早期CNIs的使用及避免激素的使用，有利于肾功能的保护和避免激素的不良反应。但是另一方面，巴利昔单抗也可以清除同样表达CD25的调节性T细胞，可能不利于自发性免疫耐受。此外，抗CD3单抗OKT3，应用也极其广泛，OKT3直接作用于T细胞表面的抗原决定簇CD3复合物。患者注射OKT3后，血循环中的T淋巴细胞迅速下降，目前主要运用于移植后2周内出现的急性排斥反应。首剂用药后经常出现流感症状，严重者可出现癫痫，在体液过负荷的情况下会引起肺水肿。用药前30～60min给予抗组胺类药物或泼尼松可以预防这些不良反应的发生。

6.FTY720　1995年，科学家从冬虫夏草中培养液中提取并分离出一种鞘氨醇样抗生素—多球壳菌素，经过结构修饰后得到的化合物，命名为FTY720，商品名芬戈莫德。开始是作为一种新型的免疫抑制药广泛应用于肝、肾等器官移植。其作用机制和常用的免疫抑制药他克莫司、西罗莫司、环孢素等不同，它并不影响淋巴细胞的活化和增殖，主要是通过作用存在于淋巴细胞表面的鞘氨醇-1-磷酸（sphingosine-1-phosphate，S1P）受体发挥作用，S1P的受体主要有S1PR1、S1PR2、S1PR3、S1PR4、S1PR5，其中S1PR1主要分布在淋巴细胞表面，FTY720与其结合后可以促进淋巴细胞归巢、诱导淋巴细胞凋亡等，从而发挥其免疫抑制作用和免疫调控作用。目前在动物实验中发现：大鼠各种器官移植如心脏移植、肝移植、肾移植、胰腺移植等，FTY720均具有发挥明显免疫抑制、延长移植物存活时间的作用。而且FTY720还可以延长异种移植物的生存时间，在一定范围内，其延长移植物存活时间与其剂量成正比。与传统的用于器官移植中抑制免疫排斥反应的药（如CsA、FK506等）相比，免疫抑制作用更强。而且FTY720的用量少，只使用了相当于CsA用量的1/10就有与其同样的效果。而且在做手术的当日使用的效果最为明显。不仅是单独使用，FTY720与传统的抑制剂CsA、FK506联合使用具有很好的协同作用，可以减少传统抑制药的毒副作用。现在对糖尿病的治疗越来越受到关注，关于终末期胰岛的移植也越来越常见，而免疫排斥仍然是不好解决的问题。有研究表明：在临床常用的免疫抑制药中，FTY720联合雷帕霉素一起使用，对胰岛细胞毒副作用相对比较小。尽管对于这方面的研究很多，但是都各持己见，观点不一，但对于FTY720取代传统免疫抑制药的呼声还是很高，其应用于临床器官移植有很好的应用前景。

三、肝移植术后免疫抑制方案

肝为免疫特惠器官，与其他移植器官相比，移植肝需要的免疫抑制强度较弱，移植术后急性排斥反应的发生率亦低于其他器官，而且大多数急性排斥反应是可逆的，并不会危及患者生命，及时调整或更换免疫抑制药后会逐渐恢复，很少造成纤维化或移植肝失功能，甚至早期的慢性排斥反应也是可逆的。但是超过100d左右的晚期急性排斥反应治疗较为困难。在移植术后早期治愈的急、慢性排斥反应对患者长期存活影响较小，但是，长期应用免疫抑制药的不良反应却是影响患者长期存活的重要因素。因此，减少剂量、联合用药成为免疫抑制药调整的重要策略。其总体趋势是FK506已逐渐取代CsA成为肝移植后免疫抑制治疗的核心药物，而减少激素的使用甚至无激素免疫抑制方案越来越受到关注，激素的使用随着术后时间的推移逐渐减少甚至停用。

他克莫司问世以前，环孢素A＋硫唑嘌呤＋糖皮质激素的三联用药方案是肝移植术后免疫抑制治疗的标准方案。随着他克莫司及霉酚酸酯的出现，环孢素A的临床应用已经越来越少，已经逐渐被他克莫司取代，霉酚酸酯因其没有明显的肝肾毒性，不受实物影响，不需浓度监测，应用方便，也已经几乎取代硫唑嘌呤，而且由于糖皮质激素的不良反应，近十余年激素的临床应用也逐渐减少。目前临床最常用的术后免疫抑制治疗方案是以他克莫司为基础的"二联"和"三联"模式。前者指的是他克莫司＋糖皮质激素，后者指的是他克莫司＋霉酚酸酯＋糖皮质激素。其中糖皮质激素在随后的治疗中都会被慢慢减少甚至撤除。

1.肝移植术后进行免疫抑制治疗的倾向

（1）激素撤除。

（2）加强肾保护。

（3）预防移植后糖尿病。

（4）预防免疫抑制药引起高血压。

（5）预防肿瘤复发。

（6）预防多毛症及牙龈增生。

（7）如发生急性排异反应，则用甲泼尼龙冲击疗法；如有抗激素的排异反应，可用抗淋巴细胞球蛋白（ALG）等。

（8）具体剂量和联用方案视每个患者具体需要而定，以取得预防排斥和减轻不良反应的最佳效果。

2.免疫抑制治疗的具体方案如下

（1）"二联"：术中甲泼尼龙1000mg静脉注射进行免疫诱导，术后24h起，给予FK506，起始剂量为0.15～0.30mg/（kg·d），分2次，口服，同时监测全血FK506浓度，以后依据其血药浓度调整用量，具体为：术后3d内全血FK506浓度在10～15μg/L，3d至4周后减至5～9μg/L维持。甲泼尼龙术后第1天即减量至60mg，随后继续减量直至撤除。

（2）"三联"：术中甲泼尼龙1000mg静脉注射进行免疫诱导，术后24h起，给予FK506，起始剂量为0.15～0.30 mg/（kg·d），分2次，口服，同时监测全血FK506浓度，以后依据其血药浓度调整用量，具体为：术后3d内全血FK506浓度在10～15μg/L，

3d至4周后减至5～9μg/L维持。霉酚酸酯于术后2d开始口服，1500mg/d，维持用药。因为此方案中加入了霉酚酸酯，FK506的剂量可适度减低。甲泼尼龙术后第1天即减量至60mg，随后继续减量直至撤除。

3.肝移植术后应根据不同时期及不同的免疫功能状态使用不同剂量的免疫抑制药

80%的急性排斥反应多发生在5～9d，90%的排斥反应发生在术后1个月。我们对于状态相对较好的受体，术后早期给予正常剂量的FK506和MMF。术后1个月后，MMF逐步递减，一般在2个月内完全停药，术后3个月，根据患者情况及药物浓度开始降低FK506的用量。对于长期存活的受体，肝功能稳定，没发生排斥反应，受体非高危排斥反应的受体，可根据情况逐渐减药至较小剂量，减药期间要严密观察肝功能变化，必要时活检。

4.几种特殊情况下的免疫抑制药应用原则

（1）对于因肝细胞癌行肝移植手术的患者而言，肝细胞肝癌（HCC）复发是影响患者长期存活的主要障碍，除了肿瘤本身的生物学特性决定HCC的复发以外，肝移植术后的免疫抑制也是导致肿瘤复发的重要原因，由于术后使用免疫抑制药导致机体免疫力下降，对肿瘤的监视和抑制作用减弱，甚至造成对肿瘤细胞"免疫耐受"，直接导致肿瘤复发。因此，如何降低免疫抑制药用量或调整免疫抑制药种类，在预防发生排斥反应的同时，减轻机体对肿瘤的免疫逃避甚至耐受，是提高肝癌肝移植患者存活率的重要问题。传统的肝癌肝移植术后免疫抑制方案是以钙调磷酸酶抑制药（CNIs）药物为基础的三联方案：他克莫司（FK506）或环孢素（CSA）＋霉酚酸酯（MMF）＋糖皮质激素三联用药。随着对肝癌肝移植术后复发机制研究的不断深入，免疫抑制药应用策略也发生了改变，主要包括：①降低CNIs药物剂量。②早期激素撤离方案与无激素方案。有研究表明，早期撤离激素对预防移植肝肿瘤复发有显著作用，相比于移植术后激素维持方案，肿瘤复发率可明显降低。但目前尚无大规模研究或循证医学结论，亦无统一的具体方案。部分移植中心报道应用单克隆抗体完全替代激素的无激素免疫抑制方案，但是对抑制术后肿瘤复发尚无确切结论。③西罗莫司（SRL）替代治疗。虽然西罗莫司免疫抑制强度并无优势，但是它具有抗肿瘤新生血管形成的作用，国外已经开始用其来替代或减少CNIs药物。

（2）对于肾功能不全的肝移植受体，因为钙调磷酸酶抑制药具有肾毒性，在肾功能不全时须慎用，建议延迟应用甚至不用。为减少诱导期的药物肾毒性，人们已研究并提出了很多安全的诱导免疫抑制方案。一种是减少钙调磷酸酶抑制药用量，合用另一种药物如霉酚酸酯。单克隆抗体无肾毒性，已长期用于接受肝移植的肾功能不全患者。临床研究显示OKT3在移植后开始的14d内使用对肾功能具有保护作用。雷帕霉素是一种新上市的抗排异药物，因无肾毒性而受到关注，该药在因肾功能不全而不能使用钙调磷酸酶抑制药的患者中应用取得了很大的成功。

（3）关于丙型肝炎患者肝移植术后的免疫抑制方案，因目前对肝移植术后丙型肝炎的复发尚无有效治疗方法，免疫抑制是加速HCV复发及缩短复发性HCV自然病程的主要机制之一，因此，通过免疫抑制药调整将HCV复发率降至最低，减少移植物失功能尤为关键。尽管早期的急性排异通常并不影响肝移植物的长期预后，但在因丙型肝炎肝硬化而接受移植的患者中已显示受急性排异事件的影响，需要加强免疫抑制治疗。不论是在诱导情况下使用，还是用于处理急性排异，糖皮质激素和OKT3，均会导致丙型肝炎复发，应避免使用。在这些患者中使用环孢素和他克莫司的临床疗效相似。目前还没有在丙型病毒性肝炎肝移植受体中使用霉酚酸酯的疗效报道。有学者认为，在因丙型肝炎接受肝移植的患者中使用不含糖皮质激素的治疗方案可能有益，使用硫唑嘌呤、抗Tac单抗或抗Tac单抗合用雷帕霉素替代糖皮质激素可以降低排异发生率，还可能减少病毒复制。

（4）小儿肝移植：小儿肝移植和成人相比一般具有以下特点：儿童比成人免疫应答更强烈；不同年龄段排斥反应的发生率不同；服用免疫抑制的时间更长；疾病复发的风险比成人低；儿童药动学特点不同于成人；来源于普通病毒病原菌的原发感染的并发症发生风险比成人高；疫苗接种需要调整；免疫抑制药毒性影响儿童生长、发育和认知；青少年患者依从性差是导致移植物失功能和患者死亡的重要原因；在新型免疫抑制药的研究中低龄儿童患者被排除在外。以上这些特点是肝移植术后儿童使用免疫抑制药时需要考虑的因素。目前普遍采用的免疫抑制方案是以钙调神经磷酸酶抑制药（他克莫司、环孢素等）为主的联合免疫抑制方案，在术后早期多合并使用激素治疗。免疫抑制治疗的进步使得关注的重点从急慢性免疫排异的防治转移到免疫抑制药的远期不良反应上。目前认为长期大剂量应用激素明显影响患儿的生长情况，且不能减少新发自身免疫性肝病和慢性排异反应的出现，所以建议尽可能在术后3个月内停止使用激素。目前已有学者探索完全停用免疫抑制药的可能性。停用免疫抑制药还只处于尝试阶段，有一定的风险，更现实稳妥的方法是降低免疫抑制药的剂量，维持最低有效剂量。改善患儿的依从性可以有助于减少药物剂量，进而改善患儿的预后。

四、免疫排斥反应的诊疗

排斥反应是肝移植术后常见的并发症，发生率大概为10%，随着人类对于器官排斥机制的深入了解和各种免疫抑制药的应用，排斥反应已经被控制在一个较低的概率，即便如此，这一小部分排斥反应的患者预后依然较差。对于排斥反应的识别、诊断及治疗仍然任重而道远。

1.超急性排斥反应　超急性排异反应指移植术后24h之内发生的排异，在肝移植中发生率极低，主要是由抗体-补体介导的体液性免疫反应，大多见于ABO相容性肝移植或反复输血的个体，组织学表现为移植肝血管内皮损伤，肝窦中可见中性粒细胞浸润，纤维蛋白沉淀和血小板聚集，形成血栓，使器官发生不可逆性缺血、变性和坏死，预后凶险。超急性排斥反应的重点在于预防，最大限度减少其发生率。

2.急性排斥反应　急性排斥反应是最常见的一类排斥反应，肝原发病可影响肝移植排斥反应的发生，合并丙型肝炎、胆汁性肝硬化和自身免疫性疾病者急性排斥反应发生率较高，而合并急性肝衰竭、酒精性肝硬化和乙型肝炎者发生率较低。急性排斥反应一般出现在术后2周左右。主要临床表现有发热、烦躁、局部压痛、胆汁稀薄、血清总胆红素、转氨酶和IL-2受体升高等，但是这些表现并不是排斥反应所特有的，因此，病理检查结果是诊断排斥反应的"金标准"。近来严重排斥反应已不多见，多数患者只表现为胆红素和肝转氨酶水平升高，但明确诊断主要靠肝活检。急性排斥反应的典型组织学表现为三联征：①混合炎性细胞浸润汇管区，包括淋巴细胞、单核细胞和嗜酸性粒细胞；②小胆管上皮细胞炎症和损伤，表现为胞质空泡样变和嗜伊红染色、核固缩甚至坏死和消失；③血管内皮炎，主要累及终末肝静脉和小叶间静脉，淋巴细胞附着于内皮表面或内皮下浸润，有时也累及肝动脉及其分支。病理诊断急性排斥反应至少需要符合以上3项中的2项。移植后近期内需依赖肝活检而与急性排斥反应鉴别的主要并发症为再灌注损伤、药物中毒。大多数再灌注损伤较为轻微，持续时间短，但也有部分严重的再灌注损伤可持续数周甚至更长。再灌注损伤病理表现为肝实质形态异常而缺乏急性排斥反应的三联组织学特征，主要表现为淤胆、肝细胞气球样变、脂肪变、点状坏死、凋亡小体形成、中性粒细胞聚集等，气球样变常位于中央静脉周围，严重时也可呈弥漫性分布。淤胆是术后早期常见表现，急性排斥反应、病毒感染、败血症、胆管梗阻、药物中毒均是引起淤胆的原因，对缺乏上述原因情况下出现的淤胆，有学者称之为"功能性淤胆"，被认为是再灌注损伤所致。虽严重淤胆可持续数周，但常能自行缓解。免疫抑制药物中毒在组织学上的表现与再灌注损伤相似，同样缺乏急性排斥反应的三联组织学特征，其与再灌注损伤的鉴别尚需结合血药浓度、药物的肾毒性和神经毒性等表现。对于尚未开展肝穿刺活检的单位，要密切观察病情和肝功能变化，及时作出诊断和治疗，必要时可行诊断性激素冲击疗法。急性排斥反应的预防及治疗：自FK506应用以来，急性排斥反应的发生率和严重程度显著下降，急性排斥反应一经诊断即提高FK506浓度至10ng/ml左右，一些在基础免疫抑制方案中采用CsA的患者，也可以考虑将CsA转换成FK506，来逆转急性排斥反应。如果效果不理想，应给予甲泼尼龙冲击治疗，即500～1000mg静脉滴注，连续6d后逐日递减，1周后降至口服量。如果仍然不能有效控制和逆转急性排斥反应，甚至症状加重，可考虑行再次肝移植。

3.慢性排斥反应　多继发于急性排斥反应的反复发作，发生于移植术后数周、数月甚至数年，对移植肝慢性排斥反应的诊断除临床观察、生化、免疫检测、影像学检查外，移植肝的穿刺活检是诊断与鉴别诊断排斥反应的最直接的方法。移植肝穿刺活检和再移植术后病理检查仍是目前诊断慢性排斥反应的"金标准"，病理诊断以闭塞性动脉病变和胆管消失综合征为主要依据。由于肝穿刺活检取材固有的局限性（难以检查大的肝动脉），病理检查往往只能依靠在50%以上的汇管区内见到小胆管的消失作为重要依据，给病理诊断造成困难。因此对可疑病例，应尽快行每隔数周和数月的重复性和连续性活检，以动态观察移植肝组织病理改变，且穿刺肝组织最好含有较多的（20个）汇管区。其组织病理学特点为：①肝内小胆管明显减少或消失；②中央静脉周围肝细胞胆汁淤滞、气球样变性、脱失及坏死；③汇管区纤维化，同时浸润的炎细胞逐渐减少；④排异性动脉病变，动脉内皮受到免疫损伤，脂质沉积于内皮下，使动脉管腔狭窄或闭塞。慢性排斥反应对免疫抑制疗法不敏感，是影响移植肝长期存活的主要原因。晚期慢性排斥反应可导致不可逆性肝组织损伤和移植肝功能衰竭，再次肝移植往往成为挽救发生晚期慢性排斥反应所致移植肝功能衰竭受体生命的唯一治疗手段。近来研究发现，部分早期移植肝慢性排斥反应可逆转，组织学上可见消失的胆管出现再生，其机制尚不完全清楚，目前认为这可能与肝特殊的免疫特性及胆管独特的再生能力有关。因此，如能及时发现早期慢性排斥反应并积极进行合理的治疗，往往具有潜在的可逆性。对于难以确诊的早期慢性排斥反应病例，可定期进行肝穿刺活检，动态观察组织学变化并做出客观的病理学诊断，为临床治疗提供帮助。

（张　琪　甄作均　焦兴元）

第七节　肝移植术后护理

一、病情观察与监护

肝移植术后的病情观察与监护，一般分两个阶段：重症监护治疗和普通病房常规治疗。在肝移植受体进入ICU后，应立即检查气道的通畅并连接呼吸机，连接监护仪监护生命体征；检查静脉通道，核对药物及输液速度；检查标记各种引流管并妥善固定，监测引流液情况，进行各系统的评估：重要器官的功能，如心血管功能、肺功能、肾功能及神经系统；评估移植肝的功能；监测各种并发症。

1.血流动力学监测　连续的血流动力学监测可以确保移植的肝得到足够的血液灌注。移植术后早期的血流动力学不稳定通常是由于补液不足导致的，但是必须排除术后持续出血的可能。血流动力学不稳定也可继发于心功能不全，这种情况通常发生于供肝复流的早期阶段，主要表现为心室的顺应性和收缩性下降。使用改善前负荷和后负荷的正性肌力药物可有效治疗。术中输入大量的液体，术后组织间隙液体回吸及激素的使用可导致水、钠潴留，血流动力学会表现为高循环血量。过多的液体会导致全身组织水肿、肺水肿、心力衰竭的发生。此时应限制输液量、利尿，必要时行血浆滤过。另外，CVP的监测也十分重要，术后应根据动脉血压、尿量和CVP来调整输液量、输液速度和评价心功能。术后的CVP维持在5～8cmH$_2$O比较适宜，有利于肝静脉回流。临床上主要通过心率、心律、血压、尿量、皮肤温度和弹性、血乳酸水平等反映循环状态和组织灌注。

2.肺功能监测　患者术后早期往往需要接呼吸机进行辅助呼吸，床边血气分析可以作为调整呼吸支持的频率、潮气量、呼吸末正压（PEEP）和吸氧浓度的依据。早期拔除气管插管有利于受体的术后恢复，而早期拔除气管插管的关键在于术后良好的移植肝功能。由于手术影响、呼吸机及免疫抑制药的使用，移植受体容易发生肺不张、肺部感染、胸腔积液等并发症，因此术后必须注意呼吸道的护理，保持呼吸道通畅，定时翻身叩背、雾化吸入，及时清理呼吸道分泌物，做好口腔护理。及早拔除气管插管，指导有效咳嗽，促进排痰，维持血氧饱和度在95%以上。

3.肾功能监测　急性肾衰竭是肝移植术后常见的并发症之一，而肝移植术后肾功能不全是预后不良最重要的危险因素之一。术后扩张肾血管，提高肾灌注，维持尿量在100ml/h以上。尿量减少时，应先检查尿管是否通畅。临床上评价肾功能主要通过肌酐清除率、酸碱平衡、电解质平衡和尿量等综合判断。

4.神经系统监测　术后神经功能的监测内容包括意识、感觉、运动及脊髓反射的评估。部分肝移植受体术后表现出不同程度的头痛、失眠、癫痫、焦虑甚至明显的幻觉和妄想等精神神经症状，这是代谢紊乱、失眠、ICU综合征和免疫抑制药毒性的综合作用导致的功能紊乱。脑电图、头颅CT或MRI、腰椎穿刺等有助于对感染和中枢神经系统器质性病变的鉴别诊断，必要时可监测颅内压。

5.水电解质酸碱平衡的评估　大多数肝移植受体的血管外液体过多，电解质的情况主要是监测钾、钙、钠、镁、磷和血糖的水平。血钾过高通常是由于肾功能不全、供肝灌注后的残余效应或是使用含钾药物所致。利尿药可以消除过多的液体，但是要注意低钾的可能。镁离子应保持在0.8mmol/L（2mg/dl）以上，以防止抽搐。血磷则维持在0.8～2.0mmol/L（2～5mg/dl），以支持呼吸道和消化道的功能。血糖异常升高通常是继发于激素的使用，可以用胰岛素治疗，但低血糖则往往是提示供肝功能不全。

6.移植肝早期功能评估　移植肝功能的监测应始于肝移植的手术中，灌注后立即给予监测。肝功能良好的表现包括移植肝灌注后质地柔软、颜色正常，有胆汁引流，血流动力学稳定。术后的肝功能评价可分为临床表现和实验室检查。受体术后能迅速从麻醉期清醒，以及精神状态可以迅速改善，常常意味着良好的肝功能。实验室生化检查提示肝功能良好的指标包括：凝血功能正常、低蛋白血症的纠正和高胆红素血症的纠正、血乳酸的迅速清除。足够的尿量和明显的胆汁引流也常常意味着良好的肝功能。术后早期的肝功能异常需要认真鉴别，包括缺血再灌注损伤、肝动脉血栓、门静脉血栓、排斥反应等原因。最严重的并发症是原发性移植肝无功能，需要再次移植。肝移植术后早期肝功能异常可能是由于急性排斥反应、原发病复发、缺血再灌注损伤、药物中毒、感染、血管和胆管并发症等引起。

7.术后并发症的监测　肝移植术后并发症包括以下方面。

（1）腹腔内出血。

（2）血管并发症。

（3）排斥反应。

（4）感染。

（5）胆管并发症。

（6）移植肝早期肝功能不全或移植物无功能。

因此，在术后早期，应对移植受体的精神状态、体温、饮食、黄疸、腹部体征、胆汁引流等方面严密观察。

二、术后常规治疗的监测

肝移植受体转回普通病房后，常规的治疗包括持续心电监护、吸氧、雾化吸入、引流管的护理、记录每小时尿量及24h出入量、口腔护理、会阴擦洗、测量中心静脉压、监测血糖等。

在进行病情监测时需要注意几个方面。

1.生命体征的监测应该同时观察受体的精神状况，重视患者主诉。

2.做好吸氧及雾化吸入的宣教，提高患者的依从性。

3.准确记录每小时尿量及24h出入量，有助于了解术后的肾功能情况，并结合CVP、生命体征及患者主诉等调节液体入量。

4.注意引流管是否通畅、引流液的颜色、性状和量，同时观察腹部体征及手术切口有无渗血渗液等情况。

5.做好生活护理及消毒隔离，预防压疮、肺部感染和尿路感染。

6.根据受体的术后情况适当进行肢体功能锻炼，预防下肢静脉血栓形成。

7.关注受体有无发生排斥反应，遵医嘱进行抗排斥治疗，同时要观察受体精神是否疲倦，有无烦躁不安、食欲缺乏、发热、上腹部及肝区胀痛等体征，总胆红素及转氨酶有无升高，皮肤巩膜有无黄染。有留置T管者，应密切观察胆汁的颜色、量、黏稠度，排斥反应发生时胆汁量会锐减、稀薄而色淡。

8.术后早期一般采取全胃肠外营养，应注意监测有无水、电解质紊乱，结合尿量、血压、中心静脉压及皮肤黏膜等情况来调整补液速度。

9.定时监测血糖变化，特别是使用胰岛素持续静脉泵入的患者，要及时根据血糖调整胰岛素的用量。

三、免疫抑制药的服用及药物监测

免疫抑制药治疗是肝移植术后的治疗关键因素，而且需要终身服用。目前肝移植术后免疫抑制药的治疗方式分为3种：①预防急、慢性排斥反应的免疫抑制药治疗，主要的药物包括环孢素A、他克莫司（FK506）、霉酚酸酯（MMF）、硫唑嘌呤（AZP）、泼尼松等。②治疗和逆转排斥反应的免疫抑制药治疗：主要的药物有甲泼尼龙、抗淋巴细胞球蛋白（ALG）、抗胸腺细胞球蛋白（ATG）、抗CD4单克隆抗体、MMF、FK506等。③诱导性免疫抑制药治疗：包括抗淋巴细胞球蛋白、抗胸腺细胞球蛋白、OKT3、抗CD4单克隆抗体等。免疫抑制药的药物浓度监测目的在于维持有效的抗排斥浓度，同时避免免疫抑制药的毒副作用。

1.他克莫司（FK506） 他克莫司（FK506）是肝移植术后首选的治疗用免疫抑制药。成人肝移植受体口服FK506达到峰值血药浓度的平均时间约为1.5h，儿童受体则为2h，平均生物利用度约为20%（6%～43%）。临床研究表明，FK506血药浓度谷值测定可以帮助指导临床用药，具有个体差异小、稳定状态好、预知口服吸收情况等优点。FK506的需要浓度谷值治疗窗，早期宜维持在8～15ng/ml，移植3个月维持在5～8ng/ml，6个月以上维持在5ng/ml，浓度低于5ng/ml易发生急性排斥反应，高于15ng/ml则有较大的肾毒性和神经毒性。在护理过程中要督促患者按时、按量服药。服药前2h，服药后1h禁食，以避免食物影响药物吸收。常见的不良反应有震颤、神经精神障碍、失眠、恶心、呕吐、高血糖、高血压、感觉异常等。静脉采血监测FK506血药浓度时间必须与上一次服药间隔12h并且空腹时进行，以保证检测结果的正确性。术后早期经胃管注药时，将胶囊内的粉剂倒入容器中，加温水50ml混匀后注入胃管，再用50ml温开水冲管，夹闭胃管60min。由于移植肝在移植过程中经受了热缺血、冷保存及再灌注损伤，术后早期会存在不同程度的肝功能损害，因此，在术后早期应维持FK506在正常浓度的低限。

2.环孢素A 目前已较少使用环孢素A作为肝移植术后主要的免疫抑制治疗药物，一方面是由于其有较明显的肾毒性和肝毒性，而FK506却具有明显的亲肝性，可促进肝细胞的再生；另一方面是CSA的免疫抑制强度较FK506低。但CSA的高血糖发生率比较低，对于术前有糖尿病或空腹血糖高的患者，有助于血糖的控制。CSA的给药时间一般在术后肌酐降到250～300μmol/L时开始使用。初始剂量一般是1.5～3mg/

（kg·d），12～16h静脉滴注。口服给药5～10mg/（kg·d），分2次给药。婴幼儿由于肝药酶的活性较强和代谢快，所以要使用更高的剂量和更短的给药间隔。静脉给药0.03～0.1mg/（kg·d），口服给药0.15～0.3 mg/（kg·d），剂量按血药谷浓度100～300μmol/L调整，直至术后3个月，此后血药谷浓度控制在100～150μg/L。CSA的血药浓度与免疫抑制作用的强度密切相关，也与毒副作用的肝、肾损害程度几乎成正比，因此必须进行血药浓度的监测。其他不良反应包括胰岛毒性、增高催乳素水平，减少睾酮的分泌，男性患者可致乳房过大、牙龈肥大、胃肠道反应等。如需要将CSA改为FK506，要在停用CSA12～24h再开始使用FK506。这两种药物不联合应用，因为两者联用会明显增加肾毒性，甚至引起肾衰竭。

3.MMF　MMF无肾毒性和神经毒性，主要用于肾功能不全的患者可以减少CNI带来的肾毒性和其他毒性。可以与FK506、激素等免疫抑制药合用预防排斥反应。肝移植受体推荐术前4h给药1g，术后0.75g，每日2次，难治性排斥反应患者1g，每日2次。其主要不良反应是骨髓抑制，当中性粒细胞计数<$1.3×10^9$/L时，应减少剂量或停药。

4.免疫诱导性治疗　免疫诱导性治疗主要用于肝移植前伴有肾功能不全或高危患者（暴发性肝衰竭）、再次肝移植患者，避免CNI药物带来的肝肾功能损害，有利于受体术后肝肾功能的早期康复。常用于免疫诱导治疗的免疫抑制药是多克隆抗体和选择性较好的单克隆抗体。多克隆抗体免疫抑制药主要包括ALG和ATG，此类药物免疫抑制效果强，但是由于制剂中存在其他动物蛋白，极易引起严重的变态反应和血清病，并且还会增加淋巴组织增生性疾病的发病率，因此除用于治疗严重排斥反应外，已很少在肝移植患者中使用。

单克隆抗体免疫抑制药主要包括OKT3，又名单克隆T淋巴细胞抗体，为鼠的IgG型免疫球蛋白，能特异性与人T淋巴细胞抗原相结合，阻断T细胞的再生及其功能，从而起到有效的免疫调节作用。主要用于免疫高危患者，如再次肝移植、群体反应抗体强阳性患者，以及难治性排斥反应。OKT3最常见的不良反应为"首剂效应"，即首次使用OKT3后0.5～6h可能会出现明显的战栗、呼吸困难、恶心、呕吐、腹泻、血压不稳定等症状，严重者可危及生命。一般停药2～3d后症状可逐渐减轻。为了减少首剂效应，可在首剂使用前6～12h给予甲泼尼龙，首剂后30min给予氢化可的松，此外，还可以适当给予对乙酰氨基酚片（扑热息痛）、苯海拉明、雷尼替丁等药物口服。有学者主张，接收OKT3治疗，最好在有心肺复苏条件下进行。静脉滴注时滴速要慢，一般使用2～3h。在使用OKT3前给予利尿药物脱水，可预防肺水肿。预防性的使用OKT3一般术后即用，使用时间一般是10～14d，静脉注射5mg/d。如已经证实发生了急性排斥反应，立即使用，5mg/d，使用14d，如用药后活检显示排斥持续存在，推荐再使用7d。再使用OKT3的同时不联合使用其他免疫抑制药，以避免增加感染的概率和升高血肌酐，停用OKT3前1～2d再加用其他免疫抑制药物。巴利昔单抗（舒莱）和抗Tac单抗（赛尼哌）均为T细胞IL-2受体（CD4）的单克隆抗体。抗Tac单抗（赛尼哌）在人体内半衰期长达99h，推荐肝移植前24h第一次给药，剂量为1.0mg/kg，持续静脉滴注15min以上，此后每2周给药1次，共5次。抗Tac单抗（赛尼哌）与IL-2受体的亲和力显著低于巴利昔单抗，因此，抗Tac单抗（赛尼哌）的用药剂量要10倍于巴利昔单抗。国内报道不良反应少，偶有胃肠道功能紊乱，高血压或低血压，未见过敏反应的报道。巴利昔单抗（舒莱）的清除半衰期为7d，通常分2次静脉给药，每次20mg，第1次在术前，第2次在术后第4天。巴利昔单抗不会加重器官移植患者的基本疾病，增加免疫抑制药或其他药物联合所发生的不良反应，常见的不良反应有便秘、尿路感染、疼痛、周围性水肿，高血压、贫血、头痛、高钾血症等，静脉注射后未出现细胞因子释放综合征，无须使用激素预防。

肝移植术后的急性排斥反应首选静脉注射甲泼尼龙的激素冲击治疗。甲泼尼龙（MP）是一种合成的中效糖皮质激素，人体短时间内大量输注时，可产生快速而强烈的非特异性免疫抑制作用。其主要不良反应是心血管系统反应、胃肠道反应、应激性溃疡及高血糖、精神症状、继发感染等。常规要求30min输完，严禁快速静脉推注。对于激素冲击治疗无效的严重排斥反应者可使用ALG、ATG或OKT3等，对于不可逆的排斥反应可考虑再次肝移植。

另外，任何原因造成的免疫抑制药在小肠吸收的降低，如持续的呕吐、腹泻等都会增加排斥的危险。如果在服用免疫抑制药30min内呕吐出胃内容物，应按原剂量再次服用。FK506与脂肪食物一起同服会显降低其生物利用度和吸收率，因此，需空腹服用或在餐前至少1h或餐后2～3h服用。

四、术后隔离的要求

1.空气消毒

（1）每天定时通风换气，保持室内空气新鲜。控制室内温度在24～26℃，相对湿度50%～60%。

（2）病房及治疗室每天用紫外线照射2次，每次1h。

（3）应用空气消毒机，每天定时空气净化2次，每次1h，以保持空气洁净度。

2.物品消毒

（1）床单、床头桌、使用的设备仪器、地面及墙壁，每天用250mg/L的有效氯擦拭，每日2次。

（2）一次性的医疗用品使用后集中消毒处理，患者的排泄物、呕吐物、分泌物、污染的敷料均应放在专用的感染性垃圾袋中进行处理。

（3）肝移植受体术后7d内应严密隔离，限制探视。每次探视时间15～30min，每次只限1人探视，有传染病者禁忌探视。探视人员进入隔离病房前应穿隔离衣、戴口罩和帽子，穿隔离鞋套、用快速手消毒液进行手卫生清洁后方可进入。探视完毕后应对病房进行空气消毒。

五、液体管理

输液治疗在肝移植手术整个过程中都占据重要地位。输液过多、过快、或者过少、过慢都会对患者的治疗造成严重的影响。

1.术中的液体管理　肝移植由于手术时间长、手术创伤大，在术中必须精确记录液体的出入量。在肝移植的无肝前期主要是注意手术过程中大量出血的可能，需要做好快速输血的准备。但要注意鉴别手术操作中压迫下腔静脉或门静脉扭曲所造成的血流动力学变化，此时不需要输入过多的液体。此期术中如果没有明显的出血，应控制输血和

输液量。在无肝期，由于门静脉和下腔静脉血流的阻断，致使回心血量明显减少，血压下降。预防措施是预先输入适量的胶体和液体，同时使用血管活性药物。进入无肝期后可快速输液，但仍需注意避免输入过多液体。此期常常伴有酸碱平衡和电解质紊乱，尤其是低钙和酸中毒，应根据血气分析的结果来决定处理方案。在新肝期，随着下腔静脉和门静脉的开放，大量酸性代谢产物、高浓度钾离子和少量的器官保存液进入血循环，往往会造成严重的循环抑制。常规在下腔静脉开放前输入5%的碳酸氢钠100～150ml，补充2g葡萄糖酸钙，开放后使用血管活性药物维持血压的稳定。此期回心血量大量增加，应避免过多输液，适当给予利尿药。

肝移植术中输血速度为100～200ml/min，如果需要快速输血，可使用加压输液器。在快速输血时，应密切监测生命体征、尿量、CVP、肺动脉楔压及心排血量等多项指标。输血速度不宜超过心排血量的范围，并密切观察不良反应发生的可能，如凝血功能异常、低温、枸橼酸中毒、酸碱平衡紊乱和肺微栓塞等。

2.术后的液体管理　肝移植术后有效的液体量和药物摄入，对术后恢复起着重要的作用。开放多条静脉通道，同时准确记录出入量，注意监测CVP的变化，确保输入的液体在24h内有计划的完成。

术后严密监测，根据血压、CVP、肺动脉压、心率、尿量、引流量、心肺功能的情况随时调整输液速度。除输血外，其他液体应用输液泵控制速度，准确记录每小时出入量。

肝移植术后血糖波动较大，应静脉输注胰岛素，使用微量泵精确调整剂量、有效控制血糖，常规控制血糖值在5.55～8.32mmol/L。

六、管道护理

肝移植术前常规留置胃管和尿管。留置胃管时应注意有胃底静脉曲张破裂出血的可能，可让患者先口服10～20ml无菌液状石蜡，在充分润滑管道的情况下置入胃管，动作轻柔。

肝移植手术借宿后，会根据术中情况留置引流管，一般常规放置的3根腹腔引流管，分别放置在右膈下、Winslow孔和肝门。术后护士应向手术医师了解各管道放置的位置和作用，分别做好标记。

1.气管插管肝移植术后的患者由于麻醉、手术创伤及疼痛等原因多数有呼吸功能不全的现象，术后需要呼吸机辅助呼吸。接手术时应确认气管插管的深度，妥善固定或根据需要预防性约束，防止管道脱出及患者烦躁时拔管。术后患者宜维持血氧饱和度在96%～100%，保持呼吸道通畅，经常检查双肺呼吸音，及时清理呼吸道内分泌物。气管插管一般于术后12～36h拔除。

2.胃管肝移植术前留置胃管，用于术后胃肠减压，应保持一定的负压，每次注入药物后应用10ml温开水冲管，夹管0.5～1h，以确保药物进入胃肠道。做好口腔护理，保持口腔卫生，防止真菌感染。

3.中心静脉导管中心静脉导管是患者输液和治疗的主要通道，应严格无菌操作，保持管道的通畅，预防逆行感染，穿刺点及其周围用0.5%的碘仿消毒，使用抗菌敷料贴，注意观察穿刺点和周围皮肤有无红肿、渗液。每24小时更换输液器，输注静脉营养液后，必须用生理盐水冲管，防止在导管内形成沉淀，堵塞管道，造成污染，必要时做导管血细菌培养。

4.桡动脉测压管及漂浮导管桡动脉测压管可连续监测动脉压变化，漂浮导管则用于监测血流动力的变化。要严格无菌操作，预防感染。每天更换穿刺点敷料及输液器。持续监测时应每天校正，注意保持管道通畅，定时用肝素生理盐水冲洗，动脉测压管每2小时冲洗2ml，有条件应使用加压冲洗装置。漂浮导管每2小时冲洗1次，每次每个管腔1～2ml，每次测量血流动力学指标前，为确保数值的准确性，也应冲洗管腔一次。

5.留置尿管是为了观察术后每小时尿量，根据尿量来确定输入液体量。如尿量突然减少，应检查尿管插入的深度、是否扭曲、是否有堵塞。每天行会阴冲洗2次，保持会阴部、尿道口的清洁，预防尿路感染，一般术后5～7d病情稳定后拔除尿管。

七、术后并发症的观察与护理

1.感染　预防和治疗肝移植受体感染的关键是早期发现并进行有效治疗。在护理过程中密切观察感染的征兆。感染的首发征兆一般是发热，一旦怀疑感染，应积极寻找感染源。对血液、痰液、尿液、引流液、伤口、管道等做细菌与真菌的培养。常规进行X线胸片和B超的监测，对胸腔积液及早进行治疗处理。在使用抗真菌药物治疗时，需密切观察肝肾功能。

肝移植术后感染死亡率较高，因此应做好预防措施。关键在于做好保护性隔离，尽量安排单人房间，患者使用的被服经高压灭菌后方可使用，保持床单位的清洁，每天更换衣服和床单。根据病情定时翻身叩背，指导患者深呼吸、有效咳嗽，促进肺扩张和痰液的排出。室温控制在20～24℃，房间定时通风换气，安装空气洁净装置，每天进行空气消毒2次。安排专人护理，减少人员进出，预防交叉感染。

2.排斥反应　急性排斥反应的临床表现往往早于客观指标的变化，其诊断主要依靠肝穿刺活检。排斥反应发生时，患者一般会出现烦躁不安、精神萎靡、食欲缺乏等症状。护理过程中需要注意这些细微的改变。一旦确诊急性排斥反应，需要调整原有的免疫抑制方案，进行激素冲击治疗。此时，护理的重点是防治免疫抑制药的毒副作用、监测药物浓度和观察冲击治疗的效果。大剂量的激素冲击治疗可导致高血压、高血糖、水钠潴留，还可能造成应激性溃疡和消化道穿孔，应密切留意有无黑粪、呕血等症状。定时监测血糖，控制血糖在4.5～6mmol/L。大量使用免疫抑制药极易导致各种感染的发生，尤其是真菌感染，应做好全身皮肤护理和口腔护理，加强保护性隔离。冲击疗法有效，则表现为发热消退，转氨酶下降，胆红素随之下降，黄疸减轻，患者自我感觉好转。

3.精神障碍　肝移植术后早期精神异常的发生率约为30%，以谵妄多见，其次为适应障碍及情感障碍，其中谵妄与患者的死亡率密切相关。FK506时引起精神障碍的主要原因，常见表现为震颤、失眠、烦躁或抑郁。另外，术后机体内环境紊乱、感染、ICU综合征等都会加重肝移植受体术后的精神障碍。护理过程中要注意观察患者有无出现性格行为的改变，如紧张、失眠、易怒、烦躁、多语等。一旦发生精神异常，应安排专人看护，做好保护措施，按医嘱使用镇静药，适当约束，防止患者受伤及管道脱出。

4.肾功能不全　肾功能不全是肝移植术后常见的并发症，也是术后预后不良的标志之一。肝移植术后一旦发生肾功能不全，需严格控制液体的出入量，调整免疫抑制药的剂量，停止使用有肝肾毒性的药物，使用多巴胺和前列腺素等改善肾血流灌注，必要时行连续性肾替代治疗（CRRT）。

八、康复运动及心理护理

肝移植术后24h应取平卧位，定时翻身叩背，血压平稳后可给予小于30°的低坡卧位，术后1周内半卧位不超过45°，术后5d左右可下床活动，但需要注意安全，防止跌倒、撞伤引起肝破裂。

肝移植的患者由于长期受肝病的困扰、长时间等待供肝，精神常常处于焦虑、紧张、恐惧等状态中，加上对手术安全和预后的顾虑，易发生精神异常。另外，接受他人的器官，可能产生心理上的"排异反应"，视移植器官为异物，产生心理负担。

首先，术前应由专业的心理医师对患者进行评估，通过面对面的交流，对患者及其家属进行移植方面的知识宣教，使其进入移植角色。

术后患者意识清醒后，应告知患者手术成功的信息，使患者有安全感，病房内应有自然光线进入，身旁放置患者熟悉的物品，让患者与家属进行可视对话，减少孤独感。

康复期，应进一步加强与患者的沟通交流，深入了解患者的心理状态，进行心理疏导，保持乐观的态度，减轻不良情绪，积极配合治疗。

九、肝移植术后出院指导

1.饮食指导　保持营养均衡，避免进食过多的蛋白质和脂肪。饮食宜低盐、低脂、低糖、高维生素，禁止食用葡萄和柚子，因这两者可影响免疫抑制药的浓度。禁止食用具有增强免疫功能的滋补品和保健品，如人参、鹿茸、蜂王浆等，避免进食木耳、香菇、大枣和蜂蜜。

2.运动与锻炼　生活规律，适当参加运动锻炼，锻炼计划应循序渐进。开始可选择散步，体力允许之后可尝试其他锻炼，如慢跑、游泳等。但移植术后1个月内，应避免驾车。

3.服药与术后复查

（1）准确服用免疫抑制药指导患者按医嘱服药，切勿擅自更改药物剂量或停药，不随便服用其他药物；应每天定时空腹服药。当出现不能按时服药或用药后呕吐、腹泻等情况时，最好与移植医师沟通是否需要追加药量。当需要检测药物浓度时，应在下次服药前抽血。外出时必须携带相关免疫抑制药，以免出现漏服药物的情况。

（2）定期复查：出院后3个月内每周随访1次，3～6个月后每月随访1次，1年后1～3个月随访1次，复查时会检查肝肾功能情况及免疫抑制药的血药浓度。另外，还会检测血常规、血糖、尿常规、尿糖等，必要时测定血脂。常规进行肝B超检查。

4.预防感染及并发症

（1）预防感染勤洗手、勤洗澡。经期勤换卫生巾，不要使用妇女保健用品。注意牙齿和口腔护理，餐后漱口。最初半年内应避免行牙科手术。避免接触过多的人群，尤其是有感染症状的人，如需外出，尽可能戴上口罩。

（2）防治并发症如发生不可解释的低热和疲劳，应警惕排斥反应的发生，注意有无以下情况：疲劳、腹部疼痛、尿色深黄、大便颜色变浅，如有上述症状应及时就诊。

5.其他

（1）预防疾病复发合并乙型肝炎的患者，出院后需继续进行乙肝病原学的监测，应每个月监测肝功能、HBsAg、HBV-DNA定量。对于肿瘤患者，需要行肿瘤复发的监测与预防性治疗，出院后每3个月测定AFP浓度，肝B超和X线胸片检查，必要时行CT检查。

（2）避免到公共场所，减少过度的日光照射，防止因服用免疫抑制药所诱发的皮肤癌；禁止养宠物；戒烟戒酒。如有不适应及时就诊。移植术后半年，大部分患者性功能恢复正常，可以适度进行性生活，提倡使用避孕套避孕。不要接受任何活疫苗或减毒活疫苗的预防接种。

（伍梅娟）

参 考 文 献

［1］Paul M，Andrea DM，Sandy F，et al. Evaluation for livertransplantation in adults：2013 practice guideline by the AmericanAssociation for the Study of Liver Diseases and the American Society of Transplantation. Hepatology，2014，59（3）：1144-1165.

［2］刘立新，严律南. 肝移植病人术前心理准备. 中国现代医学杂志，2004，14（18）：151-156.

［3］Swanson KL，Wiesner RH，Krowka MJ. Natural history of hepatopulmonary yndrome：Impact of liver transplantation. Hepatology，2005，41（5）：1122-1129.

［4］Sampaio MS，Martin P，Bunnapradist S. Renal dysfunction in end-stage liver disease and post-liver transplant. Clin Liver Dis，2014，18（3）：543-560.

［5］Barbano B，Sardo L，Gigante A，et al. Pathophysiology，diagnosis and clinicalmanagement of hepatorenal syndrome：from classic to new drugs. Curt Vasc Pharmacol，2014，12（1）：125-135.

［6］Qiu Y，Zhu X，Wang W，et al. Nutrition support with glutaminc dipeptide in patients undergoing liver transplantation. Transplant Proc，2009，41：4232-4237.

［7］StarzlT E，Marchioro T L，Kaulla K N V，et al. Homotransplantation of the liver in humans. Surgery Gynecology & Obstetrics，1963，117（117）：659.

［8］R．W．Busuttil，G．B．Klintmalm. Transplantation of the liver. Philadelphia，Pennsylvania：W．B．Saunders，1996：321-324.

［9］黎介寿，吴孟超，黄志强. 普通外科手术学. 北京：人民军医出版社，2008：148-149.

［10］郑树森. 肝移植. 北京：人民卫生出版社，2012：148-149.

［11］严律南. 肝脏移植的发展历程. 中华肝脏病杂志，2004（6）：8-9.

［12］吴伟顶，肖卫东. 劈离式肝移植进展（文献综述）. 国外医学：外科学分册，2004（1）：36-39.

［13］滕大洪. 劈离式肝移植术临床进展. 实用器官移植电子杂志，2017，5（4）：309-314.

［14］严佶祺，Thomas Becker，彭承宏，李宏为. 劈离式肝移植中供肝分离的手术经验. 中华肝胆外科杂志，2005（11）：738-741.

［15］窦科峰，张毅. 肝移植术后中长期管理应注意的问题. 临床外科杂志，2009，17（9）：588-589.

［16］刘剑戎，易慧敏，杨扬.肝移植术后严重感染的治疗与预防.肝胆外科杂志，2017，25（4）：252-254.

［17］丛文铭.肝脏移植临床病理学.北京：军事医学科学出版社，2011：431-434.

［18］中华医学会器官移植学分会等.肝移植常见并发症病理诊断指南（2016版）.实用器官移植电子杂志，2017，5（6）：405-414.

［19］郑树森.肝移植.北京：人民卫生出版社，2012：150-158.

［20］刘纯艳.器官移植护理学.北京：人民卫生出版社，2008：149-151.

第 12 章

器官簇移植

多器官联合移植（multiple organ transplantion，MOT）是指保持各器官相互间解剖关系的整个多器官簇的移植。以前的胰肾、肝心和肝肾等的胸腹部多器官联合移植在严格的定义上讲与本文的多器官联合移植是不同的，因为这些移植只是在同一受体同时或分期施行几种完全独立的经典移植术。本文介绍的腹部多器官联合移植是另一个不同概念，指的是多个器官保持原有的解剖关系的多器官整块（en bloc viscera）的移植，所有器官仅有一个总的血管蒂，整块切取后连在一起，移植时只需吻合血管蒂中的血管主干，所移植的器官群便都恢复血供，因而也可称为器官簇移植（organ cluster transplantation，OCT），也有称为一蒂多脏器移植。

多器官移植早期主要应用于累及多个器官的恶性肿瘤侵犯的治疗，由于器官切除数量多、重建管道复杂，造成术后肠瘘、感染等较多并发症，死亡率极高，且术后肿瘤的复发率也高。因此，对该类手术是否符合成本效益的原则，引起人们的质疑。随着器官短缺问题的日益突出及对多器官移植认识的深入，多器官移植的主要适应证已从当初的治疗恶性肿瘤逐渐转变为治疗短肠综合征合并肝功能不全，胰腺囊性纤维化合并良性终末期肝病等，而目前上腹部多器官移植的最佳适应证应该是终末期肝病伴有胰腺功能障碍。Pirenne 等报道了 2 例上腹部多器官移植治疗终末期肝病合并 1 型糖尿病的病例，取得了较为满意的长期疗效，至报道时受体分别已经存活 2 年和 4 年，且移植肝和胰腺的功能良好。德国 Kornberg 等报道了 14 例上腹部多器官移植治疗终末期肝病合并 2 型糖尿病的病例，受体均为肝硬化合并胰岛素依赖型 2 型糖尿病，中位随访时间为 92.5 个月，随访期间 2 例经活检明确诊断为胰腺排斥反应，1 例于术后第 7 年出现糖尿病复发需胰岛素治疗，术后 5 年累积存活率为 64.3%。手术规模从当初的全腹器官移植或次全腹器官移植（不含结肠）逐渐为上腹部器官簇移植所替代。在这种背景下，为了提高手术成功率，减少并发症，中山大学附属第一医院针对多器官移植中的技术难点和存在的问题，对移植物动脉重建、消化道重建、保留胰腺、多器官联合切取、免疫抑制方案等关键技术进行了创新与改良。

1. 国际上既往多器官移植动脉重建使用供体腹主动脉（含有腹腔动脉和肠系膜上动脉的 Carrel 袖片）与受体腹主动脉直接吻合，或一段腹主动脉用其近端与受体肾动脉以下的腹主动脉做端侧吻合，远端关闭。该方法的弊端是术中需阻断受体腹主动脉，对受体血流动力学影响较大，吻合费时，且吻合口有较大张力。我们采用取自供体的髂总及髂内、外动脉作为搭桥血管，在后台多器官修整时将供体的肠系膜上动脉与腹腔干动脉分别同供体的髂内、外动脉吻合，在移植中直接将供体的髂总动脉与受体的肝总动脉吻合。该方法缩短了受体手术时间，保证了动脉的足够长度，术中无须阻断腹主动脉，对血流动力学影响小，不损伤腹主动脉，是一种理想的多器官动脉重建方法。

2. 改良的多器官移植，缩小了手术切除范围，只需切除病变的肝，保留了患者胃肠道及胰腺等上腹部主要器官，简化了手术操作，减少了术中出血，缩短了手术时间，显著降低术后出血、肠漏及感染等严重并发症的发生率。

3.采用供、受体十二指肠-空肠侧侧吻合的术式进行消化道重建，减少了肠道吻合口数，保留了患者原有的正常消化道结构，操作简化，未出现消化道外科并发症。

4.基于肝对同时移植的其他器官具有免疫保护作用这一独特的免疫学特点，我们对多器官移植病例采用肝移植常规免疫抑制方案，明显减少了免疫抑制药的种类与剂量，大幅降低了感染、肠漏等并发症。

通过上述技术演进，明显降低了多器官移植的常见并发症，围术期死亡率明显下降，为临床常规应用改良多器官移植治疗累及多个器官的良性疾病奠定了基础。

第一节　器官簇移植适应性及围术期处理

一、手术方式

1.上腹部多器官获取　详见第7章第二节：器官簇的获取技术。

2.上腹部多器官的修整　游离十二指肠，结扎胰头处系膜预防出血，仅保留十二指肠乳头为中心长约15cm的肠管。以切割闭合器关闭十二指肠近端，并以4-0丝线加行全层间断缝合加固预防出血，再加行浆肌层内翻缝合加固。十二指肠远端可用无损伤钳做临时夹闭，留作肠道吻合时置入管状吻合器。然后分别游离出肠系膜上静脉、肝上、下腔静脉，修剪腹腔干和肠系膜上动脉的开口，预先分别与取自供体的同侧髂外、髂内动脉端端吻合，使前两者连接为一个出口，即髂总动脉开口作为吻合口。缝扎胰腺下方的肠系膜上动脉开口，修剪胰腺周围的脂肪组织，靠近包膜结扎，保留完整的胰腺包膜，紧靠胰尾切除脾，使用Prolene线缝扎胰尾处的脾血管。从肠系膜上静脉插管，灌注4℃的UW液，仔细测漏，使用6-0 Prolene线缝扎渗漏点，保留灌注管用于移植。血管吻合过程中血浆灌注。最后用甲硝唑再次冲洗肠腔，用UW液经胆囊再次冲洗胆道，保留少量UW液在肠腔内，以无损伤钳临时夹闭肠管远端备用。修整过程中需注意的细节。

（1）修整过程中不建议使用超声刀等热力器械，避免造成器官升温损伤或者小血管复流后出血。

（2）因肠管经灌注后水肿严重，使用切割闭合器后需全层间断缝合加固预防出血及钛钉脱落。

（3）腹腔干和肠系膜上动脉切断位置紧贴腹主动脉0.5cm，髂内外动脉保留约1.5cm，髂总动脉保留约1cm用于吻合。

（4）胰头及钩突背部有较多滋养血管，测漏时需重点检查。

（5）提前分离肝十二指肠韧带门静脉后方结缔组织，显露门静脉后壁用于受体门静脉端（受体）侧（供体）吻合。

3.上腹部多器官的移植术　采用简化式腹部多器官移植术，术中单纯切除病变肝，缝扎受体胆总管断端，保留受体的胰腺和全消化道。将多器官移植，供肝种植采用原位改良背驮式。

（1）下腔静脉流出道吻合方式是改良背驮式器官簇移植，将供肝上、下腔静脉修整为三角口，与受体下腔静脉整形后的三角口吻合。

（2）门静脉吻合方式：根据受体门静脉口径，在供体肝十二指肠韧带门静脉后壁横行剪开并修剪成鱼口状开口，将受体门静脉断端修整成一45°斜面，与供体门静脉后壁行端侧吻合。注意门静脉后壁开口修剪时需呈椭圆形，剪除部分静脉壁，预防术后吻合口狭窄，吻合后门静脉暂不开放复流。

（3）动脉吻合方式：在切除病肝时，游离肝动脉至肝总动脉水平，以血管夹阻断近端，以5-0 Prolene线缝扎胃十二指肠动脉远端，保留肝总动脉发出胃十二指肠动脉的分叉口，修剪成大小与髂总动脉一致的喇叭口。将修整好的供体多器官的髂总动脉开口与受体肝总动脉行端端吻合。胰腺移植物直接覆盖于受体胰腺上方。全部血管吻合完毕后，开放血流。动脉和门静脉一定要同时开放，避免胰腺及十二指肠热缺血的发生，复流后缝扎肠系膜上静脉断端。相对于肾下水平腹主动脉搭桥、供体动脉袖片与腹主动脉直接吻合等方式，可节省平均手术时间约40min。

（4）肠道吻合方式：因移植物在复流后有大量消化液产生及胆汁流入十二指肠，所以复流后需尽快打开之前夹闭的十二指肠远端，以行十二指肠减压，避免出现肠管压力过高致水肿加重，甚至浆膜撕裂。距受体十二指肠悬韧带40cm处空肠上提，使用管型吻合器，通过供体十二指肠远端残端行供体十二指肠与受体空肠侧侧吻合，吻合口应位于十二指肠乳头对侧肠壁稍下方位置，通过供体十二指肠残端观察吻合口有无出血，仔细缝扎出血点，再加行浆肌层内翻缝合加固。将一根18号胶管在吻合口远端空肠戳孔置入供体十二指肠内，用于术后十二指肠减压，预防吻合口瘘。使用切割闭合器闭合供体十二指肠远端残端，并以丝线加行全层间断缝合加固预防出血，再加行浆肌层内翻缝合加固。距吻合口15cm以远处空肠戳孔置入空肠营养管，备术后肠内营养和应用药物。近期15例均采用上述简易肠道吻合方法，较早期7例采用Roux-en-Y吻合方式（距受体十二指肠悬韧带25cm处横断空肠，经受体结肠后方将受体空肠远端上提至供体十二指肠处，受体空肠与供体十二指肠行端侧吻合，距供体十二指肠吻合口40cm处行受体空肠端侧吻合）减少了吻合口，降低了术后风险（图12-1），并使手术平均时间减少约30min。留置的十二指肠减压管，直至术后4周拔除。

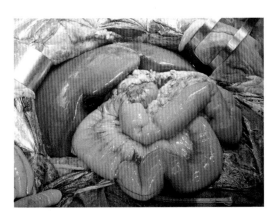

图12-1　肝胰腺十二指肠器官簇移植后

二、术后管理

术后患者被送入重症监护病房（ICU），持续气管插管进行辅助呼吸直到呼吸、循环状态稳定为止。术后麻醉逐渐恢复，患者自主呼吸功能良好，气管分泌物少，意识清醒，一般情况稳定，血气分析和X线胸片无异常，可拔除气管插管。术后早期观察患者表现和体征，持续监测心电、血压、氧饱和度、体温、呼吸；注意动脉血气分析、各项血液生化、凝血机制检查，记录每小时出入量，包括尿量、胃液、胰液、胆汁和腹腔各引流管及呼吸和体温改变引起的蒸发，每日维持电解质钠、钾、氯和水的平衡。每日补充能量和维生素。术后第1天即开始全肠外营养（TPN），患者肠蠕动功能恢复后宜尽早进食。移植术后主要应防止多器官功能衰竭，移植肝功能的恢复对受体其他器官功能的恢复起着关键的作用。移植后早期对移植肝功能的监测和处理治疗尤其重要。肝功能的其他生化指标及凝血机制的测定有助于判断其功能。肝移植术后早期几乎所有患者都有黄疸，这种胆红素增高与供肝切取、灌注、保存和移植过程中不同程度的缺血和机械性损伤有关。随着移植物功能逐渐恢复正常，需鉴别手术相关情况。根据术后血糖、糖耐量试验和胰岛素释放试验及C肽的测定可判断移植胰腺的功能。即使患者术前肾功能正常者，多器官移植手术的严重创伤也可导致术后因低血压引起的肾前性氮质血症、急性肾损害或者因抗生素、排斥药物引起的肾毒性损害，往往需血液透析使肾功能逐渐恢复。手术后意识障碍原因复杂，低氧血症、低血糖、低血压、水电解质紊乱、脑栓塞、脑水肿、癫痫或其他颅内病理改变如蛛网膜下腔出血也可影响神志，应给予鉴别诊断和适当处理。术后应做各个部位的细菌和真菌连续性培养和药敏试验监测，以及病毒学特别是肝炎和巨细胞病毒检查。以便指导抗感染药物的选择，避免盲目性。术后排斥反应的预防和治疗，各个移植中心根据各自的经验和条件虽然治疗方案不完全相同，但都主张预防排斥反应采用三联或四联用药方案，不仅可以减少用药剂量，降低药物毒性外，还可增加其协同作用。免疫诱导常用巴利昔单抗（舒莱），常联用的免疫抑制药有环孢素A或他克莫司（普乐可复）、硫唑嘌呤或MMF（骁悉）、肾上腺糖皮质激素、抗淋巴细胞抗体（ALG、ATG、OKT3）等。治疗急性排斥反应首选甲泼尼龙冲击治疗，耐激素者可用抗淋巴细胞抗体。

近年来，超声造影及超声造影成像技术已在临床广泛应用，通过外周静脉注入超声造影剂，观察移植肝血流灌注的动态变化，有助于发现移植肝的血流灌注异常，弥补了彩色多普勒对深部血管及低速微弱血流信号检出的不足，有助于血管并发症的早期诊断，避免了更多的有创性操作。由于超声造影技术对血管并发症的判断更加准确及无创优点，虽然CTA和MRA能清晰显示血管分支及全貌，对判断狭窄和栓塞的部位及程度准确可靠，但对于超声造影判断后的血管并发症也直接进行DSA检查并做介入治疗，为移植物争取到更早的治疗。

3.术后具体管理有以下几个方面

（1）术后早期的一般监测：心电图监测、动脉血压监测、中心静脉压监测、呼吸频率监测、经皮氧饱和度监测、动脉血气监测和中心体温监测。术后注意神经系统功能监测和评估，在未清醒前必须每小时评估患者的知觉水平，脑神经反射和运动及感觉功能，以及时掌握脑功能的恢复情况，及时发现脑并发症，如缺氧性脑病、脑水肿、脑出血等。

（2）呼吸的监测与管理：术后患者即送ICU监护，无自主呼吸，完全依赖于呼吸机机械通气。自主呼吸一般在手术结束后半小时到数小时内恢复。当呼吸恢复良好，通气指标符合下列情况：呼吸频率小于20次/分、大于10次/分，潮气量大于每次26ml，每分钟通气量大于4L/min，吸入氧浓度小于或等于40%，动脉分析各项指标在正常范围内，同时循环稳定，无活动性出血时，可考虑撤离呼吸机，撤机后20min、2h、4h各查动脉血气分析一次。

（3）实验室检查监测

血常规、感染指标、血淀粉酶和（或）脂肪酶、尿淀粉酶、凝血功能和肝肾功能检测，术后1周内每日2次。

供体十二指肠-空肠吻合口腔内及附近引流管引出液查血淀粉酶和（或）脂肪酶，每日1次对比。

加用排斥药物后，监测排斥药物血液浓度。

术后最初两天，每2小时测血糖1次，后改为每日4次，1周后每日2次，满1个月后，每日查血糖1次。疑有排斥反应，随时监测。

血清胰岛素，C肽检测术后1周每日1次，1个月内每周1～2次，以后每周1次。

糖耐量试验，C肽释放试验，术后每月1次。

术后患者应行咽拭、痰、尿、粪、引流物、切口分泌物的细菌和真菌培养及药敏试验，以指导抗生素的选用。

（4）术后影像学监测：床旁X线胸片了解肺部情况；每日床旁超声监测肝胰血管、胆道情况，胸腹腔积液；必要时超声造影、CTA，更精确了解可疑血管情况，主要目的发现早期血管并发症，做到早治疗。

（5）术后维持水、电解质及酸碱平衡：器官簇移植术后的液体进出与单纯肝移植相比并无特殊性。胰腺的外分泌通过十二指肠内引流的患者，电解质、酸碱平衡紊乱发生机会少。

（6）抗凝治疗：为防止血管内血栓形成，术后一般不用止血药物，而用抗凝治疗。视腹腔引流情况，可早期给予前列地尔注射液10～20μg每12小时1次，也可从术后2d内加用低分子肝素钠2000～4000AxaIU皮下注射每日1次。

（7）引流管的处理：术后观察引流量及性状，保持通畅。注意有无出血及感染坏死物引出。

（8）抗生素高危患者，感染易发生。应从进手术室开始预防感染。一般先选用对革兰阴性和阳性菌及厌氧菌都有作用的广谱抗生素，采用联合用药，然后根据细菌培养及药敏试验调整用药。

（9）抑制胰液分泌：①禁食、胃肠减压；②应用药物：迷走神经阻断药，可减少胃酸分泌，又减少胰液分泌；③制酸药：有明显的抑制胃酸作用从而减少胰液的分泌；④生长抑素：对胰腺外分泌具有抑制作用，改善胰腺的微循环。常用制剂有奥曲肽（善得定）（Sandostatin）和生长抑素（施他宁）（总量9～12mg/d，24h维持治疗）。

（10）术后早期的营养问题：器官簇移植患者手术前常存在不同程度的营养不良，且经常伴有糖尿病、低血糖、营养吸收障碍、酮症酸中毒、梗阻性黄疸等代谢性疾病，而创伤、手术治疗、手术后发生腹腔内或全身性感染等严重并发症又常使患者处于严重的应激和高代谢状态，机体发生一系列内分泌和代谢反应，对疾病的治疗和手术后恢复极为不利。术后早期患者处于禁食状态，由于腹腔引流、胃肠液的丢失、液体过量等原因，常常导致患者电解质紊乱。利尿药的应用，导致血清钾、钠、镁大量丢失，应注意加强监测，应给予静脉营养支持。同时肠内营养可以减少器官簇移植术后感染的发生率，其代谢方面的并发症也少于胃肠外营养。所以早期肠内营养治疗对于确保移植手术的成功和达到预期目的均具有十分重要的临床意义。常用的肠道内营养药物。

①百普力：每瓶500ml，短肽蛋白为主，低脂肪，低渣，不含谷蛋白，不含乳糖等热量，可用于糖尿病患者，100～125ml/h，初次使用给予1000ml/d，不可静脉应用，不用稀释，打开后4℃保存24h，渗透压300mOsm/L，能量419kJ/100ml。

②肠内营养混悬液（能全力）：以整蛋白为主的肠内营养制剂，渗透压低，可预防渗透性腹泻。

③肠内营养乳剂（瑞高）：每袋1000ml，20～30ml（126～167kJ）/（kg·d），第一天速度20ml/h，最大125ml/h，渗透压300mOsm/L，能量100ml/628kJ。

④肠内营养乳剂（瑞代）：专供糖尿病患者使用的肠内全营养制剂，不含牛奶蛋白，适用于牛奶蛋白过敏的患者，100ml/377kJ。

三、术后早期并发症

1.早期移植肝功能异常　是术后最严重的并发症。一般分为原发性移植肝无功能和早期肝功能不良。前者指术后早期移植肝功能完全不能恢复或丧失，后者指早期移植肝肝功能恢复不全。随着活体肝移植数量的增多，出现了一种因供肝体积偏小引起的新的早期移植肝功能异常即小肝综合征。原发性移植肝无功能文献报道发生率在0.6%～10%，早期肝功能不良发生率较高15%～30%。由于供肝的短缺，越来越多地使用边缘供肝，增加了术后肝功能异常的发生率。主要原因可能为：①供体方面的因素，包括高龄供体（≥65岁）、供体术前存在低血压、使用了大剂量升压药、高钠血症，供肝存在脂肪变性（＞30%）、脑死亡维持时间过长和使用心脏死亡供体等；②手术技术上的问题，包括热缺血、冷缺血时间过长，移植肝血管重建后的缺血再灌注损伤，种植后大血管栓塞特别是肝动脉栓塞等；③受体方面的因素，包括病情严重、高MELD评分、使用大剂量升压药或者联合用药、肾衰竭、ABO血型不符、再次肝移植、免疫排斥反应因素，免疫抑制药顺应性，肝毒性药物的使用、内毒素等。发生原发性移植肝无功能应在72h内确诊，在恢复血供后，在术中如凝血功能不断恶化、完全无胆汁分泌，就是不良征兆。术后难以从麻醉中清醒、持续低温状态、持续高乳酸血症和血流动力学不稳定、血清转氨酶和胆红素持续升高、出现肾功能不全和顽固的低氧血症也预示移植肝无功能。唯一的有效治疗方法是再次肝移植。移植肝早期功能异常临床表现为持续肝功能损害，即出现胆汁量少甚至停止分泌、转氨酶不断升高、凝血功能紊乱、高血氨、昏迷，代谢性酸中毒等，彩色多普勒显示移植肝血流异常。发生移植肝早期异常多数是可逆的。诊断原发性肝功能异常首先还必须与血管重建或其他技术原因引起的肝功能损害相鉴别，如移植肝血流障碍及其他并发症（腹腔间隔综合征和右心房压力过高等）。确诊往往需肝细针穿刺活检。总之，认识和处理移植肝早期功能异常的关键是术前准确评估供受体条件，避免危险因素，预防其发生。

2. 术后出血

（1）腹腔出血：正常情况下，移植物功能恢复顺利，各腹腔引流管在术后24～72h有一定量的血性液体引出，随着时间的延长引流量逐渐减少，色泽变淡。若腹腔引流管内引出的血性液体较多，或出现高度腹胀、心率加快、脉搏细速、脸色苍白、尿量减少和口干等症状，实验室检查发现血红蛋白和血细胞比容进行性下降，则诊断为腹腔出血。发生于术后48h内可能有两个原因：①手术操作问题；②凝血功能紊乱。术后72h以后的大出血则可能为：①血管结扎线脱落；②引流管负压不恒定，引流管侧孔靠近血管吻合口附近；③腹腔内感染，脓肿形成，腐蚀较大血管，特别是肝动脉。若是突发大出血，血压迅速下降，需立即行剖腹探查术止血。

（2）消化道出血：常见为消化性溃疡、胰肠吻合口及应激性溃疡出血，大多与激素冲击治疗有关，胰液引流不通畅腐蚀吻合口导致出血。由于常规应用了H_2受体阻滞药，消化性溃疡及应激性溃疡出血发生不多，即使发生亦可用非手术治疗控制。

3. 血管并发症

（1）重建吻合口附近动脉血栓形成：是最严重的并发症，手术技术上的失误为主要原因，早期可致大片坏死及肝衰竭而死亡，存活者则于后期发生胆道并发症，如胆泥、胆管狭窄甚至肝内胆管坏死。彩色多普勒超声检查应于术后第1～7天每天进行，有怀疑时应行腹腔动脉造影，一旦明确诊断应行急诊肝动脉重建术，但多数情况下确诊时已较晚，此时需再次肝移植。

（2）门静脉血栓形成：较少见，多发生于腹腔容积小、术后腹腔压力高及由于手术操作失误造成。如门静脉端侧吻合处扭曲，或缝合时造成狭窄可致血栓形成，获取术中门静脉插管过高导致内膜损伤或术后高凝状态亦可造成。术后早期此并发症可导致严重的肝功能紊乱，甚至肝坏死，因而需要再次肝移植。晚期可引起门静脉高压，并经常存在顽固性腹水、食管曲张静脉破裂出血或原因不明的凝血酶原时间延长。如果能早期明确诊断，门静脉插管溶栓治疗效果甚佳。

（3）下腔静脉及肝静脉狭窄或血栓形成：极为少见，多为技术上原因造成，腔静脉狭窄可放置支架支撑，但血栓形成者常需手术解决或再次肝移植。

4. 胆管并发症　器官簇保留了胆管完整的解剖形态，并发症非常少，胆泥形成是肝动脉供血不足及缺血灌注损伤造成的，其次是排斥反应。

5. 肠吻合口漏　多与器官保存后缺血再灌注、吻合时供体十二指肠肠壁水肿有关（受体空肠壁不水肿，吻合时两侧肠壁状态不对称）。供体十二指肠盲端过长导致胰液积聚引流不畅腐蚀肠壁吻合口。

6. 移植胰胰腺炎　是胰腺移植术后常见并发症之一，约有7%的移植物功能丧失由它所致。发生的原因主要与保存及缺血和（或）缺血再灌注损伤有关，其机制与细胞内钙超载、氧自由基产生、内皮素及NO分泌不平衡直接导致腺泡损害、胰酶激活、循环障碍等有关。主要应用生长抑素治疗。

7. 胰周感染　也是重要的早期并发症，是由微生物侵入腹腔而引起的。术后7～14d患者持续出现肠梗阻表现、发热、腹痛腹胀、白细胞升高和肌紧张时，应考虑胰周感染的可能。其治疗主要包括腹腔灌洗，胰周坏死脂肪组织的彻底清除及适当应用抗生素。胰周感染可能由十二指肠-空肠吻合口漏引起，非手术治疗后效果差，应尝试行吻合口修补术。

8.肺部并发症　肺段不张和右侧胸腔积液在术后早期十分常见。必须加强胸部理疗和气管内吸痰，常需要做支气管镜洗涤和清除黏稠的黏液堵塞。要尽早尝试让患者脱离呼吸机。如果早期血气分析结果满意，多数患者可在24～48h拔除气管内插管。需要特别注意的是一部分慢性肝病和肝硬化的患者在术前就往往合并肝肺综合征，其表现是慢性肝病引起的肺泡与动脉氧分压梯度增加，以及肺内血管扩张导致的肺功能损害。这类患者肝移植后肺功能随着移植肝功能的恢复大多会逐渐恢复，但术前肺内动静脉严重异常的受体肝移植成功后呼吸功能也难以改善，所以在术前对患者的肺功能要做出评价。此外，在术中可能损伤膈神经，引起右侧横膈麻痹，以及术后腹水都有可能加重肺不张。另外，术后肺部感染和ARDS的发生率也很高。对于肺功能不全的患者术前应加强辅助呼吸训练。如果患者术前学会并掌握辅助肌呼吸，有助于术后肺功能的恢复。合并肺部慢性感染和支气管炎的患者必须做体位引流。如果是细菌感染应短程使用广谱抗生素。术后早期应保持呼吸道畅通。用呼吸机辅助呼吸，目的在于维持适当的通气量，维持肺有效的气体交换功能，同时减少呼吸肌做功，降低能量消耗，预防呼吸功能衰竭，并监测氧饱和度和血气分析。

9.全身感染　器官簇移植术后的感染一直是主要并发症之一，感染严重者可以导致患者死亡。大部分DCD供体，由于疾病或外伤的原因，基本都会在重症监护室治疗不短的时间，其本身就存在感染的可能，因此，器官捐献肝移植术后感染的发生率更高。重点在于预防感染的发生，关键做好保护性隔离及加强预防感染的措施。感染的征兆，最主要的临床表现还是发热。一旦怀疑有感染存在，应积极寻找感染源。血液、痰液、尿液、引流液、伤口、管道等均应做细菌和真菌的培养，同时还应进行血液CMV抗原检查和培养。X线胸片和B超检查也常规进行，对于胸腔和腹腔积液必要时穿刺镜检和培养。在积极寻找致病病原微生物的同时，结合本院的实际情况给予经验性的抗感染治疗。当感染十分严重时，应及时减少免疫抑制药的用量，甚至停止使用免疫抑制药，在抗感染的同时，可以静脉使用丙种球蛋白提高患者自身免疫力，以增强抗感染能力。待感染得到控制，可逐步恢复免疫抑制药的使用，避免排斥反应的发生。

10.精神异常　术后早期精神异常的发生率近30%，以谵妄最多见，其次为适应障碍及情感障碍性疾病，其中谵妄与患者的死亡率密切相关。他克莫司（普乐可复）是引起肝移植患者精神病学改变的最常见原因，常表现为震颤、失眠、烦躁或抑郁。另外术后感染、机体内环境紊乱、强迫体位、ICU封闭的环境、缺乏交流等对术后精神异常的发生也起重要作用。肝移植术后护理过程中密切观察有无精神神经系统并发症的前驱症状，如性格和行为的改变、紧张、失眠、易怒、烦躁、多语、喜怒无常等。患者出现精神症状后，往往躁动不安、情绪激动，拒绝吸氧，这些会增加氧耗和加重心脏负担。在应用镇静药的基础上，根据病情调整给氧方式和给氧流量。一旦发生精神失常，应有专人看护，在患者周围不放置具有自杀可能的用具，躁狂患者应注意做好保护措施，按医嘱使用镇静药，辅助应用约束带防止患者受伤及管道脱出。移植术后药物引起的精神异常与免疫抑制药的应用有一定的时间规律，掌握好抗排异药物的给药时间和正确的给药方法。

四、术后远期并发症

1.感染　器官簇患者发生感染与下列因素有关：①免疫抑制药使用；②患者术后全身状况恢复慢，广谱抗生素的长期使用。感染包括细菌、病毒、真菌和结核分枝杆菌感染。细菌感染多发生于术后 2 个月之内，常见为肺炎。真菌感染治疗可使用酮康唑、氟康唑等。一旦明确全身感染时应及时使用氟康唑。病毒感染主要是巨细胞病毒（CMV）感染，多发生于术后 3 个月内及发生排斥反应时。诊断依靠实验室及病理检查：①直接检查 CMV 抗原（IgG、IgM），采用 ELISA 法或免疫荧光法。②基因诊断法：常用核酸分子杂交及聚合酶链反应测定 CMV-DNA。③肝活检：特异性病理改变为坏死的肝细胞周围有少量白细胞聚集，在肝的间质细胞和肝实质细胞内可见嗜酸的细胞核和嗜碱的胞质包涵体。对石蜡切片的免疫组化可染色定位 CMV 抗原。治疗采用阿昔洛韦或更昔洛韦。后者作用强于前者 25 倍，常用 7.5 ～ 10mg/（kg·d）分 2 ～ 3 次静脉给药，病程10 ～ 14d。其他的机会感染致病菌有白念珠菌、卡氏肺囊虫、烟曲霉菌、星形诺卡放线菌或球菌。由于这些感染可迅速波及多个器官，所以以积极鉴定致病菌，制订出早期相应的治疗措施非常重要。

2.肾功能损害　DCD 肝移植术后并发相关肾功能不全的危险因素包括：术前糖尿病长期肾损害、术前存在肝肾综合征、术中阻断下腔静脉和门静脉、术中和术后低血压、PNF、严重感染、大剂量使用免疫抑制药等。肝肾综合征是肝硬化及其腹水患者的严重并发症，其特征为不断恶化的氮质血症、大量钠潴留、少尿、尿钠含量低及血肌酐值增高。此综合征的发病机制并不清楚，可未见明显组织病理学改变，大多与肾血流动力学的改变有关，有学者认为主要是由于肾内分流和肾素、醛固酮及去甲肾上腺素水平增加引起肾皮质灌注减少等因素所致。合并腹水时，使用呋塞米等利尿药可防止肾功能进一步恶化。肝肾综合征合并低血压及血容量减少的患者可使用无盐白蛋白，但扩容措施必须小心谨慎，以避免诱发食管曲张静脉破裂出血。即使患者术前肾功能正常，器官簇手术的严重创伤也可导致术后因低血压引起的肾前性氮质血症、急性肾损害或者因抗生素、环孢素引起的肾毒性损害，往往需血液透析使肾功能逐渐恢复，远期出现肌酐逐渐升高，到了尿毒症时经过评估可以行同种异体肾移植术。

3.乙型肝炎复发　乙型肝炎肝硬化患者行器官簇后有较高的复发率，肝移植后乙型肝炎复发预后很差，一般于 2 ～ 3 年发展为肝硬化或肝细胞癌，急性重型肝炎的发生率也很高，因此有效地预防乙型肝炎的复发是移植后长期存活的关键。肝移植术后乙型肝炎复发的防治是一个综合、长期的过程。为了减少术后复发的可能，乙型肝炎患者尤其是乙型肝炎病毒高复制状态患者，在术前应接受正规抗病毒治疗；术中切除病肝后，在无肝期给予大剂量 HBIG 清除体内残余病毒；术后还应长期使用抗病毒药物预防乙型肝炎复发。最大的危险性是发生 HBV DNA 的 YMDD 突变，从而使移植肝丧失功能，需要再次移植。目前预防乙型肝炎复发最常用的是恩替卡韦与 HBIG 联合应用，可使乙型肝炎复发率降低到 10% 以下。此外，近来其他核苷类还有阿德福韦、替比夫定用于预防乙型肝炎复发，明显减少了耐药或用药后病毒变异的乙型肝炎复发。

4.移植肝慢性失功能　目前影响器官簇长期存活的主要障碍是多种因素所致的移植肝慢性丧失功能。以往认为单纯由免疫学因素所致，目前多数研究认为慢性移植物失功能是移植物对损伤的一组综合性反应，具有重要的作用。慢性移植物失功能的发生机制目前仍不明了，更没有有效的药物治疗。作为临床医师目前能做的只能是以预防为主。以下众多因素应引起临床医师密切重视。

（1）免疫学因素：①频发的急性排斥反应；②不良的免疫抑制用药；③ HLA 不相容因素；④细胞免疫反应；⑤T细胞共刺激信号系统；⑥体液免疫反应；⑦高PRA的影响。

（2）非免疫因素：①边缘性供体器官；②脑外伤/脑死亡供体，由于中枢神经系统的损伤所致的大量神经递质、炎症因子的释放，可引发供体肝的变化；③缺血和（或）缺血再灌注损伤；④细胞衰老；⑤病毒感染所致的肝炎，包括乙型肝炎病毒、丙型肝炎病毒及巨细胞病毒等；⑥免疫抑制剂药物损害（慢性毒性反应）；⑦肝病复发；⑧新生肿瘤等。此外，一些全身性的疾病包括糖尿病、高胆固醇血症、进行性肾功能减退、高血压等可影响移植物和受体的存活。

五、免疫抑制治疗

1.移植排斥反应的类型

（1）超急性排斥反应（hyperacute rejection）：超急性排斥反应发生于移植术后数分钟至数小时内，其机制为受体体内存在针对供体同种异型组织抗原的天然（预存）抗体，常见于供、受体间ABO血型不合，或者术前经反复输血、长期血液透析或再次移植等原因而产生供体HLA抗原的抗体。当移植物与受体血管接通后，预存的天然抗体与移植物血管内皮细胞表面效应抗原结合，可迅速激活补体系统，引起出血、水肿和血管内血栓形成等病理改变，导致移植器官急性坏死。超急性排斥反应一旦启动则难以控制，故应尽量避免其发生。

（2）急性排斥反应：急性排斥反应发生于术后数天至2周，其机制类似于机体针对普通抗原产生的免疫应答，唯一不同之处是排斥反应所针对的靶抗原是同种异型组织抗原。

移植器官血管与受体接触后，移植物中表达同种异型抗原的过客白细胞（主要为供体APC）迁移至受体外周淋巴组织，并在该处以直接或间接提呈方式激活同种异型反应性CD4$^+$T细胞。活化的CD4$^+$T细胞分化为Th1细胞，辅助CD8$^+$CTL前体激活，使之增殖为效应性CD8$^+$CTL。此外CD8$^+$CTL前体也可直接被供体APC所表达的同种异型MHC Ⅰ类抗原激活，自分泌IL-2，以支持其细胞增殖，而无须CD4$^+$T细胞辅助。多种趋化性细胞因子可使活化的Th1细胞和CTL迁移至移植物局部，发挥免疫学效应。在急性排斥反应后期，机体产生的抗同种异型抗原的抗体和抗内皮细胞表面分子的抗体，二者与效应抗原形成免疫复合物，可以通过激活补体系统而损害移植物血管。

（3）慢性排斥反应（chronic rejection）：发生于移植术后数月至数年，是影响移植器官长期存活的主要障碍。其病变特征是移植物组织结构损伤、纤维增生和血管平滑肌细胞增生，导致移植器官功能进行性丧失。

慢性排斥反应的发生机制尚未完全清楚，一般认为涉及免疫学和非免疫学损伤两种机制。免疫学机制：反复发作的急性排斥反应是导致慢性排斥反应及相关组织损伤的主要原因。①特异性抗体或效应细胞对微血管内皮细胞的细胞毒作用，导致血管损伤；②慢性迟发性超敏反应诱导巨噬细胞分泌平滑肌细胞生长因子，导致动脉血管内膜平滑肌细胞增生，血管壁增厚，间质纤维化。非免疫学机制：如移植术后早期出现缺血-再灌注损伤，移植器官去神经支配和血管损伤；术后给予免疫抑制异物的毒性作用；受体并发高脂血症、高血压和慢性巨细胞病毒感染等。

（4）移植物抗宿主反应（graft versus host reaction，GVHR）：是由移植物中同种异型反应性淋巴细胞（主要是T细胞）识别宿主同种异型组织抗原而发生的移植排斥反应，其临床特点为：患者出现皮肤、肝、肠道上皮细胞坏死，严重者可致命，且一旦发生，难以逆转。其机制为：骨髓移植物中成熟的T细胞被宿主的同种异型组织抗原（包括主要与次要相容性抗原）所激活，并增殖分化为效应T细胞。这些激活的效应T细胞随血循环游走至受体全身，对宿主组织或器官发动免疫攻击。临床上，GVHR主要见于骨髓移植后，受体与供体间HLA型不相配合，移植物中含足够数量的免疫细胞如成熟的T细胞，受体处于免疫功能极度低下的状态。

2.常用的免疫抑制药 当前，免疫抑制药主要分为化学合成类免疫抑制药和生物靶向类免疫抑制药。化学合成类免疫抑制药主要包括皮质类固醇（简称激素）、钙调磷酸酶抑制药（calcineurin inhibitors，CNIs）、哺乳动物雷帕霉素靶蛋白（mammalian target of rapamycin，m-TOR）抑制药等，通过干扰各类免疫细胞内的分子活性达到免疫抑制效果，主要用于预防早期移植物排斥反应和长期维持治疗。生物靶向类免疫抑制药通过靶向抑制免疫细胞表面分子活性达到免疫抑制效果。目前，发展新的、毒副作用小的免疫抑制药已经为长期维持治疗所必需。

（1）钙调磷酸酶抑制药类免疫抑制药（CNI）：主要包括环孢素A和他克莫司。环孢素A是在明确其作用机制之前即被应用于临床。这两种免疫抑制药均为前体药物，它们进入细胞内结合其靶蛋白而转化为活性形式。环孢素A结合亲环蛋白Cyclophilin，而他克莫司结合亲免蛋白FKBP12。这些分子复合物抑制钙调磷酸酶活性，防止了激活T细胞的核因子（nuglear factor of activated T cells，NFAT）进入细胞核而启动不同细胞因子的转录，也可抑制c-jun基因的转录和阻止NF-κB进入细胞核，可以避免诸如IL-2、IL-3、IL-4、IL-5、IFN-γ、TNF-α、GM-CSF的转录。

这两种免疫抑制药被认为是实质性器官移植免疫抑制的基石，尽管两种药物分子结构不同，但它们都靶向钙调磷酸酶，因此两种药物具有类似的毒副作用。环孢素A推荐血清治疗浓度应在给药后尽快达到标准值，服药后3～4h达到最高血清浓度，其中60%～70%结合于红细胞，其余结合血浆蛋白。迅速分布于富血管脏器，并且积聚于脂肪组织。由于环孢素A个体吸收差异非常明显，因此，每个移植患者需要调整剂量至稳定状态。一般采用最末浓度作为监测水平（即下次服药之前的血药浓度）。最新研究显示，最优化剂量是达到有效浓度的最高值或达到C2值（服药2h后的血药浓度），因为这时候的血药浓度较为正确地反映了患者服药后的药物分布程度。环孢素A具有多种不同的不良反应，包括肾毒性、神经毒性、肝毒性、糖尿病、高脂血症、高血压、多毛症、牙龈增生、淋巴增殖性疾病和其他恶性肿瘤。目前有研究认为，有些不良反应可能与长期服用激素相关。环孢素A的急性肾中毒可能与肾血管收缩所致有关，而慢性肾中毒机制主要是持续性肾血管收缩和诱导生成纤维原生长因子。从组织学上来看，这些过程导致闭塞性血管病变和间质性纤维化。

他克莫司不能与环孢素A联合使用，因为不良反应明显增强。尽管他克莫司的最末血药浓度代表着药物暴露程度，但需要避免药物不同状况下吸收率不同而导致血药浓度的不同。因此，采血监测血药浓度应在同一状况下进行，即始终在禁食或进食后采血。一般推荐在下次进食之前1h或进食后2h进行采血。他克莫司的不良反应基本等同于环孢素A，包括肾毒性、糖尿病（较环孢素多见）、神经毒性（剂量依赖性）和可能发生淋巴增殖性疾病和癌症。

（2）糖皮质激素：糖皮质激素不仅具有抗炎性，也是临床中最常用的免疫抑制药之一，用于治疗或逆转急性期排斥反应。糖皮质激素对免疫过程的许多环节均有抑制作用：可抑制巨噬细胞对抗原的吞噬和处理；溶解淋巴细胞，使血中淋巴细胞迅速减少；减少针对自身抗原的自身抗体生成等。

长期使用激素将会导致高血压、移植后糖尿病、骨质疏松、肥胖及白内障等严重的不良反应，因此如何尽量减少或早期撤除糖皮质激素用量以减少其不良反应引起了人们的关注。但撤除激素会导致急性排斥的发生率增高，部分学者主张早期糖皮质激素药物不宜减量。

（3）雷帕霉素（rapamycin，RPM）：哺乳动物雷帕霉素靶蛋白（m-TOR）免疫抑制药，可以靶向干扰哺乳动物雷帕霉素靶蛋白。雷帕霉素也称西罗莫司，雷帕霉素衍生物依维莫司和雷帕霉素、他克莫司都可以干扰并结合FKBP-12（FK506结合蛋白）。雷帕霉素和依维莫司与FKBP-12结合形成复合物而抑制TOR蛋白。抑制TOR蛋白可以减少IL-2的产生。m-TOR免疫抑制药还可以干扰靶细胞的细胞增殖周期，包括抑制细胞分化周期的S6激酶、阻断Bcl-2的转录和防止CD28的激活。

雷帕霉素和依维莫司具有同样的不良反应，包括：代谢不良反应如升高血清胆固醇和三酰甘油、减少血清尿酸水平；血液不良反应如抑制和减少白细胞、红细胞和血小板的生成；皮肤不良反应如痤疮和口角溃疡；其他不良反应如抑制生长因子。该药的好处是无明显的肾毒性、神经毒性，较少引发糖尿病。

（4）抗代谢类免疫抑制药：抗代谢类免疫抑制药包括霉酚酸酯、新出现的麦考酚钠肠溶片（mycophenolate sodium，MFS）和硫唑嘌呤。MMF和MFS的活性代谢产物为霉酚酸，主要在肝产生。霉酚酸具有抗嘌呤作用，鸟嘌呤核苷酸的从头合成是DNA合成所必需。T细胞无补救通路来合成鸟嘌呤核苷酸，因此可以选择性地抑制T细胞功能。抗代谢类免疫抑制药主要联合其他药物加强基础免疫抑制作用，可减少CsA或他克莫司的剂量，以减少其相应的不良反应。也可促使激素的早期撤离。霉酚酸酯的主要不良反应是腹泻，具有剂量依赖性，也可导致恶心、乏力、腹痛和骨髓抑制。

（5）生物制剂：临床用于抑制移植排斥的生物制品主要是某些抗T细胞表面分子的抗体，这些抗体能通过与效应膜抗原结合，借助补体依赖的细胞毒作用，分别清除体内T细胞或胸腺细胞，从而抑制针对移植物的排斥反应。

这些针对T细胞表面标志、黏附分子、共刺激分子、抗原受体和细胞因子及其受体的单克隆抗体包括抗CD3、CD4、CD8单抗、抗高亲和力IL-2R单抗、抗TCR单抗、抗黏附分子（ICAM-1、LAF-1）抗体等。有些已经在临床应用或进入临床评估阶段。如抗CD3抗体与T细胞表面CD3分子结合，诱导吞噬或补体介导的溶细胞作用，清除T细胞；抗IL-2R抗体能阻断IL-2与其受体结合，从而抑制T细胞增殖；CTLA4-Ig能阻断APC表面B7分子与T细胞表面CD28分子结合，抑制T细胞活化；抗CD40配体抗体能阻断CD40L与巨噬细胞表面CD40结合，抑制巨噬细胞活性。抗淋巴细胞球蛋白（antilymphocytic globulin，ALG），抗胸腺细胞球蛋白（anti-human thymocyte globulin），借助于多克隆抗体消除或抑制T细胞。

3.免疫抑制治疗方案　器官簇移植减少了血管吻合数量，可以简化手术、减少术后并发症。而且胰腺分泌的胰岛素通过门静脉回流符合胰岛素的生理分泌途径。肝是糖代谢的重要场所，而胰岛素又是影响肝功能及再生能力的重要激素，胰岛素的正常生理代谢途径为移植肝提供一个理想的代谢环境。因此，胰腺分泌的胰岛素通过门静脉回流是器官簇移植的另一潜在优势。另外，肝能清除血液中的抗原，从而诱导机体对十二指肠和胰腺的免疫耐受，使得包含肝的器官簇移植具有免疫学优势。

器官簇移植术后需要使用免疫抑制药预防排斥反应，并要按不同个体的体重、年龄、排斥反应情况，以及同一个体术后不同时期及对药物的顺应性制订个体化的用药方案，同时应了解各种免疫抑制药自身的毒副作用，并尽量予以避免或减轻，才能达到移植肝和患者长期存活的目的。目前，临床所使用的免疫抑制方案，各移植单位用法不尽相同，但绝大多数方案均是以环孢素或他克莫司（FK506）为基础免疫抑制药，联合应用其他辅助药物如硫唑嘌呤（Aza）、或霉酚酸酯（MMF）和皮质类固醇激素的联合用药方案。联合用药方案由于药物间有协同和相加作用，虽然减少各种药物的剂量，不减少或提高了免疫抑制的作用，但又可以减少相应的毒副作用。常用的联合用药方案。

（1）三联用药方案：①CsA、Aza、激素三联方案；②CsA、MMF、激素三联方案；③FK506、MMF、激素三联方案，该方案目前已成为大多肝移植中心的最常用方案。

（2）二联用药方案：①FK506和激素二联方案；②在开始使用三联用药方案后，根据情况，可以撤除激素，使用CsA＋MMF或FK506＋MMF的二联用药方案。根据患者具体的CsA或FK506的血药浓度调整剂量。

（3）广州中山大学附属第一医院方案：术中移植器官血流开放后和术后第4天分别经静脉给予巴利昔单抗20mg/d，术中经静脉单次给予甲泼尼龙500mg。术后4d常规采用他克莫司＋吗替麦考酚酯（MMF）的二联免疫抑制方案抗排斥反应，他克莫司的起始量为0.04mg/（kg·d）。术后3个月应根据他克莫司血药浓度、肝酶学及胰腺炎症等指标调整剂量，使血他克莫司浓度谷值维持在8～10μg/L。术后第1天开始给予MMF，剂量为1.0～1.5g/d，分2次口服。术后远期根据个体情况调整用药。

（王小平　焦兴元）

第二节　器官簇移植术后护理要点

一、术前评估

1.一般情况的评估　了解患者的文化程度、职业、民族、婚姻状况，询问健康史、过敏史、家族史、女性月经生育史、住址、联系人及联系电话等。

2.生理评估　评估患者的意识，营养状况，生命体征，心、肺、脑等重要器官的功能，各项检验室指标，有无内环境紊乱及感染迹象等。

二、心理社会护理

多数患者对手术会产生焦虑、紧张、恐惧、不安、抑郁、消极、悲观等不良情绪，而且手术日期越近越明显，一般于手术前夜达到高峰。这种精神紧张状态对手术是非常不利的。因为它可影响患者的睡眠、休息、食欲等，也容易造成心理疲劳，因而健康状况也往往会下降。更重要的是患者精神长期处于紧张状态下，使机体内分泌系统受损害，降低了对手术的耐受性，增加手术后发生并发症的机会。因此，轻松的情绪和良好的心理状态，对于疾病本身的治疗和术后康复都有积极作用。术前与患者充分交流，掌握患者的一般情况及心理状态，进而进行心理辅导，尽量让患者术前处于良好的心理状态，必要时请专业心理医师帮助。

一般情况下，患者主要担心手术效果及长远预后，因此，详细向患者介绍手术治疗的预期效果、国内外成功的病例及术后如何配合等具有重要临床意义，同时鼓励患者树立战胜疾病的信心，尽量解除患者的担忧，使之以最佳状态接受手术。

三、一般准备

1.足够的睡眠　充足的睡眠可以增加食欲、改善营养情况、提高机体的免疫功能，因此对手术前情绪紧张或者失眠的患者，必要时可使用适当量的安眠、镇静药，以保证良好的睡眠。

2.完成手术前各项检查　除各项常规术前检查外，应重视如心肺功能的测试、OGT试验、全身PET-CT或MRI的检查，这些检验结果常能提示患者对手术耐受程度，并及早采取处理措施。针对患者病情，有时还需进行一些特殊的检查，如小肠移植患者需要进行肠系膜上动脉造影、全消化道钡剂透视等。

3.营养状况　机体组织创伤后愈合需要足够的营养。如果营养不良，术后容易发生腹胀、切口不愈合、感染等。因此，手术前必须提供高蛋白、高热量、高维生素饮食，糖尿病患者应根据营养师指导调节饮食。

四、特殊准备

1.呼吸道准备　手术后早期，患者由于伤口疼痛，不敢咳嗽造成痰液积聚，可导致肺炎。因此，术前应做好呼吸道准备：做深呼吸运动和有效咳嗽（即深吸气后再咳嗽）练习，以增加肺活量；有吸烟习惯的患者应在手术前1～2周停止吸烟，以减少呼吸道的刺激和分泌物；对痰液浓稠患者术前应药物治疗，如雾化吸入和口服抗生素等处理。

2.胃肠道准备　根据手术部位、范围给予不同的准备：如器官簇移植、联合小肠移植式式，应于术前3～4d起给低渣饮食，术前2d改为流质饮食，术前1d午后即开始禁食。胰肾、肝肾联合移植手术：术前饮食可以不受严格限制，但应于术前12h禁食，术前4～6h禁水，以防止因麻醉或手术过程中的呕吐而引起窒息或吸入性肺炎。为了防止麻醉后肛门括约肌松弛而造成粪便排出，增加污染的机会，应于手术前晚服用泻药或术前灌肠，对腹部器官移植的患者需要通过清洁灌肠，减轻术后腹胀不适。有肝昏迷病史及肝性脑病前兆患者避免使用肥皂水灌肠。小肠移植受体应于术前3d口服肠道抗生素及缓泻剂。

3.皮肤准备　术前清洁全身皮肤，进行沐浴、洗头等，同时剃去手术野的毛发。

4.术中药物及用物的准备　根据具体情况准备抗凝血药、抗生素、甲泼尼龙、FK506，血制品：清蛋白、血浆、血小板、全血、红细胞等。

5.各种管道准备　术晨安置胃管、尿管、空肠营养管等。

五、健康教育

由于术后常规使用免疫抑制药，对细菌病毒等病原体的抵抗力较弱，易引起各种感染，严重时危及生命。因此，术前进行详细的健康教育，介绍住院期间个人卫生知识，向患者及家属告知术后早期要进行隔离，使患者及家属配合护理人员的工作。

六、病室物品准备

病室空气应该消毒净化，配备多功能呼吸机、有创和无创心电监护仪、彩色B超及床头摄片机各1台，微量输液泵5～7台，急救车、治疗车、药品、液体、注射用物、换药消毒用物、吸痰用物等各种护理用物。另备紫外线消毒灯。病室门口放置隔离衣、鞋套等。

七、术后护理特点

1.严格保护性隔离　术后10～28d实行严密隔离，入住单独隔离病房。室内严格区分清洁区和无菌区。物品均要求相对无菌，被服经高压灭菌处理，室内物品、地面用0.1%健之素液擦拭，每天2次，病室用静电空气消毒机进行消毒，每天3次，通风1～2次，每周做空气培养1次。严格限制进入隔离室的人次，凡进入者均经洗手，更换隔离衣，换鞋，戴口罩、帽子。有创治疗戴无菌手套。

2.呼吸道管理　撤除呼吸机即开始鼓励患者深呼吸，做有效咳嗽，每天行雾化吸入2次，肺部功能锻炼2～3次。必要时行肺部理疗以协助清除呼吸道分泌物，促进肺泡充盈扩张。

3.泌尿系管理　术后一般留置尿管5～12d，做好会阴部清洁，保持导尿管通畅，密切观察尿量变化。

4.移植十二指肠功能的监护　十二指肠移植物监测无特异性指标。观察移植肠血液供应情况、肠黏膜形态及移植小肠的分泌排泄功能，严密观察移植肠造口颜色，记录流出肠液的性状和量，并注意观察患者腹部体征、肠鸣音，了解移植小肠的存活情况。

5.胰腺功能恢复及胰漏的观察与护理　对于肝病合并糖尿病患者，行上腹部多器官移植，移植胰腺功能的恢复是治疗成功的重要标志。做好指端微量血糖的监测，能快速了解血糖情况，早期每天监测C肽、胰岛素，可间接和直接观察移植胰腺的内分泌功能。做好十二指肠减压管引流液淀粉酶、血尿淀粉酶的监测，则可了解移植胰腺外分泌功能。

在观察移植胰腺功能恢复的同时，做好移植胰腺并发症的观察，对肝胰十二指肠移植术后患者康复具有重要的意义。多器官联合移植术后胰漏一般发生在移植术后5～7d。胰漏不仅会导致住院时间延长、医疗费用增加和胰腺功能的严重受损，严重时需要再次手术，同时也是导致围术期患者死亡的主要原因。因此，早期发现、早期干预对防治胰漏的进一步恶化具有重要意义。

（1）腹部体征的观察护理：胰腺移植的十二指肠-空肠吻合口是患者术后易发生并发症的薄弱部位。胰漏是其术后早期主要的并发症。早期发生胰漏时，首发症状多表现为腹痛。而肝移植术后患者需使用激素等免疫抑制药治疗，常导致患者腹痛及腹膜刺激征不明显，因此对于肝移植术后出现的腹痛应给予高度警惕和足够重视，不要因腹痛轻微或症状不典型而排除胰漏。胰漏一般发生在移植术后5～7d。因此在护理上要更加注意：①术后每2～4小时观察患者腹部情况，注重患者主诉，轻微腹痛也要重视。②每2～4小时监测生命体征，注意是否发热。③每1～2小时观察腹腔引流管引流颜色、性状、量，每天抽取引流液行淀粉酶测定，争取早期发现胰漏。④一旦确诊为胰漏，一定要保持引流管通畅，充分引流。

（2）腹部引流管的护理：腹腔引流液淀粉酶的监测是诊断和及早发现移植胰漏的灵敏指标，保持腹部引流管持续负压吸引对防治胰漏的发生和进展非常重要，保持引流管的通畅，将腐蚀性很强的胰液充分引流，减少对腹腔的腐蚀，特别是腹腔大血管的腐蚀，从而预防出血和减少感染的机会。在临床护理中需注意以下方面：①各腹腔引流管、十二指肠减压管等管道做好醒目标识；经常挤压，妥善固定；避免因负压吸引压力过大而损伤内脏、组织或血管；若有坏死组织脱落，阻塞管腔，可给予20ml 0.9%氯化钠冲洗引流管，或重新更换内套管。②观察并记录24h引流液的颜色、性状、量，观察胰液的颜色，并定期监测各引流管引流液淀粉酶的情况。③各引流管留取标本时，注意保证引流液的新鲜和准确，引流液留取标本试管做好标识，并及时送检。④患者出现胰漏时取平卧位，有利于腹腔引流管的引流，以防炎性渗出物流向盆腔。⑤注意保持造口周围皮肤的清洁、无菌、干燥，因引流液对局部皮肤有较强的腐蚀作用，可适当使用外喷皮肤保护膜。⑥如果患者出现腹痛、发热、腹腔引流液淀粉酶升高，超声发现移植胰腺周边出现积液，应警惕有无移植术后胰漏的发生，可进一步行彩色超声及消化道造影检查明确。

（3）应用抑制胰腺分泌的药物：生长抑素可抑制胰腺的内分泌和外分泌，从而减少胰液的分泌。常用生长抑素醋酸盐，半衰期短（1～3min），为了维持有效的血药浓度，须严格控制输液速度，采用微泵匀速24h静脉维持。通过抑制胰液的分泌，从而减少对周围组织及重要脏器的腐蚀，促进吻合口的愈合；同时注意观察药物的疗效及不良反应，观察引流液是否减少，淀粉酶是否下降。若患者出现恶心、呕吐、眩晕等症状，可适当对症治疗并及时向患者充分解释，有利于减轻患者的焦虑。

（4）营养支持的护理：患者出现胰漏时，需禁食。营养液现配现用，匀速注入并控制每小时的入量，注意避免低血糖或高血糖的发生。

（5）水、电解质平衡的护理：消化液里含有大量的钠、钾、氯等电解质，当胰漏患者出现引流液量多时，注意监测患者有无低钠、低钾、低氯的发生，观察患者有无出现腹胀、乏力、精神疲倦的症状及实验室检查结果。注意维持水、电解质平衡。本组1例患者在静脉营养期间出现低钠、低钾的现象，可能与患者禁食、消化液丢失有关，经静脉补钠补钾后恢复正常。

（6）心理干预的护理：上腹部多器官联合移植术后患者心理上已经历了生死的煎熬，术后移植器官功能的良好恢复，本让患者看到了希望并逐渐恢复信心，但胰漏的出现，其严重程度不可或知，可使患者心理再次受到打击，难免会出现沮丧、消极、难以接受。应与患者密切交谈，了解患者的心态，鼓励患者积极配合治疗，建立信心。并与主管医师一起对患者支持鼓励，告知治疗的过程及注意事项。

6.急性排斥反应的观察　多器官移植，尤其是与肝同时移植时排斥反应减弱。尽管如此，排斥反应仍然是影响器官簇移植疗效的重要因素，排斥反应可单独发生于一个移植器官，也可同时发生于多个移植器官。

7.预防感染　术后患者长期使用免疫抑制药，使机体的抵抗力下降，同时多器官移植需进行复杂的消化道重建，污染较重，容易引起细菌、真菌及病毒感染，因此必须做好保护性隔离工作，严格执行无菌操作等预防感染的各项措施。

8.免疫抑制药毒副作用的观察及护理　详见肝移植一节有关内容。

病情稳定，患者即可转入普通病房，继续观察生命体征和病情的变化。鼓励患者尽早下床活动、进食，每周1～3次监测全血细胞计数、血电解质、肾功能、血糖、凝血功能、肝功能、CMV-Ag及血浆总蛋白、清蛋白、微量离子浓度等，胰腺移植的患者要监测血和尿淀粉酶、C-肽、血胰岛素的浓度，原发病是肝癌患者术后定期监测AFP浓度。监测CsA/FK506血药浓度，并调整药物的剂量，保持适当的免疫抑制药浓度。有计划进行健康教育，包括自我观察病情、饮食、服药、活动、复查等。并对患者进行针对性心理护理。

八、术后随访

1.指导患者自我护理测量体温、血压、体重等　肾移植的患者在术后3个月内需要测量尿量，保持出入量平衡。

2.服药指导　按时按量服用抗排斥药，不随意更改剂量和服药的时间，不随便服用其他药物。免疫抑制药需要终身服用，不能私自停用。如有呕吐、腹泻等不良反应，应报告医师。

3.预防感染的发生　由于长期服用免疫抑制药，请注意保持居室内空气流通，注意个人和环境卫生。尽量避免到人多的地方活动，避免与有呼吸道感染等传染性疾病的人群接触，并谢绝他们的探访。如果有引流管，出院时应指导患者妥善固定管道并定期更换。伤口敷料可到当地医院更换，注意操作时不要污染，以防感染。

4.劳逸结合，适当参加体育运动　鼓励移植患者适当参加体育运动，如散步、骑自行车、打太极拳等有氧运动。订出锻炼计划，遵循循序渐进的原则，避免参加剧烈运动。

5.饮食指导　进食营养丰富易消化的食物，适量的含糖类及脂肪丰富的饮食，避免脂肪积累。进食富含优质蛋白质的食物，以便身体恢复失去的肌肉及抵消类固醇激素引起的肌肉组织萎缩。含优质蛋白质的食物包括肉类、鸡蛋及奶类等。多吃蔬菜以增加纤维素，使肠道排泄通畅，避免进食提高免疫功能的食物和保健食品，如木耳、香菇、大枣、蜂王浆、人参等，因为它们有引起排斥反应的可能。少吃煎炸食品、肥肉、牛油、人造牛油与沙律酱及刺激性大的食物。

6.患儿指导　如患者为小儿，易发生感染，应特别注意。告诫家长：患儿不能接受预防接种，在学校发生流行性疾病期间应停止上学；定期回院复查，应遵照医嘱进行随访，根据具体情况定出随访的时间；出院1个月后复查肝功能、生化、血常规、CsA/FK506浓度及有无病毒感染等。如果没有异常，之后每2个月复查1次。如果出现发热、寒战、腹胀、腹痛、呕吐、移植肝区和肾区及腹部胀痛、皮肤巩膜有黄染或加深、尿少等症状时应随诊。

（伍梅娟）

第三节　器官簇移植长期存活患者的管理

让患者了解免疫抑制药的服用与调整方法、预防感染、防治并发症和定期随访。

1.饮食指导　营养保持均衡，无须刻意进食保健品，避免过多食用蛋白质和脂肪。饮食宜低盐、低脂和低糖，多食富含维生素和纤维素的食物，保持大便通畅。禁止食用葡萄和柚子，因为两者可影响细胞色素P450酶系，从而改变免疫抑制药的浓度，易发生药物中毒。禁止食用具有增强免疫功能的滋补品，如人参或人参类制品，尽量避免进食木耳、香菇、大枣和蜂蜜。

2.用药指导　按医嘱准确服用免疫抑制药，切勿擅自更改药物剂量或停药，不随便服用其他药物；应每天定时空腹（至少饭前1h，饭后2h）服药。一般每天2次，间隔12h。当出现不能按时服药或用药后呕吐、腹泻等情况时，应该追加用药或者增加药量，但最好能与移植医师商量。当需监测血药浓度时，应在下次服药前抽血。

3.随访指导　一般出院后3个月内每周随访1次，3～6个月后每月随访1次，1年后1～3个月复查1次。复诊时测定肝肾功能状况及免疫抑制药的血药浓度。常规测定血常规、尿常规、血糖、尿糖等，必要时测定血脂，常规行肝B超检查。

4.自我监护指导

（1）一般记录及观察①体温：每天记录2次，以晨起、午睡后为主。②体重：每日定时测量体重，最好在清晨排便后、早餐前。通过饮食调节控制体重在一个相对稳定的水平。③血糖监测：视出院时血糖水平定监测频度，空腹、三餐后血糖并做好记录。以指导调整胰岛素剂量及口服降糖药物剂量。

（2）防治并发症：注意排斥反应临床表现，疲劳、轻微的腹部疼痛、深黄色或橙色尿，大便颜色变浅或陶土色，出现以上表现，需及时就诊。根据肝功能检验及肝活检来确定是否发生排斥反应。出现夜尿增多、持续疲劳，并发现血BUN和肌酐浓度升高，应注意肾功能损害可能，在医师的指导下调整免疫抑制药的使用。糖尿病、高血压、高血脂也常是免疫抑制药的不良反应之一。应动态监测血糖、血压和血脂的变化，及时处理。

（3）预防感染：①保持良好的卫生习惯，避免皮肤抓伤和感染，面部痤疮不要用手挤压，如有外伤要及时处理，任何皮肤黏膜破损都应及时清洗消毒以防感染。②冬天注意保暖防止感冒，避免与传染病患者接触，减少到人多和拥挤的公共场所，外出时戴口罩。③勿接近各种动物如猫、犬、鸡、鸽等，以免感染细菌或寄生虫。④做好家居环境、用物的消毒。

（4）预防疾病复发：对于合并乙型肝炎的患者，出院后需要继续行乙型肝炎病原学的监测，应每月检测肝功能、HBsAg和HBV-DNA定量。为了预防移植后乙型肝炎复发，定时定量使用核苷类似物和HBIG联合方案治疗，时间通常需要维持2年以上。对于肿瘤患者，需要行肿瘤复发的监测与预防性治疗，出院后每3个月测定血AFP浓度，行肝B超和X线胸片检查，必要时行CT检查。

（5）其他生活指导：①肝移植后患者每天应适当活动，提高生活质量。散步是最好的方法，但不应过度劳累。有了一定体力之后，可以尝试其他锻炼，如慢跑、骑车、游泳等。移植后最初的1个月，应避免驾车。②每天饮食起居有规律，勿吸烟饮酒。③减少日光的过度照射，防止因服用免疫抑制药所诱发的皮肤癌。④禁止饲养宠物。⑤移植术后半年，大部分患者性功能恢复正常，可以适度进行性生活，由于免疫抑制药影响口服避孕药的效果，因此不要使用药物避孕。宫内节育器也应尽量避免使用，因有引起感染的可能，提倡使用避孕套避孕。⑥避免接受任何或疫苗减毒活疫苗的预防接种。

（王小平　韩　明　焦兴元）

参考文献

［1］Starzl TE. Transplantation of multiple abdominal visera. JAMA, 1989, 261: 1449-1451.

［2］Tzakis AG. Upper-abdominal exenteration in transplantation for extensive malignancies of upper abdomen: an update. Transplantation, 1990, 51: 727-729.

［3］Kato T. Intestinal and multivisceral transplantation. World J Surg, 2002, 26: 226-228.

［4］Pirennea J, Deloosea K, Coosemansa W, et al. Combined 'En Bloc' Liver and Pancreas Transplantation in Patients with Liver Disease and Type 1 Diabetes Mellitus. American J Transplantation, 2004, 4: 1921-1927.

［5］Mekeel KL, Langham MR, Gonzalez-Perralta JR, et al. Combined En Bloc Liver Pancreas Transplantation for Children with CF. Liver transplantation, 2007, 13: 406-409.

［6］Kornberg A, Küpper B, Bärthel E, et al. Combined En-bloc Liver-Pancreas Transplantation in Patients With Liver Cirrhosis and Insulin-Dependent Type 2 Diabetes Mellitus. Transplantation, 2008, 87: 542-545.

［7］Starzl TE, Todo S, Tzakis A, et al. Abdominal organ cluster transplantation for the treatment of upper abdominal malignancies. Ann Surg, 1989, 210: 374-385.

［8］Kato T, Ruiz P, Thompson JF, et al. Intestinal and multivisceral transplantation. World J Surg, 2002, 26: 226-237.

［9］Johnston TD, Ranjan D. Transplantation of the liver combined with other organs. Hepatogastroenterology, 1998, 45: 1387-1390.

［10］何晓顺，朱晓峰. 多器官移植与器官联合移植. 广州：广东科技出版社，2009：301-307.

［11］黄志强，林言箴. 腹部外科学理论与实践（2版）. 北京：科学出版社，2011：11058-11059.

［12］马毅. 腹部器官簇移植供体器官的切取及修整. 中华普通外科杂志，2006，21（6）：390-395.

［13］黄洁夫，何晓顺，陈规划，等. 一例成功的肝肾联合移植. 中华器官移植杂志，1997，18（2）：144-145.

［14］刘晓英，黄美清. 同种异体肝肾联合移植术后SCU监护. 实用护理杂志，199，14（1）：486-

497.

［15］张利峰，陈利芬，黄婉琳，等．5例上腹部器官簇移植术患者的术后护理．中华护理杂志，2006，41（4）：305-307.

［16］张红霞，陈利芬，苏翠玲，等．上腹部多器官移植术后排斥反应的临床观察与护理．现代临床护理杂志，2006，5（5）：35-37.

［17］廖苑，黄婉琳，李向芝，等．1例亲体小肠移植术患者的营养支持与护理．中华护理杂志，2006，41（5）：411-413.

［18］詹文华，何晓顺，朱晓峰，等．亚洲首例胰腺癌并肝脏多发转移患者上腹部器官簇移植成功．中华胃肠外科杂志，2004，7：335-337.

［19］黄洁夫．中国肝脏移植．北京：人民卫生出版社，2007：338-339.